치과방사선촬영학

Radiography and Radiology for Dental Care Professionals
978-0-7020-3040-6
By Eric Whaites, MSc, BDS(Hons), FDSRCS(Edin), FDSRCS(Eng), FRCR, DDRRCR

This edition of Radiography and Radiology for Dental Care Professionals 2e by Eric Whaites, MSc, BDS(Hons), FDSRCS(Edin), FDSRCS(Eng), FRCR, DDRRCR is published by arrangement with Elsevier Limited.

치과방사선촬영학

Radiography and Radiology for DENTAL CARE PROFESSIONALS

치과방사선촬영학 편찬위원회 역

아카데미아

치과방사선촬영학 편찬위원회 위원

/가나다 순/

구 효 근 | 마산대학교 방사선과
김 경 근 | 수성대학교 방사선과
김 영 재 | 광양보건대학교 방사선과
김 정 삼 | 목포과학대학교 방사선과
김 정 훈 | 부산가톨릭대학교 방사선학과
박 창 희 | 대구보건대학교 방사선과
안 병 주 | 남부대학교 방사선학과
임 인 철 | 동의대학교 방사선학과
장 영 일 | 광양보건대학교 방사선과
정 봉 재 | 한국국제대학교 방사선학과
최 성 관 | 광주보건대학교 방사선과
최 준 구 | 극동대학교 방사선학과

치과방사선촬영학

옮긴이 | 치과방사선촬영학 편찬위원회 역

1판 1쇄 인쇄 | 2012년 8월 28일
1판 1쇄 발행 | 2012년 9월 3일

펴낸이 | 주용진
펴낸곳 | 도서출판 아카데미아
주 소 | 경기도 안양시 동안구 관양2동 224-5 대륭테크노타운15차 2003호
전 화 | 031-389-8811~6
팩 스 | 031-389-8817
E-mail | academya@korea.com
http://www.academya.co.kr

ISBN 978-89-5938-281-1
값 33,000원

서문

인간의 평균수명이 늘어나면서 오복 중에 하나인 치아관리가 무엇보다 중요하게 여겨지고 있다. 이에 치과병 · 의원에서도 치과질환 환자가 증가하면서 방사선 영상의 진단적 가치가 중시되고 있으며 치과용 방사선발생장치가 더욱 발전하면서 치과방사선사의 중요성이 대두되고 있다.

이에 「치과방사선촬영학」 교재의 필요성을 절실히 느낀 여러 교수님들의 지혜를 모아 번역하여 발간하게 되었다. 본 교재의 목표는 기초적이면서도 실용적인 치과 방사선촬영과 영상의학에 가장 기본이고 근본적인 내용을 수록하여 치과대학 학부생과 대학원생뿐만 아니라 치과방사선사를 포함하는 치과관련의료 종사자들까지 활용할 수 있도록 편찬하였다.

방사선발생에 관련된 물리학, 방사선의 발생기전에 따른 방사선발생장치, 생물학적 영향 및 방사선방호, 그리고 다양한 치아촬영법과 그 영상에 관하여 세부적인 설명을 추가하여 치과관련의료 종사자가 쉽게 적용할 수 있도록 번역하여 정리하였고, 특히 임상질환에 관련된 영상과 설명을 충분히 추가하여 실제 환자를 대하는 것처럼 꾸며 이해의 도를 넓히고자 하였다.

본 교재를 번역함에 있어 원고의 작성과 교정을 위해 수고한 많은 분께 감사를 드리는 바이다. 특히 치과방사선촬영학 편찬위원들의 헌신적인 협조와 양서 출간에 수고하시는 아카데미아 주용진 대표님께 감사드리며 까다로운 사진작업과 여러 차례의 교정에도 불구하고 헌신적으로 편집에 전념해 준 편집부에도 감사를 드린다.

2012년 8월

치과방사선촬영학 편찬위원회 역

차례

Part 4. 방사선촬영(Radiography)

Part 5. 방사선학(Radiology)

Part 1

개요
(Introduction)

1장. 방사선영상 The radiographic image

개요

현재 임상 치과 병 · 의원에서 엑스선의 활용이 중요한 부분을 차지하고 있으며 대다수의 환자들은 방사선검사가 필요하다. 이 때문에 임상전문의는 방사선영상 The radiographic image 을 주요 진단 보조 자료 main diagnostic aid 로 이용하고 있다.
치과의학에서 필요로 하는 방사선 및 방사선학에 대한 지식은 크게 네 가지 영역으로 분류할 수 있다.

- **기초물리학** basic physics **과 장비** equipment | 엑스선의 생성, 방사선영상을 만들어내는 엑스선의 성질과 상호작용
- **방사선방호** radiation protection | 엑스선의 피폭으로부터 환자와 치과 종사자들을 보호
- **방사선촬영술** radiography | 방사선을 이용하여 다양한 영상을 획득하는 데에 필요한 기술
- **방사선학** radiology | 획득된 방사선영상의 판독

이 책의 가장 핵심적인 부분은 방사선영상을 이해하는 것이다. 이 장에서는 방사선영상의 기본적인 속성, 그리고 방사선영상의 질적인 면과 진단에 영향을 끼치는 몇 가지 요인들과 개념에 대해 소개한다.

방사선영상의 기본적인 속성

기본적으로 방사선영상은 물체 object (환자)를 통과하여 감약된 엑스선이 필름의 사진유제 photographic emulsion 와 상호작용을 일으켜 필름을 감광시키는 과정 blackening 을 통해 만들어진다. 필름은 점진적으로 컴퓨터에 의해 영상이 생성되는 디지털센서 digital sensor 로 대치되고 있다. 엑스선에 영향을 받은 디지털센서는 컴퓨터가 재구성한 영상에서 검은 색으로 나타난다. 사진 유제나 컴퓨터 영상이 검게 변하는 정도는 필름이나 디지털센서에 도달하는 엑스선의 강도에 의해 결정된다

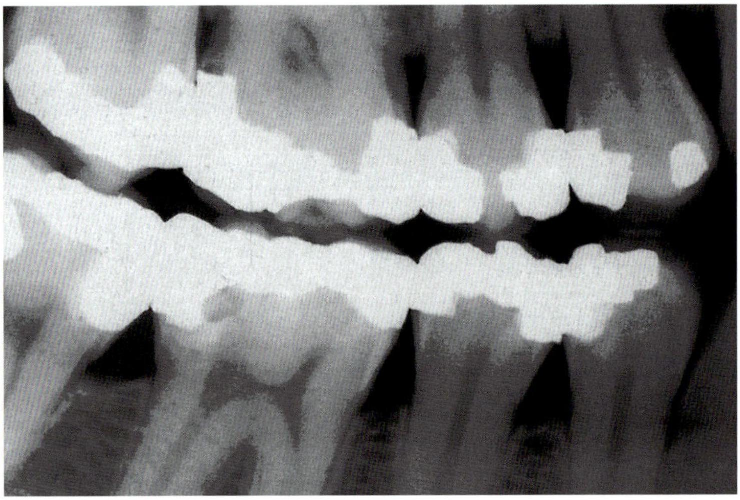

그림 1-1. **전형적인 치아 방사선영상.** 영상은 다양한 검정색, 회색, 흰색의 방사선 음영을 보여주고 있다.

(필름이나 디지털센서는 영상수용기 image receptor 라고 불린다). 또한 필름이나 디지털 센서에 도달하는 엑스선의 강도는 물체의 밀도 density 에 의해 결정된다.

최종적으로 포착 capture 된 모든 종류의 방사선영상은 검정색과 흰색, 회색으로 겹쳐진 음영으로 구성된 2차원 사진이라 할 수 있으며 그림 1-1에서 나타내주고 있다. 영상의 속성을 이해하고 그 속에 담긴 정보를 해석하기 위해선 다음 사항을 알아야 한다.

- 방사선의 영상화 과정 The Radiographic Shadows
- 입체적인 인체 조직의 해부도
- 2차원 영상과 영상중첩 superimposition 으로 인한 한계점

방사선의 영상화 과정 the radiographic shadow

어떤 물체를 투과한 방사밀도는 피사체로부터의 감약에 의해 변화되며, 이렇게 감약된 엑스선의 강도는 필름영상의 농도를 결정한다.

- 필름 위의 하얀음영, 즉 엑스선이 통과하지 못한 radiopaque 음영은 물체의 고밀도구조물 dense structure 을 영상화하여 나타낸다.
- 검은음영, 즉 엑스선이 통과한 radiolucent 음영은 엑스선이 물체를 투과한 영역을 나타낸다.
- 회색 영상은 엑스선이 물체를 투과할 때 다양한 정도로 감약이 일어났음을 나타낸다.

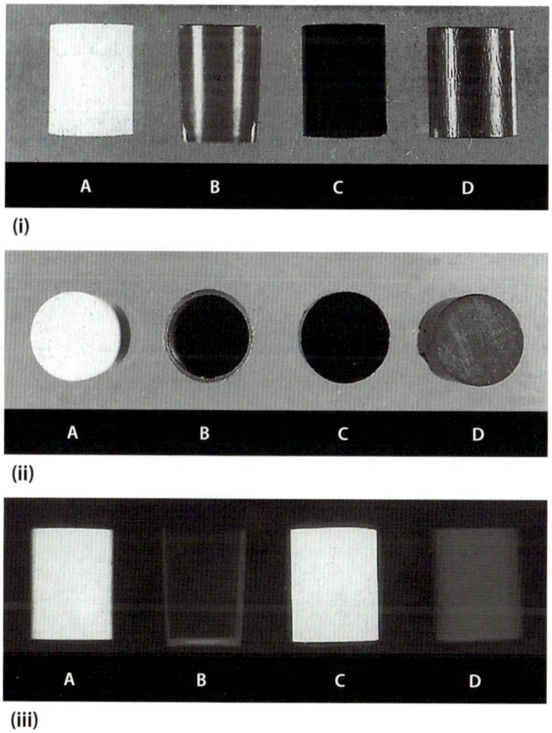

그림 1–2. 모양은 비슷하지만 재료가 다른 여러 개의 원통. A. 석고. B. 속이 빈 플라스틱. C. 금속. D. 나무. (i) 앞에서 본 모습, (ii) 위에서 본 모습, (iii) 원통들의 방사선영상은 모양은 같지만 구성된 재료가 달라 영상을 획득하면 그 사진이 각각 다르게 나온다는 것을 보여준다.

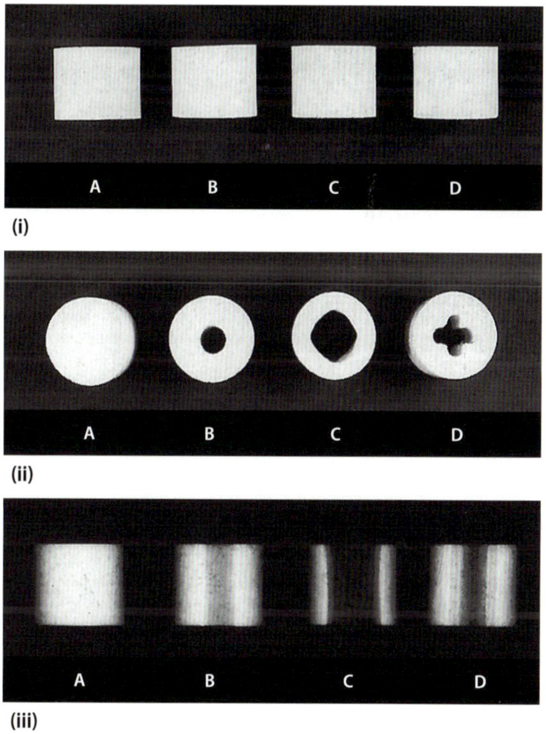

그림 1–3. (i) 비슷하게 생긴 석고 원통 4개를 앞에서 본 모습. (ii) 4개의 원통을 위에서 보면 내부의 구조와 두께가 각각 다르다는 사실을 알 수 있다. (iii) 비슷하게 보이는 원통 4개의 방사선영상은 모양과 재료가 비슷하지만 밀도가 다른 물체들을 방사선으로 촬영하면 그 영상이 각각 다르게 나온다는 것을 보여준다.

따라서 물체의 최종 음영 밀도 shadow density 는 다음과 같은 요인에 의해 영향을 받는다.

- 물체를 만드는 데 사용한 재료의 종류
- 그 재료의 두께와 밀도
- 물체의 모양
- 촬영 시 사용한 엑스선의 강도 intensity

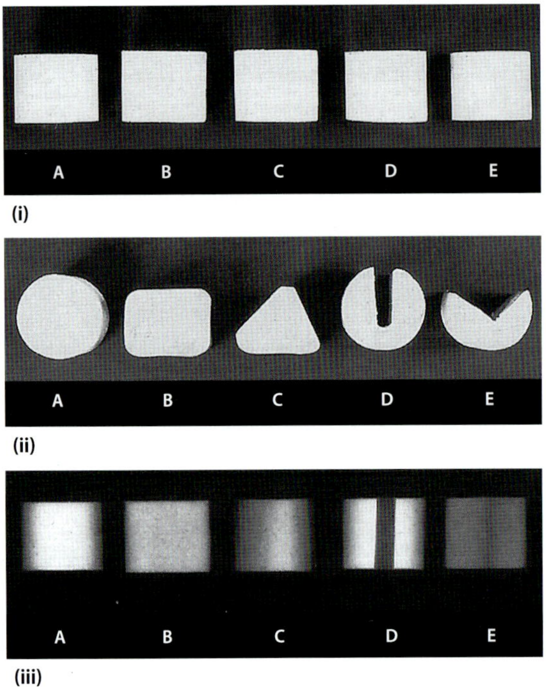

그림 1-4. (i) 비슷하게 생긴 석고 원통 5개를 앞에서 본 모습. (ii) (i)의 원통을 위에서 본 모습 - 실제로 모양이 다르다. (iii) 모양은 다르지만 같은 물질로 만들어진 물체를 방사선으로 촬영하면 그 영상이 다르게 나온다는 것을 보여준다.

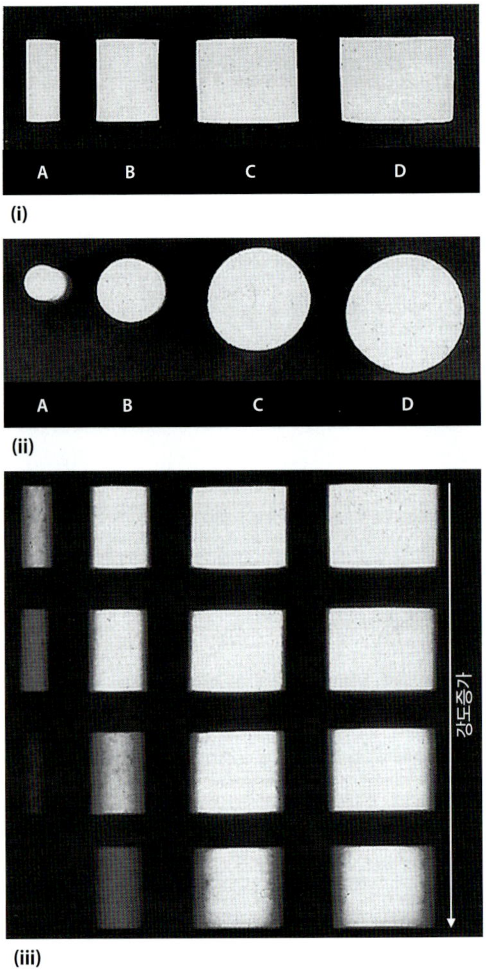

그림 1-5. (i) 지름이 각기 다른 석고 원통 4개를 앞에서 본 모습. (ii) 위에서 본 모습. (iii) 강도를 달리해 원통을 촬영한 4개의 방사선영상은 엑스선의 강도가 증가하면 엑스선의 감약(attenuation)이 적으며 물체를 더 잘 관통하게 되어 엑스선이 통과하지 못한 흰색 그림자가 줄어든다는 것을 보여준다. 특히 가장 크기가 작은 원통에서 그 결과가 잘 나타난다(세 번째 그림에서 화살표 방향으로 강도 증가).

- 엑스선빔 beam 과 영상수용기 image receptor 에 대한 물체의 상대적 위치
- 영상수용기 image receptor 의 감도 sensitivity 와 종류

그림 1-2~5를 보면 재료, 두께 및 밀도, 모양, 엑스선 강도가 달라질 때 방사선영상에 어떤 영향을 미치는지 알 수 있다.

3차원 해부학적 조직

환자 인체 조직의 형태, 밀도, 두께, 특히 딱딱한 조직은 방사선영상에 영향을 미친다. 따라서 2차원 방사선영상을 볼 때는 그 영상에 해당하는 인체 기관의 3차원적 형태를 고려해야 한다(그림 1-6 참조).

2차원 영상과 영상중첩의 한계

3차원 물체를 2차원 영상으로 볼 때의 한계는 다음과 같다.

- 물체의 전반적인 형태를 제대로 파악하기 어렵다.
- 물체 내 여러 구조물의 위치와 모양이 중첩되어 관찰하기 힘들다.

전반적인 형태 파악의 어려움

입체적인 물체가 모든 각도에서 어떤 모습으로 보이는지 시각화하려면 우선 그 물체를 서로 다른 여러 위치에서 보아야 한다. 예를 들면 여기서 말하는 물체가 어떤 집이라고 가정하고 어느 건축가가 2차원으로 그려져 있는 그 3차원 집의 모든 면을 그린다고 할 때 필요한 최소한의 정보가 무엇인지 생각해 보면 된다(그림 1-7 참조). 하지만 관찰자 observer 는 치아와 환자가 3차원적 존재라는 사실을 잊기 쉽다. 방사선사진 한 장에 치아의 모양이나 환자와 관련해 필요한 모든 정보가 다 들어 있으리라 기대하는 것은 건축가에게 정면도만 보고서 집 전체를 설명하라고 요구하는 것과 같다.

물체 내 여러 구조물의 위치와 모양이 겹쳐져 평가하기 어려움

물체(또는 환자)의 여러 부분이 만들어 낸 영상들은 최종 방사선사진에서 겹쳐

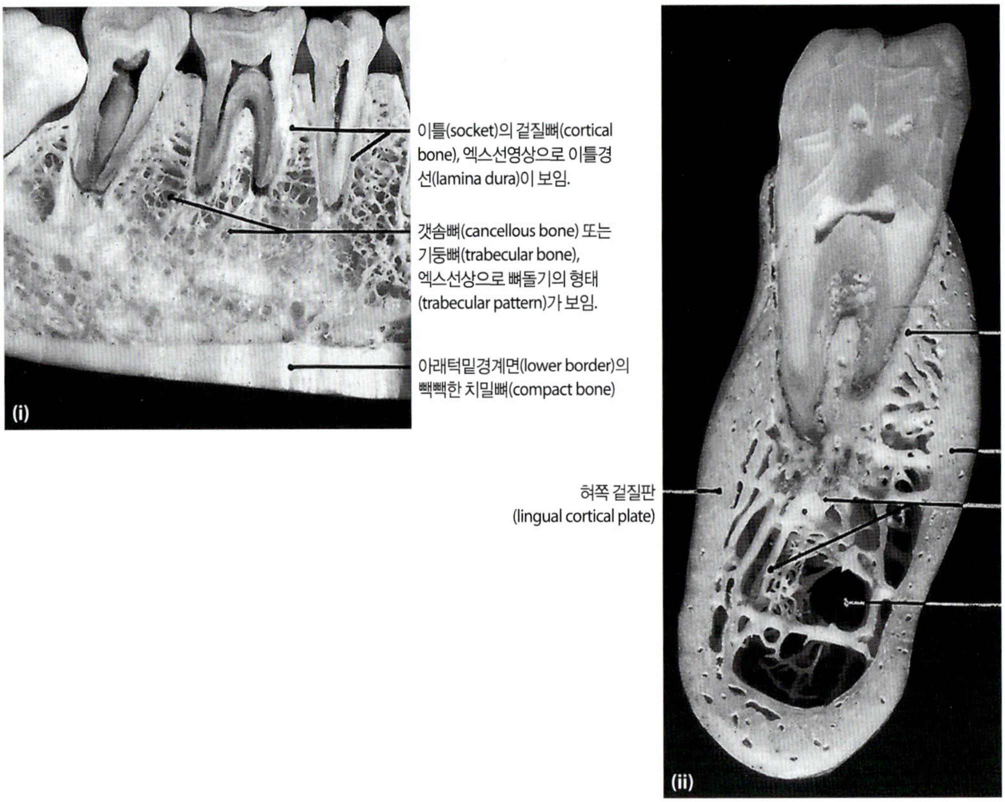

그림 1-6A. 건조시킨 아래턱뼈(mandible)의 (i) 시상면(측면에서 바라본 상태에서 수직으로 자른 단면)과 (ii) 관상면(정면에서 바라본 상태에서 수직으로 자른 단면). 딱딱한 조직과 내부 뼈 형태가 보임.

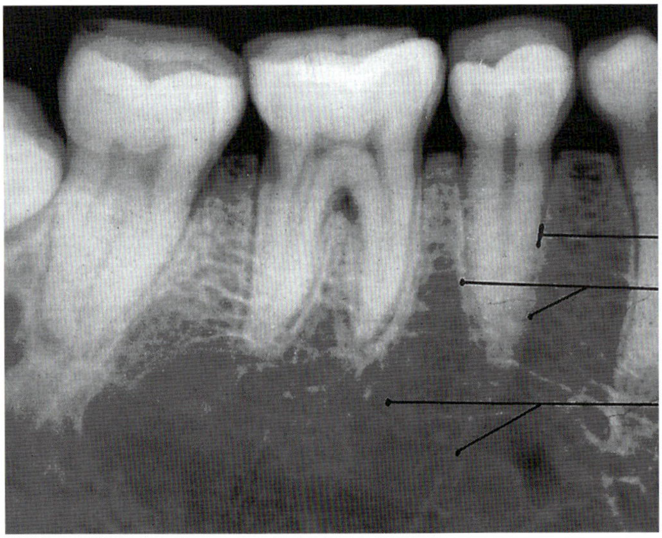

그림 1-6B.
3차원의 아래턱뼈(mandibile)를 촬영한 2차원 방사선사진

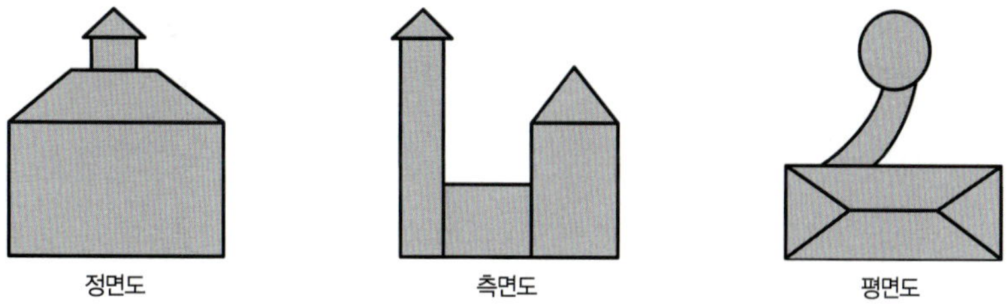

그림 1–7. 세 가지 각도에서 바라본 집의 모습을 나타낸 그림. 측면도에서는 집의 뒤편에서부터 높은 탑으로 이어지는 복도가 보인다. 평면도를 보면 높은 탑의 지붕이 둥근 모양이고 복도가 곡선으로 굽어 있다는 추가적인 정보를 얻을 수 있다.

보일 수 있다. 이는 그림 1-8에서처럼 특정 내부 구조물이 어디에 위치하고 있는지, 혹은 그 모양이 어떤지에 대해 제한적이거나 오해의 소지가 있는 정보를 얻게 된다. 게다가 엑스선이 통과하지 못한 머리 한쪽 편의 짙은 음영이 엑스선이 통과한 다른 부분에 겹쳐져 애매하게 보일 수 있다. 아니면 엑스선이 통과하지 못했으나 겹쳐진 그림자가 엑스선이 통과한 그림자로 인해 더 투명하게 보일 수도 있다.

임상에서 이러한 문제를 해결하는 방법 중 하나는 서로 직각 방향에서 두 장의 사진을 얻는 것이다(그림 1-9~10 참조). 그러나 두 장의 사진을 얻는다 할지라도 진단을 내릴 수 있을 만큼 충분한 정보를 얻지 못할 수 있다(그림 1-11 참조). 기존의 방사선사진이 갖는 이러한 제약은 임상에서 매우 중요한 영향을 미쳤고

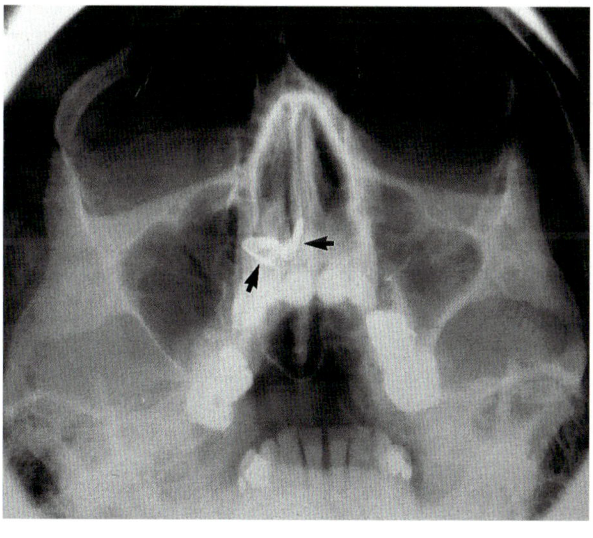

그림 1–8. 머리를 뒤로 젖히고 엑스선을 수평으로 조사하여 얻은 방사선영상(뒤통수뼈에서 본 모습[occipitomental view]). 이런 식으로 촬영하면 머리뼈바닥(base of skull) 치밀뼈(dense bone)의 위치가 낮아지고 얼굴뼈(facial bone)의 위치가 높아져 방사선사진에서 두 뼈가 겹쳐 보이는 현상을 막을 수 있다. 엑스선이 통과하지 못한 흰색 물체(화살표)는 오른쪽 코안(nasal cavity) 아랫부분에서 확인 가능할 듯하다.

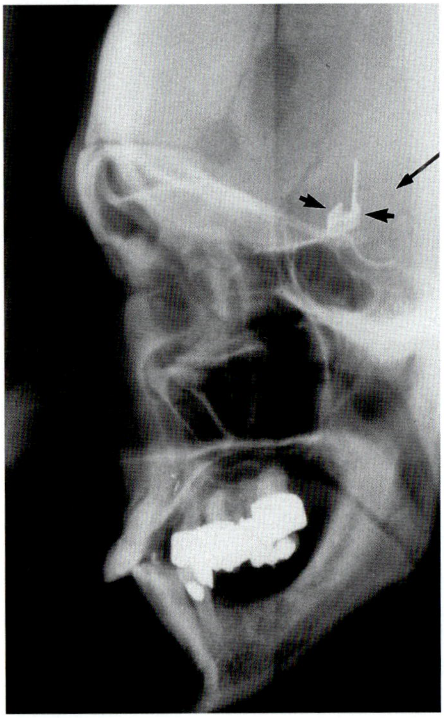

그림 1-9. 그림 1-8과 동일한 환자의 머리를 측면에서 촬영한 방사선영상(머리정측 방향 촬영상 [true lateral skull view]). 이제 엑스선이 통과하지 못한 흰색 물체(화살표)가 머리뼈바닥(skull base)의 바로 위편 두개 내에 있는 것처럼 보인다. 하지만 사실은 뇌바닥부분(base of the brain)의 대뇌동맥고리(Circle of Willis)에 있는 한 동맥(artery)에 위치한 동맥류클립(metallic aneurysm clip)이다. 뒤쪽의 긴 화살표는 그림 1-8의 방사선영상을 촬영하기 위한 엑스선의 방향을 가리킨다. 이는 두개 내의 동맥류클립(metallic aneurysm clip)이 코 안에 있는 것처럼 보일 수 있음을 시사한다.

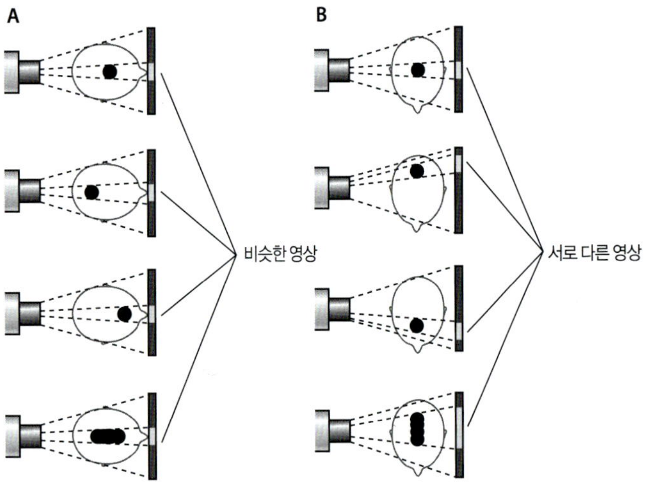

그림 1-10. 2차원 영상의 한계를 보여준다. A. 다양한 크기의 물체가 들어 있는 머리를 전후방향으로 촬영한 모습(posteroanterior view). 방사선영상에서는 비슷한 크기의 불투명한 물체로 나타나 위치나 모양에 대한 정보에 있어 별 차이가 없다. B. 측면에서 촬영한 모습으로 A에서 나타나는 문제를 해결할 수 있는 방안 중 하나이다.

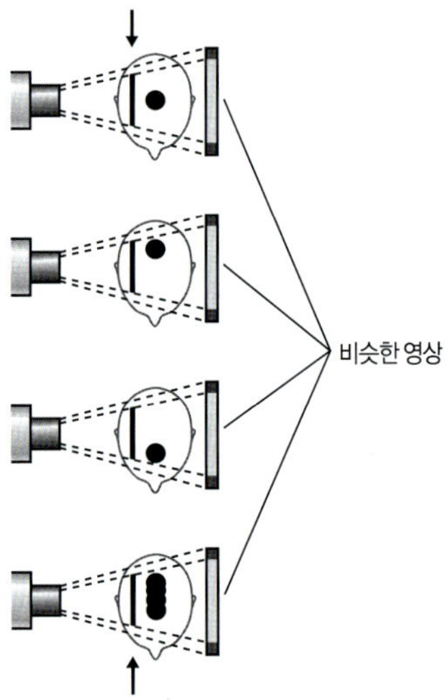

그림 1-11. 음영이 겹침으로써 나타나는 문제를 보여준다. 그림 1-10과 동일한 물체나 엑스선이 통과하지 못하는 물체(화살표)가 겹쳐져 있는 것을 측면에서 촬영한 모습. 이렇게 촬영하면 모든 경우에 물체가 잘 보이지 않는 비슷한 영상을 얻게 된다. 이런 경우 촬영에서 얻은 정보는 모호해지고 직각을 이루는 두 방향에서 촬영한다고 할지라도 정확한 정보를 얻을 수 없다.

이 때문에 방사선검사에 대해 부정적인 평가가 나온 적도 있다. 방사선사진 한 장에 어떤 특징 feature 이나 상태 condition 가 나타나지 않는다고 해서 그 특징이나 상태가 존재하지 않는다는 뜻은 아니다. 단지 보이지 않을 뿐이다. 최근에는 진보된 영상기구인 콘빔컴퓨터단층촬영 Cone Beam Computed Tomography, CBCT 의 개발로 이러한 한계를 일부 극복하였다(16장 참조).

방사선영상의 질

영상의 전반적인 질 quality 과 방사선영상에 나타나는 세부 정보의 양은 다음과 같은 몇 가지 요인에 의해 결정된다.

- **대조도** contrast | 검정색, 회색, 흰색 음영들 사이의 시각적 차이
- **영상의 기하학적 구조** | 영상수용기 image receptor 와 피사체 object, 엑스선관구 X-ray tube-head 간의 상대적 위치
- **엑스선빔의 특징**
- **영상의 선예도** sharpness **와 해상도** resolution

이러한 요인들은 또 다시 물체의 밀도, 영상수용기 image receptor 의 종류, 엑스선장비 등 다른 여러 변수의 영향을 받는다. 이는 15장에서 살펴볼 것이다. 획득된 영상이 어떠한 요인 때문에 기하학적 정확도와 영상을 통해 알 수 있는 정보가 달라지는지 주요원인 중 두 가지를 알아보겠다.

영상수용기와 피사체, 엑스선빔의 위치

엑스선관구, 피사체, 영상수용기 image receptor 의 위치는 다음의 특정한 기하학적 조건을 만족시켜야 한다.

- 물체와 영상수용기 image receptor 는 최대한 가까이 위치해야 한다.
- 물체와 영상수용기는 서로 평행을 이루어야 한다.
- 엑스선관구 X-ray tube 는 엑스선이 물체와 영상수용기를 직각으로 통과하도록 위치해야 한다.

이러한 이상적인 조건들은 그림 1-12에 그림으로 표현되어 있다. 그림 1-13은 물체, 영상수용기, 엑스선빔의 위치를 바꿀 때 최종 영상에 어떤 영향을 미치는지를 보여준다.

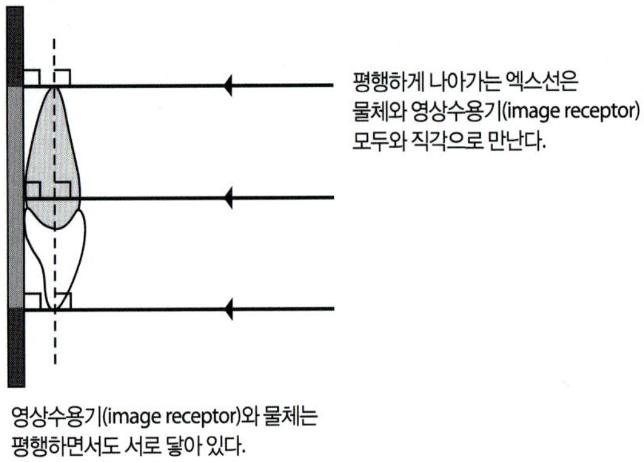

그림 1-12. 그림은 물체와 영상수용기(image receptor), 엑스선빔 사이의 이상적인 기하학적 관계를 보여준다.

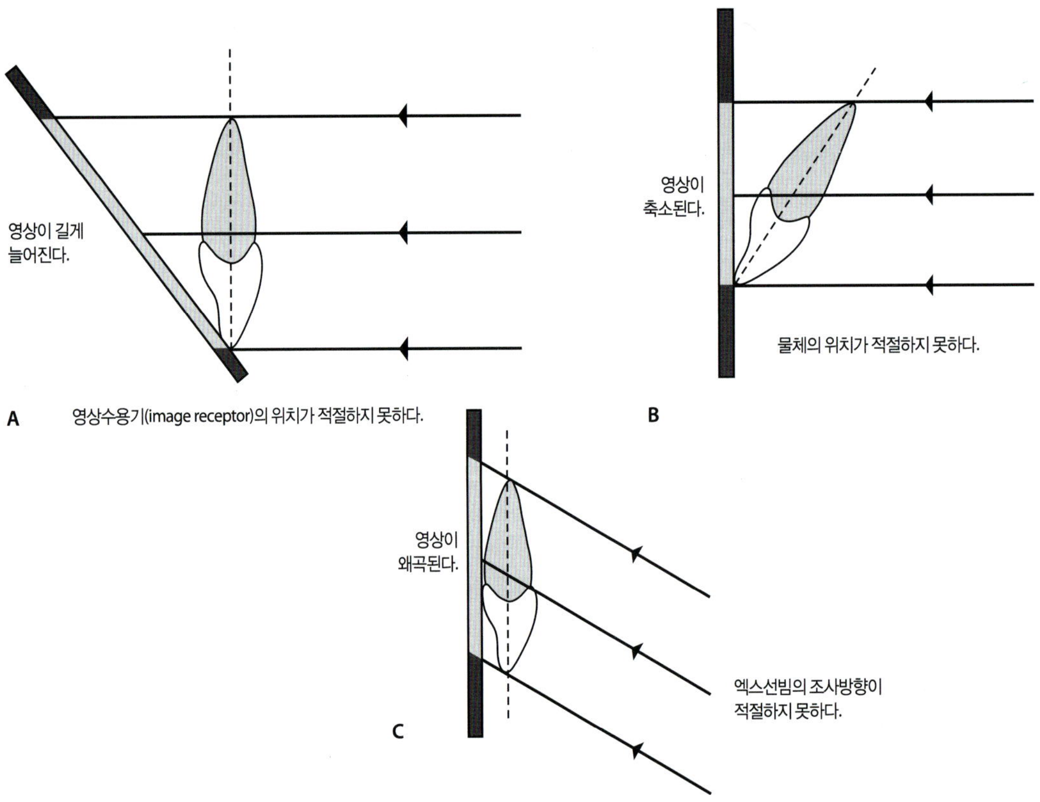

그림 1-13. A. 영상수용기(image receptor) B. 물체 C. 엑스선빔의 조사방향이 달라질 때 최종 영상에 어떤 결과가 나타나는지 보여준다.

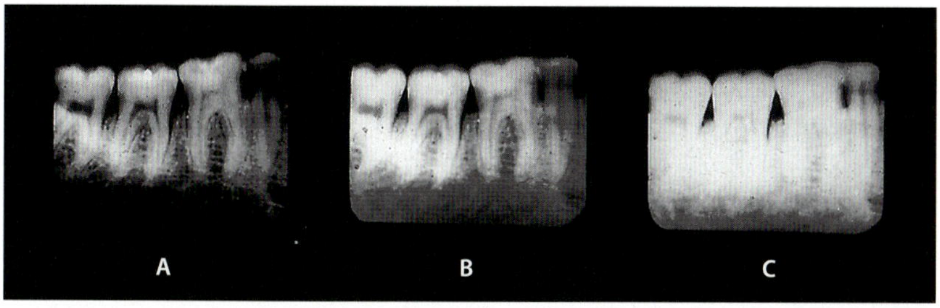

그림 1-14. **같은 부분을 촬영한 방사선사진이지만 명암에 차이가 있다.** 엑스선빔의 투과력(penetration, 관전압 등의 방사선 발생조건)이 달라 검정색, 회색, 흰색의 음영에 시각적 차이가 생긴다. **A.** 투과력(exposure)을 증가시킨 경우(노출과다[overpenetration]), **B.** 적절한 투과력의 경우, **C.** 투과력을 감소시킨 경우(노출부족[underpenetration]) .

엑스선의 특징

영상을 촬영하기에 이상적인 엑스선은 다음과 같은 특징을 갖는다.

- 환자를 통과하여 필름의 유제 혹은 영상수용기와 작용한 후 서로 다른 음영 사이의 대조도 contrast 를 잘 나타낼 수 있을 정도로 투과력이 충분해야 한다(그림 1-14).
- 확산되지 않고 평행한 엑스선을 사용해야 영상이 확대되지 않는다.
- 소초점에서 발생된 엑스선을 사용해야 영상의 가장자리가 흐려지는 반음영 penumbra 을 줄일 수 있다.

이러한 이상적인 특징은 5장에서 더 자세히 다룬다.

방사선영상의 인지

'인지하다 perceive'는 "하나 이상의 감각을 통해 머리로 파악한다"는 뜻이다. 여기서 말하는 '인지'라는 명사는 "인지하는 행동 혹은 능력"을 말한다. 방사선학에서 우리는 시각을 이용해 방사선영상을 인지한다. 하지만 안타깝게도 우리는 우리 눈에 보이는 것에만 전적으로 의지할 수 없다. 단순히 검정색, 회색, 흰색으로 보이는 방사선사진은 일종의 시각적 착각이다. 방사선영상을 인지할 때 여러 가지의 시각적 착각 때문에 오류가 생길 수 있는데 여러 발생원인 중 주요한 요인은 다음과 같다.

- **부분적인 영상** partial image
- **대조도** contrast
- **상황** context

부분영상효과 effect of partial images

앞서 언급한 바와 같이 임상 전문의가 방사선영상을 통해 얻는 것은 밀도가 다른 여러 음영의 형태로 제한적 정보를 담고 있는 부분영상일 뿐이다. 영상을 정확히 판독하기 위해 임상 전문의의 개인적인 소견이 들어가긴 하지만 이 작업이 꼭 동일한 방식으로 이루어지는 것은 아니며 때로 서로 다른 판독결과를 초래하기도 한다. 그림 1-15를 보면 의학적 영상이 아닌 일반 영상의 세 가지 사례가 나온다. 이를 보면 임상에서 영상에 대한 주관적인 소견이 달라지면 진단 결과도 달라질 수 있다는 것을 알 수 있다.

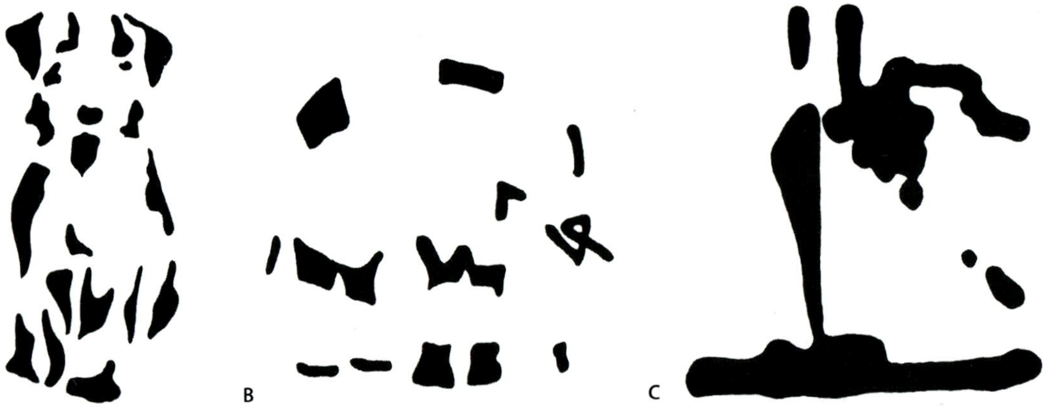

A B C

그림 1-15. **부분영상에서 왜곡된 부분을 관찰자가 인지할 경우의 문제.** 세 가지의 영상(의료영상은 아님)은 무엇으로 관찰되는가? A는 개, B는 코끼리, C는 증기선이다. 우리는 모두 동일한 부분영상을 보고 있지만 모든 이들이 이 영상들을 동일하게 인지하는 것은 아니다. 대부분의 사람들이 개는 제대로 인지하지만 코끼리를 인지하는 사람은 일부이다. 극소수의 사람들만이 증기선을 인지하면서 증기선이 맞다고 확신한다. 흥미롭게도, 일단 이 그림들을 제대로 인지하고 나면 그 이후에는 이 그림들을 다른 물체로 보는 것은 거의 불가능해진다(그림 출처: Coren S, Porac C, Ward LM 1979 Sensation and Perception, Harcourt Brace and Company, 발행인의 동의하에 복제).

대조도효과 effect of contrast

우리 눈에 보이는 특정 방사선 음영의 흑화도 density 는 주변 음영의 흑화도에 크게 영향을 받는다. 다시 말해, 인접한 구조물 사이의 명암차이 contrast 때문에 그 구조물 중 하나 혹은 두 개의 밀도가 서로 다르게 인지될 수 있다는 것이다(그림 1-16 참조). 이것은 치과의학에서 특히 중요하다. 금속보철물 metallic restoration 의 경우 방사선이 투과하지 못하여 짙은 흰색의 음영이 생기는데 이는 인접한 치아조직의 밀도가 실제와 다르게 보이도록 할 수 있기 때문이다. 충치진단 caries diagnosis 과 관련해서는 18장에서 다시 다루겠다.

상황효과 effect of context

우리가 영상을 보고 있는 환경이나 상황에 따라 그 영상에 대한 해석이 달라지기도 한다. 그림 1-17은 의학영상이 아닌 일반영상의 사례이다. 치과의학에서는 환자가 자신의 통증을 설명하는 과정에서 방사선영상에 대한 판독에 주관적으로 영향을 미칠 수 있다. 환자가 임상전문의의 인지 perception apparatus 에 영향을 미쳤기 때문에 우리는 방사선영상에 어떤 변화가 있다고 오인할 수 있기 때문이다. 이러한 다양한 인지 관련 문제들은 방사선영상에 대한 해석이 생각보다 복잡할 수 있을 것이라고 경고한다.

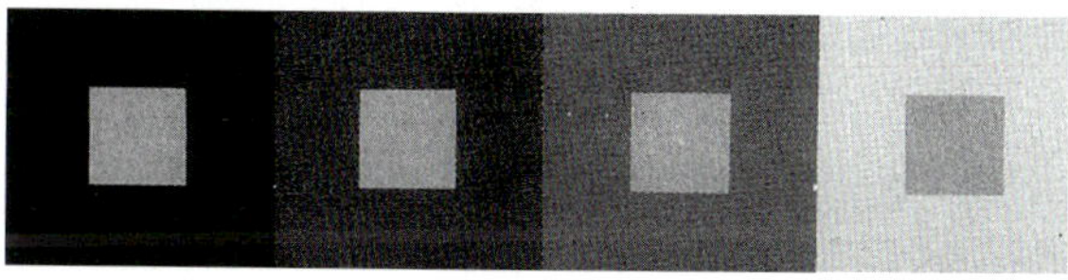

그림 1-16. 대조도효과(effect of contrast). 내부의 작은 사각형 네 개는 사실 모두 같은 회색이지만 명암 효과 때문에 서로 다른 색으로 보인다. 바깥의 사각형이 검정색일 때 관찰자는 내부에 있는 사각형의 색깔이 매우 옅은 것으로 인지한다. 하지만 바깥의 사각형이 밝은 회색일 때 관찰자는 내부에 있는 사각형의 색깔이 어둡다고 인지한다(그림 출처: Cornsweet TN 1970 Visual Perception. Harcourt Brace and Company, 발행인의 동의하에 복제).

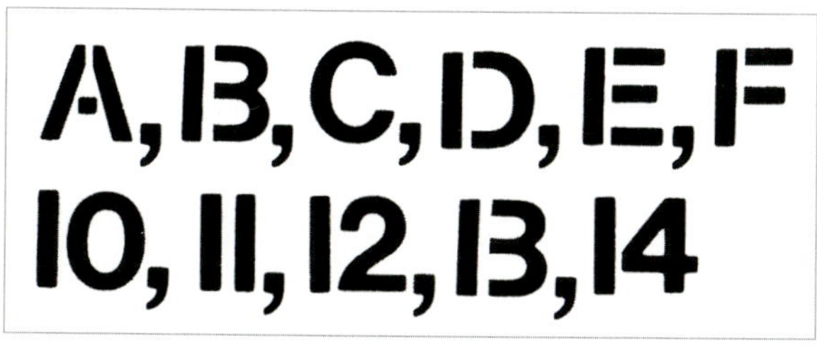

그림 1-17. 상황효과(effect of context). 여기에 있는 두 줄을 읽어보라고 한다면 전부는 아니더라도 대부분의 관찰자들이 문자 A, B, C, D, E, F와 숫자 10, 11, 12, 13, 14로 읽을 것이다. 자세히 살펴보면 문자 B와 숫자 13은 똑같다는 것을 알 수 있다. 관찰자들이 이것을 B와 13으로 인지하는 것은 상황효과 때문이다(문자로 둘러싸여 있는가 아니면 숫자로 둘러싸여 있는가의 상황효과가 나타난 경우) (그림 출처: Coren S, Porac C, Ward LM 1979 Sensation and Perception, Harcourt Brace and Company, 발행인의 동의하에 복제).

치과에서 사용하는 방사선영상의 보편적인 유형

치아 teeth, 턱 jaws, 머리뼈 skull 를 촬영한 다양한 방사선영상은 크게 두 개의 그룹으로 나뉜다.

- **구강 내** intraoral | 영상수용기 image receptor 가 환자 입안에 위치한 경우
  - 치근단촬영(8장)
  - 교익촬영(9장)
  - 교합촬영(10장)

- **구강 외** extraoral | 영상수용기 image receptor 가 환자의 입바깥에 위치한 경우
  - 사측방향촬영(11장)
  - 머리뼈측방향촬영(12장)
  - 치과용파노라마 dental panoramic 촬영(13장)

이런 다양한 방사선촬영 기술은 각각 표시한 장에서 설명할 것이다. 각종 방사선촬영 기술을 설명하는 장(8~13장)에서는 단순 명료성, 그리고 실제 및 임상에서 응용하기 적합하도록 아래와 같은 방법으로 접근할 것이다.

- **각각의 특정 영상을 촬영하는 이유는 무엇인가** | 예) 주요 증상
- **영상을 어떠한 방법으로 촬영하는가** | 예) 환자와 영상수용기 image receptor, 엑스선관구 X-ray tube, head 의 상대적 위치
- **촬영한 방사선영상은 어떻게 나타나며 영상이 보여주는 해부학적 특징은 무엇인가**

방사선물리와 장비

(Radiation physics and equipment)

Part 2

2장. 엑스선의 생성과 속성, 그리고 물질과의 상호작용

The production, properties and interactions of X-rays

개요

인체조직을 투과하는 능력을 가진 엑스선은 1895년 뢴트겐 Röentgen 에 의해 발견되었다. 뢴트겐은 새롭게 발견한 방사선을 엑스선이라고 불렀는데 그 이유는 그 당시 엑스선의 성질이 알려져 있지 않았기 때문이다. 엑스선은 사실 고에너지 전자기방사선 high-energy electromagnetic radiation 의 일종으로 전자기스펙트럼 electromagnetic spectrum 의 일부이다. 전자기스펙트럼에는 저에너지 전파, 텔레비전, 가시광선 등이 포함된다(표 2-1 참조).

엑스선은 에너지를 가진 파속 wave packet 으로 이루어져 있다고 한다. 각각의 파속은 광자 photon 라고 불리며 한 개의 양자에너지 quantum 에 해당한다. 진단방사선학에서 사용되는 엑스선빔은 수백만 개의 광자로 구성된다.

엑스선의 생성과 상호작용을 이해하려면 원자물리학 atomic physics 에 대한 기본지식을 알아야 한다. 다음 절에서는 엑스선을 이해하는 데 필요한 기본 정보를 간단하게 설명하고자 한다.

표 2-1. 저에너지를 가진 파장(장파장)에서부터 고에너지를 가진 파장(단파장)의 엑스선과 γ선(gamma-ray)을 포함한 전자기파스펙트럼

방사선	파장	광자에너지
라디오, 텔레비전, 레이더파	3×10^{4} m ~ 100 μm	4.1×10^{-11} eV ~ 1.2×10^{-2} eV
적외선	100 μm ~ 700 nm	1.2×10^{-2} eV ~ 1.8 eV
가시광선	700 nm ~ 400 nm	1.8 eV ~ 3.1 eV
자외선	400 nm ~ 10 nm	3.1 eV ~ 124 eV
엑스선과 감마선	10 nm ~ 0.01 pm	124 eV ~ 124 MeV

원자구조

원자 atom 는 물질을 구성하는 기본 요소이다. 원자는 전기력 electric force 과 핵력 nuclear force 으로 한데 뭉쳐진 소립자 fundamental particle 혹은 elementary particle 라고도 불리는 미립자 minute particles 로 구성된다. 원자는 중심에 양성자 proton 와 중성자 neutron 를 포함하는 핵입자 nuclear particle 로 이루어진 고밀도의 원자핵 nucleus 이다. 또한 원자핵 주위는 일정한 궤도 혹은 전자껍질 shell 속의 전자 electron 가 둘러싸고 있다(그림 2-1 참조).

알아두면 유용한 정의

- **원자 번호(Z)** | 원자의 원자핵 내에 있는 양성자 proton 의 수
- **중성자 번호(N)** | 원자의 원자핵 내에 있는 중성자 neutron 의 수
- **질량수(A)** | 원자 내의 양성자의 수와 중성자의 수를 합한 것(A=Z+N)
- **동위원소 isotope** | 원자 번호(Z)는 같지만 질량수 atomic mass (A)가 달라 중성자수(N)도 다른 원소
- **방사성동위원소 radioisotope** | 원자핵이 불안정하여 방사성붕괴 radioactive disintegration 가 일어나는 동위원소

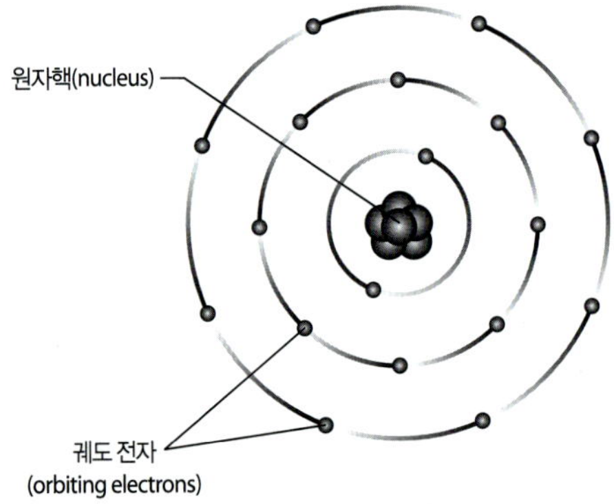

그림 2-1. 중심의 원자핵과 그 주변을 도는 전자를 표현한 원자구조

원자입자 atomic particle 의 주요 특징

핵입자(핵자)

양성자

- 질량 = 1.66×10^{-27} kg
- 전기량 = 양전기: 1.6×10^{-19} 쿨롱 coulomb

중성자

- 질량 = 1.70×10^{-27} kg
- 전하 = 0
- 중성자는 원자핵 내에서 결합체 binding agent 역할을 하며 양성자 사이의 반발력 repulsive force 에 대항함으로써 결합을 유지한다.

전자

- 질량 = 양성자 질량의 1/1840
- 전하 = 음전기: -1.6×10^{-19} 쿨롱
- 전자는 정해진 원형 혹은 타원형 전자껍집 shell 속에서 움직이거나 원자핵 주위를 돈다.
- 전자껍질 shell 은 각각 서로 다른 에너지준위 energy level 를 나타내며 원자핵에서부터 바깥 방향으로 K, L, M, N, O의 기호로 표시한다.
- 각각의 전자껍질이 가질 수 있는 전자의 최대 수는 다음과 같다.

  K ... 2

  L ... 8

  M ... 18

  N ... 32

  O ... 50
- 전자는 서로 다른 전자껍질 shell 로 이동할 수 있지만 전자껍질 사이의 공간, 즉 금지대 forbidden zone 에는 존재할 수 없다.
- 원자에서 전자 하나를 제거하려면 전자껍질 shell 속 전자를 끌어당기는 인력 attraction 을 가진 결합에너지 binding energy 를 극복할 수 있을 만큼의 에너지가 추가적으로 필요하다.

원자구조의 요점 정리

- 중성 원자 neutral atom 내에서 궤도를 도는 전자의 수는 원자핵 내 양성자의 수와 같다. 전자의 수가 원자의 화학적 작용을 결정하므로 원자번호(Z) 또한 이 화학적 작용을 결정한다. 각 원소 element 는 각기 다른 화학적 특징을 갖기에 각 원소의 원자 번호 또한 서로 다르다. 이러한 사항들이 주기율표 periodic table 의 기본이 된다.
- 바닥상태 ground state 에 있는 원자는 전기적으로 중성을 띤다. 이는 양성자의 수가 음전하 negative charge, 즉 전자의 수와 균형을 이루기 때문이다.
- 전자가 제거되면 그 원자는 더 이상 중성을 띠지 않고 양전하를 띠는데 이런 원자는 양이온 positive ion 이라 불린다. 원자에서 전자 하나를 제거하는 과정을 이온화 ionization 라고 부른다.
- 전자 하나가 안쪽 전자껍질 shell 에서 바깥쪽 전자껍질(즉, 에너지 준위가 더 높은 전자껍질)로 옮겨가면 그 원자는 중성을 유지하지만 흥분상태 excited state 가 된다. 이 과정을 여기 excitation 라 한다.
- 원자 시스템 내에서 에너지의 단위는 전자볼트 electron volt, eV 이며 1 eV = 1.6×10^{-19} 줄 joule 이다.

엑스선의 생성

빠른 속도와 일정한 에너지를 가진 전자들이 양극에 위치한 타겟물질 target material 에 충돌하여 속도가 줄어들거나 정지할 때 엑스선이 생성된다. 이 현상은 엑스선관 X-ray tube 이라 불리는 작은 진공 유리관 안에서 발생한다(그림 2-2 참조).

엑스선관 X-ray tube 의 주요 특징과 요건

- 음극 cathode 은 텅스텐 tungsten 필라멘트 filament 로 구성되며 열을 발생하여 열전자를 방출한다.
- 양극 anode 은 커다란 구리 블록 copper block 의 비스듬한 면에 고정시킨 타겟(작은 텅스텐 조각)으로 구성되며 이는 열을 효과적으로 제거할 수 있도록 구성된다.
- 집속통 장치 focusing device 는 전자들이 타겟 위의 초점 focal spot 을 향하도록 한다.

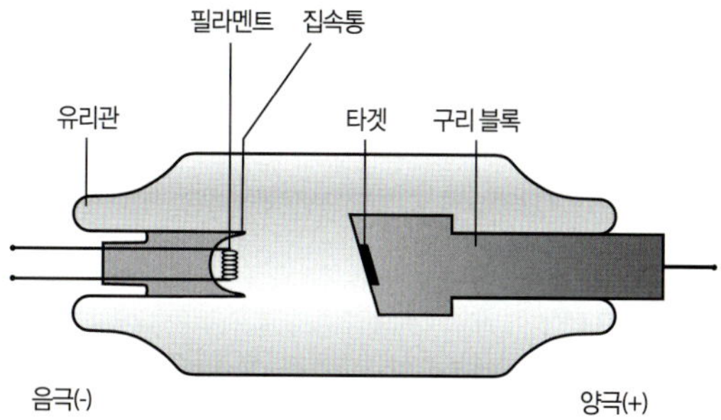

그림 2–2. 엑스선관의 주요 구성 요소

- 음극과 양극 사이에 연결된 고전압(킬로볼트, kV)은 전자가 음전하의 필라멘트에서 양전하의 타겟(양극)으로 이동하는 속도를 높인다. 이는 kVp 혹은 킬로볼트 피크치 kVp, kilovolt peak 라 불리기도 하는데 5장에서 다시 다루겠다.
- 전류 current (밀리암페어 혹은 mA)는 음극에서 양극으로 흐른다. 이는 가속 중인 전자의 양을 측정하는 단위이다.
- 엑스선관체의 주변은 납으로 된 케이스 lead casing 로 차폐되어 불필요한 엑스선을 흡수한다. 엑스선은 모든 방향으로 방출되기 때문에 이 차폐물은 방사선으로부터의 피폭을 막기 위한 조치이다.
- 주변에는 기름이 있으며 이 기름은 냉각유라고 하며 열의 제거를 용이하게 한다.

실제 방사선 방출 과정

엑스선의 생성과정은 다음과 같다.

1. 필라멘트가 전류에 의해 열이 발생되면 필라멘트 주변에 전자구름 cloud of electrons 이 만들어진다.
2. 엑스선관 내의 고전압(전위차 potential difference)은 양극으로 이동하는 전자의 이동 속도를 매우 빠르게 증가시킨다.
3. 집속통 장치 focusing device 는 전자들이 타겟 위의 초점 focal spot 을 향하도록 한다.
4. 전자가 타겟 target 에 충돌하며 정지한다.
5. 전자가 잃어버린 에너지는 99%의 열과 1%의 엑스선으로 방출된다.
6. 발생한 열은 구리 블록과 주변의 냉각유에 의해 흡수된다.

7. 타겟 target 에서 전체 방향으로 엑스선이 방출된다. 납 케이스의 방사구 window 를 통해 방출된 엑스선빔은 진단 목적으로 이용되며 납케이스의 방사구 이외의 부분에 도달되는 엑스선은 차폐되어 관체 밖으로 누설되지 않는다.

원자 수준에서의 상호 작용

타겟 target 과 충돌한 고속의 전자 high-speed electron 는 타겟의 구성물질인 텅스텐 원자와 크게 두 가지 유형으로 반응을 일으킨다(그림 2-3).

- 열이 발생하는 충돌반응
- 엑스선이 발생하는 충돌반응

열이 발생하는 충돌반응

- 텅스텐 원자 속으로 입사된 전자는 텅스텐 내 바깥쪽 전자껍질 outer-shell 에 있는 전자 구름 때문에 굴절되고 열의 형태로 약간의 에너지를 잃게 된다(그림 2-4A).
- 텅스텐 원자 속으로 입사된 전자가 텅스텐 원자 내의 외각전자와 충돌하고 그 결과 충돌한 텅스텐 전자는 더 바깥쪽에 있는 전자껍질로 옮겨가거나(여기[흥분]상태 excitation) 혹은 원자에서 빠져나가게 된다(이온화 ionization). 이 과정에서 또다시 열의 형태로 소량의 에너지를 잃게 된다(그림 2-4B).

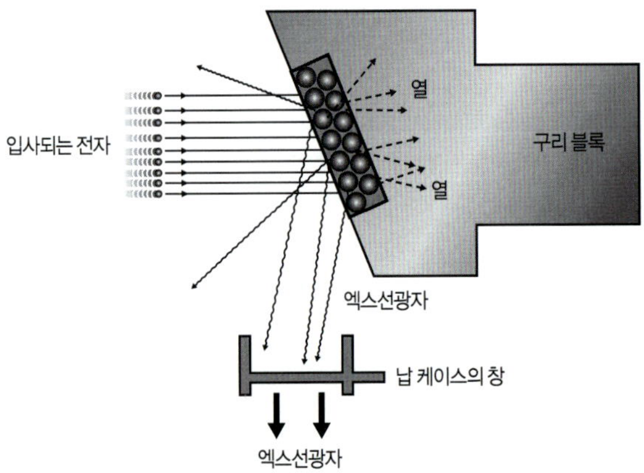

그림 2-3. 양극을 확대한 그림, 타겟에서의 상호작용

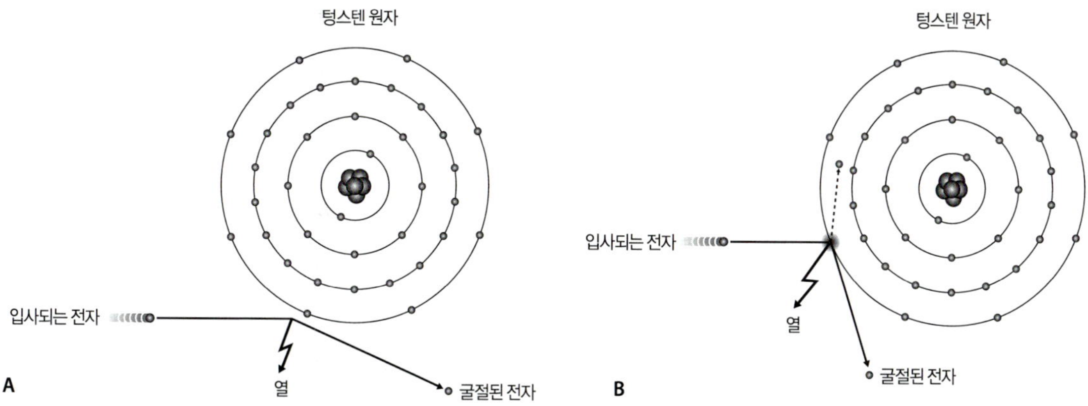

그림 2-4. **A. 열 발생 충돌.** 입사된 전자는 텅스텐의 전자 무리(구름) 때문에 굴절된다. **B. 열 발생 충돌.** 입사된 전자가 텅스텐 내 바깥쪽 전자와 충돌해 충돌한 전자의 위치를 바꾼다.

주목할 점

- 텅스텐의 원자 속에 입사된 전자의 수가 상당히 많고 이 전자들과 상호작용을 일으키게 될 텅스텐 내 바깥쪽 전자껍질의 전자도 많기 때문에 열을 발생시키는 상호작용이 가장 흔하게 발생한다.
- 텅스텐 원자와 충돌하는 각각의 전자는 열 발생 충돌을 여러 차례 거친 후 타겟에서 많은 양의 열을 발생시킨다.
- 타겟 target 에 손상이 가지 않도록 하려면 신속하고 효율적으로 열을 제거해야 한다. 그러기 위해서는 열용량 thermal capacity 이 크고 전도율 conduction 이 높은 구리를 활용하여 구리 블록 안에 텅스텐 타겟을 고정시켜야 한다.

엑스선이 발생하는 충돌반응

- 타겟 target 으로 입사되는 전자가 텅스텐의 바깥쪽 전자껍질에 접근하여 텅스텐 원자의 원자핵 근처를 지날 때 이 전자는 속도가 급격하게 떨어지고 원자핵의 쿨롱력에 의해 굴절된다. 그 결과 엑스선의 형태로 다량의 에너지가 방출된다(그림 2-5A).
- 타겟으로 입사되는 전자가 텅스텐 내 안쪽 전자껍질의 전자와 충돌하여 이 전자를 바깥쪽 전자껍질로 이동하게 하거나(여기[흥분]상태) 원자로부터 빠져나가게 한다(이온화). 이 과정에서 다량의 에너지가 손실되며 엑스선이 방출된다(그림 2-5B).

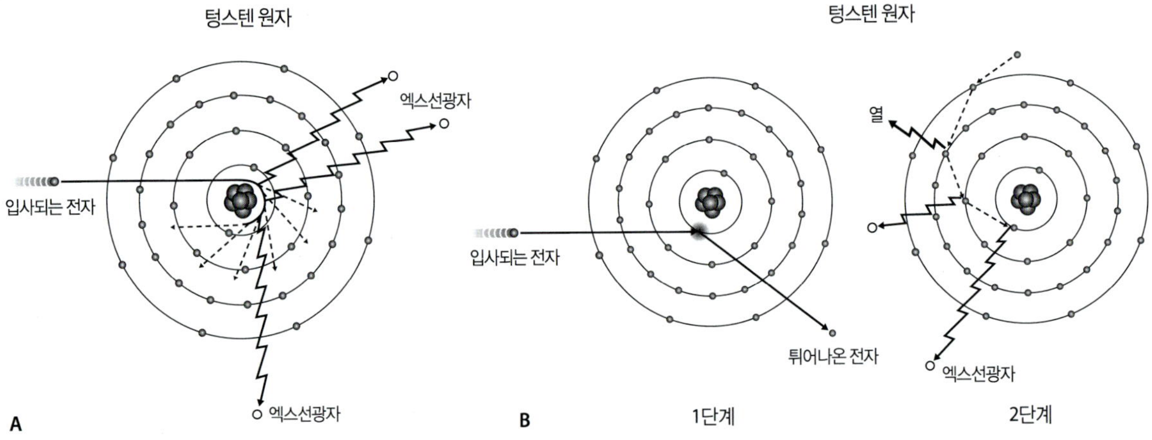

그림 2-5. **A. 연속엑스선.** 입사되는 전자가 텅스텐 원자핵 근처를 지나면서 급격하게 감속되어 엑스선광자를 방출하면서 굴절된다. **B. 연속엑스선.** 1단계 - 입사되는 전자가 텅스텐 내 안쪽 전자와 충돌하여 충돌한 텅스텐 전자를 원자 밖으로 방출시킨다. 2단계 - 바깥쪽 전자가 안쪽의 빈 공간(정공)으로 이동하며 엑스선이 방출된다.

엑스선스펙트럼

두 종류의 엑스선 발생 충돌은 서로 다른 유형의 엑스선스펙트럼 X-ray spectra을 가지고 있다.

- **연속스펙트럼** continuous spectrum
- **특성스펙트럼** characteristic spectrum

연속스펙트럼 continuous spectrum

텅스텐 원자의 원자핵 근처를 지나가는 전자의 속도를 갑자기 늦춤으로써 방출되는 엑스선으로 제동방사선 bremsstrahlung 혹은 braking radiation 이라고 불린다. 감속 deceleration 량과 굴절 deflection 각도에 따라 돌진하는 전자가 잃게 되는 에너지의 양, 즉 결과적으로 방출되는 엑스선의 광자에너지가 결정된다. 따라서 광자에너지의 범위, 즉 스펙트럼이 넓어지는 것이 가능하며 이러한 스펙트럼을 연속스펙트럼이라 부른다(그림 2-6 참조).

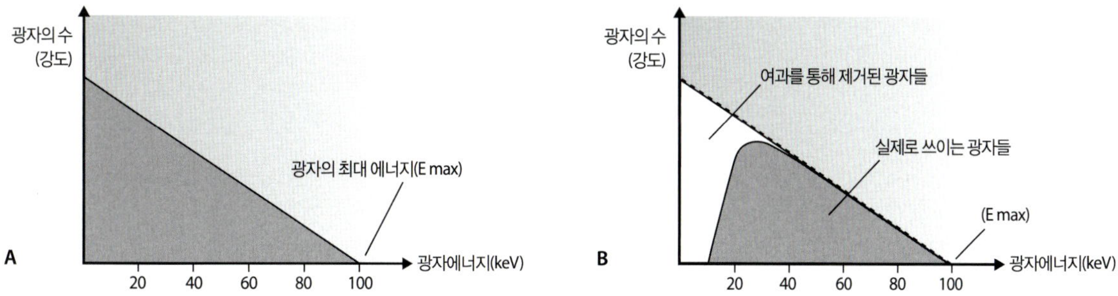

그림 2-6. A. 전압이 100 kV인 엑스선관 내 표적의 엑스선 연속스펙트럼을 보여주는 그래프, B. 여과 이후 방출된 엑스선빔의 연속스펙트럼을 보여주는 그래프

요점정리

- 타겟 target 에 입사되는 전자는 굴절이 약한 경우가 보편적이며 그 결과 저에너지 low-energy 의 광자가 생성된다.
- 저에너지 광자는 투과력이 낮아서 대부분은 엑스선관 자체를 빠져나가지 못한다. 그러므로 저에너지 광자는 엑스선빔으로 사용하기에 적합하지 않다(그림 2-6B). 엑스선빔에서 저에너지 광자를 제거하는 작업을 여과 filtration 라 한다(이후에 다시 다룬다).
- 타겟 target 에 입사되는 전자의 굴절이 크게 나타나는 경우는 많지 않기 때문에 고에너지 high-energy 엑스선의 발생은 상대적으로 드물다.
- 엑스선 에너지의 최대값 Emax 은 엑스선관 전체의 전위차 potential difference (kV)와 관련된다.

특성스펙트럼 characteristic spectrum

타겟 target 과 전자의 충돌로 텅스텐 원자가 이온화되거나 혹은 흥분상태 excitation 가 되면 궤도를 돌고 있던 텅스텐 전자는 위치를 재조정하여 원자를 중성 혹은 바닥상태 ground state 가 된다. 이 과정에서 전자는 한 에너지준위(전자껍질)에서 다른 에너지 준위로 '뛰어 올라야' 하며 그 결과 특정 에너지와 엑스선이 방출된다. 앞에서도 언급했듯이 에너지준위 혹은 전자껍질은 특정한 원자별로 에너지가 주어진다. 따라서 표적에서 방출된 엑스선은 텅스텐 원자의 특성을 설명하며 특성스펙트럼 혹은 선스펙트럼 line spectrum 을 형성한다(그림 2-7 참조). 광자계열 photon line 은 방출된 전자껍질이 어느 것이냐에 따라 K계열과 L계열로 나뉘어 불리게 된다(그림 2-1 참조).

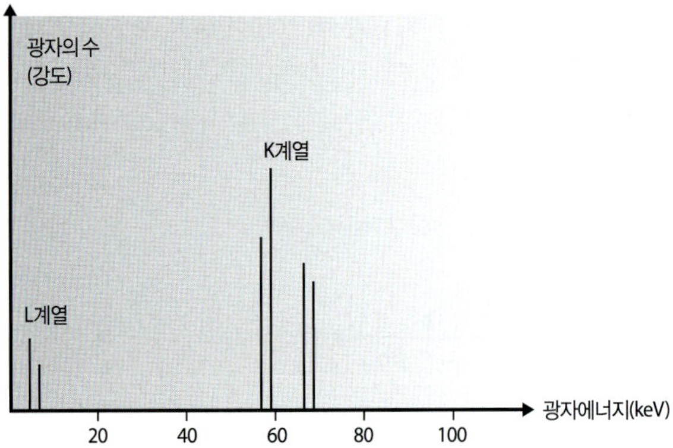

그림 2-7. 전압이 100 kV인 엑스선관(텅스텐타겟 포함) 내 타겟의 특성스펙트럼 혹은 선스펙트럼을 보여주는 그래프

요점정리

- L계열은 에너지가 매우 약하므로 진단용으로 의미가 있는 에너지의 준위는 주로 K계열이다.
- 스펙트럼 상에 특성 K선을 생성하기 위해선 고속으로 이동하는 전자가 갖는 에너지는 텅스텐 원자 내 K전자껍질 전자를 튕겨 내보낼 수 있을 정도로 충분(69.5 kV)해야 한다(입사되는 전자의 에너지는 엑스선관 전체의 전위차(kV)와 직결된다. 이는 나중에 다시 다루겠다).

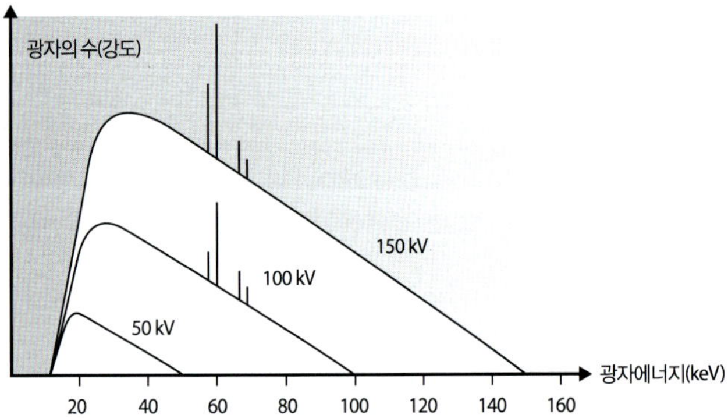

그림 2-8. 엑스선관의 관전압이 50 kV, 100 kV, 150 kV일 때 실제 엑스선빔의 에너지의 결합스펙트럼을 나타낸 그래프

- 특성 K선의 엑스선은 텅스텐 타겟 target 의 전압이 69.5 kV 미만인 엑스선관에서는 생성되지 않는다. 이 69.5 kV는 임계전압(역치전압 critical voltage)이라 한다.
- 치과에서 사용하는 엑스선장비의 전압은 주로 50 kV~90 kV이다(이후에 다시 다룬다).

결합스펙트럼 combined spectrum

전압이 69.5 kV 이상인 엑스선장비의 경우, 사용가능한 엑스선빔의 최종 스펙트럼은 연속스펙트럼과 특성스펙트럼이 함께 나타난다(그림 2-8 참조).

엑스선의 주요 속성과 특징 정리

- 엑스선은 원자 수준에서 생겨나는 전자기방사선 electromagnetic radiation 으로 에너지의 파속 wave pocket 이다.
- 각 파속은 한 개의 양자에너지에 해당하며 광자라 불린다.
- 한 개의 엑스선빔은 서로 다른 에너지의 광자 수백만 개로 이루어진다.
- 진단용으로 사용하는 엑스선빔은 그 강도 intensity 와 질 quality 에서 차이가 있다.
  - 강도 = 빔 속의 엑스선 광자의 수 혹은 양
  - 질 = 엑스선광자가 가지는 에너지로서 투과력 penetrating power 의 척도

- 엑스선빔의 강도와 질에 영향을 미치는 요인
  - 관전압의 크기(kV)
  - 관전류의 크기(mA)
  - 타겟으로부터의 거리(d)
  - 시간 = 노출 기간(t)
  - 여과
  - 타겟 target 의 재료
  - 관전압의 파형 waveform (5장 참조)

- 자유공간 free space 에서 엑스선은 직선으로 이동한다.
- 자유공간에서 이동 속도는 3×10^8 m/s이다.
- 자유공간에서 엑스선은 거리역자승의 법칙 inverse square law 을 따른다. 즉, 강도 = $1/d^2$ 이다. 엑스선이 방출되는 지점으로부터의 거리가 2배가 되면 강도는 1/4로 줄어든다

(방사선방호 radiation protection 에서 매우 중요한 원칙, 6장 참조).

- 엑스선이 전파 propagation 되어 이동하는 과정에 매질 meduim 은 필요없다.
- 파장이 짧은 엑스선의 에너지가 더 크기 때문에 투과력이 강하다.
- 때때로 연질엑스선 soft X-ray 이라고 불리기도 하는 긴 파장의 엑스선은 에너지가 작아 투과력이 약하다.
- 엑스선에너지는 물질에 흡수되거나 산란되어 감쇠될 수 있다(이후에 다시 다룬다).
- 엑스선은 이온화를 일으킬 수 있기 때문에 이온화방사선 ionizing radiation 이라고도 불린다. 이 때문에 살아 있는 신체 조직에 생물학적으로 피해를 입힌다(4장 참조).
- 엑스선은 인간의 감각으로 감지할 수 없다.
- 엑스선은 필름의 유제에 영향을 미쳐 시각 영상(방사선영상)을 만들어내며 특정물질과 반응하여 형광이나 빛을 발하도록 할 수 있다. 구강외촬영용카세트 extraoral cassette 와 디지털센서 digital sensor 에 증감지 intensifying screen 를 사용하는 것도 이런 원리를 이용한 것이다 (5장 참조).

엑스선과 물질의 상호작용

엑스선이 환자의 인체 조직 등 물질과 충돌하면 다음과 같은 네 가지 반응이 나타난다(그림 2-9에서 설명).

- **에너지 손실 없이 산란 scatter 된다.**
- **에너지 전부를 소실하고 흡수 absorb 된다.**
- **일부는 에너지를 소실하며 흡수되고 일부는 산란된다.**
- **아무 변화 없이 투과 transmit 된다.**

엑스선의 상호작용에 사용되는 용어 정의

- **산란** scattering | 에너지가 손실되거나 손실되지 않고 광자의 방향이 바뀜.
- **흡수** absorption | 에너지의 전달 deposition, 즉 빔이 가지고 있는 에너지가 물체에 전달됨.
- **감약** attenuation | 주로 흡수와 산란에 의해 주요한 엑스선빔의 강도가 줄어듦.

  감약 = 흡수 + 산란

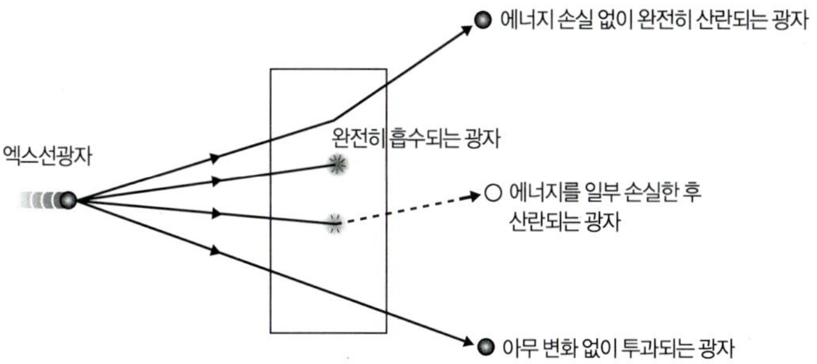

그림 2-9. 엑스선이 물질과 상호작용할 때 나타나는 주요 상호작용을 요약한 그림

- **이온화** ionization | 중성을 띤 원자에서 전자를 하나 제거하여 음이온(전자) 하나와 양이온(원래 원자) 하나를 생성함.

원자 수준에서 엑스선의 상호작용

원자 수준에서 이루어지는 주요 상호작용은 들어오는 광자의 에너지에 따라 다음의 네 가지로 분류된다.

- **무변경산란** unmodified scattering **혹은 레일레이산란** Rayleigh scattering | 순 산란(100% 산란)
- **광전효과** photoelectric effect | 순 흡수(100% 에너지 흡수)
- **컴프턴효과** Compton effect | 산란과 흡수
- **전자쌍생성** pair production | 순 흡수(100% 에너지 흡수)

치과의학에서 사용하는 엑스선에너지 범위에서 중요한 상호작용은 다음 두 가지이다.

- **광전효과** photoelectric effect
- **컴프턴효과** Compton effect

광전효과 photoelectric effect

광전효과는 저에너지 광자에서 흔히 일어나는 전 흡수과정이다(그림 2-10 참조).

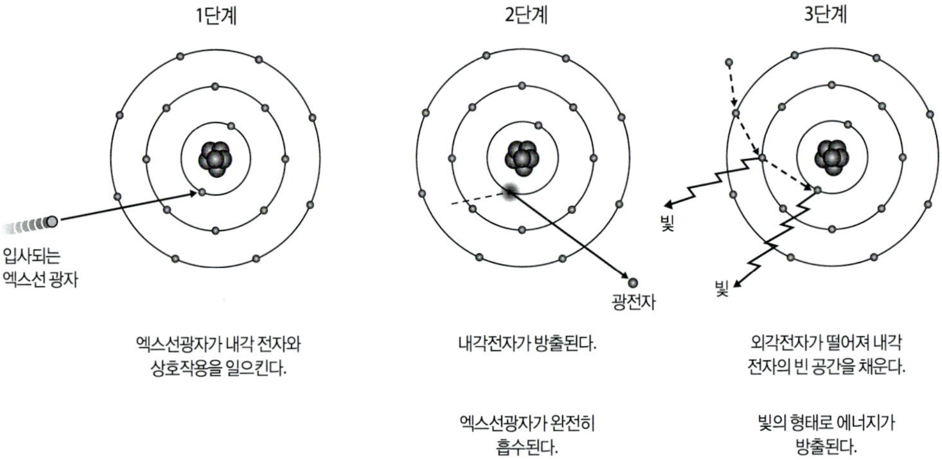

그림 2-10. 광전효과를 단계별로 나타낸 그림

광전효과의 각 단계 정리

1. 엑스선광자가 인체 조직의 원자 내 안쪽 궤도전자와 상호 작용을 한다.
2. 안쪽 전자껍질의 전자가 상당량의 에너지(이제 광전자 photoelectron 라 불림)와 함께 조직 안으로 입사되어 다시 상호작용을 한다(아래 참조).
3. 엑스선광자가 에너지를 궤도전자에 모두 넘겨주고 사라진다. 이 과정은 순 흡수의 한 예이다.
4. 안쪽 전자궤도에 생긴 빈 공간은 바깥쪽 전자궤도에서 떨어진 전자로 채워진다.
5. 이렇게 전자들이 새로운 에너지준위로 이동할 때 남는 에너지 excess energy 가 빛이나 열의 형태로 방출된다.
6. 자유전자 free electron 를 포획 capture 하여 원자가 중성 상태 neutral state 로 돌아가면 원자는 안정을 되찾는다.
7. 발생된 고에너지 광전자는 원래의 고에너지 엑스선광자와 동일한 과정을 겪으며 여러 차례 비슷한 상호작용을 거치고 조직을 통과하는 과정에서 다른 전자들을 튀어나오게 만든다. 조직과 이온화 상호작용을 일으키는 것은 주로 이렇게 튀어나온 고에너지 전자이며 이러한 전자가 엑스선으로 인한 피해를 유발한다.

주목할 점

- 엑스선 광자에너지가 물질 내 안쪽 전자궤도 전자의 결합에너지보다 같거나 커야만 전자가 튀어나가게 할 수 있다.
- 밀도(원자 번호, Z)가 증가할수록 안쪽 전자궤도의 전자 수도 증가한다. 광전자의 상호작용이 일어날 확률은 $\propto Z^3$ 이다. 납의 원자 번호는 82이므로 엑스선을 잘 흡수한다. 따라서 방사선방호에 사용된다(6장 참조). 연조직 soft tissue 의 대략적인 원자 번호는 7($Z^3 = 343$)이며 뼈의 대략적인 원자 번호는 12($Z^3 = 1728$)이다. 그러므로 연조직과 뼈는 방사선밀도에 분명한 차이가 있으며 방사선사진에 나타난 서로 다른 조직은 명암의 차이가 있다.
- 광전효과는 저에너지 엑스선광자에서 많이 나타난다. 광전자의 상호작용이 일어날 확률은 $\propto 1/kV^3$이다. 이러한 이유로 전압이 낮은 엑스선장비를 사용하면 환자의 조직 안에서 많이 흡수되는 반면 명암의 차이가 뚜렷한 방사선영상이 나오는 것이다.
- 광전효과는 인체 조직을 이온화시킨다.
- 증감지 intensifying screen 는 광전효과를 이용한 것이다. 증감지가 엑스선에 노출되면 빛의 형태로 과잉에너지 excess energy 를 방출하여 필름 유제에 영향을 미친다. 이는 5장에서 설명할 것이다.

컴프턴효과 Compton effect

컴프턴효과는 고에너지 광자에게 흔히 일어나는 흡수 및 산란의 과정이다(그림 2-11 참조).

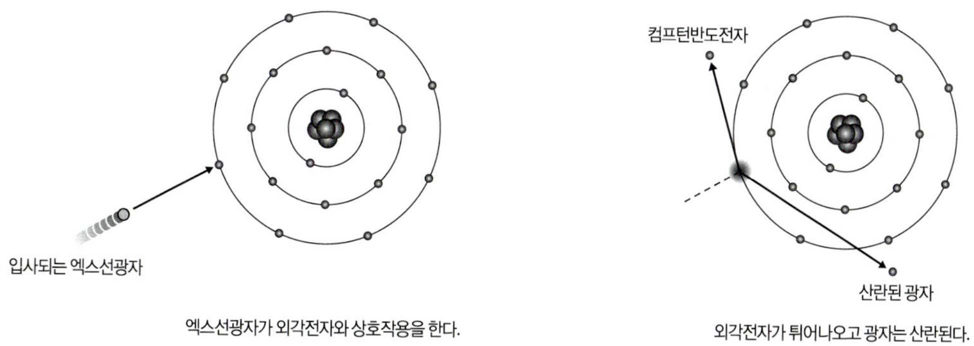

그림 2-11. 컴프턴효과의 상호작용을 나타낸 그림

컴프턴효과의 각 단계 정리

1. 입사된 엑스선광자가 조직 원자 내의 자유전자나 외각전자와 상호작용을 한다.
2. 바깥쪽 전자와 입사된 엑스선이 충돌하여 원자 밖으로 함께 튀어나온다(이제 이 전자는 컴프턴반도전자 Compton recoil electron 라 부른다). 즉, 약간의 흡수가 일어나는 것이다. 튀어나온 전자는(이전과 같이) 조직 내에서 다시 이온화 상호작용을 거친다.
3. 입사된 광자의 남은 에너지는 굴절되거나 산란 광자 scattered photon 가 되어 원래 경로에서 산란된다.
4. 이후 산란된 광자는 다음 중 하나의 과정을 거친다.
   - 조직 내에서 또다시 컴프턴효과를 발생시킨다.
   - 조직 내에서 광전효과를 발생시킨다.
   - 조직에서 빠져나온다 - 조직에서 빠져나온 광자는 임상에서 문제가 되는 산란방사선 scatter radiation 을 형성한다.
5. 다른 자유전자를 포획 capture 하여 다시 안정된 원자가 된다.

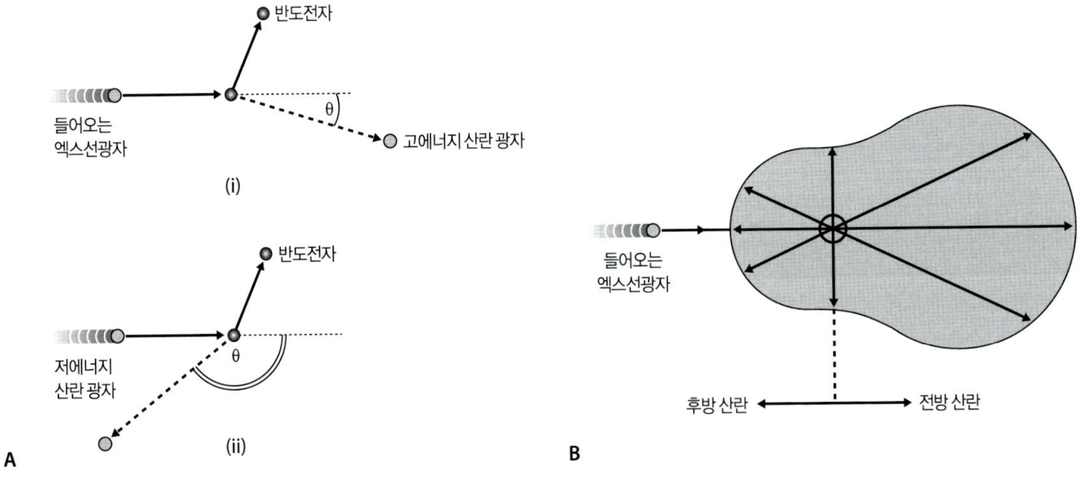

그림 2-12. A. 산란각도 θ와 (i) 고에너지와 (ii) 저에너지 산란 광자를 나타내는 그림, B. 전압이 70 kV인 엑스선장치에서 발생하는 대표적인 산란분포(scatter distribution)를 나타내는 그림. 산란이 시작되는 지점으로부터의 거리가 그 방향으로의 상대적 산란량을 나타낸다. 이 정도 수준의 전압에서는 대부분 전방 산란이 일어난다.

주목할 점

- 입사된 엑스선광자의 에너지는 바깥쪽 전자궤도 전자 혹은 자유전자의 결합에너지보다 훨씬 크다.
- 컴프턴효과는 원자 번호(Z)에 의해 결정되지 않는다. 따라서 컴프턴효과로 인한 결과는 서로 다른 조직이 거의 구별되지 않기 때문에 진단적 정보는 거의 제공하지 못한다.
- 컴프턴 상호작용은 고에너지 엑스선 광자에너지에서 주로 일어난다. 이러한 이유 때문에 고전압 엑스선 장치가 생성하는 방사선영상의 대조도가 낮다.
- 산란된 광자의 에너지(Es)는 입사 광자의 에너지(E)보다 항상 작으며, 반도전자 recoil electron 가 갖는 에너지(e)와의 관계는 $Es = E^{-e}$ 이다.
- 산란 광자는 어느 방향으로든 굴절될 수 있지만 산란 각도 angle of scatter (θ)는 산란 광자의 에너지에 따라 결정된다. 고에너지 산란 광자는 전방 산란 forward scatter, 저에너지 산란 광자는 후방 산란 back scatter 을 일으킨다(그림 2-12 참조).
- 전방 산란이 필름에까지 도달해 영상의 질을 떨어뜨릴 수도 있지만 산란을 방지하는 그리드 anti-scatter grid 를 이용하면 전방 산란을 제거할 수 있다.
- 컴프턴효과의 결과는 조직을 이온화시킬 수 있다.

3장. 방사선의 단위와 선량 측정

Dose unit and dosimetry

예전부터 지금까지 방사선량 측정에서 사용하는 용어와 단위의 종류는 여러 가지로 나타내었다. 최근에는 국제표준단위 SI units 를 쓰면서 이러한 혼란은 더욱 가중되었다. 그러나 방사선량 radiation dose 의 의미를 파악하고 각기 다른 연구 investigation 와의 차이를 비교하려면 이러한 용어와 단위에 대한 이해가 필요하다. 이 장에서는 다양한 종류의 단위를 설명하고 전리방사선 ionizing radiation 의 발생 과정 및 방사선량의 크기 magnitude 를 정리한다. 방사선량 측정에서 사용하는 중요한 용어는 다음과 같다.

- 흡수선량 absorbed dose (D)
- 등가선량 equivalent dose (H)
- 유효선량 effective dose (E)
- 집단선량 collective effective dose 또는 collective dose
- 선량률 dose rate

흡수선량(D)

방사선으로부터 조직의 단위질량당 흡수된 방사선의 에너지를 측정하는 단위이다.

국제단위 SI unit | 그레이 Gray, Gy, joules/kg으로 측정
부가단위 subunit | 밀리그레이 milligray, mGy ($\times 10^{-3}$)
기존단위 original unit | 라드 rad, erg/g로 측정
단위변환 | 1 Gy = 100 rad

등가선량(H)

등가선량은 방사선의 종류를 고려하여 각기 다른 방사선에 따른 생물학적효과비 radiobiological effectiveness 를 비교할 수 있는 단위이다. 예를 들어, α입자 alpha particle 방사선이 방출되었을 때 조직 내에서 불과 몇 밀리미터(mm) 정도밖에 투과하지 못하고 완전히 흡수된다. 반면 엑스선은 이보다 더 많이 투과하여 에너지의 일부를 잃고 부분적으로 흡수된다. 따라서 α입자의 흡수선량 absorbed dose 이 내는 생물학적 효과 biological effect 는 엑스선의 흡수선량이 내는 효과에 비해 훨씬 크다.
서로 다른 방사선의 생물학적 효과를 나타내는 소위 방사선가중치 radiation weighting factor (W_R)라는 수치를 도입함으로써 등가선량 equivalent dose (H)이라는 단위는 공통된 단위를 이용하여 서로 다른 방사선끼리의 비교를 가능하게 한다. 다음은 서로 다른 방사선의 가중치를 나타낸 값이다.

엑스선, γ선, β입자 beta particle	$W_R = 1$
속중성자 fast neutron (10 keV~100 keV)와 양성자	$W_R = 10$
α입자	$W_R = 20$

$$\text{등가선량}(H) = \text{방사선흡수선량}(D) \times \text{방사선가중치}(W_R)$$

국제단위: 시버트 Sievert (Sv)
부가단위: 밀리시버트 millisievert (mSv) ($\times 10^{-3}$)
마이크로시버트 microsievert (µSv) ($\times 10^{-6}$)
기존단위: 렘(rem)
단위변환: 1 Sv (시버트) = 100 rem (렘)

엑스선의 경우, 방사선가중치(W_R) = 1, 따라서 Sv로 환산한 등가선량(H)은 Gy로 환산한 방사선흡수선량(D)과 같다.

유효선량(E)

유효선량은 각기 다른 신체 부위에 대한 선량을 전신의 등가선량 equivalent whole body dose 으로 변환하여 서로 비교할 수 있도록 해준다.

인체는 조직에 따라 각기 다른 방사선감수성을 지니고 있기 때문에 유효선량이 필요하다. 국제방사선방호위원회 International Commission on Radiological Protection, ICRP 는 방사선감수성 radiosensitivity 에 따라 각 인체 조직에 조직가중치 tissue weighting factor (W_T)라는 수치를 부여하였다. 방사선감수성이란 방사선에 의해 조직이 손상될 위험을

표 3-1. 1990년과 2007년 국제방사선방호위원회에서 권장한 조직가중치(W_T)

조직	1990 W_T	2007 W_T
뼈속질(bone marrow)	0.12	0.12
젖(breast)	0.05	0.12
잘록창자(colon)	0.12	0.12
허파(lung)	0.12	0.12
위(stomach)	0.12	0.12
방광(bladder)	0.05	0.04
식도(oesophagus)	0.05	0.04
생식샘(gonad)	0.20	0.08
간(liver)	0.05	0.04
갑상샘(thyroid)	0.05	0.04
뼈표면(bone surface)	0.01	0.01
뇌(brain)	*	0.01
콩팥(kidney)	*	0.01
침샘(salivary gland)	-	0.01
피부(skin)	0.01	0.01
나머지 조직	0.05*	0.12†

* 콩팥위샘(adrenal), 뇌(brain), 잘록창자윗부분(upper large intestine), 작은창자(small intestine), 콩팥근육(kidney muscle), 이자(pancreas), 지라(spleen), 가슴샘(thymus), 자궁(uterus)

† 지방조직(adipose tissue), 콩팥위샘(adrenals), 연결조직(connective tissue), 바깥가슴우리의 기도(extrathoracic airways), 쓸개(gall bladder), 심장벽(heart wall), 림프절(lymphatic nodes), 근육(muscle), 이자(pancreas), 전립샘(prostate), 엉치엉덩뼈벽(SI wall), 지라(spleen), 가슴샘(thymus), 자궁(uterus)/자궁목부(cervix)

말하며, 위험이 클수록 조직가중치도 커진다. 각각의 조직에 대한 조직가중치의 합은 전신의 조직가중치를 나타낸다. 표 3-1은 국제방사선방호위원회가 1970년에 권고하고 2007년에 수정한 조직가중치이다.

$$유효선량(E) = \Sigma\ 등가선량(H) \times 조직가중치(W_T)$$

국제단위: 시버트(Sv), 부가단위: 밀리시버트(mSv)

선량 dose 이라는 용어를 포괄적으로 사용할 때는 주로 유효선량 effective dose (E)을 뜻하는 것이다. 따라서 유효선량은 넓은 뜻으로 방사선의 종류와 에너지, 그리고 방사선에 노출된 인체 부위에 상관없이 이온화 방사선에 대한 노출로 인해 건강에 가해지는 위험을 뜻하는 말로 생각해도 무관하다. 여러 연구에 의해 얻어진 유효선량을 비교한 결과를 표 3-2에 제시하였다.

표 3-2. 치과와 병원에서 자주 실시하는 엑스선 검사의 유효선량

엑스선 검사	유효선량(mSv)
흉부(chest) CT 검사	8.0
두부(head) CT 검사	2.0
바륨연하(barium swallow) 검사	1.5
바륨관장(barium enema) 검사	7.0
요추(lumbar spine) (전후방향[AP]) 검사	0.7
두개골(후전방향[PA]) 검사	0.03
두개골(측방향[Lat]) 검사	0.01
흉부(후전방향[PA]) 검사	0.02
교익(bitewing)/치근단(periapical) 검사	0.001-0.008
상부표준교합(upper standard occlusal) 검사	0.008
파노라마(panoramic) 검사	0.004-0.03
측면 두경부(lateral cephalometric) 검사	0.002-0.003
하악골(mandible) CT 검사	0.36-1.2
상악골(maxilla) CT 검사	0.1-3.3

집단선량 collective effective dose or collective dose

집단선량은 방사선원 radiation source 으로부터 영향을 받는 특정 인구 population 집단에 대한 총 유효선량 effective dose 을 말한다.

집단선량 = 유효선량(E) × 인구

국제단위: 맨 시버트(man–Sv)

선량률 dose rate

선량률은 단위시간당 선량을 '선량/시간' 등의 형태로 나타낸다. 이를 사용하면 연간총선량한도 total annual dose limit 를 구할 때 더 쉽게 측정하여 나타낼 수 있다(6장 참조).

국제단위: 마이크로시버트/시간 (μSv/h)

다양한 방사선원으로부터 나오는 대략적인 연간 선량값

모든 사람은 우리가 살고 있는 환경에서 나오는 이온화 방사선에 어떤 형태로든 노출된다. 방사선원 radiation source 의 종류는 다음과 같다.

- **자연 환경에서의 방사선** natural background radiation
  - 지구의 대기에서 오는 우주선 cosmic radiation
  - 지각 earth's crust 의 바위와 토양에서 나오는 감마선 gamma radiation
  - 일부 음식에 포함되어 있는 방사선동위원소 radioisotope 에서 나오는 방사선, 예를 들면, 일부 음식 속의 ^{40}K
  - 라돈 radon 과 그 붕괴 생성물 decay product, 222 Rn은 화강암 granite 속에 자연적으로 존재하는 우라늄의 붕괴과정에서 생성되는 방사선 핵종으로 기체상태로 존재하며, 라돈은 토양과 암반을 통해 대기 중으로 확산되고 환기가 잘 되지 않는

곳에 모여 있다가 호흡을 통해 폐로 들어가기도 한다. 영국의 콘월 Cornwall 과 스코틀랜드 Scotland 지역은 화강암층에 지어진 집이 많아 라돈에 대한 우려가 크다.

- **인공 환경에서의 방사선** artificial background radiation
  - 대기핵실험의 결과 발생하는 방사성낙진 fallout
  - 원자력시설에서 배출하는 방사성폐기물 radioactive waste
- **병원과 치과에서 사용하는 진단방사선** diagnostic radiation
- **직업상 노출되는 방사선**

건강보호국 Health Protection Agency 내 방사선방호부 Radiation Protection Division (전(前)국립방사선방호위원회, National Radiological Protection Board, NRPB) 는 영국에서 다양한 방사선원에서 발생하는 연간 선량을 추정한 바 있다. 표 3-3에서 그 자료를 요약하였다. 영국 국민 개개인의

표 3-3. 다양한 방사선원으로부터 발생하는 방사선에 대해 영국 국민들이 1년간 노출되는 평균 선량을 건강보호국(국립방사선방호위원회)에서 예측한 값

방사선원	연간 평균 선량(μSv)	대략적인 백분율
자연 환경		
우주선	300	
지각으로부터의 외부 피폭(external exposure)	400	
특정 음식의 내부 방사선(internal radiation)	370	
라돈과 그 붕괴 생성물(decay product)	700	
계	2.7 mSv (대략)	87%
인공 환경		
방사성낙진	10	
방사성폐기물	2	> 1%
병원과 치과의 진단용 방사선(diagnostic radiation)	250	12%
직업상 노출	9	> 1%

평균 자연방사선 background radiation 량은 1년에 약 2.7 mSv로 추정된다. 반면 미국의 경우 약 3.6 mSv로 추정된다. 다양한 진단 영역에서의 방사선피폭량과 비교하기 위하여 이 선량값을 기억해 놓을 필요가 있다(이후에 다시 다룬다).

진단방사선학에서 접하는 대표적인 선량

2004년에 출판된 「치과방사선학의 방사선방호에 대한 유럽 지침 European Guidelines on Radiation Protection in Dental Radiology」은 치의학 내 방사선방호의 모든 측면에 대한 자료를 광범위하게 검토한 결과에 근거하여 쓰인 책자이다. 이 책자에서는 많은 연구에서 치과용 방사선촬영에서 발생하는 방사선량을 측정했지만 유효선량을 추정한 연구는 극히 일부에 불과했다는 결론을 내렸다. 일부 촬영법에 대해서는 발표된 자료가 아예 없었고 일부의 경우 연구 결과의 차이가 너무나 컸다. 표 3-2에서 보여준 대표적인 유효선량은 대부분 이 책자에 근거하고 있으며, 1999년에 영국 국립방사선방호위원회 NRPB 가 펴낸 책자 「진단용 의료 피폭의 방호 최적화를 위한 환자 선량에 대한 지침 Guidelines on Patient Dose to Promote the Optimisation of Protection for Diagnostic Medical Exposures」에 수록된 다양한 의학적 진단 절차에서 발생하는 대표적 유효선량을 일부 실었다.

이 수치들은 대표적 수치라는 사실, 그리고 치과용 방사선촬영에서는 꽤 다양한 유효선량이 존재한다는 사실을 유념해야 한다. 이렇게 유효선량에 차이가 발생하는 주요 이유는 사용하는 장비의 전압, 빔의 모양과 크기, 영상수용기 image receptor 의 감도와 종류, 조직이 서로 다르기 때문이다. 방사선방호에서는 이러한 요인들이 매우 중요하기에 5장과 6장에서 다시 자세히 살펴볼 것이다.

하지만 이 값들은 다양한 유효선량의 상대적 크기를 보여주는 역할을 한다. 치과방사선학에서 접하게 되는 이 각각의 선량은 매우 작은 듯 보일 수 있으나, 그 선량이 아무리 작다 하더라도 환자는 이미 노출되고 있는 자연방사선에 진단용 방사선피폭 radiation burden 을 추가로 받고 있다는 사실을 간과해서는 안된다. 이 추가적인 선량은 환자에게 큰 수치가 될 수 있다. 해마다 촬영하는 치과방사선검사(입안검사와 입바깥쪽검사)의 수가 상당히 많다(영국의 경우 대략 2,000~2,500만 장)는 사실은 치과방사선의 집단선량이 꽤 크다는 것을 의미한다. 일부 진단용 검사와 관련된 위험은 4장에서 살펴볼 것이다.

4장. 엑스선으로 인한 생물학적 영향

The biological effects associated with X-rays

생물학적 효과의 분류

이온화방사선이 생물학적으로 미치는 유해한 효과는 크게 다음 세 가지 범주로 분류된다.

- **신체의 결정적 영향** somatic DETERMINISTIC effect
- **신체의 확률적 영향** somatic STOCHASTIC effect
- **유전적 확률적 영향** genetic STOCHASTIC effect

확률적 영향은 다음과 같이 세분된다.

- **급성** acute **영향** | 노출 직후에 나타남, 예를 들면 전신선량이 큰 경우(표 4-1)
- **만성** chronic **영향** | 오랜 시간, 즉 잠복기 latent period (20년 이상)가 지난 후에 나타남, 예를 들면 백혈병 leukaemia

신체의 결정적 영향 somatic deterministic effect

신체의 결정적 영향이란 역치선량 이상의 고선량 high dose 방사선에 노출된 결과로 나타나는 인체에 유해한 영향으로 반드시 영향의 결과가 발현된다. 그 예로는 피부가 붉어지는 현상 피부홍반, skin reddening, 백내장 cataract 등이 있다. 이러한 현상으로 발현된 병변의 심각성은 노출된 선량에 비례하며 대부분의 경우 역치선량 threshold dose 이하로는 노출되어도 아무런 영향이 나타나지 않는다.

신체의 확률적 영향 somatic stochastic effect

확률적 영향이란 나타날 '가능성'이 있는 영향이다. 확률적 영향은 무작위로 나타나며 확률의 법칙에 의해 결정된다. 신체적 확률적 영향의 예로는 백혈병 leukaemia 과

표 4-1. 다량의 방사선에 전신이 노출된 경우 나타나는 주요 급성 영향

선량	전신 영향
0.25 Sv	없음(약간의 백혈구 증가)
0.25-1.0 Sv	약간의 혈액 변화(예로는 백혈구[white blood cell] 수의 감소)
1-2 Sv	3시간 이후 구토(vomiting), 피로, 식욕 부진, 혈액 변화, 몇 주 후 회복
2-6 Sv	2시간 이후 구토, 심각한 혈액 변화, 2주 이내 탈모, 70%의 경우 한 달에서 1년 후 회복
6-10 Sv	1시간 이후 구토, 창자손상(intestinal damage), 심각한 혈액 변화, 80-100%의 경우 2주 이내 사망
>10 Sv	뇌 손상, 혼수 상태(coma), 사망

특정 종양 tumour 이 있다.

이러한 유해한 영향은 인체가 어느 수준의 선량에 노출된다 하더라도 나타날 수 있다. 여러 실험을 해본 결과 안전선량 safe dose, 즉 그 이하로는 확률적 영향이 나타나지 않는 선량을 결정하는 것은 불가능하다. 따라서 역치선량 thresh hold 은 존재하지 않으며 이온화방사선에 노출될 때마다 확률적 영향이 나타날 가능성이 항상 있는 것으로 알려져 있다. 방사선량이 낮을수록 세포손상 cell damage 의 가능성도 낮아진다. 그러나 손상의 심각도 severity 는 손상을 일으키는 선량의 크기와는 관계가 없다. 이 때문에 현재의 방사선방호를 고려할 때 최우선적으로 적용한다.

유전적 확률적 영향 genetic stochastic effect

돌연변이 mutation 는 유전자 gene 나 염색체 chromosome 의 갑작스런 변화로 인해 나타난다. 돌연변이는 방사선과 같은 외부 요인에 의해서도 나타날 수 있고 자생적으로 나타날 수도 있다.

생식기관 reproductive organ 이 방사선에 노출되면 정자나 난자의 DNA가 손상될 수 있다. 그 결과 방사선에 노출된 사람의 자손이 선천적 기형 congenital abnormality 을 타고날 수 있다. 하지만 이런 영향이 반드시 나타나는 것은 아니기 때문에 모든 유전적 영향은 확률적 영향이라 볼 수 있다.

방사선과 유전적 영향의 인과관계를 증명하는 것은 불가능하지 않으나 증명하는 작업은 매우 어렵다. 이온화방사선에 노출되면 유전적 손상을 일으킬 가능성이

있는 것은 사실이지만 유전적 손상과 방사선과의 직접적인 연관성을 분명하게 보여주는 자료(사람을 대상으로 수집한 자료 human data)는 없다. 쥐를 대상으로 한 실험을 근거로 하여 위험을 추정할 뿐이다. 0.5-1.0 Sv의 방사선을 생식선 gonad 에 노출시키면 자생적 돌연변이 비율이 2배로 증가하는 것으로 추정된다. 역치선량이 존재하지 않기 때문에 단지 예측할 뿐이다.

태아에 미치는 영향

발달 중인 태아 fetus 는 방사선에 특히 민감하다. 특히 기관형성기 organogenesis (수정 conception 후 2-9주)에는 더욱 민감하다. 방사선에 노출된 태아에게 나타나는 주요 문제점은 다음과 같다.

- 높은 수준의 방사선량으로 인한 선천적 기형 혹은 사망
- 낮은 수준의 방사선량으로 인한 정신지체 mental retardation

치과방사선학에서 중요한 해로운 영향

치과의학에서 일반적으로 사용되는 선량의 크기는 상대적으로 작은 편이며(3장 참조) 신체적 결정론적 영향을 일으키는 데 필요한 역치선량보다 훨씬 낮다. 그러나 신체적 확률적 영향, 그리고 유전적 확률적 영향은 이온화방사선의 양에 상관없이 나타날 수 있다. 치과방사선학에서는 생식기관이 방사선에 노출되는 일이 별로 없기 때문에 치과의학에서 문제가 되는 것은 신체의 확률적 영향이다.

엑스선이 세포나 조직에 손상을 일으키는 과정

세포에 가해진 방사선의 작용과 해로운 영향은 그림 4-1에 나타나 있으며 다음과 같이 분류된다.

- 고분자 macromolecule 의 이온화로 인한 직접작용 direct action 혹은 직접손상 direct damage
- 물의 이온화 결과 생겨난 자유라디칼 free radical 로 인한 간접작용 indirect action 혹은 간접손상 indirect damage

직접작용 direct action

엑스선광자 혹은 튀어나온 고에너지 전자는 DNA, RNA, 단백질 protein, 효소 enzyme 등 필수적인 생물학적 고분자와 직접 상호작용을 하고 이들을 이온화시킨다. 이러한 이온화의 결과 이들 고분자의 화학결합 chemical bond 이 깨져서 비정상적인 구조가 된다. 그 결과 부적절한 화학반응 chemical reaction 이 일어나게 된다. DNA 고분자 내의 화학결합 중 하나가 파괴 rupture 되면 사다리 모양 구조물 ladder-like structure 의

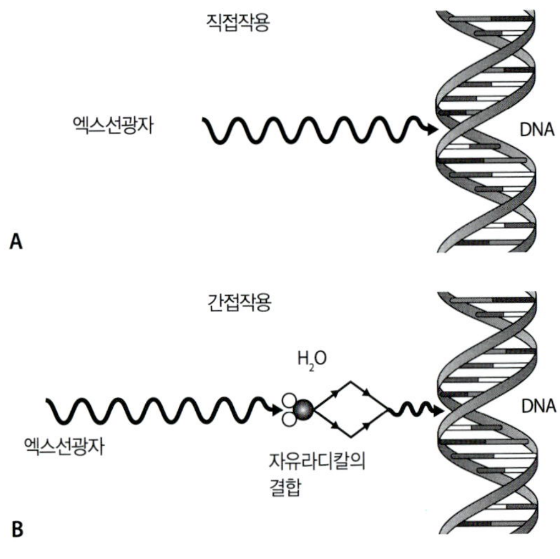

그림 4-1. 세포에서 일어나는 방사선의 작용과 위해 영향을 나타낸 그림. A. 직접작용. 엑스선 광자가 DNA와 직접 상호작용을 한다. B. 간접작용. 엑스선 광자가 물을 이온화시켜 DNA에 손상을 주는 자유라디칼을 만들어낸다.

곁사슬 side chain 중 하나가 절단될 수 있다. DNA에 가해지는 이런 종류의 손상을 점돌연변이 point mutation 라고 한다. 직접 손상으로 인해 염색체에 나타나는 영향으로는 다음과 같은 것들이 있다.

- 정보 전달 능력의 결핍
- 비정상적 복제
- 세포사 cell death
- 일시적인 손상 | 추가적인 세포 분열 cell division 이후 DNA가 회복됨

체세포 somatic cell 가 방사선을 받으면 DNA (염색체)에 영향을 미쳐 방사선으로 인한 악성 종양 malignancy 이 생길 수 있다. 만약 생식 줄기세포 reproductive stem cell 가 방사선에 노출되면 그 결과 선천적기형이 발생될 수 있다. 실제로 세포에서 어떤 일이 일어나는가를 결정하는 것은 다음과 같은 몇 가지 요인이다.

- 절단된 핵산 결합 nucleic acid bond 의 유형과 수
- 방사선의 강도와 종류
- 노출 주기
- 세포가 손상으로부터 회복할 수 있는 능력
- 방사선에 노출되었을 당시 세포의 재생주기 reproductive cycle 단계

간접작용 indirect action

그림 4-2에 나타난 이 과정에서는 물 고분자가 더 작은 고분자로 쪼개지고 이온과 자유라디칼 free radical 이 만들어진다. 자유라디칼은 다시 결합하여 세포 독소 cellular poison 인 과산화수소 hydrogen peroxide 와 또 다른 독성 물질인 과산화수소라디칼 hydroperoxyl radical 을 형성하기도 한다. 과산화수소와 과산화수소라디칼은 모두 반응성이 크고 생물학적으로 손상을 가한다. 자유라디칼은 스스로 다른 고분자에 과잉 에너지 excess energy 를 전달할 수 있으며 그 결과 고분자의 화학 결합을 끊어 더욱 큰 영향을 미친다. 인체의 약 80%는 물로 구성되어 있기에 이온화방사선과의 상호 작용의 대부분은 간접적으로 일어난다.

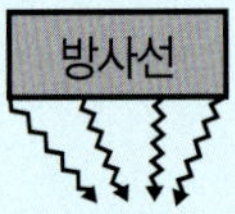

(1) $H_2O \longrightarrow H_2O^+ + e^-$

(2) 양이온이 즉각적으로 쪼개진다.

$H_2O^+ \longrightarrow H^+ + OH$

(3) 전자(e-)가 중성의 물 고분자에 달라붙는다.

$H_2O + e^- \longrightarrow H_2O^-$

(4) 그 결과로 생겨난 음전하(negatively charged) 고분자가 분리된다.

$H_2O^- \longrightarrow H + OH^-$

(5) 전기적으로 중성을 띠는 H와 OH는 자유라디칼이며 이는 불안정하며 반응성이 높고 서로 결합하거나 산소(oxygen, O_2)와 결합할 수 있다. 예를 들어,

$OH + OH \longrightarrow H_2O_2$ (과산화수소)

$H + O_2 \longrightarrow HO_2$ (과산화수소라디칼)

이 라디칼과 과산화수소는 파괴적으로 결합하여 DNA와 고분자를 파괴한다.

그림 4-2. 물분자가 세포에 간접 손상을 미치는 일련의 과정을 요약한 도식

암 발생 위험 정도 추정

방사선으로 인한 암 등 신체의 확률적 영향의 위험을 수치로 표시하는 작업은 복잡하고 또한 논란의 여지가 많다. 높은 수준의 방사선량에 노출된 그룹의 데이터를 분석하여 그 결과를 이용해 진단방사선학에서 접하는 낮은 수준의 방사선량의 위험을 예측한다. 높은 수준의 방사선량에 노출되어 연구 대상이 된 그룹은 다음과 같다.

- 히로시마와 나가사키의 핵폭발 생존자
- 방사선 치료를 받는 환자
- 방사선 작업 종사자 radiation worker | 업무상 방사선에 노출되는 사람들
- 체르노빌 원전사고 생존자

암은 흔한 질병이기 때문에 방사선의 위험을 수치화하는 문제는 복잡하다. 따라서 연구 대상이 된 모든 그룹에서 암이 발견될 가능성은 크다. 위에서 나열한,

높은 수준의 방사선에 노출된 그룹은 암 발병률이 높아질 가능성이 크며 이렇게 암 발병률이 높은 것을 암 과잉 발병률 excess cancer incidence 이라 부른다. 수집한 데이터를 분석한 결과 암 과잉 발생과 방사선량과의 관계를 보여주는 선량반응곡선 dose-response curve (그림 4-3)을 구할 수 있다. 외삽법을 이용해 그래프를 추정하면 0에 도달할 수 있으며(위험 평가 risk assessment 시 이 상황에서 외삽법을 어떠한 방법으로 적용해야 하는가에 대해서는 논란이 있다) 낮은 수준의 방사선량에 의한 암 발병에 해당하는 위험 요인 risk factor 을 계산할 수 있다.

다양한 엑스선 검사에서 방출하는 방사선으로 인해 치명적인 암이 발생할 위험의 정도를 대략 예측한 수치가 표 4-2에 제시되어 있다. 이 수치는 대부분 영국 국립방사선방호위원회 NRPB 가 1999년에 펴낸 책자 「진단용 의료 피폭의 방호 최적화를 위한 환자 선량에 대한 지침 Guidelines on Patient Dose to Promote the Optimisation of Protection for Diagnostic Medical Exposures」과 2004년에 펴낸 「치과방사선학의 방사선방호에 대한 유럽 지침 European Guidelines on Radiation Protection in Dental Radiology」을 기반으로 하고 있다.

암 발병 위험은 나이와 관련이 있어서 젊은이들의 발병률이 가장 높고 노인들의 발병률이 가장 낮다. 표 4-2에 나타난 위험도는 30세 성인을 기준으로 한 것이다. 영국로얄외과대학 Royal College of Surgeons in England 의 치의학과 General Dental Practice 교수진이 펴낸 「2004 유럽 지침 European Guidelines」과 「2004 치과용방사선촬영술의 선정기준 Selection Criteria in Dental Radiography」이라는 두 책자에서는 암 발병 위험도를 표 4-3의 증배율 multiplication factor 을 적용해 수정해야 한다고 권고한다. 표 4-3의 증배율은 남녀 두 성에 대한 평균치를 나타낸다. 사실 모든 연령대에서 여성의 위험도가 약간 더 높고 남성의 위험도가 약간 낮다.

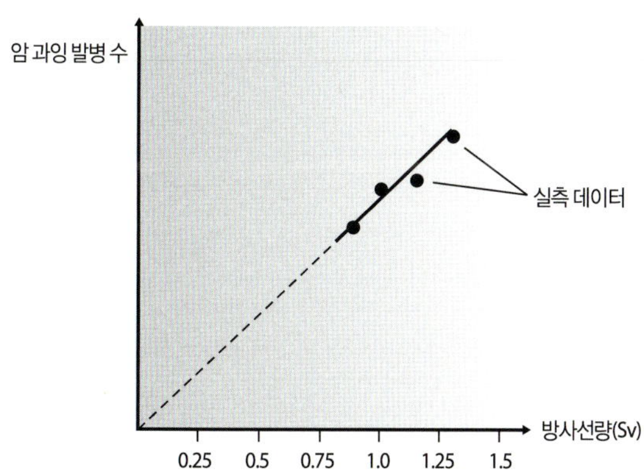

그림 4-3. 전형적인 선량반응곡선(dose-response curve)으로서 방사선량에 대한 암 과잉 발병 수가 표시되어 있고 외삽법을 이용해 추정하면 데이터는 직선으로 0에 도달한다.

표 4-2. 다양한 엑스선 검사로 인해 표준 성인에게 치명적인 악성 종양이 발생할 위험도에 대한 대략적인 예상값 (국립방사선방호위원회 1999)

엑스선 검사	치명적인 암에 걸릴 위험도의 추정치
전통적 교익(bitewing)/치근단(periapical) 검사 (50 kV, D 감도 필름(speed film), 초점피부간거리(focus skin distance) 10 cm	2,000,000건 중 1건
현대적 교익(bitewing)/치근단(periapical) 검사 (70 kV, F 감도 필름, 초점피부간거리 20 cm	20,000,000건 중 1건
파노라마 검사 - 평균(추정치 0.21-1.9)	1,000,000건 중 1건
두개골(후전방향촬영, PA) 검사	670,000건 중 1건
두개골(측방향촬영, Lat) 검사	2,000,000건 중 1건
흉부(후전방향촬영, PA) 검사	1,000,000건 중 1건
요추(lumbar spine) (전후방향촬영, AP) 검사	29,000건 중 1건
바륨연하(Barium swallow) 검사	13,000건 중 1건
바륨관장(Barium enema) 검사	3,000건 중 1건
흉부 CT 검사	2,500 건 중 1건
두경부 CT 검사	10,000 건 중 1건

표 4-3. 연령, 집단별 위험에 대한 증배율(multiplication factor)

연령집단(세)	위험에 대한 증배율
< 10	× 3
10-20	× 2
20-30	× 1.5
30-50	× 0.5
50-80	× 0.3
80 +	무시할 만한 수준

이 역학 정보 epidemiological information 는 지속적으로 갱신되고 있으며 최근 나온 보고서에서는 낮은 수준의 방사선량으로 인한 위험도가 예전에 생각했던 것보다 훨씬 높을 수도 있음을 시사하고 있다. 하지만 현재 수치는 적어도 각기 다른 검사와 관련된 위험의 정도가 어느 정도인지 비교해 볼 수 있도록 해 주는 역할을 한다. 따라서 치과방사선학과 연관된 위험을 넓은 관점에서 접근할 수 있도록 도와준다.

정리

이온화방사선의 생물학적 효과는 상당히 유해할 수 있다. 신체의 결정론적 영향은 높은 수준의 방사선량에 노출될 때 주로 나타나는 반면 신체의 확률적 영향은 낮은 수준의 방사선량과 주로 관련이 있다. 치과방사선학에서는 낮은 수준의 방사선량을 사용하기에 확률적 영향의 위험도 매우 낮다. 그러나 치과에서 촬영하는 방사선영상의 수는 상당히 많다(연간 영국에서 촬영되는 입안 내외 방사선영상은 2,000~2,500만 장에 이른나). 영국에서는 치과방사선촬영으로 인한 전체적인 위험이 매년 건강에 치명적인 악영향을 미치는 10가지 요인에 포함된다. 다양한 종류의 중요한 선량감소 dose-reduction 조치와 선량제한 dose-limitation 조치가 6장에서 간략하게 소개된다. 이 조치들은 환자와 종사자 모두를 위해 모든 방사선 노출을 합리적으로 실행 가능한 범위 내에서 가능한 낮게 유지하기 위해 필요한 것이다.

5장. 치과엑스선장비, 영상수용기, 영상처리

Dental X-ray equipment, image receptor and image processing

이 장에서는 엑스선장비에 대한 보다 중요한 사항들과 최종 방사선영상을 만들어내는 과정과 관련한 실제적인 측면에 대해 알아본다. 각 항목의 주요한 사항은 다음과 같다.

- **엑스선 발생 장치** X-ray generating equipment | 엑스선을 만들어내는 데 필요한 장치
- **영상수용기** image receptor **(필름과 디지털)** | 엑스선을 검출 detect 하는 데 필요한 장치
- **영상처리** image processing **(화학적 혹은 컴퓨터)** | 검정색, 흰색, 회색의 시각 영상을 만들어내는 데 필요한 장치

치과엑스선 발생 장치

치과엑스선장비는 다양한 업체에서 생산되고 있다. 이들 장비는 외관, 복잡성, 가격이 각기 다르지만 모두 다음의 세 가지 주요 구성 요소로 이루어진다.

- **관구** tubehead
- **지지장치** positioning arms
- **제어판** control panel **과 전기회로** circuitry

필름과 디지털영상처리 imaging 에 적합한 세 종류의 현대식 치과 장비가 그림 5-1에 나와 있다. 제어판은 그림 5-6에서 볼 수 있다. 치과 장비는 고정식 fixed (벽이나 천장에 고정)이거나 이동식 mobile (바퀴 위의 견고한 프레임에 부착)이다.

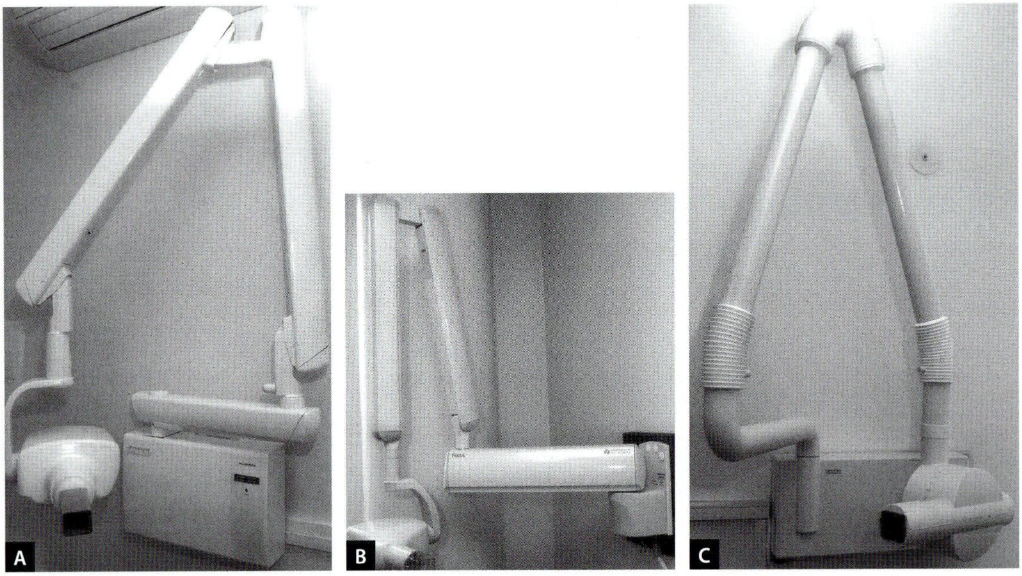

그림 5–1. 관구(tubehead)와 지지장치(positioning arm)를 보여주는 현대식 치과엑스선 발생 장치의 사례. A. 플랜메카(Planmeca)에서 생산한 프로스타일 인트라(Prostyle Intra®), B. 인스트루멘타리움 이미징(Instrumentarium Imaging)에서 생산한 포커스(Focus®), C. 시로나(Sirona)에서 생산한 헬리오덴트(Heliodent®) DS

이상적 요건

엑스선 발생 장치는 다음과 같은 요건을 갖추어야 한다.

- 안전과 정확성
- 원하는 에너지 범위에서 엑스선을 발생시킬 수 있어야 하며 열을 제거하기 위한 적절한 기계장치를 갖출 것
- 소형일 것
- 움직이고 배치하기가 용이할 것
- 관구 tubehead 의 배치가 끝나면 안정과 균형을 이루어 움직이지 않을 것
- 쉽게 접히고 보관이 용이할 것
- 작동이 간단하고 필름과 디지털의 영상처리 가능할 것
- 견고할 것

관구 tubehead 의 주요 구성 요소

전형적인 관구가 그림 5-2에 나와 있다. 주요 구성 요소는 다음과 같다.

- 엑스선관구 glass X-ray tube | 필라멘트 filament 와 구리블록 copper block, 타겟 target 포함(2장 참조)
- 240 V의 주 전압을 엑스선 발생에 필요한 고전압(kV)으로 승압하는 데 필요한 승압변압기 step-up transformer
- 240 V의 주 전압을 필라멘트를 가열하는 데 필요한 저전압으로 강압할 때 사용되는 강압변압기 step-down transformer
- 누출 leakage 을 최소화하기 위한 주변납차폐물 surrounding lead shield
- 열을 쉽게 제거하기 위한 냉각유 surrounding oil
- 유해한 저에너지(연선) 엑스선을 제거하기 위한 알루미늄 필터 aluminium filtration (그림 5-3 참조)
- 조리개 collimator | 엑스선빔의 모양을 만들어 빔의 크기를 사각형으로 제한하기 위해 한가운데에 구멍을 뚫은 금속 재질의 원반 혹은 원통(구내 영상수용기 image receptor 와 같은 크기), 또는 최대 지름 6 cm의 원형(그림 5-3, 4 참조)
- 스페이서콘 spacer cone 혹은 빔지시장치 beam indicating device, BID | 빔의 방향을 알려주어 타겟의 초점에서부터 피부까지의 이상적 거리를 설정하는 장치. 초점부터 피부까지의 거리 focus to skin distance, FSD 를 정하는 기준은 다음과 같다.
  - 전압이 60 kV 이상인 경우 200 mm
  - 전압이 60 kV 이하인 경우 100 mm

  여기서 제시하는 200 mm, 100 mm는 스페이서콘의 물리적 길이가 아니라 초점부터 피부까지의 거리이다. 다양한 디자인이 그림 5-4에 소개되어 있다.

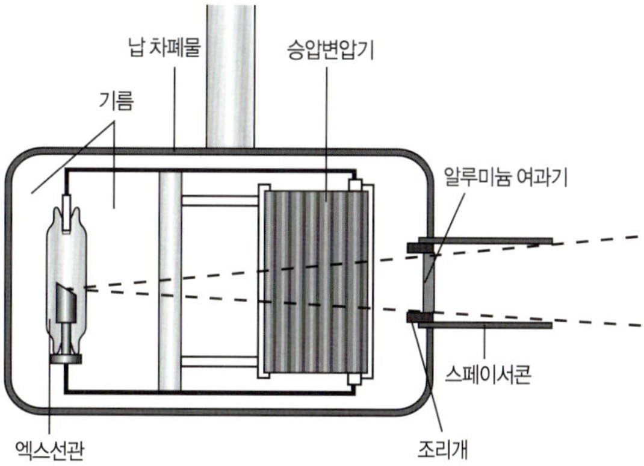

그림 5-2. 일반적인 치과엑스선관의 주요 구성 요소를 보여주는 도식

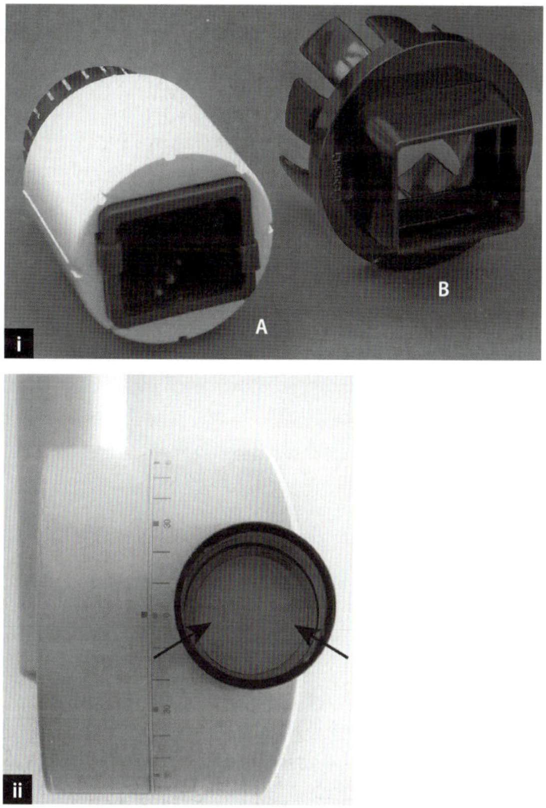

그림 5-3. (i) 빔의 모양을 원형에서 사각형으로 바꾸기 위한 어댑터(adaptor)/조리개의 예. A. 시로나 헬리오덴트(Sirona Heliodent®) DS 조리개, B. 덴트스플라이(Dentsply)에서 생산한 유니버셜(Universal) 조리개. (ii) 시로나 헬리오덴트(Sirona Heliodent®) DS의 스페이서콘 아래에서 바라본 알루미늄 필터(화살표)

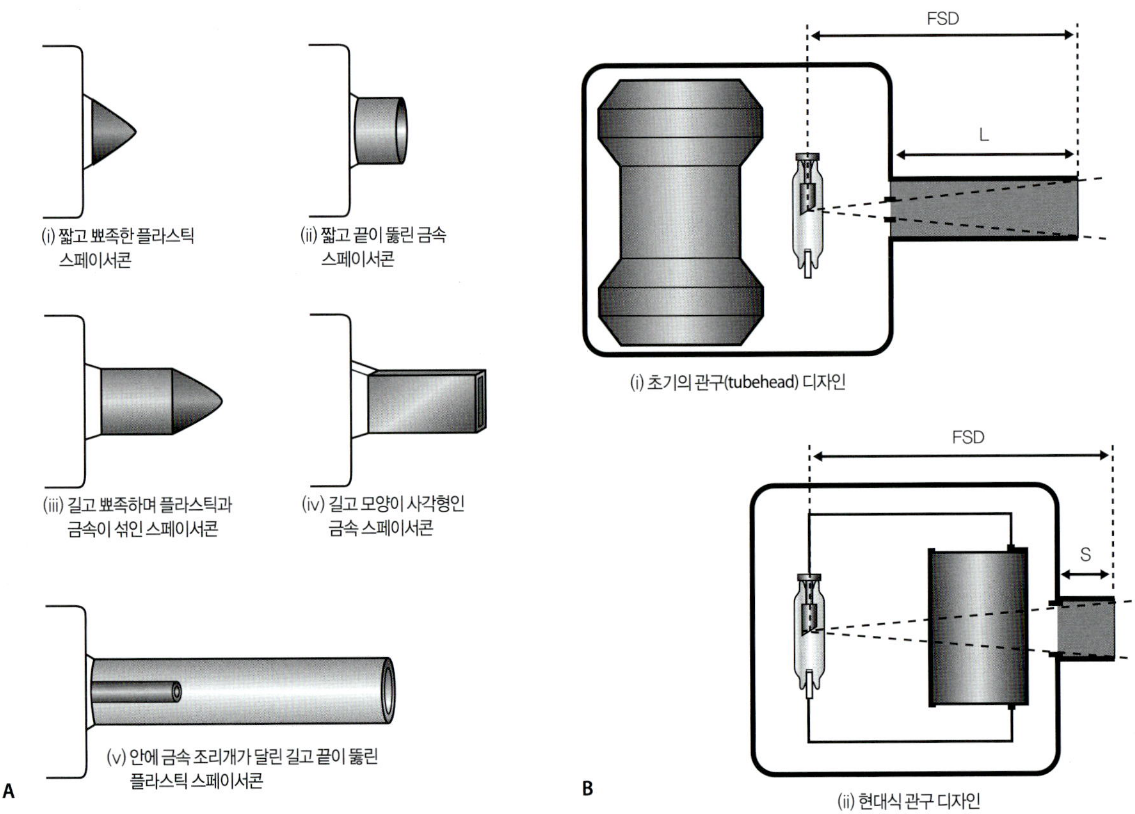

그림 5-4. **A. 스페이서콘 혹은 빔지시장치[BID] 의 다양한 디자인과 형태를 보여주는 그림**(참고: 짧고 뾰족한 플라스틱 스페이서콘은 사용하지 않는 것이 좋다). **B. (i)** 초기의 관구 디자인으로서 헤드(head)의 앞쪽에 엑스선관이 있음. 따라서 평행에 가까운 엑스선을 얻고 초점부터 피부까지의 거리(FSD)를 제대로 맞추려면 길이가 긴 스페이서콘(L)을 사용해야 함. **(ii)** 현대식 관구 디자인으로서 엑스선관이 헤드의 뒤에 있음. 따라서 초점부터 피부까지의 거리를 동일하게 맞추려면 짧은 스페이서콘(S)을 사용해야 함.

초점크기 focal spot size 와 선초점원리 principle of line focus

1장에서 언급했듯이 초점(엑스선원 source of X-rays)은 그림 5-5A에 나온 것처럼 반음영효과 penumbra effect 라 불리는 영상의 불선예도를 줄이기 위해 점선원 point source 인 것이 이상적이다. 하지만 가속되는 전자로 인해 타겟에서 발생한 열은 가능한 넓은 면적으로 분배되어야 한다. 이렇게 상반되는 두 가지 요건을 만족시키는 방법은 그림 5-5B에서와 같이 타겟을 경사지게 눕히고 선초점원리 principle of line focus 를 이용하는 것이다.

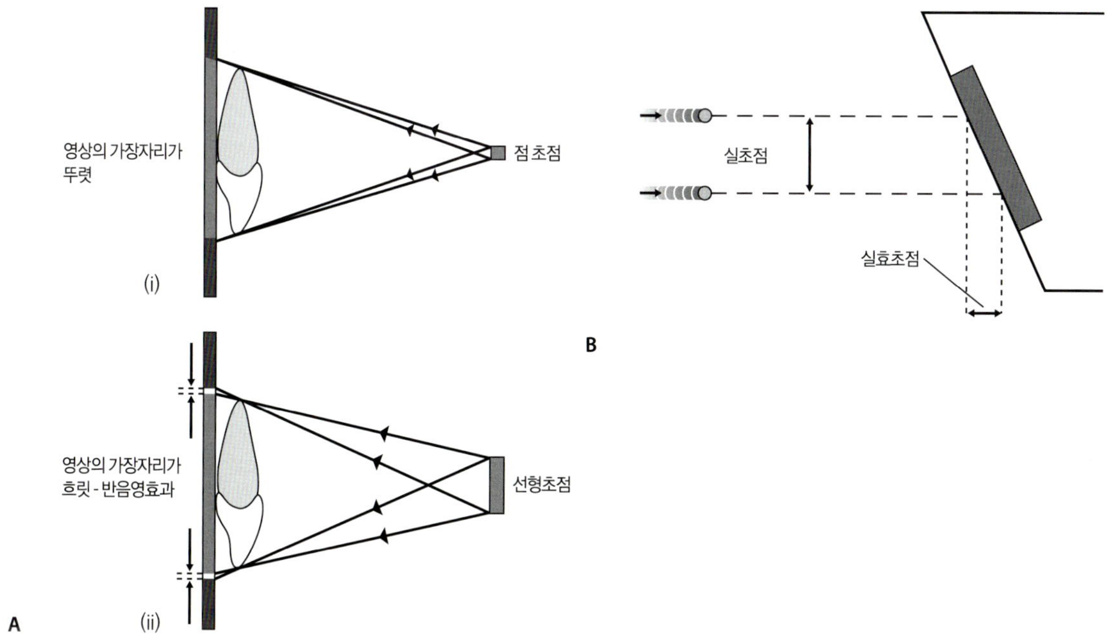

그림 5-5. A. 엑스선원(엑스선초점)의 크기가 영상의 흐려짐(blurring)에 미치는 영향을 보여주는 그림. (i) 작거나 점 형태의 엑스선원, (ii) 선형초점의 엑스선원, B. 선초점원리. 표적의 비스듬한 표면 때문에 실제로는 크지만 눈에는 작아 보이는 초점이 만들어지는 원리를 설명한 타겟과 초점

제어판의 주요 구성 요소

그림 5-6에 대표적인 세 가지 종류의 제어판이 나와 있다. 제어판의 주요 구성 요소는 다음과 같다.

- **메인 스위치** main on/off switch **와 경고등** warning light
- **타이머** timer | 타이머에는 다음과 같이 크게 세 가지 종류가 있다.
  - 전자관 electronic 타이머
  - 임펄스 impuse 타이머
  - 시계장치형 clockwork 타이머(부정확하여 더 이상 사용되지 않음)
- **노출시간 선택장치** exposure time selector | 다음과 같이 크게 두 가지 종류가 있다.
  - 숫자식 numerical: 초 단위로 시간 선택
  - 자동식 automatical: 개구부의 면적을 선택하면 자동으로 노출시간이 조정됨

- 엑스선이 발생하는 때를 알려주는 경고등과 소리신호 audible signal
- 다른 구성 요소로는 다음과 같은 것들이 있다.
  - 필름감도 선택장치 film speed selector
  - 환자크기(피사체의 두께) 선택장치 patient size selector
  - 주전압 보상기 main voltage compensator
  - kV (킬로볼트) 선택장치 kilovoltage selector
  - mA (밀리암페어) 스위치 milliamperage switch
  - 디지털이미징 노출조절장치 exposure adjustment for digital imaging

전기회로와 관 전압 tube voltage

전압이 240 V인 엑스선장비의 주 전기공급원 main supply 은 다음의 두 가지 기능을 한다.

- 엑스선관체에 전자를 가속하기 위해 승압변압기를 통해 전위차 potential difference (kV)를 만든다.

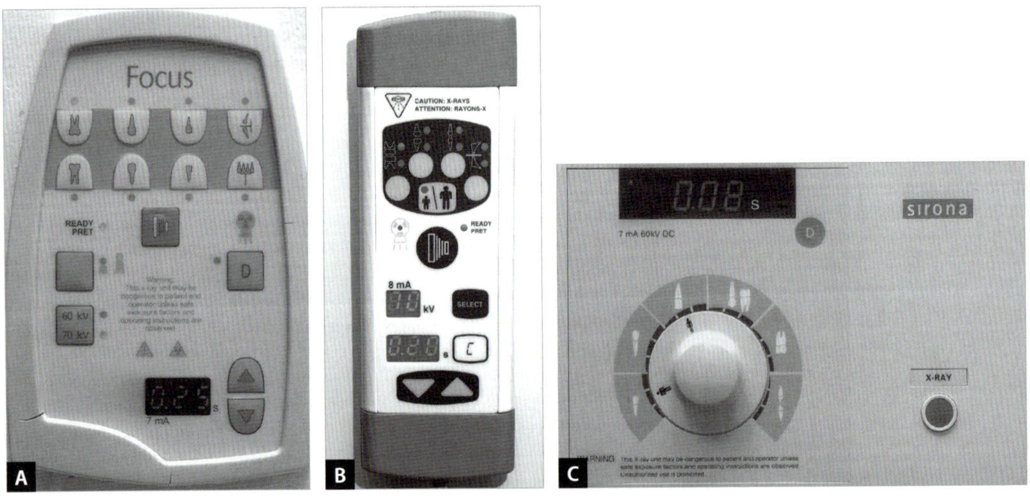

그림 5-6. 현대식 치과엑스선장비 제어판의 예. A. 인스트루멘타리움 이미징(Instrumentarium Imaging)에서 생산한 포커스(Focus®), B. 플랜메카(Planmeca)에서 생산한 프로스타일 인트라(Prostyle Intra®), C. 시로나(Sirona)에서 생산한 헬리오덴트(Heliodent®) DS. 이들 장비는 모두 필름과 디지털영상 처리에 적합한 타이머를 갖추고 있다.

- 관 내 필라멘트를 가열하기 위해 강압변압기를 통해 저전압의 전류를 제공한다.

그러나 입력전압 240 V는 그림 5-7과 같은 전형적인 파형을 갖는 교류 alternating current 이다. 주기의 절반은 (+)이고 나머지 반은 (-)인 것이다. 엑스선을 발생시킬 때 필라멘트의 전자가 항상 표적을 향해 끌려가도록 하려면 (+)에 해당하는 주기의 절반만을 이용할 수 있다. 따라서 엑스선관 전체에 가해진 승압된 고전압을 직류로 바꾸어야 rectify (-)에 해당하는 주기의 나머지 절반을 제거할 수 있다. 정류된 회로 rectified circuit 에는 다음의 네 종류가 있다.

- 반파정류 half-wave rectified
- 단상전파정류 single-phase, full-wave rectified
- 삼상전파정류 three-phase, full-wave rectified
- 정전위 constant potential

이러한 정류 회로에서 생겨난 파형, 그리고 결과적으로 발생한 엑스선이 그림 5-8에 나와 있다. 이렇게 파형이 변하는 것은 장비가 최적의 상태에서만 제대로 작동한다. 즉 매 주기의 최고점에서 최고의 출력이 나온다는 사실을 뜻한다. 그러므로 kV (킬로볼트)를 kVpeak

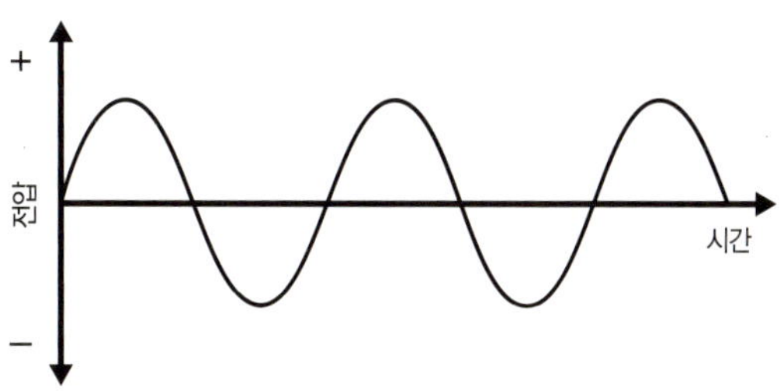

그림 5-7. 교류의 파형을 보여주는 그림

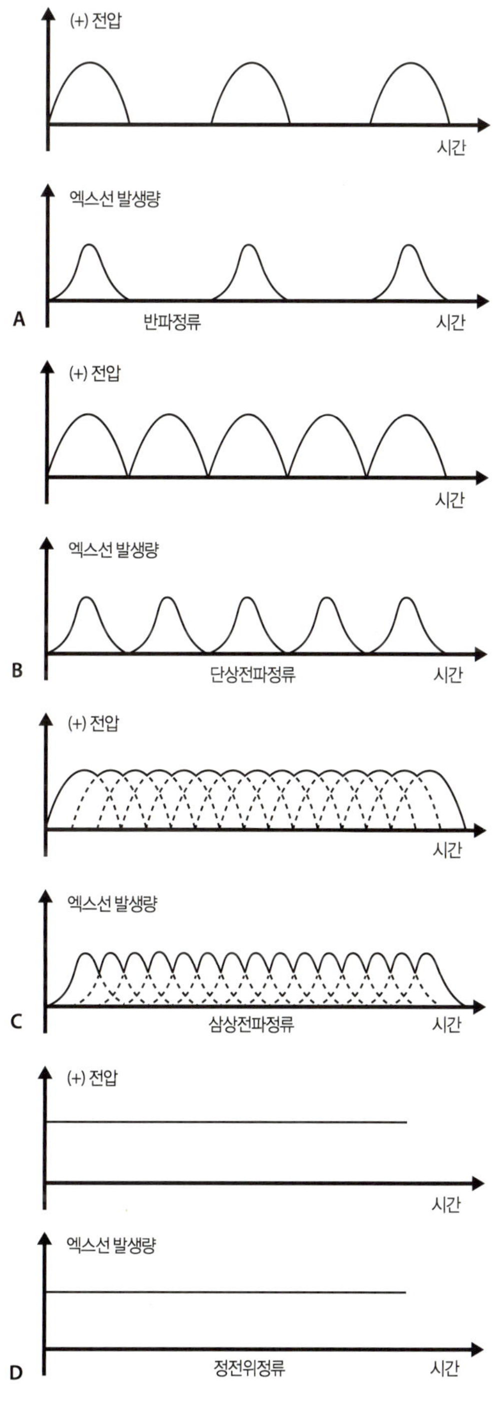

그림 5-8. 서로 다른 정류 형태에 따른 파형과 엑스선 발생량을 보여주는 그림

혹은 kVp로 표시할 때도 있다. 따라서 50 kVp의 반파 정류 엑스선장비는 사실상 노출되는 시간 중 극히 짧은 시간 동안에만 50 kV의 전압으로 동작한다.
현대식 디자인에서는 직류 유닛 DC unit 이라고도 불리는 정전위 회로를 이용하는 경우가 많다. 직류 유닛은 노출되는 동안 내내 킬로볼트를 kVpeak로 유지시켜 다음과 같은 기능을 한다.

- 단위시간당 엑스선발생량의 효율을 더욱 높인다.
- 노출 한 회당 진단에 유용한 고에너지광자를 더 많이 발생시킨다.
- 저에너지광자의 발생을 줄여 피폭을 감소시킨다.
- 노출시간을 가능한 줄인다.

기타 엑스선발생장치

치과에서 사용하는 각기 다른 종류의 엑스선발생장치에는 다음과 같은 것들이 있다.

- 머리뼈길이측정장치 cephalometric skull equipment 가 결합된 파노라마 엑스선 장치(12장과 13장 참조)
- 콘빔형 컴퓨터단층촬영장치 cone beam computed tomography, CBCT (16장 참조)

관련 장치의 주요 특징과 실제 구성 요소는 이후의 장에서 다룬다.

영상수용기

치과촬영에서 사용하는 영상수용기 image receptor 는 다음과 같다.

- **방사선필름** radiographic film
  - 직접작용필름 direct action film 혹은 패킷필름 packet film
  - 카세트 내의 증감지 intensifying screen 와 함께 사용되는 간접작용필름 indirect action film

- **디지털수용기** digital receptor
  - 고체센서 solid-state sensor
  - 형광체판 phosphor plate

방사선필름

치과촬영에서는 전통적으로 방사선필름을 영상수용기 image receptor 로 채택해 왔고 현재도 널리 쓰인다. 방사선필름에는 기본적으로 두 가지 유형이 있다.

- 직접작용필름 direct-action film 혹은 논스크린필름 non-screen film (랩트필름 wrapped film 혹은 패킷필름 packet film 이라고 불리기도 한다). 이 유형의 필름은 주로 엑스선광자에 대한 감도가 높다.
- 간접작용필름 indirect-action film 혹은 증감지필름 screen film. 카세트 내의 증감지와 함께 사용되기 때문에 이렇게 불린다. 이 유형의 필름은 광전효과 photoelectric effect 에 의해 인접한 증감지에서 방출되는 빛광자 light photon 에 대한 감도가 높다(2장 참조). 간접작용필름은 엑스선에 짧은 시간 노출되었을 때에도 반응하기 때문에 환자가 노출되는 방사선량을 낮출 수 있다.

직접작용 non-screen 필름

용도

직접작용필름은 양질의 영상을 획득하기 때문에 해부학적 세부사항이 중요시되는 구강 내 방사선촬영을 할 때 사용된다.

크기

다양한 크기의 필름이 나와 있지만 주로 사용되는 것은 세 가지 종류이다(그림 5-9 참조).

- 31 × 41 mm : 치아뿌리끝 periapical 과 교익 bitewing 용
- 22 × 35 mm : 치아뿌리끝과 교익용
- 57 × 76 mm : 교합용 occlusal

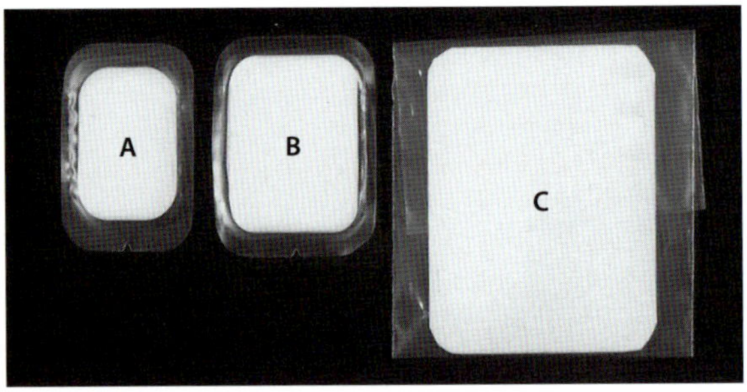

그림 5-9. 시중에 나와 있는, 방호 포장된 직접작용방사선필름 패킷의 일반적 크기. A. 치아뿌리끝(periapical)/교익(bitewing)용 소형 필름, B. 치아뿌리끝(periapical)/교익(bitewing)용 대형 필름, C. 교합(occlusal)용 필름

필름 패킷 film packet 의 내용물

필름 패킷의 내용물은 그림 5-10에 나와 있다. 다음은 필름 패킷의 부가적인 설명이다.

- 외부 패킷 outer packet 혹은 포장지 wrapper 는 흡수력이 없는 종이나 플라스틱으로 되어 있으며 타액 saliva 이 들어가지 않도록 봉인되어 있다.
- 엑스선빔을 향하고 있는 패킷 옆면은 표면이 자갈처럼 오돌토돌하거나 부드러우며 주로 흰색이다.
- 뒷면은 주로 두 가지 색상으로 되어 있어서 필름이 환자의 입 안에서 방향이 뒤바뀌는 것을 막아주며 색상별로 필름의 감도 speed 가 다르다.
- 필름 양쪽의 검은 종이 black paper 는 다음의 것들로부터 필름을 보호하기 위함이다.
  - 빛
  - 포장을 풀 때 손가락에 의한 손상
  - 필름 패킷으로 새어 들어갈지도 모르는 타액
- 필름 뒤의 얇은 연박 lead foil 은 다음과 같은 일을 발생시킨다.
  - 필름을 투과한 잔류 방사선 residual radiation 의 일부가 환자의 피폭을 막아주는 역할
  - 필름 위 조직 내에서 엑스선 광자가 상호 작용을 일으킨 결과 산란된 2차 방사선 secondary radiation 이 필름 위로 다시 산란되어 영상의 질을 떨어뜨리는 일을 막아주는 역할
- 연박은 양각 무늬를 넣어 필름 패킷의 방향이 바뀌면 촬영한 방사선사진에 그 무늬가 나타나도록 되어 있다. 이렇게 하면 필름이 흐릿해진 원인을 쉽게 파악할 수 있다(15장 참조).

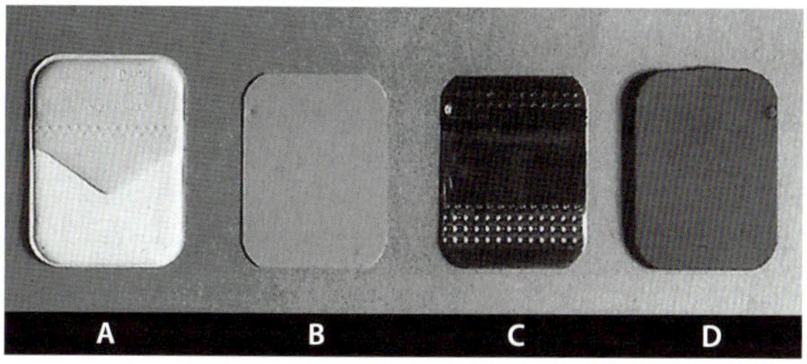

그림 5-10. 필름 패킷의 내용물. A. 외부포장. B. 필름. C. 연박(lead foil). D. 보호용 검은종이

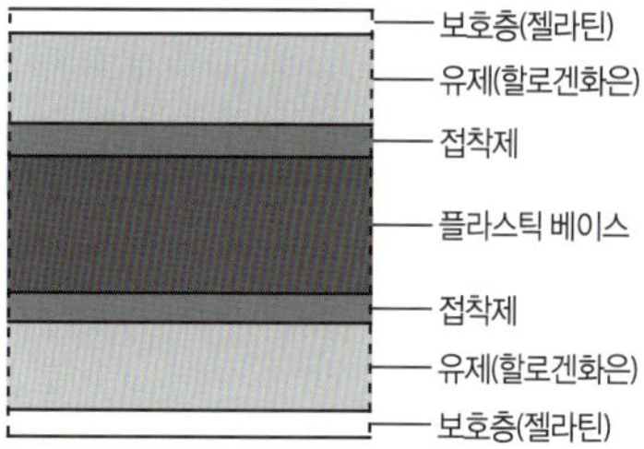

그림 5-11. 양면 유제(double emulsion) 방사선필름의 횡단 구조

방사선필름 *radiographic film*

방사선필름의 횡단 구조와 구성 요소가 그림 5-11에 소개되어 있다. 방사선필름은 다음의 네 가지 기본 요소로 구성된다.

- 투명한 아세트산 셀룰로오스 cellulose acetate 로 만들어진 플라스틱 지지체 plastic base | 유제 emulsion 와 결합되어 있지만 최종 영상에 영향을 미치지는 않는다.
- 얇은 접착제 adhesive 막 | 유제를 베이스에 고정시킨다.
- 지지체 양쪽의 유제 emulsion | 유제는 젤라틴 틀 gelatine matrix 에 든 할로겐화은 silver halide (주로 브롬화물 bromide) 결정 crystal 으로 구성되어 있다. 엑스선광자가 할로겐화은 결정에 화학작용을 일으키면 엑스선광자들이 부딪쳐 화학작용이 일어난 할로겐화은 결정은 이후에 현상액 developer 안에서 눈에 보이는 흑화은 black metallic silver 으로 변형된다(이후에 다시 다룬다).
- 투명한 젤라틴 보호층 protective layer 이 유제를 기계적 손상으로부터 보호한다.

필름 방향 *film orientation*

방사선필름에는 한쪽 모서리에 볼록 튀어나온 점이 있어서 방향을 정하도록 도와주는 역할을 한다. 이 점의 위치는 패킷의 뒷면에 표시되어 있거나 튀어나온 앞면의 요철을 통해 느낄 수 있다. 튀어나온 점이 있는 필름의 면은 엑스선 조사 방향으로 향하도록 한다. 방사선필름을 고정시켰을 때 튀어나온 이 점을 작업자 operator 를 향하도록 하면 필름의 위치가 자동적으로 정해져서 마치 작업자 operator 가 환자와 마주하고 있는 것처럼 필름을 보게 된다.

필름감도 film speed

필름의 감도는 필름이 엑스선에 얼마나 신속하게 반응하는가를 결정한다. 따라서 필름의 감도가 높을수록 필름을 검게 변화시키는 데 필요한 노출이 줄어들고 환자가 받는 방사선량도 줄어든다. 필름감도는 유제 안의 할로겐화은 결정의 수와 크기에 의해 결정되며 D, E, F의 문자로 표기된다. 할로겐화은 결정의 크기가 클수록 필름의 감도는 높아지지만 영상의 질은 떨어진다. 실제 임상에서는 진단 결과가 안정적이고 감도가 높은, 주로 E나 F 감도의 필름을 사용해야 한다.

해상도 resolution

해상도, 혹은 해상력 resolving power 은 가까이 있는 각기 다른 구조물을 구별하는 방사선사진의 능력을 측정하는 척도이다. 해상도에 영향을 미치는 요인에는 반음영효과(영상의 선예도 image sharpness), 할로겐화은 결정의 크기, 대조도 contrast 등이 있다. 해상도는 mm당 선쌍 line pair, lp 으로 측정된다. 직접작용필름의 해상도는 1 mm당 약 10 lp이다.

간접작용필름

용도

간접작용필름은 필름과 증감지를 조합하여 영상검출기 image detector 로 사용이 가능하다. 이는 환자에게 적은 방사선량을 줄 수 있다(특히 최종 영상의 세부사항이 그리 중요하지 않을 때 주로 사용한다). 주요 용도는 다음과 같다.

- 다음의 경우와 같은 구강외검사
  - 사측방향 oblique lateral 촬영법(11장)
  - 두개측면 lateral skull 촬영법(12장)
  - 치아파노라마 dental panoramic 촬영법(13장)

간접작용필름 indirect-action film 의 구성

간접작용필름은 위에서 설명한 직접작용필름과 구성 면에서 흡사하다. 하지만 다음의 중요한 사항들은 주목해야 한다.

- 할로겐화은 유제는 엑스선보다는 빛에 주로 반응하도록 만들어졌다.
- 서로 다른 종류의 증감지에서 방출되는 각기 다른 색깔의 빛에 반응하도록 다양한 유제가 생산된다(이후에 다시 다룬다). 유제의 종류는 다음과 같다.
  - 파란 빛에 반응하는 표준 할로겐화은 유제 standard silver halide emulsion
  - 자외선에 반응하는 변형 할로겐화은 유제 modified silver halide emulsion
  - 녹색 빛에 반응하는 정색성 유제 orthochromatic emulsion
  - 붉은 빛에 반응하는 전정색성 유제 panchromatic emulsion
- 필름과 증감지를 제대로 조합하여 사용하는 것이 매우 중요하다.
- 필름 위에 방향을 알려주는 볼록한 점이 없기 때문에 어떤 형태로든 추가적으로 확인할 수 있는 방법이 필요하다. 예를 들어, 카세트 외부에 L이나 R 등의 문자를 금속 물질로 표시하거나 전자 표시 electronic marking 를 하는 방법이 있다.
- 간접작용필름의 해상도는 mm당 약 5 lp이다.

증감지 intensifying screen

증감지는 형광체 fluorescent phosphor 로 구성되는데 형광체는 엑스선의 자극을 받으면 빛을 방출하며 플라스틱 틀 안에 고정되어 있다. 증감지의 기본 구성과 구성요소는 그림 5-12에 나와 있다.

작용

증감지는 필름 앞뒤에 한 장씩 총 2장이 사용된다. 앞면의 증감지는 저에너지 엑스선 광자를 흡수하고 뒷면의 증감지는 고에너지 광자를 흡수한다. 따라서 투과된 엑스선빔을 막는 데는 증감지 두 장을 사용하는 것이 효율적이다. 이때 투과된 엑스선빔은 광전효과 photoelectric effect 에 의해 가시광선으로 변한다(2장에서 설명). 엑스선광자 하나는 여러 개의 빛 광자를 발생시키고 빛 광자는 필름 유제의 상대

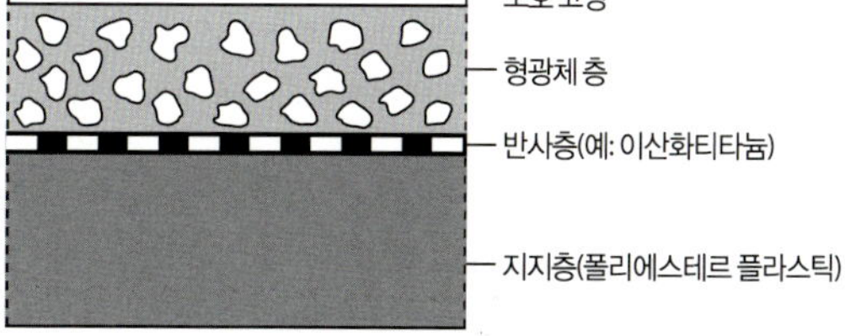

그림 5-12. 전형적인 증감지의 횡단 구조

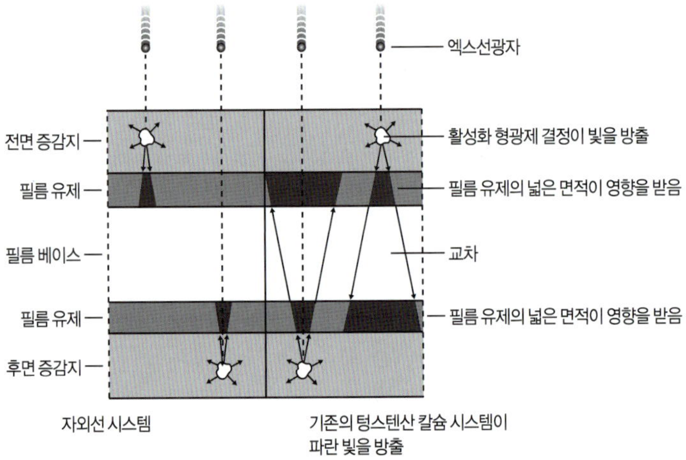

그림 5-13. 기존의 텅스텐산칼슘 시스템과 자외선 시스템의 작용. 자외선이 만드는 작은 원뿔 모양이 필름 지지체를 교차하지 못하는 반면 파란 빛이 만드는 큰 원뿔 모양은 텅스텐산 칼슘 형광체를 교차한다는 점에 주목해야 한다. 이러한 차이로 인해 자외선 시스템의 해상도와 영상 선예도가 높아진다.

적으로 넓은 면적에 영향을 미친다. 따라서 필름을 노출시키는 데 필요한 방사선의 양은 줄어들지만 대신 세부적인 부분이 뚜렷하게 나오지 않는다. 즉, 해상도가 떨어지는 것이다. 각기 다른 증감지의 작용은 그림 5-13에 설명되어 있다.

형광물질 *fluorescent material*

증감지에 사용되는, 혹은 사용되어 온 주요 형광물질 세 종류는 다음과 같다.

- 가돌리늄 gadolinium 과 란타늄 lanthanum 을 비롯한 희토류형광체 rare earth phosphor
- 이트륨형광체 yttrium phosphor (비희토류형광체 non-rare earth phosphor 이나 성질이 비슷함)
- 텅스텐산칼슘 calcium tungstate ($CaWO_4$)

희토류 *rare earth* 원소와 희토류증감지

희토류증감지는 감도가 매우 높은 형광체를 사용하여 방사선영상의 세부적인 부분을 손실하지 않고도 환자에게 가해지는 방사선량을 상당량 줄일 수 있다. 주요 사항은 다음과 같다.

- 희토류 원소에는 다음과 같은 것들이 있다.
  - 란타늄 lanthanum (Z=57)
  - 가돌리늄 gadolinium (Z=64)

- 터븀 terbium (Z=65)
- 툴륨 thulium (Z=69)

- 희토류 rare earth 라는 용어를 사용하는 이유는 이러한 원소들이 희귀해서가 아니라 이러한 원소를 토양에서 분리하는 작업, 그리고 이 원소들을 서로 분리하는 작업이 어렵고 비용이 많이 들기 때문이다.
- 이 형광체들은 다른 형광체의 불순물이 섞여 있어야만 제대로 빛을 낸다. 예를 들어, 가돌리늄과 0.3% 터븀이 섞여야 빛이 나는 것이다. 대표적인 증감지에는 다음과 같은 종류가 있다.
  - 터븀 활성화 가돌리늄 옥시브롬화물 terbium-activated gadolinium oxybromide (Gd_2O_1S:Tb)
  - 툴륨 활성화 란타늄 옥시브롬화물 thulium-activated lanthanum oxybromide (LaOBr:Tm)
- 터븀활성화증감지는 녹색 빛을 방출하는 반면 툴륨활성화증감지는 파란 빛을 방출한다.
- 희토류 동류 형광체인 이트륨 yttrium (Z=39)은 이트륨탄탈산염 yttrium tantalate ($YtaO_4$)의 형태로 자외선을 방출한다.
- 희토류와 동류 증감지는 텅스텐산칼슘증감지보다 감도가 5배 정도 높다. 그 결과 영상 하나를 생성하는 데 필요한 방사선의 양이 상당량 줄어들지만 값은 상대적으로 비싸다.
- 적당한 필름과 그에 잘 맞는 증감지를 사용하는 것이 중요하다.

텅스텐산칼슘증감지

텅스텐산칼슘증감지는 사용이 가능하지만 희토류증감지보다 감도가 훨씬 낮기 때문에 많이 사용되지는 않는다.

카세트

유형

카세트는 각기 다른 검사용으로 다양한 모양과 크기로 만들어진다. 종류는 그림 5-14에 소개되어 있다.

구성

카세트는 종류별로 모양이 각기 다르긴 하지만 그 구성은 매우 흡사하다. 카세트는 주로 완전 차광 알루미늄 light-tight aluminium 이나 탄소 섬유 carbon fibre 용기와, 증감지

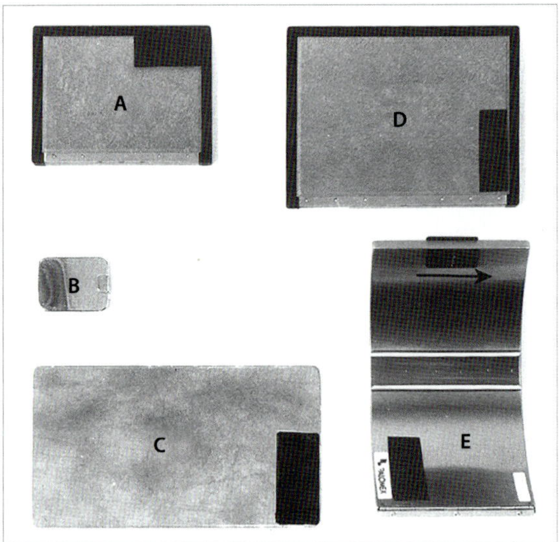

그림 5-14. 각종 방사선검사에 쓰이는 다양한 카세트. A. 사측면용 카세트(oblique lateral cassette). B. 입안교합용 카세트(intraoral occlusal cassette). C. 평면 파노라마용 카세트(flat panoramic cassette). D. 머리뼈 촬영용 카세트(skull cassette). E. 휘어진 파노라마용 카세트(curved panoramic cassette)

두 장 사이에 단단히 끼워진 방사선필름으로 구성된다(그림 5-15 참조). 방사선 필름과 증감지가 밀착되지 않으면 최종 영상의 질이 떨어진다.

주목할 점

필름 저장

모든 방사선필름은 시간이 지나면 질이 떨어지기 때문에 제조업체는 이를 알리기 위해 필름 상자에 유효기간을 표시한다. 그러나 유효기간이 지났다고 해서 필름을 사용하지 못하는 것은 아니다. 저장상태가 획득된 영상에 악영향을 미칠 수 있기 때문이다. 필름은 다음과 같은 상태로 저장하는 것이 이상적이다.

- 건조하고 낮은 온도의 냉장고에 보관
- 방사선을 방출하는 장소를 피하여 보관
- 수은 mercury 과 수은을 함유한 화합물 등의 화학 약품 chemical fume 을 피할 것
- 가장자리에 상자를 세워 두어 물체로부터 압력을 받지 않도록 할 것

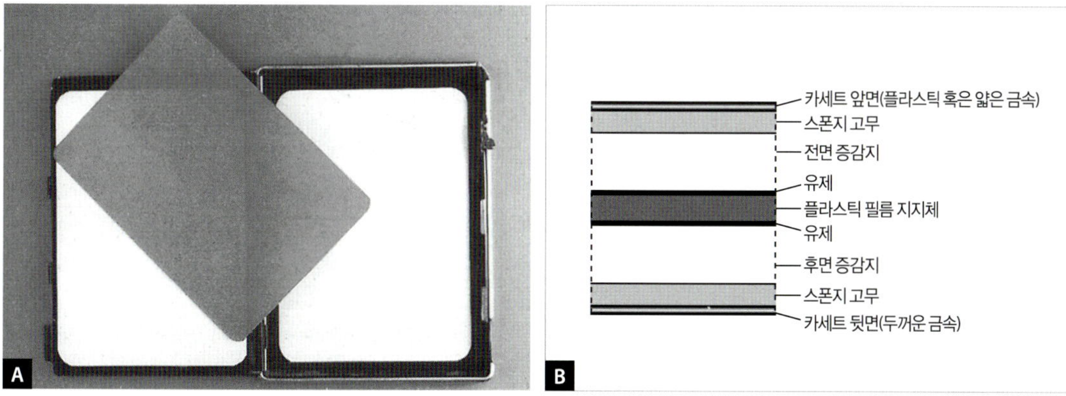

그림 5-15. A. 18×13 cm 표준 카세트가 열린 모습, 흰색 증감지와 필름이 보임. B. 카세트 내 구성 요소를 횡단면으로 나타낸 그림

증감지 관리

증감지는 제대로 관리하면 오랜 시간이 지나도 사용할 수 있다. 증감지는 다음과 같이 관리해야 한다.

- 적절한 세척제로 자주 닦는다.
- 표면이 긁히거나 손상되지 않도록 조심스럽게 다룬다.
- 필름과 증감지가 잘 밀착되는지 확인한다.

디지털수용기

현재 사용 중인 직접형 디지털영상수용기 direct digital image receptor 에는 다음과 같은 두 종류가 있다.

- 고체 CCD 혹은 CMOS
- 광자극형광체저장판 photostimulable phosphor storage plate

용도

두 가지 종류의 센서 모두 구강 내(치아뿌리끝 periapical 과 교익 bitewing) 방사선촬영과 구강외방사선촬영에 이용할 수 있다. 파노라마 및 머리뼈 skull 방사선촬영이 대표적이다. 교합 occlusal 촬영과 사측방향 oblique lateral 촬영용으로는 형광체저장판만 사용할 수 있다. 현재로서는 크기가 큰 고체센서를 생산하기 위해선 많은 비용을 필요로 하기 때문이다.

고체센서 solid-state sensor

입안촬영용센서 intraoral sensor

입안촬영용센서의 모양은 작고 얇으며 납작하고 단단한 사각형 상자이다. 또한 그림 5-16에서 볼 수 있듯이 색이 주로 검고 입안 촬영용 필름 크기가 비슷하다. 입안촬영용센서는 두께가 다양하며 얇은 것은 약 5-7 mm이다. 대부분의 센서는 케이블로 연결되어 입에서부터 컴퓨터로 곧바로 데이터를 전송할 수 있다. 현재 판매 중인 시스템에는 여러 종류가 있는데 대표적으로 젠덱스 비쥬얼릭스(Gendex Visualix®), 플랜메카 Planmeca 의 딕시(dixi2®), 코닥 Kodak RVG 6000이다(그림 5-16 참조).

임상에서 좀더 쉽게 사용할 수 있도록 입안촬영용센서의 케이블은 보통 길이가 1-2 m 정도이며 관구 지지대 tubehead supporting arm 에 편리하게 부착할 수 있는 원격 도킹 스테이션 docking station 에 꽂게 되어 있다(그림 5-17 참조). 그런 다음 별도의 케이블을 이용해 도킹 스테이션을 컴퓨터에 연결한다. 케이블이 없는 제품도 있다. 쉬크 Schick 의 CDR 와이어리스(Wireless ™) 센서는 입에서 원격 기지국 base station 으로 전파 radio wave 를 이용하여 영상정보를 전달하는데 이 기지국은 케이블을 통해 컴퓨터와 연결된다. 이는 임상에서 케이블로 인한 불편을 없앨 수 있으나 전자

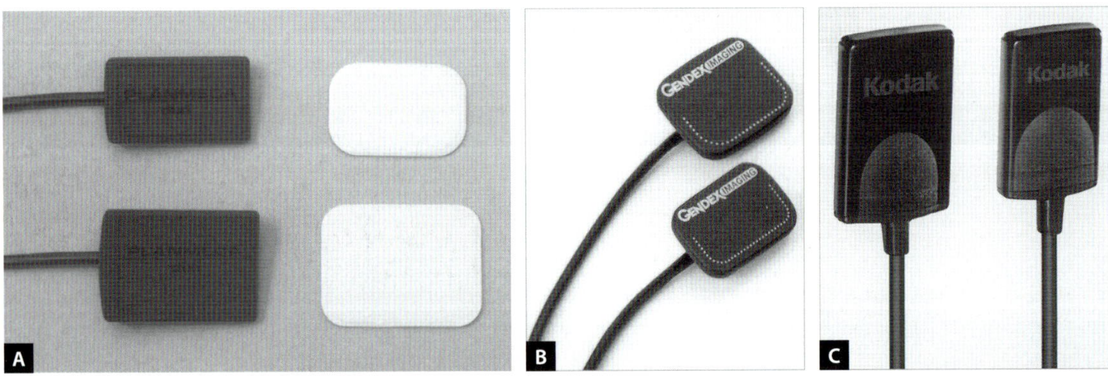

그림 5-16. 현대식 고체센서(solid-state sensor)의 예. A. 플랜메카(Planmeca)의 딕시(dixi 2®)와 기존의 필름 패킷의 크기 비교. B. 젠덱스 비쥬얼릭스(Gendex Visualix®) (Mr R. France 제공). C. 코닥(Kodak) RVG 6000

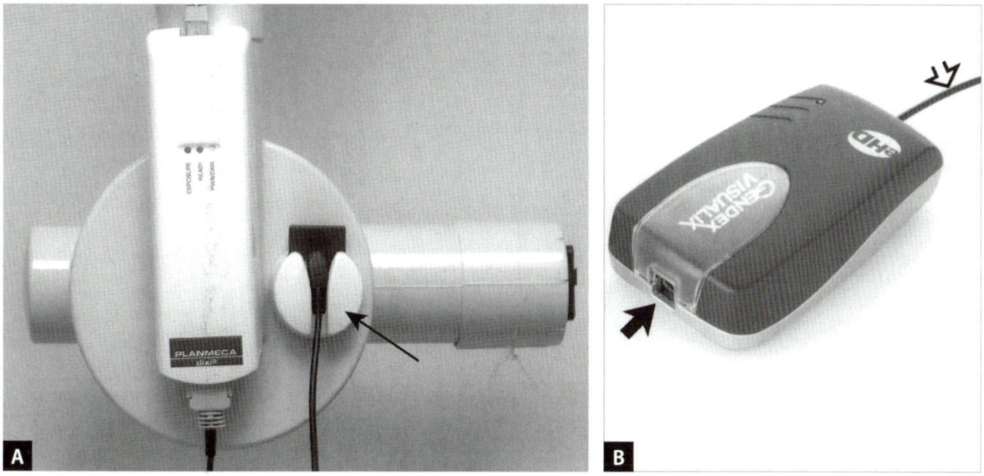

그림 5-17. 도킹 스테이션의 예. A. 엑스선관구에 부착된 플랜메카(Planmeca)의 딕시(dixi 2®).센서(화살표)를 편리하게 받치는 목적의 작은 받침대에 주목할 것. B. 젠덱스비쥬얼릭스(Gendex Visualix®).센서를 화살표로 표시된 포트(port)에 꽂는다. 열린 화살표로 표시된 케이블이 컴퓨터와 연결하는 역할을 한다(Mr R. France 제공).

장치가 추가로 필요하기 때문에 입안촬영용센서의 부피가 약간 커진다.

고체센서는 자동 멸균 기능이 없다. 따라서 고체센서를 임상에서 사용할 때는 감염을 막기 위해 보호용 플라스틱 덮개로 덮어두어야 한다(7장 참조).

구성과 디자인

고체센서는 칩이 내장된 작은 실리콘픽셀 pixel 과 플라스틱하우징 housing 에 든 관련 전자 장치들로 구성되어 있다. 기초 기술에는 다음 두 가지가 있다.

- CCD charge-coupled devices
- CMOS complimentary metal oxide semiconductor

CCD

P형과 N형 실리콘이 접하여 구성된 각각의 픽셀은 어레이 array 혹은 매트릭스 matrix 라 불리는 열과 행으로 정렬되어 있다. 이 위에는 희토류증감지와 비슷한 물질로 만들어진 신틸레이션층 scintillation layer 이 있다. 그림 5-18에 기본적인 디자인이 소개되어 있다. 신틸레이션층에 부딪힌 엑스선 광자는 빛으로 변한다. 그 빛은 광전효과 photoelectric effect 를 통해 실리콘과 상호작용을 하고 그 결과 각 픽셀별로

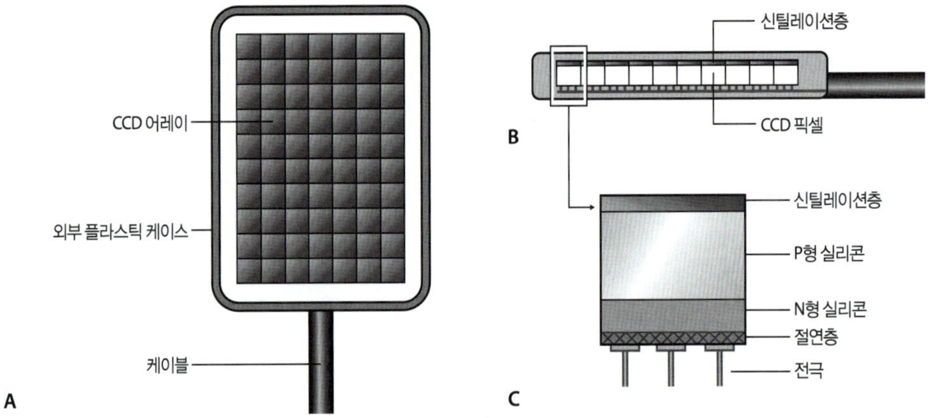

그림 5-18. 입안 촬영용 CCD센서의 기본 구성을 나타낸 그림. A. 영상표면(imaging surface)의 픽셀 어레이. B. 옆에서 본 센서의 모습으로 신틸레이션층(scintillation layer)이 보인다. C. 맞붙은 P형과 N형 실리콘으로 구성된 각각의 픽셀.

전하패킷 charge packet 이 만들어진다. 그리고 전하패킷은 전극 electrode 에 의해 수집된다. 매트릭스 내 각 픽셀로부터 형성된 충전 패턴 charge pattern 은 잠상 latent image 을 나타낸다. 픽셀들의 전하를 열 row 단위로 전달하면 이 영상을 표시할 수 있다. 한 열의 끝에 이르면 각 전하가 판독 증폭기 read-out amplifier 로 전달된 후 아날로그 전압 신호 analog voltage signal 의 형태로 컴퓨터의 A/D 변환기 analog to digital converter 로 전송된다. 이 때 컴퓨터의 A/D 변환기는 도킹 스테이션에 두는 경우가 많다. 각각의 센서는 150만-250만 개의 픽셀로 이루어지며 픽셀의 크기는 20마이크론 micron 에서 70마이크론까지 다양하다.

CMOS

CMOS형 센서는 구성 면에서 CCD형 센서와 유사하며 픽셀의 어레이로 구성되지만 픽셀의 전하를 읽어내는 방식에서는 CCD형 센서와 차이가 있다. CMOS 픽셀은 바로 옆의 픽셀과 떨어져 있고 트랜지스터 transistor 와 직접 연결된다. 각 픽셀의 전하 패킷은 트랜지스터로 전송된다. 이 때 전하 패킷은 각각의 픽셀을 따로따로 평가할 수 있도록 하는 전압의 형태가 된다.

입바깥촬영용센서 extraoral sensor

입바깥촬영용센서는 길고 얇은 직선 어레이 속에 CCD가 들어 있다. 이 어레이의 폭은 2-4픽셀 정도, 길이는 많은 수의 픽셀로 이루어진다. 다음 두 가지 센서의

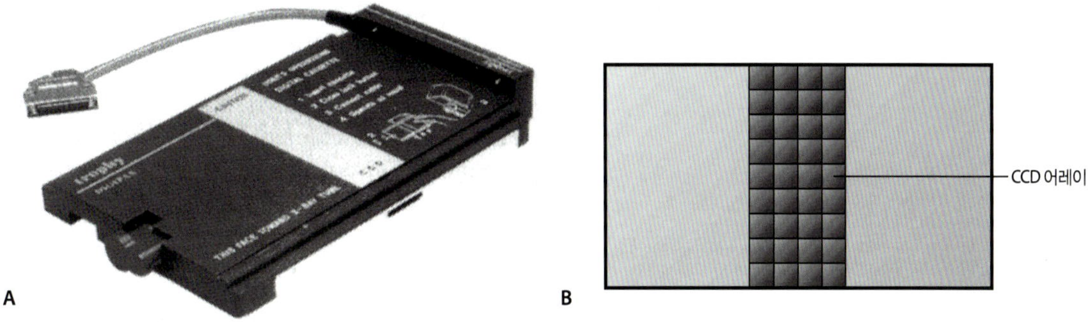

그림 5-19. A. 파노라마 장비에 새로 설치하기 위한 초기 트로피 디지팬 CCD센서(Trophy Digipan CCD sensor). B. 길고 얇은 CCD 어레이(CCD array)의 기본 디자인을 나타낸 그림

디자인은 CCD 어레이를 반영해 만들어졌다.

- 기존의 카세트를 대체할 목적으로 필름을 이용한 기존의 파노라마 장비 film-based panoramic equipment 에 새로 장착하도록 설계된 카세트 크기의 납작한 센서. 예를 들면, 필름 기반의 파노라마 장비 대부분의 경우 초기 트로피 디지팬센서(Trophy Digipan sensor) (그림 5-19 참조) 혹은 쉬크 씨디아르팬(Schick CDRPan™)과 같은 납작한 디지털센서를 설치하기만 하면 디지털로 변환할 수 있다.
- 쉬크 씨디아르팬엑스 Schick CDRPanX 나 플랜메카 디맥스(Planmeca dimax 3®) (그림 5-20 참조)는 새로운 디지털 전용 파노라마 장비 digital panoramic equipment 혹은 머리뼈 촬영 장비 skull equipment 의 일부로서 개별적으로 설계된 센서이다.

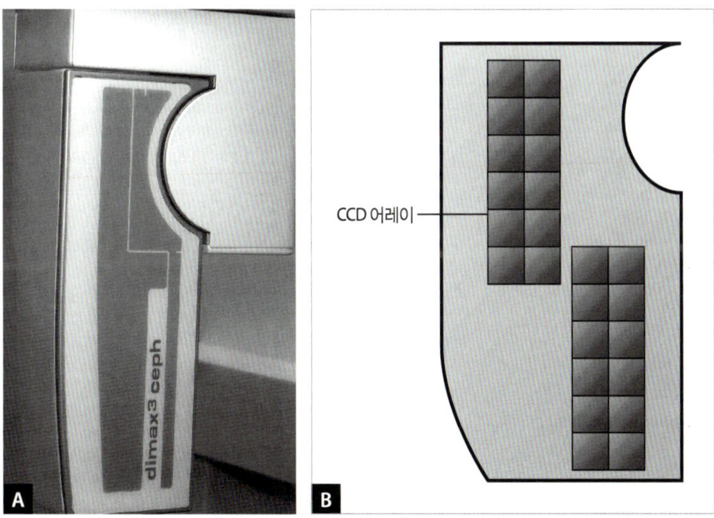

그림 5-20. A. 머리뼈 측정 방사선촬영(cephalometric radiography)용으로 설계된 플랜메카디맥스센서(Planmeca dimax3® sensor)(12장 참조). B. 두 개의 길고 가는 CCD 어레이가 있는 기본 디자인을 나타낸 그림

이 두 가지 센서의 외관은 매우 차이가 크지만 두 디자인 모두 비슷한 방식으로 동작한다. 길고 좁은 픽셀 어레이는 가늘고 긴 엑스선빔과 일직선으로 맞춰지고 촬영 장비는 환자를 스캔 scan 한다. 이러한 식으로 머리뼈 skull 를 검사하는 데에는 수초가 걸리며 이는 13장에서 더 자세히 다루겠다.

광자극형광체저장판 photostimulable phosphor storage plate

이 종류의 디지털센서는 입안·바깥 방사선사진을 촬영하는 데 사용할 수 있는 다양한 영상판 imaging plate 으로 구성된다. 이 영상판은 케이블로 컴퓨터에 연결되지 않는다. 몇 가지 종류의 광자극 형광체저장판이 시중에 나와 있으며 대표적인 예로 젠덱스 Gendex 의 덴옵틱스(DentOptix ™), 듀어 Durr 의 비스타스캔(Vistascan ™), 소어덱스 Soredex 의 디고라 옵타임(Digora ® Optime) (입안)과 PCT (입바깥)가 있다.

이러한 장비들은 입안/바깥으로 다양한 크기로 시판되고 있으며 기존의 치아뿌리끝 periapical, 교합 occlusal, 사측방향 oblique lateral, 파노라마, 머리뼈용 skull 필름과 크기가 동일하다(그림 5-21 참조). 저장판을 지우면 다시 사용할 수 있다. 입안을 촬영하는 데 사용되는 저장판은 감염을 방지하기 위해 방호용 봉지에 넣어 두어야 한다(그림 5-22 참조).

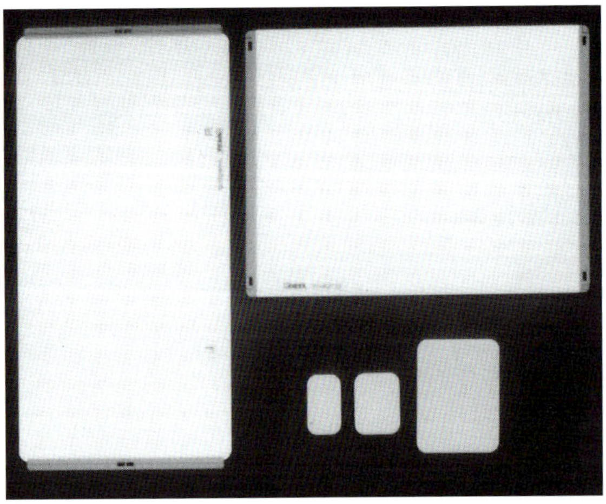

그림 5-21. 각기 다른 크기의 파노라마, 머리, 입안 방사선사진용 덴옵틱스(DentOptix™) 저장판

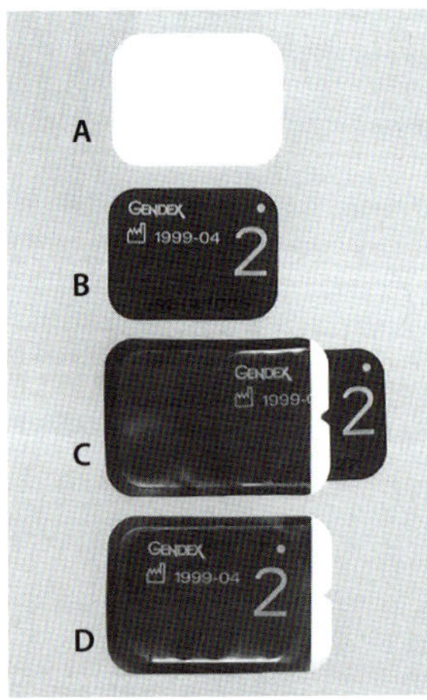

그림 5-22. A. 덴옵틱스(DentOptix™) 저장판의 흰색 영상면(imaging side). B. 저장판의 뒷면. C. 저장판을 보호용 봉지에 넣는 모습 - 봉지의 투명한 쪽을 통해 저장판의 뒷면이 보인다. D. 봉지 안의 저장판이 사용 가능한 상태로 보관

광자극형광체저장판의 구성과 디자인

광자극형광체저장판은 일반적으로 그림 5-23과 같이 구부러지는 플라스틱 지지판 backing support 위에 한 겹의 바륨플루오로할라이드형광체 barium fluorohalide phosphor 로 구성된다.

이 유형의 영상수용기 image receptor 이용 시 필름을 사용하면 영상이 즉각적으로 발생되지 않는다. 영상이 만들어지기까지는 다음 두 단계를 거쳐야 한다.

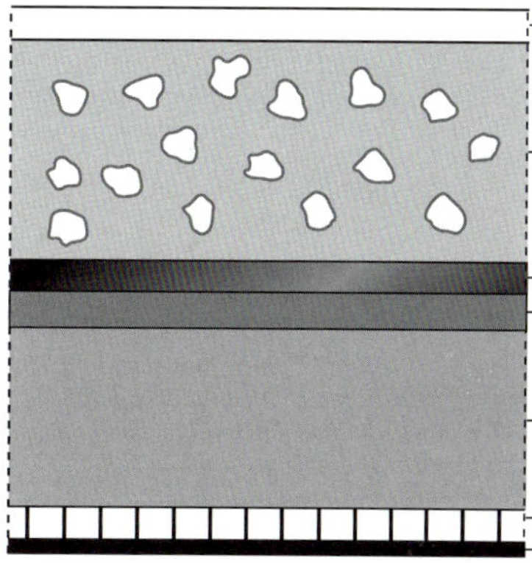

그림 5-23. 일반적인 형광체 영상판의 횡단구조

- 형광체층이 환자를 거치고도 감쇠되지 않은 엑스선 에너지를 흡수하고 저장한다.
- 그런 다음 영상판은 레이저빔으로 스캔 scan 하는 리더 reader 안에 위치하게 된다. 형광체층에 저장된 엑스선 에너지는 빛의 형태로 방출되고 이 빛은 광전자증배관 photomultiplier 에 의해 검출되어 전압으로 변환된다. 이 전압이 컴퓨터로 전달되어 디지털영상 digital image 으로 나타난다. 이 과정을 이 장의 뒷부분에서 더 자세히 설명하겠다.

영상처리

영상처리 image processing 란 감도가 높아진 필름 유제나 디지털센서의 고체 층 혹은 형광체 층에 포함되어 있는 눈에 보이지 않는 잠상 latent image 을 눈에 보이는 흑백의 방사선필름 혹은 디지털영상으로 바꾸는 일련의 과정을 설명하는 데 쓰이는 일반적인 용어이다. 영상처리에는 다음의 두 가지 방법이 있다.

- **화학처리** chemical processing
- **컴퓨터디지털처리** computer digital processing

화학처리 chemical processing

화학처리의 각 단계를 수행할 때에는 세부적인 사항에까지 표준화된 규격에 맞게 수행하는 것이 매우 중요하다. 또한 품질을 보증하기 위해 엄격한 과정을 거쳐야 한다(15장 참조). 엑스선장비의 신뢰도와 종사자 operator 의 방사선영상 획득의 기술적 측면과는 관계없이 필름의 화학처리를 제대로 하지 않아 영상의 질이 떨어져 진단용으로 부적합한 결과를 초래할 수 있기 때문이다.

이론

화학처리 과정을 이해하기 위해 세밀한 화학적 지식을 요구하지 않는다. 하지만 화학처리 과정의 문제를 파악하고 시정하려면 화학처리 이론에 대한 실용적 수준의 지식과 이해는 필요하다. 그림 5-24에서 녹색의 필름 유제를 검정색/흰색/회색의 방사선영상으로 변환하는 각 단계를 간단하게 나타내고 있으며 각 단계를 요약하면 다음과 같다.

1단계: 현상 development

유제 속 감도가 높아진 할로겐화은 결정 silver halide crystal 이 흑화은 black metallic silver 으로 변환되어 영상의 검정색과 회색 부분을 만들어낸다.

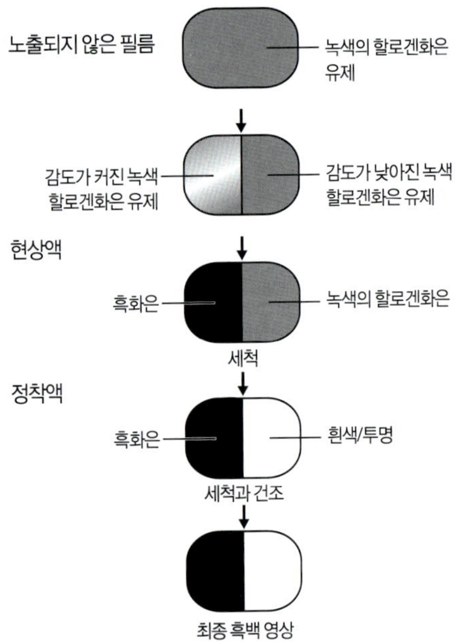

그림 5-24. 녹색의 필름 유제를 최종 흑백 방사선사진으로 변환하는 화학처리의 각 단계(Mrs J. E. Brown 제공)

2단계 : 수세 washing

물 속에서 필름을 세척하여 남아 있는 현상액 developer solution 을 씻어낸다.

3단계 : 정착 fixation

유제 속 감도가 낮아진 할로겐화은 결정 silver halide crystal 을 제거하여 영상의 투명하거나 흰 부분이 나타나도록 한다. 그리고 유제는 필름면에 자리잡는다.

4단계 : 수세 washing

흐르는 물에 필름을 깨끗하게 세척하여 남아 있는 정착액 fixer wsolution 을 제거한다.

5단계: 건조 drying

위의 단계를 거쳐 만들어진 검정색/흰색/회색의 방사선영상을 건조시킨다.

실제적 방법

실제로 화학처리를 할 수 있는 다음의 세 가지 방법이 있다.

- 수동처리 manual processing 또는 습식처리 wet processing
- 자동처리 automatic processing
- 자동현상 필름 self-developing film 이용

수동처리 manual processing

수동처리는 주로 암실 dark room 에서 수행되며 수동처리를 수행할 때에는 다음의 요건을 만족시켜야 한다.

- 빛의 완벽한 차단 absolute light-tightness
- 적절한 작업 공간
- 통풍이 용이할 것
- 세척 시설이 적합할 것
- 적합한 필름 보관 시설을 가질 것
- 안전광 safelight | 25 W 전구와 사용 중인 필름 종류에 맞는 필터를 갖춘 작업대 work surface 로부터 1.2 m 떨어진 곳에 위치
- 처리장비(그림 5-25 참조)
  - 여러 종류의 액체가 담긴 수조
  - 온도계
  - 투입 히터 immersion heater
  - 정확한 타이머
  - 필름 걸이 film hanger

수동처리 과정 manual processing cycle

1. 노출된 필름 패킷은 포장을 뜯고 필름은 필름 걸이에 고정시킨다.
2. 필름을 현상액에 담근 후 현상액 속에서 여러 번 흔들어 기포를 제거하고 20℃에서 약 5분 동안 놔둔다.
3. 남은 현상액은 물 속에서 약 10초간 씻어낸다.
4. 필름을 정착액 속에 약 8~10분간 담근다.

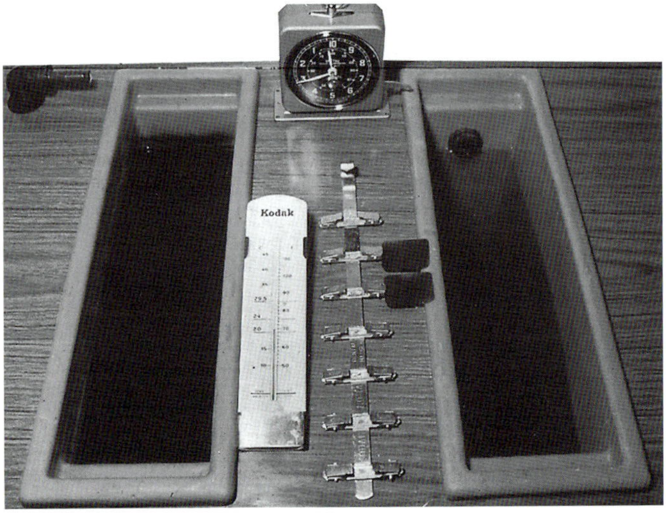

그림 5-25. 수동처리에 필요한 기본 준비물. (순서대로) 용액을 담는 수조, 온도계, 타이머(timer), 필름

5. 필름을 약 10~20분 동안 흐르는 물에 씻어서 남아 있는 정착액을 제거한다.
6. 먼지가 없는 곳에서 필름을 건조시킨다.

처리용액 processing solution

수동처리에는 현상액 developer 과 정착액 fixer 두 가지 처리용액이 필요하다. 이 용액들의 일반적인 구성 성분은 표 5-1과 표 5-2에 나와 있다.

현상 developmet 과 관련해 주목할 점

- 알칼리성 현상액 alkaline developer solution 은 제조업체가 권하는 농도에 부합해야 한다.
- 현상액은 공기에 산화되어 효율성이 감소한다. 현상액은 10~14일 이내에 사용해야 하며 이 기간 동안 처리한 필름의 수와는 상관없다.
- 현상 과정이 너무 오래 지속되면 많은 양의 은 침전물이 발생되어 방사선영상이 어두워져 관찰하기 어렵다. 반대로 너무 짧은 현상 시간은 영상이 밝아지게 하여 관찰을 방해할 수 있다.
- 현상 시간(새로운 현상액을 사용할 때)은 현상액의 온도에 좌우된다. 주로 20℃의 온도에서 5분 동안 현상한다.
- 높은 온도에서는 현상이 빨리 이루어져서 필름이 어두워지며 유제가 손상된다. 또한 낮은 온도에서는 현상이 느려져 필름이 흐릿해진다.

표 5-1. 현상액의 대표적인 구성 성분과 그 기능

구성 성분	기능
페니돈(phenidone)	영상이 나타나도록 도움
하이드로퀴논(hydroquinone)	명암의 차이가 나타나도록 함
아황산나트륨(sodium sulphite)	방부제(preservative) - 산화(oxidation) 감소
탄산칼륨(potassium carbonate)	활성제(activator) - 현상액의 활동을 결정
벤조트리아졸(benzotriazole)	현상액제제(restrainer) - 포그(fog) 현상을 막고, 현상액(developing agent)의 활성도를 조절
글루타르알데히드(glutaraldehyde)	유제를 굳게 함
살진균제(fungicide)	박테리아가 자라지 못하게 함
완충액(buffer)	pH(7+) 유지
물(water)	용매(solvent)

표 5-2. 정착액의 대표적인 구성 성분과 그 기능

구성 성분	기능
티오황산 암모늄(ammonium thiosulphate)	감도가 떨어진 할로겐화은 결정을 제거
아황산나트륨(sodium sulphite)	방부제(preservative) - 정착액 품질 저하 예방
염화알루미늄(aluminium chloride)	경화제(hardener)
아세트산(acetic acid)	산성제(acidifier) - pH 유지
물(water)	용매(solvent)

정착 fixing 과 관련해 주목할 점

- 정착액 fixer solution 은 제조업체가 권하는 농도에 부합해야 한다. 정착액은 산성이므로 현상액과 섞이지 않도록 해야 한다.
- 필름을 선명화 시간 clearing time 의 두 배에 달하는 시간 동안 정착시키는 것이 이상적이다. 선명화 시간은 반응성이 떨어진 할로겐화은 결정을 제거하는 데 걸리는 시간을 말한다. 총 정착 시간은 보통 8~10분 정도이다.
- 정착액에 넣은 지 2~4분이 지나면 꺼내어 젖은 상태를 확인한 후 다시 정착액에 넣어 정착 과정을 마친다.

- 제대로 정착되지 않은 필름은 남아 있는 유제 때문에 녹색을 띤 노란색이나 우유 같이 뿌연 색을 내기도 한다. 이런 필름은 시간이 지나면 변색이 심해져 갈색이 되기도 한다.

자동처리 automatic processing

처리 과정이 기계에 의해 자동으로 수행될 때 자동처리라 부른다. 롤러 roller 시스템이 전 과정을 처리하도록 설계된 몇 개의 자동처리기 automatic processor 가 현재 사용되고 있다. 이 중 대부분은 데이라이트로딩장치 daylight loading facility 를 갖고 있어 암실이 필요없다. 하지만 침이 묻은 필름 패킷의 경우 감염을 막기 위해 데이라이트로딩장치 daylight loading facility 에 넣기 전에 1% 하이포아염소산염 hypochlorite 등의 소독액 disinfecting solution 으로 닦아주어야 한다.

자동처리 과정 automatic processing cycle

필름을 정착액에 넣기 전에 과도한 양의 현상액이 필름에 남아 있을 경우 롤러가 현상액을 걸러주어 현상액과 정착액 중간 과정에 물로 세척할 필요가 없다는 점을 제외하고는 수동처리 과정과 동일하다.

장점

주요 장점은 다음과 같다.

- 시간 절약 – 약 5분 만에 건조된 필름이 만들어진다.
- 명실에서 작업이 가능하다.

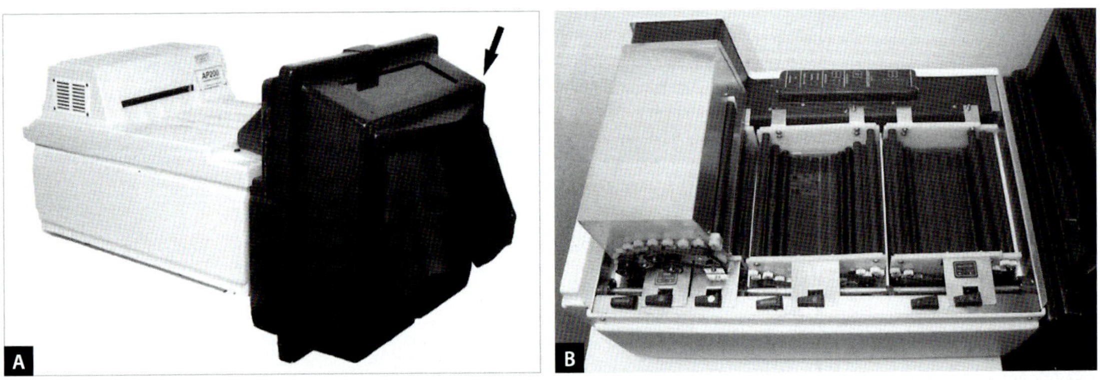

그림 5–26. A. 데이라이트로딩장치(daylight loading apparatus)(화살표)가 갖춰진 AP200 자동처리기(automatic processor). B. AP자동처리기의 내부수조(tank)와 롤러시스템(roller system)

• 필름처리 환경이 통제되고 표준화되어 관리가 용이하다.
• 화학 약품이 일부 기계에 의해 자동으로 보충된다.

단점

주요 단점은 다음과 같다.

• 롤러가 오염되면 필름에 자국(얼룩)이 남기 때문에 주기적으로 관리, 세척이 필요하다.
• 일부 모델은 직접 연결을 해줘야 한다.
• 장비가 상대적으로 비싸다.
• 작은 기계로는 크기가 큰 입바깥 부위용 촬영 필름을 처리할 수 없다.

자동현상필름 *self-developing film*

자동현상필름은 수동처리 대신 사용하는 방법이다. 자동현상 엑스선필름은 현상액과 정착액이 든 특수한 봉지에 들어 있다(그림 5-27 참조). 노출 이후 현상액 탭 tab 을 당기면 현상액이 필름 쪽으로 빠져나와 필름과 반응한다. 약 15초 후에 정착액 탭을 당기면 비슷한 방식으로 정착액이 필름과 반응한다. 정착 이후 사용된 화학 약품을 폐기하고 필름은 약 10분 동안 흐르는 물에 깨끗이 헹군다.

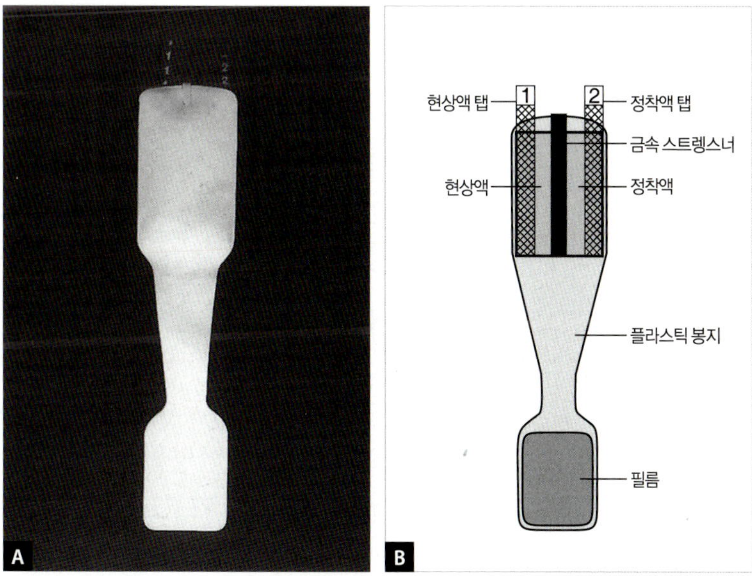

그림 5-27. A. 자동현상 필름(self-developing film). B. 기본적인 내부구조

장점

주요 장점은 다음과 같다.

- 암실 dark room 이나 처리장치 processing facility 가 필요없다.
- 시간 절약 – 약 1분 만에 필름영상을 얻을 수 있다.

단점

주요 단점은 다음과 같다.

- 영상의 전반적인 품질이 떨어진다.
- 시간이 지날수록 영상의 품질이 빠르게 악화된다.
- 필름패킷 안에 연박 lead foil 이 없다.
- 필름패킷이 매우 유연해서 잘 구부러진다.
- 자동현상 필름은 포지셔닝 홀더 positioning holder 내에서 사용하기 힘들다.
- 상대적으로 비싸다.

자동현상 필름용으로 단단하고 방사선이 투과하지 못하는 플라스틱으로 된 지지체 plastic backing support tray 를 사용하여 잘 구부러지는 문제와 연박이 없는 문제를 어느 정도 해결해준다.

컴퓨터디지털처리 computer digital processing

디지털영상 digital image

디지털영상은 앞에서 설명한 고체센서 solid-state sensor 나 광자극형광체저장판 photostimulable phosphor storage plate 이라는 두 가지 종류의 센서에 의해 픽셀 pixel (아주 작은 사각형) 안에 포착 capture 된다. 디지털영상은 3차원 영상을 2차원으로 표현하고 있다는 점에서 필름 영상과 비슷하다. 디지털영상에서는 2차원의 각 픽셀이 환자의 3차원 직육면체 혹은 복셀 voxel 을 나타낸다. 이는 그림 5-28에 그림으로 설명되어 있다. 직육면체의 깊이 depth 는 엑스선 촬영을 하는 인체 부위의 두께에 따라 결정된다. 각 픽셀은 각 복셀의 전체를 지나면서 흡수되는 엑스선의 양을 측정한다. 2차원이라는 이러한 한계는 디지털볼륨단층촬영 digital volume tomography 이라고도 불리는 콘빔형컴퓨터단층촬영 CBCT 의 개발을 통해 극복되었다.

컴퓨터 입력 computer input

고체센서 solid-state sensor

앞에서 설명한 것처럼 고체센서는 각 픽셀로부터 받은 정보를 아날로그전압신호 analogue voltage signal 의 형태로 직접(주로 케이블을 통해서) 컴퓨터의 A/D 변환기 analog to digital converter 로 입력한다.

형광체판 phosphor plate

형광체판은 컴퓨터와 직접 연결되지 않기 때문에 형광체판을 판독하는 중간 단계가 필요하다. 형광체판을 영상화하는 데 걸리는 시간은 사용하는 장치와 형광체판의 크기에 따라 다르지만 보통 5~100초가 소요된다. 시판 중인 몇 가지 광자극 형광체판의 예를 들어 보면, 소어덱스의 디고라 옵타임(구강 내)과 PCT (구강 외), 듀어의 비스타스캔, 젠덱스의 덴옵틱스 등이 있다(그림 5-29 참조). 이 형광체판들의 디자인은 서로 다르지만 작동 원리는 모두 동일하다.
다음은 형광체판의 작동원리이다.

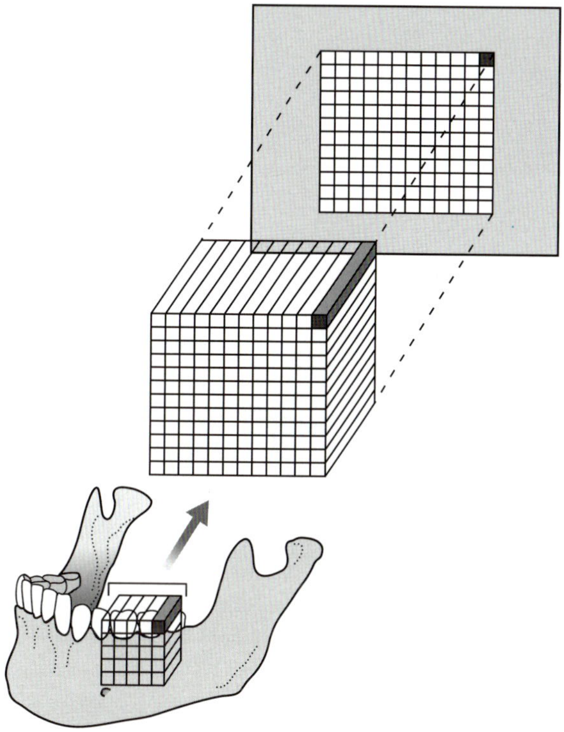

그림 5-28. 3차원의 턱이 2차원 픽셀의 그리드(grid) 혹은 매트릭스(matrix)로 이루어진 디지털영상을 나타내는 모습을 보여주는 그림

- 방사선촬영 과정 중에 형광체판의 형광체층 phosphor layer 이 환자를 지나면서 감쇠되지 않은 엑스선 에너지를 흡수하여 저장한다.
- 그 다음 형광체판을 리더 reader 에 놓는다.
- 레이저빔 laser beam 이 형광체판을 스캔 scan 하고 저장된 엑스선 에너지는 빛으로 방출된다.
- 광전자증배관 photomultiplier tube 에 의해 검출된 빛은 전자 신호(전압)로 변환되어 연결된 컴퓨터의 A/D 변환기에 입력된다.
- 신호를 얻은 형광체판은 재사용할 수 있다.

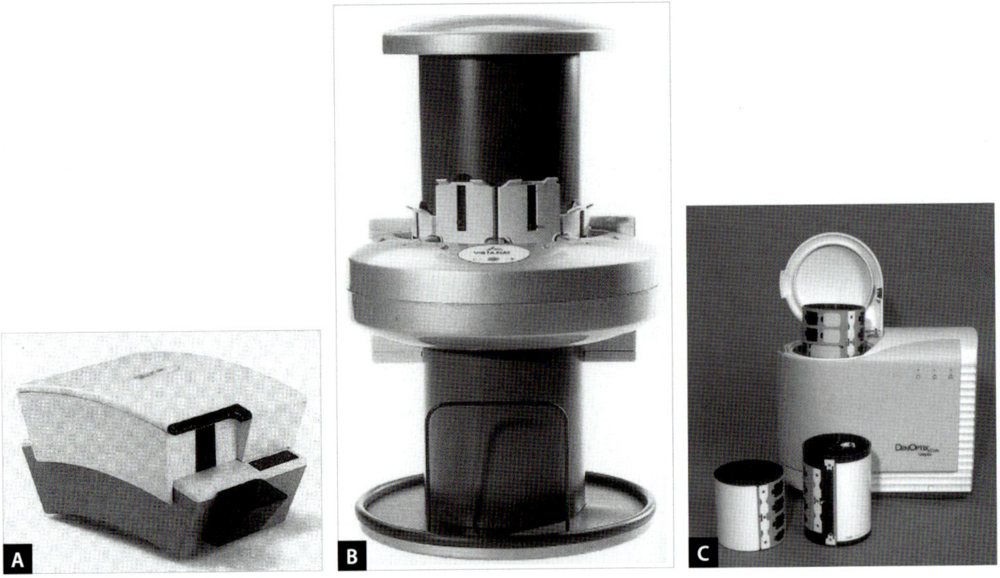

그림 5-29. 세 종류의 형광체판 리더(phosphor plate reader)의 예. A. 소어덱스(Soredex)의 디고라옵타임(Digora® Optime)(구강 내), B. 듀어(Durr)의 비스타스캔(Vistascan™), C. 젠덱스(Gendex)의 덴옵틱스(DentOptix™)

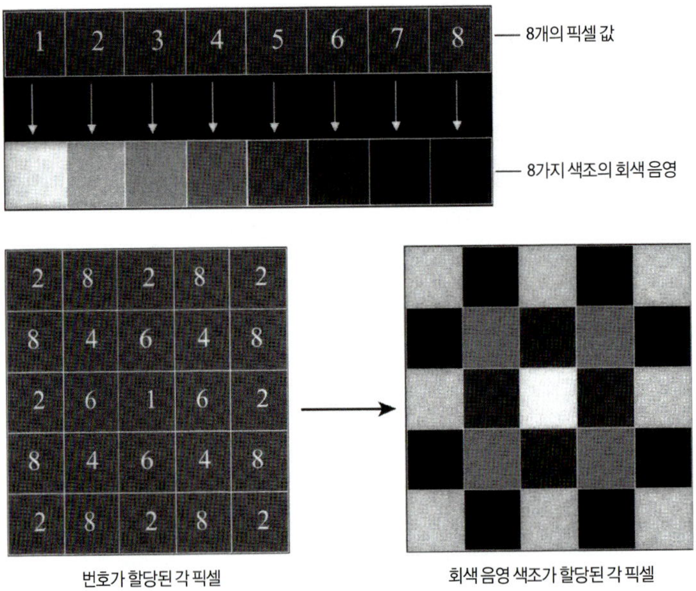

그림 5-30. 8가지 회색 색조에 해당하는 8개의 픽셀 값을 이용해 디지털영상을 만드는 과정을 단순히 나타낸 그림. 각 픽셀에 숫자(입력 전압의 크기에 의해 결정)를 할당한 후 회색 음영 색조를 할당해 시각 영상을 만들어낸다(Mr N. Drage 제공).

컴퓨터처리이론 computer processing theory

컴퓨터는 숫자를 처리하므로 각 픽셀에서 나온 아날로그 전압을 A/D 변환기를 통해 각각 숫자를 나타내는 디지털신호로 바꿔야 한다. 각 픽셀은 x와 y좌표를 가지며 숫자를 할당받는다. 회색음영(그레이스케일 greyscale)으로 표시할 때 일반적으로 선택할 수 있는 숫자는 256가지이다. 이 숫자는 전달받은 전압이 최고치(엑스선이 환자를 거치면서 감쇠되지 않음)임을 의미하는 0부터 전압을 전혀 전달받지 못했음(엑스선이 환자를 거치면서 전부 감쇠됨)을 의미하는 255까지의 범위를 갖는다. 마침내 컴퓨터가 각 픽셀에 그레이스케일(검은색부터 흰색에 이르는 256가지 종류의 회색) 중 적당한 색깔을 할당하면(0 = 검정색, 255 = 흰색) 모니터에 시각영상이 만들어진다. 이러한 개념이 8개의 숫자와 8개의 회색 색조를 이용해 그림 5-30에 간단히 설명되어 있다.

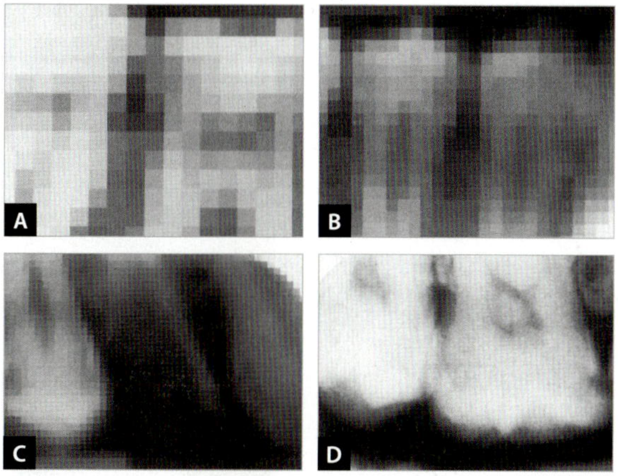

그림 5-31. 픽셀의 크기가 A에서 D로 점차 작아질 때 영상 품질과 해상도에 미치는 영향을 보여주는 교익방사선영상(bitewing radiograph)

이용 가능한 회색의 수와 더불어 픽셀의 수와 크기가 영상 내의 정보량, 이미지파일 image file 의 크기, 최종 영상의 해상도를 결정한다(그림 5-31 참조). 픽셀의 크기는 20마이크론 micron 에서 70마이크론까지 다양하며 해상도는 mm당 7~25 라인페어 line pair 정도이다.

영상 조작 image manipulation

픽셀에 서로 다른 숫자를 할당하여 회색의 종류를 다르게 하면 디지털영상을 바꾸는 것이 가능하다. 각기 다른 색상을 사용할 수도 있다. 픽셀의 좌표를 바꾸거나 교환하는 것도 가능한데 이렇게 하면 영상의 각기 다른 부분을 옮길 수 있게 된다. 이러한 변수가 영상 조작과 영상 개선 image enhancement 의 기본이 된다. 소프트웨어 패키지를 통해 영상 개선 기술을 이용할 수 있는데 이 중 일부가 그림 5-32에 소개되어 있다. 영상 개선 기술에는 다음과 같은 것들이 있다.

- 대조도 변경 alteration in contrast
- 밝기 변경 alteration in brightness
- 반전 inversion (뒤집기 reversed)

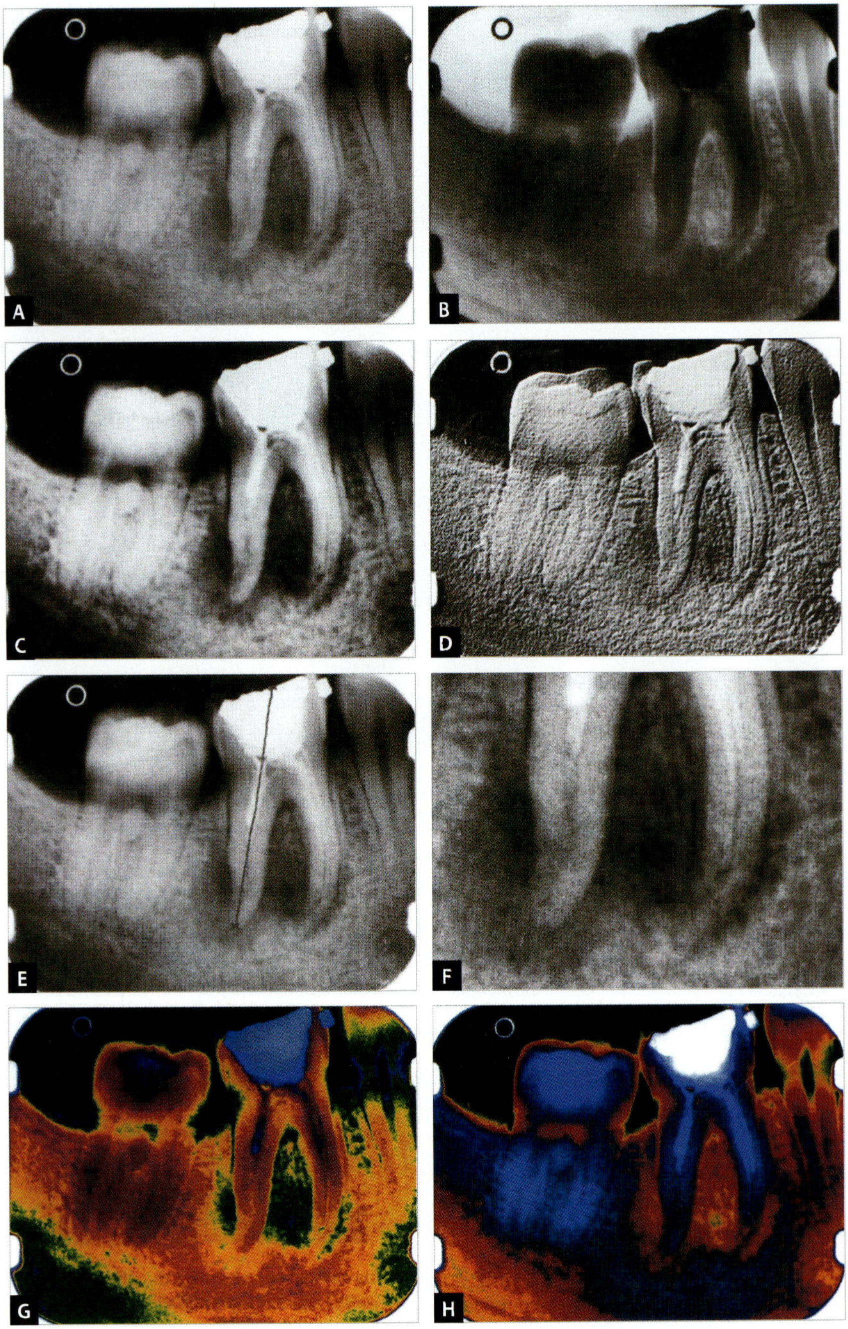

그림 5-32. 디지털영상 개선의 예.

A. 원래 영상, B 반전된(inverted/reversed) 영상, C. 대조도를 변경한(altered contrast) 영상, D. 엠보싱(embossed)과 임의로 3차원 재구성(pseudo 3-D) 처리를 한 영상, E. 자동계측(automated measurement)을 한 영상, F. 확대된(magnified) 영상, G와 H는 의사컬러화(pseudocoloured)를 거친 영상(Mr N. Drage 제공)

- 엠보싱 embossing 혹은 임의의 3차원 재구성 pseudo 3-D
- 확대 magnification
- 자동 계측 automated measurement
- 영상의 임의적인 컬러화 pseudocolorization

가장 자주 사용되는 두 가지 영상 개선 기술은 밝기 변경과 대조도 변경이다.

밝기 brightness

밝기는 필름에 포착된 영상이 검게 변한 정도 degree of blackening 에 상응하는 용어로 간주된다. 밝기가 커지면 검게 변한 정도가 작아지며 영상은 밝아진다. 이는 영상 내 각 픽셀의 수치를 증가시켜 그 수치를 더 밝은 회색에 할당하는 식으로 이루

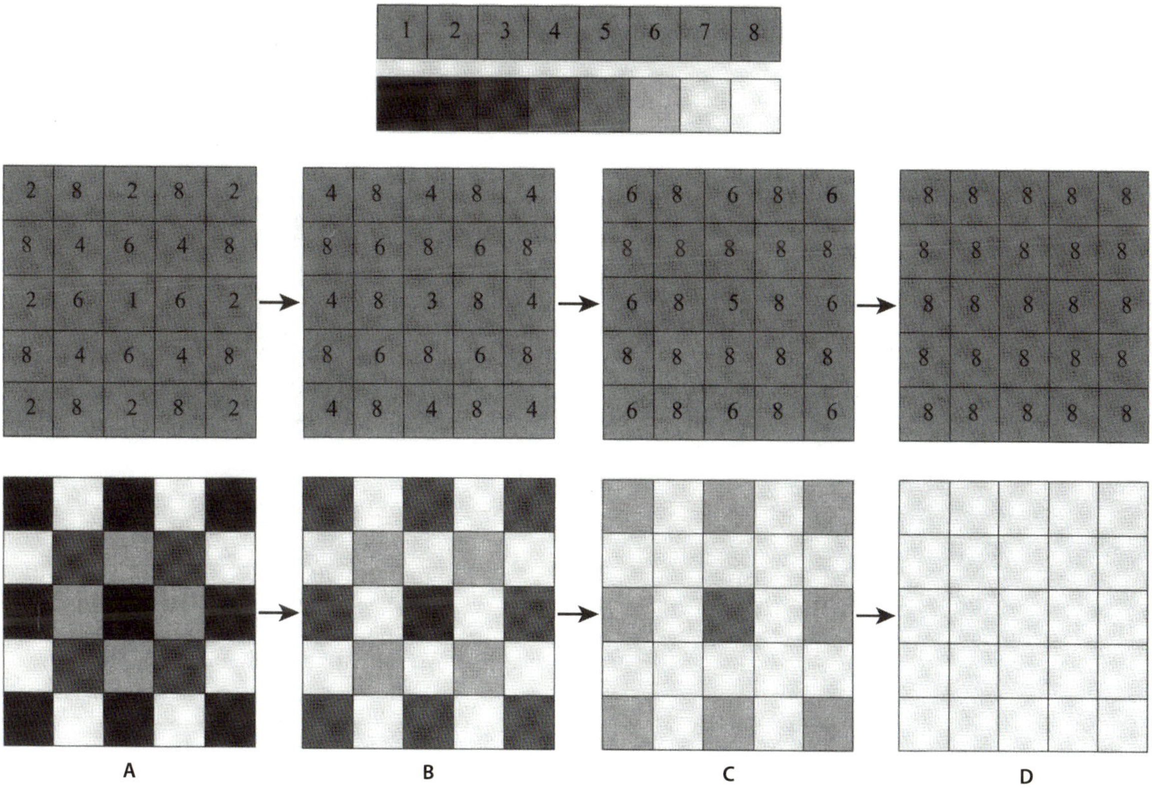

그림 5-33. 밝기를 증가시켰을 때의 효과를 나타낸 도해. A. 픽셀에 할당된 초기 값과 초기의 검정색/흰색/회색 영상, B. 픽셀 값을 2씩 증가시킨 후의 회색/흰색 영상, C. 픽셀 값을 4씩 증가시킨 후에 밝아진 영상, D. 픽셀 값을 7(밝기 단계의 최고치)씩 증가시킨 후 완전히 하얗게 된 영상(Mr N. Drage가 제공한 영상에서 만들어냄)

어진다. 극한적으로 조절하면 모든 픽셀에 가장 높은 숫자가 할당되어 영상이 완전히 하얗게 된다. 그림 5-33은 8개의 숫자와 8단계의 회색 색조라는 동일하고 단순한 모델을 이용해 밝기 변경이라는 개념을 그림을 통해 설명하고 있다. 반대로 밝기를 낮추면 검게 변하는 정도가 커져서 영상이 어두워진다.

대조도 contrast

대조도란 검은색과 흰색의 시각적 차이를 말한다. 대조도를 증가시키면 이 차이가 커진다. 이는 그레이스케일 내 어두운 절반의 픽셀 값을 감소시키고 밝은 절반의 픽셀 값을 증가시키는 방식으로 이루어진다. 극단적인 상황에서는 모든 픽셀에 가장 작은 수나 가장 큰 수가 할당되어 영상이 회색 색조는 전혀 없이 검은색과 흰색으로만 이루어진다. 그림 5-34는 8개의 숫자와 8단계의 회색 색조라는 동일하고 단순한 모델을 이용해 대조도 변경이라는 개념을 그림을 통해 설명하고 있다. 반대로 대조도를 낮추면 픽셀 간에 시각적 차이가 거의 없는 회색 영상이 만들어진다.

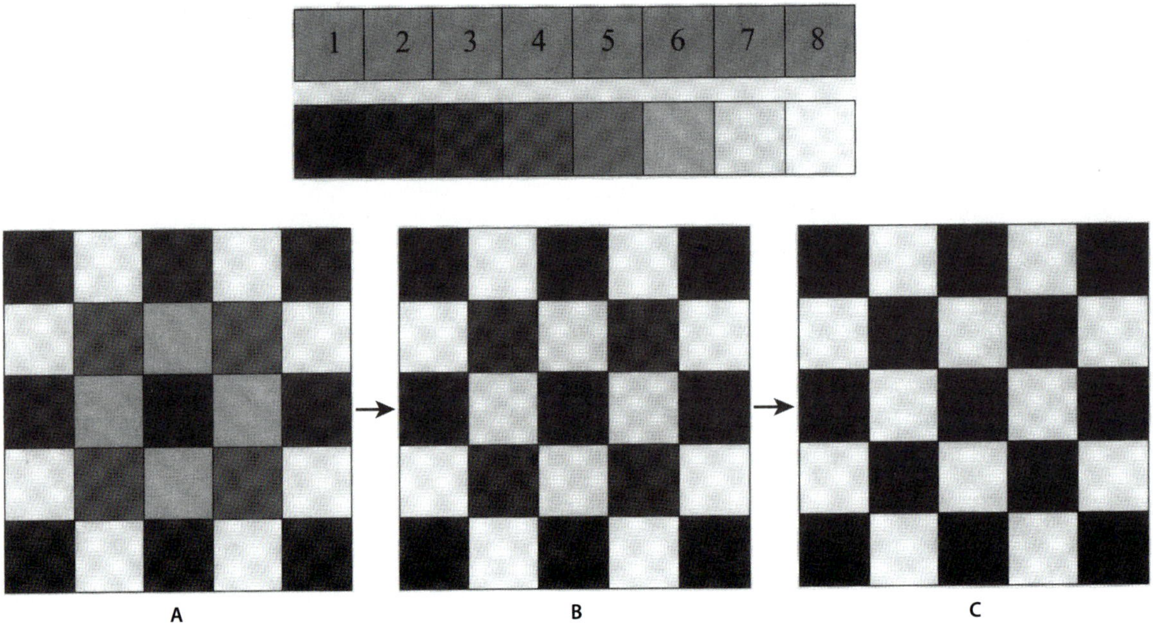

그림 5-34. 대조도를 증가시켰을 때의 효과를 나타낸 도해. A. 초기의 검정색/흰색/회색 영상, B. 대조도를 증가시키자 회색이 적게 눈에 띔, C. 대조도를 극대화시킨 영상 - 영상이 검정색과 흰색으로만 이루어짐(Mr N. Drage가 제공한 영상에서 만들어냄).

참고: 컴퓨터는 최종 영상을 변경하는 것이 가능하긴 하지만 원래 영상에 포함된 정보에 추가 정보를 제공하지는 않는다. 조작과 개선을 통해 영상이 관찰하기엔 용이한 상태가 될 수는 있겠지만 그로 인해 임상 정보가 사라지고 진단에 문제가 생길 수도 있다는 사실을 기억해야 한다.

필름에 인쇄된 영상 hard copy printed image

디지털영상을 열인쇄기 thermal printer, 레이저 프린터 혹은 잉크젯 프린터를 이용해 광이 나는 인화지 photographic paper 에 인쇄하는 것이 가능하다. 하지만 프린터는 256 가지의 회색 색조를 재생할 수 없기 때문에 영상의 품질은 상당히 나빠진다. 고가의 승화열 heat sublimation 프린터를 이용하면 품질이 훌륭한 인쇄 영상을 만들어낼 수 있다. 승화열 프린터는 디지털영상을 다시 필름에 인쇄하여 모든 회색 색조를 재생할 수 있다. 이렇게 인쇄된 영상의 품질은 필름에 포착된 영상과 비슷한 수준이 된다.

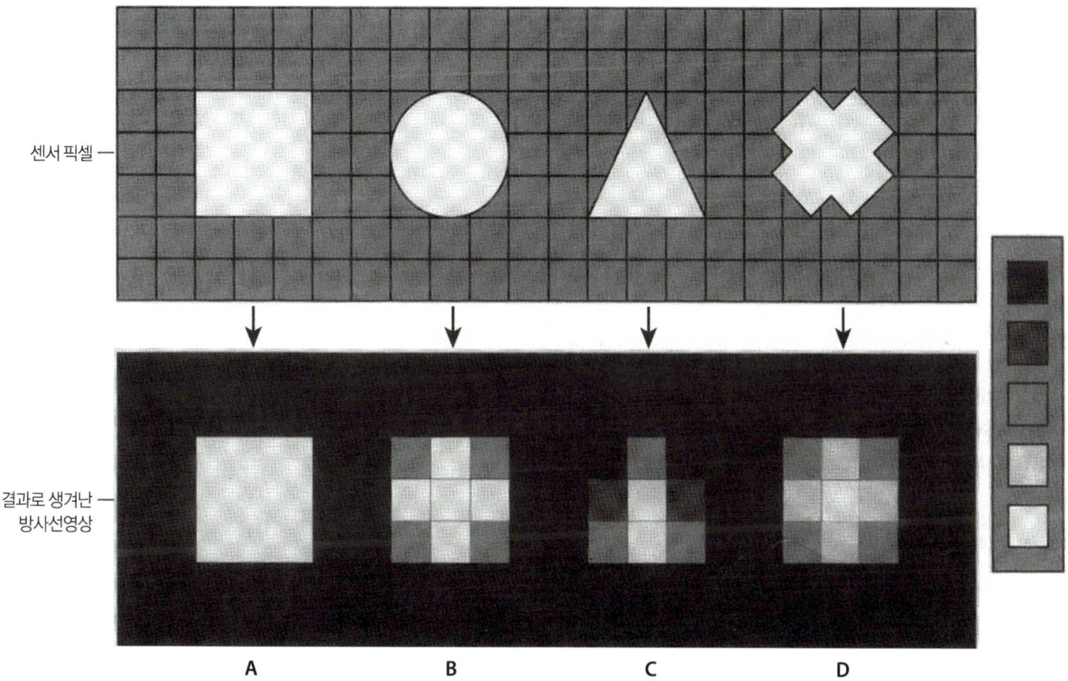

그림 5-35. 픽셀이 너무 클 때 물체가 디지털영상에 정확하게 표현되지 않는다는 것을 5가지 회색 색조를 이용해 보여주는 도해. A. 정사각형이 센서픽셀과 정확하게 맞아 떨어져 방사선사진에서 정확하게 표현되고 있다. B. 원, C. 삼각형, D. 십자는 센서픽셀 선제와 정확하게 맞아 떨어지지 않는다. 각각의 방사선 영상픽셀에 할당된 값과 회색 색조는 그 픽셀 내에서 엑스선이 흡수된 총량의 평균을 나타낸다. 따라서 물체의 외곽선과 형태가 정확하게 표현되지 않는다 (Mr N. Drage가 제공한 영상에서 만들어냄).

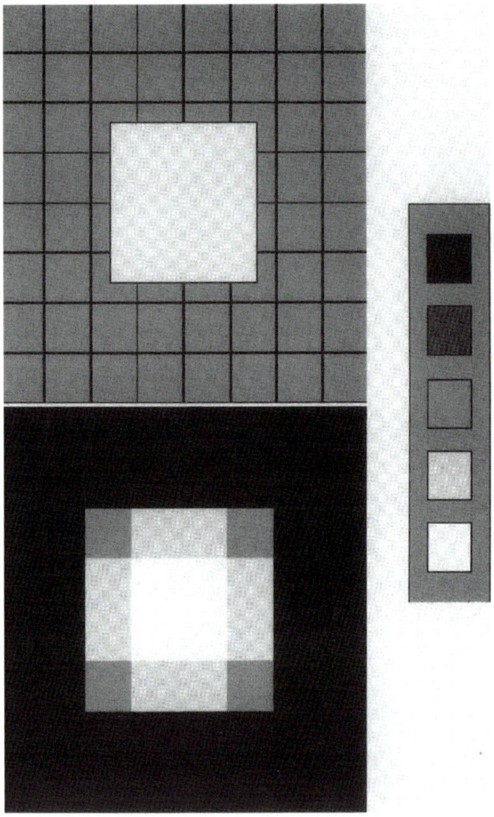

그림 5-36. 픽셀이 너무 클 때 물체가 디지털영상에 정확하게 표현되지 않는다는 것을 5가지 회색 색조를 이용해 보여주는 또 다른 도해. 그림 5-35에서와 동일한 정사각형이 센서 픽셀과 정확하게 맞아 떨어지지 않는 위치에 놓여 있다. 그 결과 이제 정사각형이 제대로 표현되지 않는다(Mr N. Drage 제공).

장점

- 화학처리를 할 필요가 없어서 처리과정에서 발생하는 기존의 모든 문제(15장 참조)와 화학 용액을 다룰 때 생기는 위험을 피할 수 있다.
- 환자 정보를 기록하고 보관하며 새 정보를 기존의 기록에 추가하기가 쉽다.
- 영상을 전자기기를 통해 전달하기가 쉽다.
- 영상 개선 및 영상 조작
- 형광체판은 관용도 latitude 가 커서 노출이 너무 많거나 적더라도 적합한 농도의 영상을 만들어낸다.

단점

- 픽셀이 크면 해상도가 떨어져 그림 5-35, 그림 5-36에서와 같이 구조물이 제대로 표현되지 않을 수 있다.
- 일반 PC 스크린이나 모니터는 그 해상도의 한계 때문에 영상의 질이 떨어지거나 제약을 받았다. 진단용 영상을 제공하는 진단 전용 스크린이나 모니터를 이용하여 영상을 적절히 관찰해야 한다.
- 영상의 장기 보관이 어려울 수 있으나 이 획득된 영상을 CD나 DVD에 저장하는 방법으로 해결이 가능하다.
- 디지털영상의 보안 security, 그리고 데이터를 백업 back up 해야 하는 문제
- 노출이 지나쳐 overexposure CCD센서에 과부하 overloading 가 걸리면 블루밍현상 blooming phenomenon 이 생긴다(그림 5-37).
- 열 프린터, 레이저 프린터, 잉크젯 프린터를 사용하면 인쇄된 영상의 품질과 해상도가 떨어진다.
- 영상 개선과 영상 조작
  - 영상의 오류를 피하기 위해선 작업자 operator 는 영상이 어떻게 만들어지고 바뀌는지 이해하고 있어야 한다.
  - 시간이 많이 걸린다.
  - 픽셀을 크게 하여 영상을 확대할 수 있지만 이 경우 해상도가 저하된다.

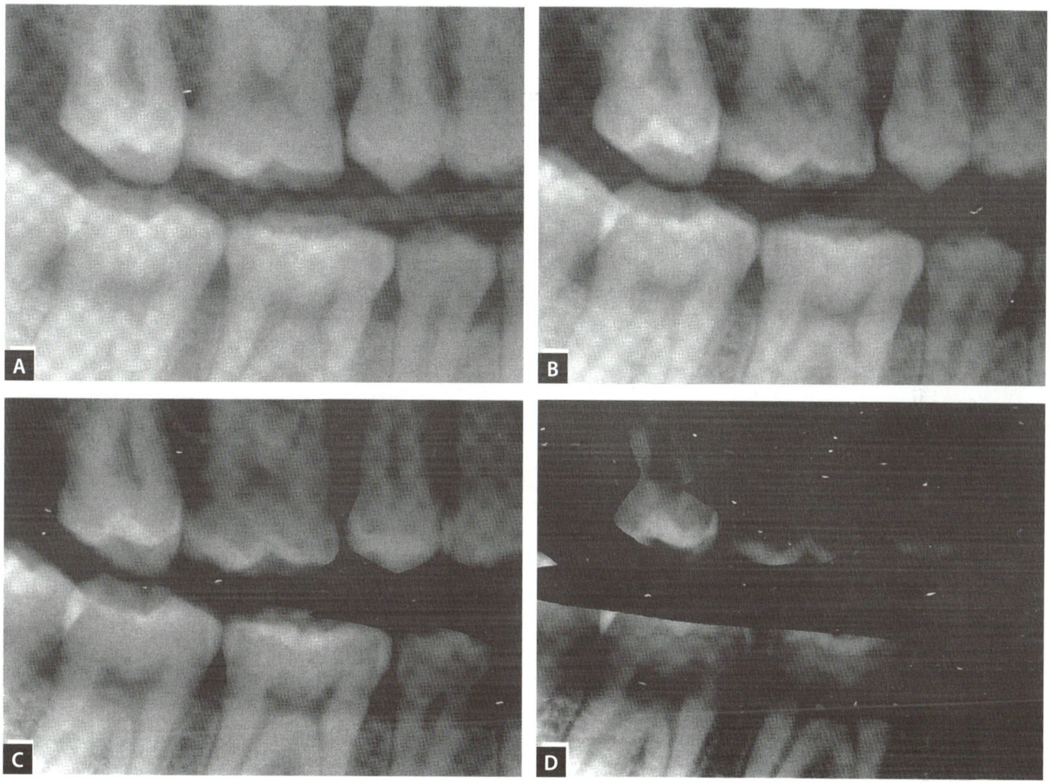

그림 5-37. 블루밍효과(effect of blooming). CCD고체센서를 이용해 촬영한 네 개의 교익(bitewing) 영상. A. 노출부족(underexposed). B. 이상적인 노출. C. 과다노출(overexposed). D. 심한 과다노출. CCD고체센서의 일부에 과부하(overloading)가 걸려 영상의 일부가 검게 변했다(Mr J. Davies 제공).

- 제조업체가 자사의 소프트웨어 내에서 원래 영상을 함부로 변경하지 못하도록 안전 장치를 제공한다. 하지만 그림 5-38에서처럼 다른 업체의 저렴한 소프트웨어를 이용해 영상에 접근하는 것은 상대적으로 쉽다.

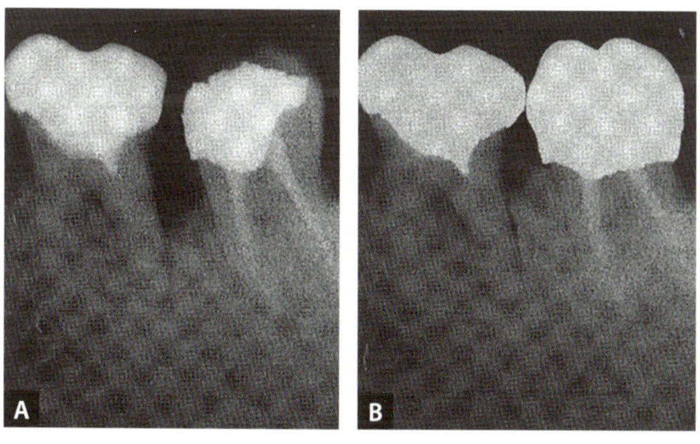

그림 5-38. Third-party 소프트웨어를 이용한 영상 변경(image alteration)의 예. A. 초기 영상 ⌈6 과 ⌈7 사이의 골 결손(bony defect), 접촉점(contact point) 상실, ⌈7 의 수복물(restoration)에 주목할 것. B. 임상적 치료없이 디지털 조작(digital manipulation) 후 영상(Mr N. Drage 제공)

방사선방호
(Radiation protection)

Part
3

6장. 방사선방호 radiation protection

방사선 관련 종사자와 환자들의 위험을 최소화하기 위해 전리방사선과 관련하여 많은 안정 규정이 마련되었다. 국제방사선방호위원회 International Commission on Radiological Protection 는 다음과 같은 일반적 원칙에 근거하여 주기적으로 자료와 권고 사항을 발표한다.

- 방사선검사가 긍정적인 유익이 없다면 방사선촬영을 하지 않는다(정당성).
- 방사선에 노출할 때에는 경제적, 사회적 요인을 고려하여 합리적으로 실행 가능한 범위 내에서 가능한 낮은 수준으로 as low as reasonably practicable 노출한다(최적성).
- 개인이 노출되는 선량은 국제방사선방호위원회 ICRP 가 권장하는 한계를 넘지 말아야 한다(제약성).

국제방사선방호위원회에서 정한 권장 사항은 보통 각국의 국내 규정과 지침에 반영되지만 세부 사항은 나라별로 차이가 있다. 이 장에서는 실례와 그림을 통해 현재 영국에서 시행 중인 권장 사항과 지침, 법적 강요 사항을 요약한다. 또한 환자와 치과 직원들에게 적용되는 실질적인 방사선방호 조치에 대해서도 알아본다.

현재 영국의 규정과 지침

규정

영국에는 전리방사선의 활용에 대한 규정이 두 가지 있다. 이 두 종류 모두 작업 안정법 1974 The Health and Safety at Work Act 1974 의 일부를 이루며 유럽 위원회 지시 문서 European Council Directives 96/29/유럽원자력공동체 Euratom 와 97/43/유럽원자력공동체의 규정을 준수한다.

- 전리방사선 규정 1999 The Ionizing Radiations Regulations 1999 (SI 1999 No. 3232) (IRR 99): 전리방사선 규정 1985 The Ionizing Radiations Regulations 1985 (SI 1985 No. 1333)를 대체

- 전리방사선(의료 피폭) 규정 2000 The Ionizing Radiations (Medical Exposure) Regulations 2000 (SI 2000 No. 1059) (IR [ME]R 2000): 전리방사선(의료 검사나 치료를 받는 개인 보호 Protection of Persons Undergoing Medical Examination or Treatment) 규정 1988 (SI 1988 No. 778)

지침

지침에는 다음의 세 가지 종류가 있다.

- 「일차 치과 치료에서의 방사선기준에 대한 지침 Guidelines on Radiological Standards in Primary Dental Care」: 1994년에 영국국립방사선방호위원회 National Radiological Protection Board, NRPB 와 방사선과 협회 Royal College of Radiologists 에서 펴냄. 이 지침과 저자들의 권고 사항은 치과방사선학의 모든 측면을 다루고 있으며 시술의 바람직한 원칙을 제시한다.
- 「치과용방사선촬영술의 선정기준 Selection Criteria in Dental Radiography」: 2004년 영국로얄외과대학 Royal College of Surgeons in England 의 치의학과 General Dental Practice 교수진이 펴냄. 이 책자는 각기 다른 의료 상황에서 어떤 방사선촬영술이 적합하고 방사선촬영의 빈도는 어느 정도 해야 하는지에 대한 근거 자료를 검토하며 방향을 제시한다. 이 장 후반부에서 저자들의 권고 사항을 다시 개략적으로 살펴본다.
- 「치과 의료진을 위한 엑스선장비 안전 이용 안내서 Guidance Notes for Dental Practitioners on the Safe Use of X-ray Equipment」: 영국보건부 Department of Health 에서 IRR99와 IR (ME) R2000 규정을 통합하여 2001년 펴냄. IRR99와 IR (ME) R2000 규정 모두 치과 치료와 관련이 있고 1994년 지침에서 정한 바람직한 시술의 원칙을 다루고 있다. 건강보호국 Health Protection Agency 내 방사선 방호부 Radiation Protection Division (예전 국립방사선방호위원회 NRPB)의 허가 하에 이 안내서에 포함된 주요 사항과 다양한 발췌문을 아래에서 다시 다루겠다.

참고: 이러한 사항은 위의 안내서와 규정의 모든 측면을 다루기 위한 것이 아니다. 위에서 언급한 다양한 출판물, 특히 2001년 「치과 의료진을 위한 엑스선장비 안전 이용 안내서」는 일반 의원, 치과 병원, 보건소 등의 기관에 상관없이 치과전문의 모두가 필독해야 한다.

정부 규정과 2001년 「치과 의료진을 위한 엑스선장비 안전 이용 안내서 Guidance Notes for Dental Practitioners on the Safe Use of X-ray Equipment」의 발췌문 요약

전리방사선 규정 1999 Ionizing Radiation Regulations 1999, IRR99

일반적인 사항

- 이 규정은 직원과 일반 대중의 안전에 관한 것이며, 또한 환자 보호와 관련한 설비적인 측면을 다룬다.
- 이 규정은 2000년 1월 1일부터 시행되었다.
- 이 규정은 전리방사선 규정 1985를 대체한다.

핵심 법률 요건

- **허가** authorization | 연구 목적으로 엑스선장비를 사용하려면 영국 보건안전청 Health and Safety Executive, HSE 의 허가를 받아야 한다.
- **신고** notification | 엑스선장비를 주기적으로 사용하기 위해서는 보건안전청 HSE 에 신고를 해야 한다. 또한 병원의 소유주가 바뀌거나 병원이 새로운 장소로 이전하는 등 기존의 신고 내용에 주요 변동 사항이 발생할 경우에도 보건안전청에 신고해야 한다.
- **사전 위험 평가** prior risk assessment | 의료 활동을 시작하기 전에 사전 위험 평가를 실시해야 하며 이후에도 정기적으로 점검을 해야 한다. 모든 고용주는 위험 평가의 결과를 기록하도록 권장되며 5명 이상의 직원을 둔 고용주의 경우 이는 의무사항이다. 보건안정청에서 권장하는 사전 위험 평가 5단계는 다음과 같다.
  1. 위험 요인을 파악한다(예를 들어, 엑스선에 대한 주기적 혹은 우발적 노출).
  2. 피해를 입을 수 있는 사람이 누구인지, 그 사람들이 어떤 영향을 받을 것인지 판단한다.
  3. 위험 요인을 평가하고 기존의 예방 조치가 적절한지, 혹은 추가적인 예방 조치가 필요한지 결정한다. 필요하다면 추가적인 예방 조치를 시행한다.
  4. 위험 평가의 결과를 기록한다.
  5. 위험 평가를 검토하고 필요하다면 수정한다.

- **노출 제한** restriction of exposure | 직원과 그 외의 사람들이 합리적으로 실행 가능한 범위 내에서 가능한 낮은 수준의 as low as reasonably practicable 방사선량에 노출되도록 제한하는 규정이 최우선이다.
- **기술 제어장치의 유지와 점검** maintenance and examination of engineering controls | 특히 치과 엑스선장비의 안전과 경고 기능에 적용
- **긴급 상황에 대한 계획** contingency plans | 위험 평가의 결과로 긴급 상황에 대한 계획이 세워져야 하며 이는 각 병원의 규정 local rules 에도 포함되어야 한다(이후에 다시 다룸).
- **방사선방호 고문** radiation protection adviser | 적절한 훈련을 받은 방사선 안전관리자를 임명하고 IRR99에 대해 상담을 받아야 한다. 방사선 안전관리자는 방사선 방호의 전문가여야 하며 방사선 규정 준수와 방사선방호의 모든 측면에 대해 조언을 할 수 있어야 한다. 조언의 내용 범위는 다음과 같다.
  - 모든 방사선 장비의 관리 구역 controlled area 과 지정 구역 designated area
  - 새로운 혹은 변경된 엑스선장비의 설치
  - 기술 제어장치, 안전 기능, 경고 신호의 주기적 점검과 테스트
  - 작업 시스템
  - 위험 평가
  - 긴급 사태에 대한 계획
  - 직원 교육
  - 환자들이 받는 선량의 평가와 기록
  - 품질보증 quality assurance, QA 프로그램
- **정보** information**, 지도** instruction**, 훈련** training | 치과방사선과 관련된 모든 사람들에게 적절하게 제공되어야 한다.
- **지정 구역** designated area | 방사선을 효율적으로 제어하기 위해 노출 시간 동안 방사선 장비 근처를 관리 구역 controlled area 으로 지정한다. 관리 구역은 그림 6-1에서와 같이 엑스선 1차 빔이 거리나 차폐물 shield 때문에 충분히 감쇠되기 전까지와 엑스선 관구 X-ray tubehead 와 환자로부터 1.5 m 이내로 정한다. 보통의 경우 환자만 이 구역 안에 들어갈 수 있다. 그림 6-2와 같이 적절한 표지판을 설치하면 편리하다.
- **방사선방호 감독관** radiation protection supervisor, RPS | 주로 치과의사나 병원 내 상급 직원을 방사선방호 감독관으로 임명하여 IRR99와 병원 규정 local rules 이 준수되고 있는지 확인하도록 한다. 방사선방호 감독관은 적절한 훈련을 받아야 하고 방사선

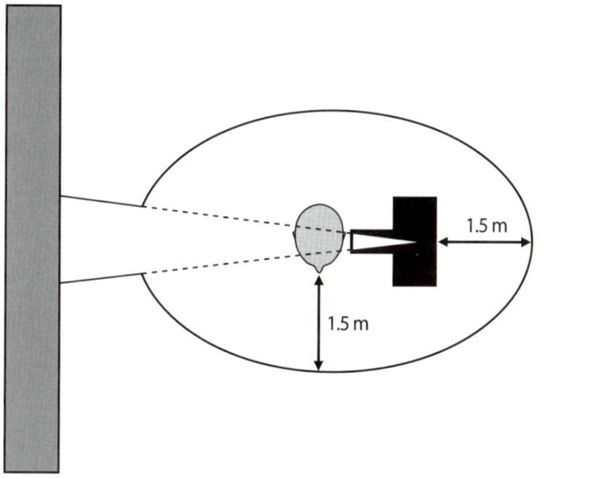

그림 6-1. 관리 구역(controlled area)의 범위를 보여주는 그림. 엑스선이 고체 벽 때문에 감쇠될 때까지 환자와 엑스선관구(X-ray tubehead)로부터 사방 1.5 m 이내의 범위, 그리고 1차 엑스선빔(main beam) 선상에 있는 모든 구역이 관리 구역(controlled area)에 해당

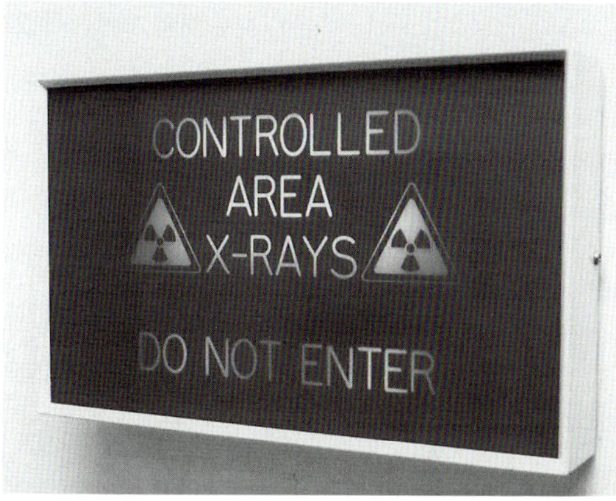

그림 6-2. 관리 구역(controlled area) 경고 표지판의 예. 노출 버튼이 눌러진 상태에서는 '출입금지(DO NOT ENTER)'라는 단어에 불이 들어온다.

촬영술에 익숙해야 하며 임무를 적절히 수행할 수 있는 권한을 갖는다.

- **병원 규정** local rules | 모든 병원은 그 병원 내의 방사선방호 조치와 관련하여 모든 직원들에게 적용되는 병원 규정을 서면으로 기록해 두어야 한다. 이 정보에는 다음과 같은 사항들이 포함된다.
  - 방사선 안전관리자의 이름
  - 관리 구역 controlled area 의 위치 확인 및 설명
  - 엑스선장비 이용에 대한 설명뿐만 아니라 엑스선장비를 사용할 수 있는 직원의 명단, 해당 직원들의 자세한 교육 내역 등 작업 지침 개요
  - 엑스선장비가 오작동하거나 우연히 방사선 노출되는 경우 등 긴급 상황 발생 시의 대책
  - 규정 준수에 대해 법적 책임이 있는 사람의 이름
  - 선량 검사의 세부 사항과 결과(참고: 치과 방사선촬영을 담당하는 병원 직원에게 적합한 수준으로 권고되는 선량의 한도는 연간 1 mSv 이하이다. 이후에 나오는 선량 제한 부분 참조)
  - 방사선 안전관리자의 이름과 연락처
  - 개인 선량 측정 personal dosimetry 제도
  - 임신한 직원들을 위한 제도
  - IRR99에서 규정한 법적 책임에 대해 직원들에게 통지

- **보호 대상 작업자** classified persons | 직원들을 보호 대상 작업자 classified workers 와 일반 작업자 non-classified workers 로 분류하는 작업, 그리고 각 그룹에 적용되는 선량 한도에 대해 이후에 설명한다. 치과 병원의 경우 방사선촬영 작업량이 매우 많지 않은 이상 대부분의 직원은 일반 작업자로 분류된다.
- **제조업체의 의무 사항** | 엑스선장비 설치자는 새 장비 혹은 크게 변경된 장비에 대해 엄격하게 점검하고 보고서를 작성할 책임이 있다. 점검 및 보고 내용엔 다음의 사항들이 포함된다.
  - 엑스선장비와 그 위치에 대한 쉽고 명확한 설명
  - 작업자 operator 에 대한 장비의 상대적 위치, 그리고 엑스선 검사실의 경고 표지판과 신호의 위치가 적당한지 평가
  - 엑스선장비의 경고 신호가 제대로 동작하는지 평가
  - 노출 조절이 잘 되는지 평가
  - 엑스선장비의 안전 기능이 제자리에서 제대로 동작하는지 확인(예, 엑스선 빔의 범위와 정렬 alignment, 빔여과장치 beam filtration 와 타이머의 동작)
  - 엑스선장비의 안전 기능이 제대로 동작하는가, 안전 기능 덕분에 사람들이 엑스선 노출로부터 충분히 보호받고 있는가, 사용자가 '적절한 장비 사용법, 테스트 및 관리 방법' 관련 정보를 제공받았는가 등에 대한 총체적 결론
- **엑스선장비** | 모든 엑스선장비는 임상에서 사용하기 전에 엄격하게 점검하고 적합성 여부를 테스트해야 한다. 그리고 그 이후에는 품질보증 프로그램 QA programme 의 일환으로 주기적으로 테스트해야 한다(15장 참조). 적합성 테스트 acceptance test 에는 위에서 요약한 엄격한 점검 critical examination 항목 외에도 다음과 같은 항목이 포함되어야 한다.
  - 엑스선장비가 공인된 성능 변수(예, 작동 시 잠재된 potential 관전압[kV]으로 인해 발생되는 엑스선 출력[mA], 타이머의 정확성[s]) 내에서 동작하는지 측정
  - 환자가 노출되는 일반적인 선량과 전국 진단참고준위 diagnostic reference level 를 비교하여 평가
  - 필름, 필름/스크린 결합제품, 처리 세부 사항의 점검과 보고, 처리 과정의 적합성 평가

모든 테스트의 결과와 결론을 영구 기록으로 남겨야 하며 이는 품질보증 프로그램의 일환으로 지속되어야 하며 문제가 발생되면 신속하게 시정되어야 한다.

모든 장비(엑스선발생장치 X-ray generating equipment 와 영상수용기 image receptor)는 규정에서 제시하는 다음 통칙에 부합해야 한다.

**구강내촬영 intraoral radiography*

- 엑스선관의 전압이 50 kV보다 낮아서는 안 된다. 새 장비의 전압은 60~70 kV이어야 한다.
- 모든 엑스선장비는 선택된 전압 설정(kV)의 10% 이내에서 동작해야 한다.
- 엑스선빔은 스페이서콘 spacer cone 혹은 빔지시장치 beam indicating device 의 환자 방향에서 지름이 60 mm를 초과해서는 안된다.
- 새 장비는 직사각형 모양의 조리개 collimator (5장 참조)를 제공해야 하며 기존 장비에도 이 규격을 따라야 한다. 또한 조사야를 40×50 mm를 초과해서는 안된다.
- 엑스선빔의 총 여과 filtration (본래 여과에 부가 여과를 합쳐)는 엑스선관의 전압이 70 kV 이하인 경우 1.5 mm 알루미늄이어야 하며 엑스선관의 전압이 70 kV 이상인 경우 2.5 mm 알루미늄이어야 한다. 또한 엑스선관체 housing 에 표시되어 있어야 한다.
- 초점의 위치는 엑스선관구 X-ray tubehead 의 바깥쪽 케이스 위에 표시되어야 한다.
- 초점에서 피부까지의 거리 FSD 는 엑스선관구 X-ray tubehead 의 전압이 60 kV 이하인 경우 최소한 100 mm이어야 하며 엑스선관구의 전압이 60 kV 이상인 경우 200 mm이어야 한다.
- 필름 감도를 조절하고 노출 시간을 세밀하게 조정할 수 있어야 한다.
- 양질의 진단용 영상을 생성할 수 있는 최고 감도의 필름(E 혹은 F 감도)을 사용해야 한다.

** 파노라마방사선사진촬영 panoramic radiography (13장 참조)*

- 장비 내 엑스선관전압의 범위는 potential 은 60~90 kV이다.
- 카세트 홀더 cassette holder 의 수광 슬릿 receiving slit 에서의 빔 높이 beam height 가 사용 중인 필름보다 높아서는 안된다(보통 125 mm 또는 150 mm). 조사야는 5 mm 이상이어서는 안 된다.
- 새 장비의 경우 이러한 요건을 충족시켜야 한다.

** 머리뼈계측촬영 cephalometric radiography (12장 참조)*

- 장비는 엑스선빔과 카세트, 환자를 정확하게 일렬로 맞출 수 있어야 한다.
- 엑스선빔은 진단용으로 필요한 영역만 포함하도록 조사야를 설정 collimate 해야 한다(12장 참조).
- 연조직 soft tissue 을 손쉽게 촬영하기 위해 엑스선관에는 쐐기형 알루미늄 필터 aluminium wedge filter 가 제공되어야 한다. 카세트보다 엑스선관에 제공되는 것이 좋다.

** 모든 장비는*

- 제어판에 조명 light 이 있어서 주 전원공급장치 mains supply 가 켜졌음을 나타낼 수 있어야 한다.
- 조명이 장착되어 있어서 작업자 operator 에게 엑스선이 노출되고 있음을 분명하게 시각적으로 알려주어야 하며 소리를 통한 경고 신호로도 같은 정보를 전달해야 한다.
- 노출 스위치(타이머)는 스위치에 연속적인 압력이 가해질 때에만 작동해야 하며 압력이 사라지면 작동을 끝내야 한다.
- 노출 스위치는 작업자 operator 가 관리 구역 밖에, 그리고 엑스선관과 환자로부터 2 m 이상 떨어져 있는 곳에 머물 수 있도록 위치해야 한다.
- 노출 시간은 자동적으로 종료되어야 한다.

• **직원의 의무** | 소위 법인 legal person 이라고 하는 법적 책임자에게 다수의 다양한 책임이 주어지긴 하지만 IRR99에서는 치아관리전문가 dental care professional 와 같은 종사자들에게 최우선적으로 다음과 같은 책임을 부과한다.

- 작업을 위해 합리적으로 필요한 수준 이상의 엑스선에 자신이나 다른 사람을 고의로 노출시켜서는 안 된다.
- 치과방사선과 관련한 어떤 종류의 작업을 하더라도 합리적인 수준의 주의를 기울여야 한다.
- 엑스선장비에 문제나 사고가 생겼다거나 자신 혹은 다른 사람이 엑스선에 과다노출 overexposure 되었다고 믿을 만한 합리적 이유가 있을 때에는 법적 책임자에게 즉시 보고해야 한다.

전리방사선(의료 피폭) 규정 2000

Ionising Radiation (Medical Exposure) Regulations 2000, IR(ME)R 2000

일반적인 사항

- 이 규정은 환자의 안전에 대한 규정이다.
- 이 규정은 2000년 5월 13일에 시행되었다.
- 이 규정은 전리방사선(의료 검사나 치료를 받는 개인 보호) 규정 Ionising Radiation (Protection of Persons Undergoing Medical Examination or Treatment) Regulations 1988을 대체한다.
- 다음과 같은 위치의 사람들이 새롭게 책임자로 지정되었다.
  - 고용주 employer
  - 의뢰인 referer
  - 전문의 practitioner
  - 작업종사자 operator

핵심 법률 요건

- 고용주의 의무 – 고용주(법인)는 방사선 시설에 대해 자연적 혹은 법적 책임을 지는 사람 혹은 법인체다. 고용주에게는 진료의 전반적 안전을 보장하고 직원들이 규정을 준수하며 절차가 규정에 부합하도록 할 책임이 있다. 또한 법인은 다음과 같은 정보를 포함하는 의료 피폭 관련 서면 절차의 틀을 제공해야 한다.
  - 방사선촬영 전에 환자의 신원을 정확하게 파악하는 절차
  - 방사선촬영 의뢰인 referer, 전문의 practitioner, 종사자 operator 의 신원을 파악
  - 방사선촬영이 반드시 필요하다는 정당성 확인 절차가 진행되었다는 것을 확인하기 위해 모든 의료 피폭에 대해 승인 및 정당화
  - 법의학적 피폭 medicolegal exposure 의 정당성 확인
  - 임신부의 신원 확인
  - 품질보증 프로그램의 세부 사항 준수
  - 환자가 노출되는 선량 patient dose 평가
  - 진단참고준위 diagnostic reference level, DRL 의 이용 - 진단참고준위란 '포괄적으로 정의된 장비 유형 이용 시 표준 체격의 환자 혹은 표준 인체 모형 standard phantom 그룹이 일반적인 검사를 위해 의료 방사선진단 진료에서 노출되는 방사선량 수준'으로 정의된다. 다시 말해 타당한 이유가 없는 한 진단참고준위 DRL 를 초과해

서는 안된다. 2007년 건강보호국은 성인용 아래턱 큰어금니 치근단촬영 adult mandibular molar periapical radiograph 을 할 때의 진단참고준위를 2.3 mGy로, 성인용 파노라마 adult panoramic radiograph 촬영 시의 진단참고준위를 60 mGy로 권고했다.
- 방사선노출 결과에 대한 의료 평가를 수행 및 기록
- 환자가 우발적으로 혹은 의도하지 않게 방사선에 노출될 확률과 그 규모를 합리적으로 실행 가능한 범위 내에서 가능한 낮은 수준으로 as low as reasonably practicable 유지
- 진료 평가 clinical audit 수행 준비
- 방사선검사 의뢰 조건에 대한 지침
- 각 장비의 모든 표준 검사 유형에 대한 서면 계획서(기준 노출 설정)
- 장비 오작동 외의 다른 이유로 환자가 방사선에 과다 노출되었을 때 따라야 할 절차

고용주의 서면 절차 employer's written procedures 와 병원 규정 local rules (앞에서 다루었음)은 방사선 방호 파일 radiation protection file 로 함께 보관하고 모든 직원은 그 내용을 숙지하도록 권고되고 있다.

- 전문의 practitioner, 종사자 operator, 의뢰인 referer 의 의무

의뢰인 referer : 전문가에게 환자의 의료 피폭을 의뢰할 자격이 있는 공인 의사 registered doctor, 치과 의사 dentist, 의료 종사자 health professional. 의뢰인은 적절한 노출의 정당한 사유를 담은 정보를 전문의 practitioner 에게 제공할 의무가 있다.

전문의 practitioner : 의료 피폭에 대해 책임을 질 자격이 있는 공인 의사, 치과 의사, 의료 종사자. 전문의는 적절한 훈련을 받아 모든 방사선노출을 정당화하는 결정을 내리고 그에 대한 책임을 져야 한다.

종사자 operator : 의료 피폭의 모든 실무를 수행하는 사람. 실무에는 다음이 포함된다.

* 환자의 신원 파악
* 필름과 환자, 엑스선관구 X-ray tubehead 를 위치시킴.
* 노출 변수 exposure parameter 설정

* 노출 스위치를 눌러 노출을 시작
* 필름을 처리
* 방사선사진의 임상 평가
* 품질보증 프로그램의 일환으로 시험체 test object 를 방사선에 노출

종사자는 방사선노출이라는 역할에 알맞은 훈련을 받은 사람이어야 한다.

- 개별 의료 피폭의 정당화 justification for individual medical exposure – 방사선에 노출되기 전에 IRMER (전리 방사선[의료 피폭] 규정 2000) 전문의 practitioner 가 정당한 사유를 제시해야 하며(즉, 평가를 통해 환자의 관리와 예후에 변화를 가져올 것이라는 점을 분명히 함) 정당화되었다는 사실을 보여주기 위한 수단으로 허가 또한 받아야 한다. 개별 의료 피폭은 다음과 같은 근거를 바탕으로 하여 정당화되어야 한다.
  - 이전에 촬영한 방사선사진의 가용성 여부와 결과
  - 환자의 병력 및 검사와 관련한 방사선노출의 구체적 목표
  - 환자가 받게 될 진단상의 잠재적 혜택의 총합
  - 방사선검사와 연관된 방사선 위험
  - 방사선에 노출되지 않는 상황에서의 다른 기술적 효험 efficacy, 혜택, 위험

참고: 「2004 치과용방사선촬영술의 선정기준 Selection Criteria in Dental Radiography」에서는 임상 검사를 받기 전 '새로운' 환자에게 관례적으로 방사선촬영을 받게 하는 것은 정당화할 수 없다고 지적한다. 가장 적절하고 필요한 방사선사진을 요청할 것인지 결정하는 방법 중 허용 가능한 유일한 방법은 병력 확인과 임상 검사이다.

- 최적화 optimization – 모든 경우에 방사선량은 목적에 맞게 합리적으로 실행 가능한 범위 내에서 가능한 낮은 수준 as low as reasonably practicable 이어야 한다. 이는 품질보증 절차를 환자 선량에 적용할 필요가 있기 때문이기도 하다(15장 참조).
- 진료 평가 clinical audit – 진료 평가에 대한 준비가 이루어져야 한다. 적절한 평가 항목에는 품질보증 프로그램(15장 참조)의 다양한 항목, 방사선촬영 요청의 타당성, 방사선사진의 임상 평가 등이 포함된다.
- 전문가의 조언 expert advice – 전리방사선(의료 피폭) 규정 IRMER 2000에서는 환자가 노출되는 선량의 측정과 최적화 같은 사안에 대해 조언하고 관여할 의료 물리학 전문가 medical physics expert, MPE 가 필요하다고 규정한다. 그러나 치과에서 의료 물리학 전문가의 도움이 필요한 상황은 제한적이며 대부분의 경우 방사선 안전관리자가 의료 물리학

전문가의 역할을 대신할 수 있다.

- 장비 – 장비의 각 물품의 목록을 최신 정보로 유지하고 관리해야 하며 여기엔 다음 항목이 포함된다.
  - 제조업체의 이름
  - 모델 번호 model number
  - 일련 번호 serial number 또는 다른 고유 식별자 unique identifier
  - 제조연도
  - 설치연도
- 적절한 훈련과 지속적인 교육 – 종사자 operator 와 전문의 practitioner 는 적절한 훈련을 받은 사람이어야 하고 자격을 취득한 이후에도 지속적인 교육과 훈련을 받아야 한다. 「치과 의료진을 위한 엑스선장비 안전 이용 안내서 Guidance Notes for Dental Practitioners on the Safe Use of X-ray Equipment」에서 설명하는 이 훈련의 내용은 다음과 같다.
  - 영국에서 학위를 이수한 전문의 practitioner 에게 적합한 훈련: 영국치과협회 General Dental Council 가 정한 치과방사선학과 영상처리의 학부 교과 과정의 요건에 부합하며 「일차 치과 치료에서의 방사선기준에 대한 지침 Guidelines on Radiological Standards in Primary Dental Care」 (1994년에 국립방사선방호위원회와 방사선사협회 Royal College of Radiologists 에서 펴냄)에서 정한 치과방사선촬영술과 방사선학의 핵심 교과 과정을 포함하는 학부 학위
  - 노출 설정 exposure setting 을 조정하고 환자, 필름, 엑스선관구 X-ray tubehead 의 위치를 정하는 종사자에게 적합한 훈련:
    * 치과 의사 dentist - 전문의 practitioner 훈련(위의 경우와 마찬가지)
    * 치과 간호사 dental nurse - 치과방사선학 자격증을 갖고 있어야 한다(전국치과간호사평가위원회 National Examining Board for Dental Nurses, NEBDN 가 방사선사협회, 영국치아악안면방사선학협회 British Society of Dental and Maxillofacial Radiology, BSDMFR, 영국치과의사협회 British Dental Association 는 적절한 교과 과정, 자격증, 시험을 마련했다).
    * 치과 위생사 dental hygienist 와 치료사 therapist - 치과 간호사와 동일한 수준의 자격증을 취득한 사람이어야 한다.
  - 이 외의 종사자에게 적합한 훈련: 치과 간호사 및 이 외에 방사선 장비를 조작하는 사람은 가급적 방사선사 자격증을 갖고 있는 것이 좋다. 혹은 이들이 수행하는 업무를 다룬 적절한 서면 훈련을 받은 사람이어야 한다. 적절한

훈련을 받은 종사자가 준비를 마친 후 치과 간호사(혹은 다른 직원)가 단지 노출 스위치를 누르기만 하더라도 그 종사자가 지속적으로 현장에 위치하고 직접 감독을 하는 경우에만 노출 스위치를 조정할 수 있다.

- 전문의를 위한 지속적인 교육과 훈련: 전문의 종사자는 평생에 걸쳐 치과 방사선학의 모든 면에 대한 지속적인 교육과 훈련을 받아야 한다. 이를 위해 전문의들이 5년마다 방사선방호의 모든 측면을 다루는 공식적인 강좌 course 에 참석하도록 권장한다. 강좌에서 다루는 교육 내용은 다음과 같다.
  * 방사선물리학의 원리
  * 전리방사선의 위험
  * 치과방사선촬영에서의 방사선량
  * 치과방사선촬영에서 선량에 영향을 미치는 요인
  * 방사선방호의 원리
  * 법적 요구 조건 statutory requirements
  * 선정기준 selection criteria
  * 품질보증
- 환자를 방사선촬영하는 종사자들을 위한 지속적인 교육: 이러한 종사자들 또한 5년마다 지속적인 교육 강좌에 참석하도록 권장된다. 이 교육 강좌에서 다루는 내용은 다음과 같다.
  * 방사선물리학의 원리
  * 전리방사선의 위험
  * 치과방사선촬영에서의 방사선량
  * 치과방사선촬영에서 선량에 영향을 미치는 요인
  * 방사선방호의 원리
  * 법적 요구 조건 statutory requirements
  * 품질보증

참고: 2006년 영국 치과협회는 치과 의사를 위한 핵심 계속교육 Continuing Professional Development, CDP 과목의 하나로 '치과방사선촬영술과 방사선검사 dental radiography and radiation projection '를 추천했다. '치과방사선촬영술과 방사선검사'는 2008년 치과협회 공인 인증을 취득하려는 치아 관리 전문가들이 이수해야 할 필수 과목이다.

- 납 보호 장치 lead protection – 1994년 국제방사선방호위원회와 방사선과 협회에서 펴낸 지침에서는 납 보호 장치 lead protection 의 사용을 둘러싼 혼란이 있었다. 이들은 환자를 방사선으로부터 보호하는 가장 좋은 방법은 납 보호 장치가 아니라 임상적 판단, 장비, 방사선촬영 기술과 관련하여 실질적으로 선량을 줄일 수 있는 조치를 마련하는 것이라고 결론지었다. 이러한 관점은 2001년 「치과 의료진을 위한 엑스선장비 안전 이용 안내서 Guidance Notes for Dental Practitioners on the Safe Use of X-ray Equipment」에서 다음과 같이 승인되었다.
  - 치과방사선촬영 시 환자에게 납 방호복 lead apron 을 일상적으로 착용하도록 할 만한 타당한 이유가 없다.
  - 그림 6-3에서 보이는 갑상샘 보호대 thyroid collar 는 갑상샘이 1차 엑스선을 받게 되는 드문 경우에만 착용하도록 한다(저자의 의견으로는 상악교합 방사선촬영 maxillary occlusal radiography 도 이런 경우에 해당된다. 갑상샘 보호 thyroid protection 는 10장에서 소개한다).
  - 납 방호복은 인체 내에서 산란되는 방사선으로부터 환자를 보호하지 못하며 드물게 이용되는 머리끝 교합 검사 vertex occlusal projection 의 경우 실행 가능한 수준의 보호 장치가 될 뿐이다. 이 경우에도 납 방호복은 임신부 혹은 가임 여성을 배려하는 차원의 조치로 간주되고 있다.

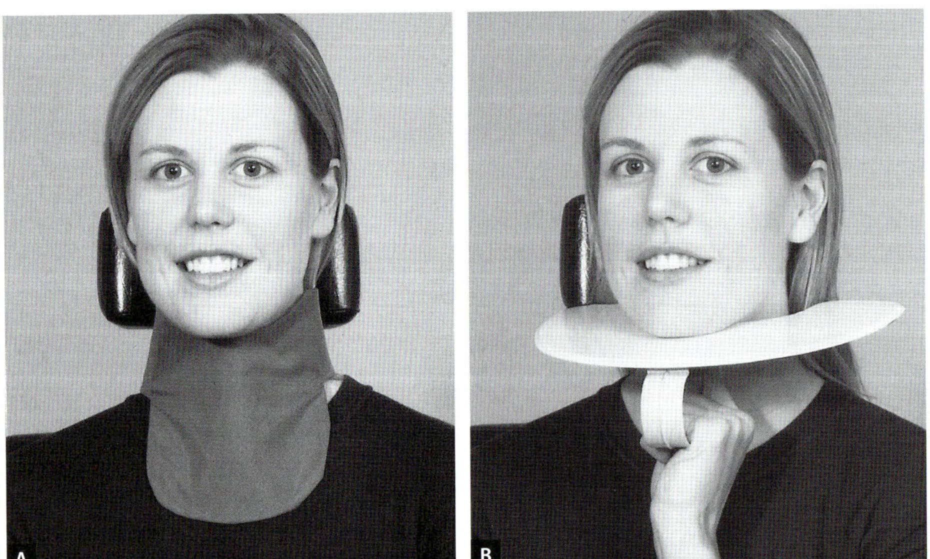

그림 6-3. 갑상샘 납 보호 장치(thyroid lead protection)의 예. A. 납 보호대(lead collar) (0.5 mm Pb 상당), B. 손으로 받치는 목 차폐물(hand-held neck shield) (0.5 mm Pb 상당)

- 방사선촬영 중에 환자를 부축하는 성인이 있다면 0.25 mm 이상에 해당하는 납이 들어간 방호복 protective aprons 을 착용해야 한다.
- 납 방호복을 사용할 때에는 올바르게 보관(예, 적당한 옷걸이에 걸침)하되 접지 말아야 한다. 연 단위로 외관을 확인하는 등 주기적으로 상태를 점검해야 한다.

가임 연령의 여성을 위한 구체적 의무 조항 specific requirements for women of childbearing age

발달 중인 태아는 기관 형성기 organgenesis (2-9주)에 전리방사선에 대해 가장 위험하다. 또한 여성이 스스로 임신임을 알지 못하는 경우도 많다. 전리방사선(의료 피폭 medical exposure) 규정 2000 The Ionizing Radiations Regulations 2000 에서는 1차 엑스선이 하복부에 노출될 경우 가임 연령의 여성에게 임신 여부를 물어보지 않은 상황에서 의료 피폭을 하지 못하도록 금지하고 있다. 치과방사선촬영에서는 이런 일이 일어나는 경우가 극히 드물다. 그렇다 하더라도 종사자는 가임 연령의 여성에게 임신 여부 혹은 임신 계획 여부를 물어보도록 권장되고 있다. 이는 기본적으로 심리적인 이유에 기인한다. 만약 여성이 임신 중이거나 임신을 계획 중이라면 모든 환자들에게 필요한 일반적인 보호 조치 외에도 다음의 구체적인 사항을 고려해야 한다.

- 반드시 필요한 방사선사진만 촬영하도록 정당한 이유를 검토해야 한다. 예를 들어, 정기 검진이라면 미룰 수 있다.
- 최소한의 선량을 이용할 것이라고 환자를 안심시키고 방사선촬영을 연기할 수 있도록 선택권을 준다.

선량제한 dose limitation 과 연간선량한도 annual dose limits

국제방사선방호위원회 ICRP 는 선량을 제한하기 위한 목적으로 인구를 다음의 세 그룹으로 분류했다.

- 환자
- 일반 대중
- 방사선 작업자(보호 대상 작업자와 일반 작업자)

환자 patient

환자를 대상으로 하는 방사선검사는 다음 네 개의 소그룹으로 나뉜다.

- 질병과 직결되는 검진
- 규칙적 검진(정기 건강 검진)
- 직업상, 법의학상, 보험상의 검진
- 의학 연구를 위한 검진

질병과 직결되는 검진

- 정해진 선량 한도는 없다.
- 다음을 기반으로 하여 방사선검사 수행 여부를 결정한다.
  - 징후 indication 의 정확한 평가
  - 예상 수율 expected yield
  - 방사선촬영 결과가 진단과 이후 치료에 어떻게 영향을 미치는가
  - 전리방사선의 물리적 성질과 생물학적 영향에 대해 잘 알고 있는 임상 전문의
- 촬영할 방사선영상의 수, 유형, 빈도(선정기준 selection criteria)는 치과 의사의 책임 아래에 있다. 방사선방호라는 임상 영역에 대한 지침을 제시하기 위해 최근 여러 나라에서 선정기준 권고 지침을 발표했다. 영국의 경우, 영국 로얄 외과대학 Royal College of Surgeons in England 의 치의학과 General Dental Practice 교수진이 2004년 「치과용방사선촬영술의 선정기준 Selection Criteria in Dental Radiography」의 개정판을 펴냈으며 이 책자는 앞에서 언급했듯이 모든 치아관리전문가들의 필독서로 간주된다. 이 책자에 책임이 있는 전문가 집단, 즉 영국 로얄외과대학의 치의학과 교수진은 가능한 한 증거에 근거한 권고 지침을 도출해내려고 과학적 근거를 모두 검토하였다. 과학적 근거가 부족한 일부 분야의 경우 전문

표 6-1. 「2004 치과용방사선촬영술의 선정기준(2004 Selection Criteria in Dental Radiography)」 권고 지침의 개요(영국 로얄 외과대학 치의학과 교수진의 허락하에 복제)

권고 지침의 개요(병력 확인과 임상 검사를 하지 않은 상태에서 방사선사진을 촬영해서는 안된다)

환자 범주(patient category)		치아가 있는 사람들(dentate individuals)			치아가 없는 사람들 (endentulous)
선정기준(selection criteria)		아동(child) - 유치(primary dentition)	아동(child) - 유혼합치열기(mixed dentition)	사춘기(adolescent) 성인(adult)	
신규 환자 (New patient)	치과 질환, 치아의 성장과 발달을 평가하려는 모든 신규 환자	임상 검사 결과에 따라 필요한 뒤교익(posterior bitewing) 검사	상 평가 결과에 따라 환자에게 적합한 방사선검사	뒤교익(posterior bitewing) 검사와 일부 치아뿌리끝(periapical) 검사로 구성되는, 환자에게 적합한 방사선검사. 환자에게 일반적 치과 질환의 임상적 증거나 광범위한 치과 치료 병력이 있는 경우 광범위한 입안(intraoral) 방사선검사가 적합하다. 일부 경우, 위의 방법 대신 파노라마 방사선촬영이 적합할 수도 있다.	증상이 나타나거나 임상적으로 의심스러운 부위의 치아뿌리끝(periapical) 방사선검사
	성장과 발달	보통의 경우 필요하지 않음.	임상 평가 결과에 따라 환자에게 적합한 방사선검사	증상이 있는 경우 발달을 평가하기 위해 일회성 치아뿌리끝(periapical) 혹은 파노라마 방사선검사	보통의 경우 필요하지 않음.
재방문 환자 (Recall patient)	치아부식증 고위험군 (high caries risk)		6개월 간격으로* 치아브식이 새로 나타나지도 않고 더 이상 진행되지도 않는다는 것이 명확해질 때까지 뒤교익(posterior bitewing) 방사선검사 실시 *교익은 이보다 빈번하게 방사선촬영을 해서는 안되며 6개월이라는 간격을 적용하는 것이 타당한지 알아보기 위해 치아우식의 위험을 반드시 재평가해야 한다.		해당 없음.
	치아부식증 중위험군 (moderate caries risk)		1년 간격으로 뒤교익(posterior bitewing) 방사선검사 실시		해당 없음.
	치아부식증 저위험군 (low caries risk)	12~18개월 간격으로 뒤교익(posterior bitewing) 검사	2년 간격으로 뒤교익(posterior bitewing) 방사선검사 실시. 치아부식의 위험이 지속적으로 낮다는 명백한 근거가 있을 경우 방사선 재검의 간격을 좀 더 늘려도 된다.		해당 없음.
	치주 질환(periodontal disease)이 있거나 치주 질환 병력이 있는 경우		치주 질환(불특정 치은염[non-specific gingivitis] 제외)이 있는 것으로 임상적으로 확인된 부위에 대해 일부 치아뿌리끝(periapical) 혹은 교익(bitewing) 검사로 구성된, 환자에게 적합한 방사선검사 실시		해당 없음.

가의 임상 의견을 기반으로 권고 지침을 마련하였다. 이 권고 지침의 대략적인 내용이 표 6-1에 소개되어 있다.

규칙적 검진(정기 건강 검진)

- 정해진 선량한도는 없다.
- 유용한 정보를 얻을 확률이 매우 높아야 한다 – 표 6-1의 선정기준 권고 지침 참조.
- 얻은 정보가 환자의 건강에 중요한 의미를 지니고 있어야 한다.

직업상, 법의학상, 보험상의 검진

- 정해진 선량한도는 없다.
- 혜택은 주로 제3자에게 돌아간다.
- 환자가 적어도 간접적으로 혜택을 받아야 한다.
- 2001년에 발간된 「치과 의료진을 위한 엑스선장비 안전 이용 안내서 Guidance Notes for Dental Practitioners on the Safe Use of X-ray Equipment」에서는 이러한 검진에 타당한 이유가 있는가를 평가할 때 검진의 필요성과 유용성을 엄밀하게 검토해야 한다고 강조한다. 또한 이 책자에서는 이러한 유형의 검진을 요청할 수 있는 사람은 의사나 치과 의사뿐이며 환자의 동의를 얻어야 한다고 권고한다.

의학 연구를 위한 검진

- 정해진 선량한도는 없다.
- 모든 연구 프로젝트는 해당 전문가 그룹이나 윤리 위원회 Ethics Committee 의 조언을 바탕으로 승인을 받아야 하며 병원 규정 local rules 과 법 규정을 적용받아야 한다.
- 자발적 참여자 모두는 연구에 따르는 위험을 충분히 이해하고 있어야 하며 동의를 표시해야 한다.

방사선 작업자 radiation worker

방사선 작업자는 업무 도중 방사선에 노출되는 사람들을 말한다. 이렇게 노출될 경우 노출로 인한 혜택은 전혀 없이 위험만 있을 뿐이다. 국제방사선방호위원회는 업무상 노출 수준 level of occupational exposure 에 따라 이런 작업자들을 두 개의 소그룹으로 다시 분류한다.

- **보호 대상 작업자** classified workers
- **일반 작업자** non-classified workers

국제방사선방호위원회는 연간 선량 한도의 방사선량에 노출되는 작업자가 떠안는 위험이 방사선이 아닌 다른 위험한 환경에서 일하는 작업자가 떠안는 위험보다 더 커서는 안된다는 원칙에 따라 위의 각 소그룹에 대해 최대선량한도를 정한다. 연간선량한도는 전리방사선 규정 1999 Ionising Radiations Regulations 1999 에 따라 변경되었으며 그 수치는 표 6-2에 나와 있다.
방사선 작업자를 나눈 두 소그룹의 주요 특징은 다음과 같이 요약된다.

보호 대상 작업자 classified workers

- 업무 중 방사선에 높은 수준으로 노출된다(병원 규정 local rules 이 지켜진다면 치과 병원에서 이런 일이 일어날 가능성은 매우 낮다).
- 개인 피폭 감시 personal monitoring 가 필수적
- 정기 건강 검진 annual health check 이 필수적

일반 직원 non-classified workers

- 업무 중 방사선에 낮은 수준으로 노출된다(치과의 경우).
- 연간선량한도는 보호 대상 작업자 classified worker 의 3/10이다. 병원 규정 local rules 이 지켜진다면 모든 치과 직원은 연간 선량 한도인 6 mSV보다 훨씬 낮은 수준의 방사선에 노출된다. 따라서 규정에서는 '선량제약치 dose constraint'를 정하도록 한다. 선량제약치란 잘 관리되는 병원에서 방사선에 한 번 노출될 때 초과해서는 안되는 선량의 상한선을 말한다. 치과방사선촬영에서는 다음과 같이 권고된다.

표 6–2. 과거의 연간선량한도와 전리방사선 규정 1999 (Ionising Radiations Regulations 1999)의 시행에 따라 현재 적용 중인 연간선량한도

	과거의 선량한도(Old dose limits)	현재 선량한도(New dose limits) (IRR99)
보호 대상 작업자(Classified workers, 방사선작업종사자)	50 mSv	20 mSv
일반 작업자(Non-classified workers, 수시출입자)	15 mSv	6 mSv
일반 대중(General Public)	5 mSv	1 mSv

1 mSv 방사선촬영과 직접 관련이 있는 직원들(종사자 operator)

0.3 mSv 방사선촬영과 직접 관련이 없는 직원과 일반인

위의 선량 한도를 지키는 것 외에도 법인은 임신한 직원의 태아가 임신 기간 중 노출되는 선량이 1 mSv를 초과하지 않도록 해야 한다.

- 개인 피폭 감시(이후에 다룸)가 의무 사항은 아니지만 위험 평가에서 개인이 연간 노출되는 선량이 1 mSv 이상이 될 수 있다는 결과가 나오면 개인 피폭 감시가 권장된다. 「치과 의료진을 위한 엑스선장비 안전 이용 안내서 Guidance Notes for Dental Practitioners on the Safe Use of X-ray Equipment」에는 실제 현장에서 1주일에 촬영하는 입안 혹은 파노라마 필름의 수가 각각 100개와 50개, 또는 이 두 가지 검사를 비율대로 합산한 값을 초과하는 직원은 개인 피폭 감시를 고려해야 한다는 내용이 있다.
- 정기 건강검진은 필요하지 않다.

치과 의사와 직원이 노출되는 방사선량은 다음의 상황에서 발생한다.

- 1차 엑스선의 진행 방향 내에 신체가 위치한 경우
- 환자로부터 산란되는 방사선(2차 방사선)에 의한 피폭
- 엑스선관구 X-ray tubehead 에서 누출되는 방사선(누설선)

따라서 직원들이 받는 선량을 제한하는 주요 보호 조치는 방사선에 대한 일반 상식, 그리고 전리방사선의 거리역제곱 법칙 inverse square law 의 원리에 근거한다(그림 6-4 참조).

주요 선량제한 조치는 다음과 같다

- 방사선원 radiation source 으로부터의 거리 – 직원들은 관리 구역 controlled area (그림 6–1 참조) 바깥에 위치해야 하며 1차 엑스선빔의 진행 방향에서 벗어나야 한다. 만약 이같은 조치가 불가능하다면 적절한 납 스크린 lead screen 이나 납 차폐물 lead barrier 을 사용해야 한다.
- 장비의 안전한 이용 – 「치과 의료진을 위한 엑스선장비 안전 이용 안내서 Guidance Notes for Dental Practitioners on the Safe Use of X-ray Equipment」에서 정리한 대로 시행한다.
- 방사선촬영 기술 – 관련 직원들은 적절한 훈련을 받고 「치과 의료진을 위한 엑스선

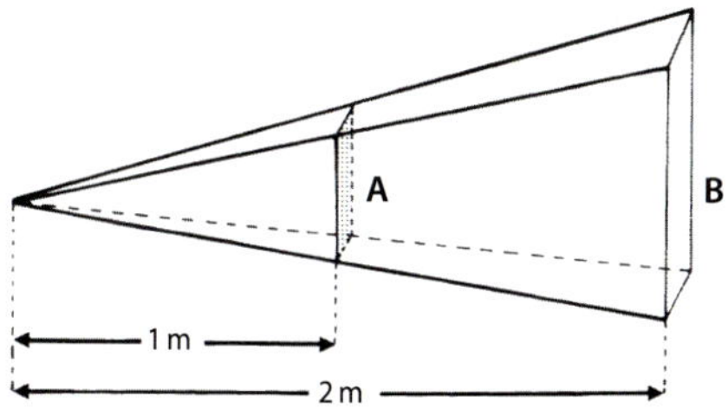

그림 6–4. 거리역제곱의 법칙(inverse square law)을 그림으로 표현. 방사선원에서의 거리가 2배로 늘어나면 B의 면적이 A의 면적의 4배가 된다. 따라서 B의 단위면적당 방사선은 A의 단위면적당 방사선의 1/4이다(Mr B. Beeching의 허가하에 복제).

장비 안전 이용 안내서 Guidance Notes for Dental Practitioners on the Safe Use of X-ray Equipment」에서 정리한 권고 사항을 따라야 한다.

- 감시 monitoring

일반인 general public

이 그룹은 환자나 방사선 작업자로서 방사선에 노출되지는 않지만 우연히 노출될 수도 있는 모든 사람들을 포함한다. 예를 들면, 치과 대기실이나 건물의 다른 방에 있는 사람, 혹은 지나가는 사람 등이 있다. 이 그룹은 권장 '선량제약치 dose constraint '가 0.3 mSv이긴 하지만(앞부분 참조) 연간선량한도는 표 6-2에 나온 것처럼 1 mSv로 하향 조정되었다. 일반인도 1차 엑스선에 노출될 위험이 있으므로 다음의 사항들을 구체적으로 검토하여야 한다.

- 1차 엑스선이 사람이 있는 방이나 복도를 직접 겨냥하지 않도록 엑스선장비의 위치를 정함.
- 벽이나 칸막이 partitioning walls 의 두께와 재질
- 엑스선장비의 위치, 진료실 설계, 방사선 경고 표지판의 위치에 대한 방사선방호 고문(RPA)의 조언(1999 규정 참조)

방사선량을 감시 및 측정하는 주요 방법

방사선량을 검사하고 측정하는 주요 장치(그림 6-5)로는 다음의 세 가지가 있다.

- **필름 배지** film badge
- **열형광선량계** thermoluminescent dosimeter, TLD
  - 배지 badge
  - 사지 피폭 감시 장치 extremity monitor
- **이온화 상자** ionising chamber

필름 배지 film badge

필름 배지의 주요 특징은 다음과 같다.

- 필름 배지는 각기 다른 다양한 금속 필터 metal filter, 그리고 방사선에 반응하는 작은 필름을 담은 파란색 플라스틱 틀 blue plastic frame 로 이루어진다.
- 필름 배지는 옷 바깥에 착용하는데 주로 생식기관 reproductive organ 의 높이에, 처리하기 전 1~3개월 동안(주로 월 1회 교체 권고) 착용한다.
- 현재 개인 피폭 감시 장치로는 가장 많이 사용된다.

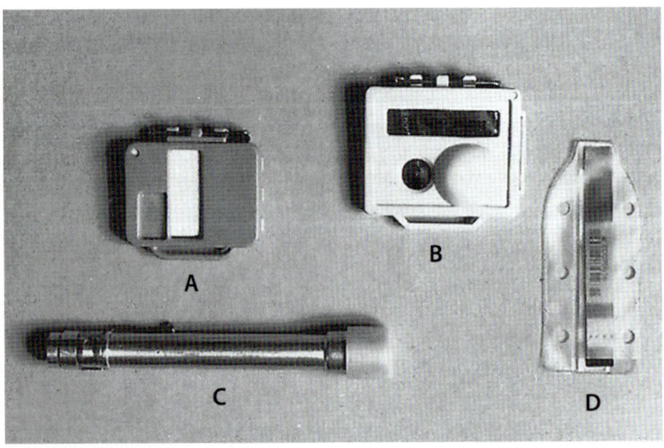

그림 6-5. 감시 장치. A. 개인 피폭 감시 필름 배지(personal monitoring film badge), B. 개인 피폭 감시 TLD 배지(personal monitoring TLD badge), C. 방사선 경보기(ionization bleeper), D. 사지용 TLD 피폭 감시 장치(TLD extremity monitor)

장점

- 받은 선량을 영구 기록한다.
- 선량을 확인하고 재평가할 수 있다.
- 노출된 방사선의 유형과 에너지를 측정할 수 있다.
- 구조가 간단하고 튼튼하며 다른 측정기에 비해 저렴하다.

단점

- 피폭되었다는 것을 즉각적으로 알 수 없다 – 모든 정보는 나중에 한꺼번에 볼 수 있다.
- 선량측정 시 소정의 처리과정이 필요하며 그 결과 에러가 생길 수 있다.
- 필터를 잃어버리기 쉽다.

열형광선량계 thermoluminescent dosimeter, TLD

열형광선량계 TLD 의 주요 특징은 다음과 같다.

- 특정 검사로 인한 피부 선량 skin dose 을 측정하는 경우뿐만 아니라 개인의 전신이나 사지의 피폭 감시에 사용된다.
- 방사선을 흡수하는 플루오르화 리튬 lithium fluoride 같은 물질을 포함하며 이후 가열되면 빛의 형태로 에너지를 방출한다.
- 방출된 빛의 강도는 처음 흡수된 방사선에너지에 비례한다.
- 개인 피폭 감시 장치 personal monitor 는 노란색이나 오렌지색 플라스틱 홀더 plastic holder 로 구성되며 필름 배지와 마찬가지로 1~3개월 동안(주로 3개월마다 교체할 것을 권고함) 착용한다.

장점

- 플루오르화 리튬 lithium fluoride 은 재사용이 가능하다.
- 판독 측정 read-out measurement 은 쉽게 자동화할 수 있고 신속하게 결과가 나온다.
- 매우 다양한 종류의 선량 측정법에 적당하다.

단점

- 판독을 하고 나면 측정치가 소실되기 때문에 영구 기록이 남지 않으며 결과를 다시

확인하거나 평가할 수 없다.

- 방사선의 유형과 에너지에 대해 제공되는 정보가 제한적이다.
- 방향의존성 dose gradient 이 있다.
- 상대적으로 비싸다.

이온전리함 ionizing chamber

이온전리함의 주요 특징은 다음과 같다.

- 이온전리함은 개인 피폭 감시용으로 사용(골무형 상자 thimble chamber)되거나 물리학자들이 조사된 방사선량을 측정하기 위해 사용(자유공기전리조 free-air chamber)한다.
- 밀폐된 이온전리함 내의 공기 분자를 조사된 방사선이 이온화시키고 그 결과 측정할 수 있을 정도의 전하가 생성되어 방사선을 직접 판독한다.
- 여러 다양한 크기와 형태로 제공된다.

장점

- 방사선량을 측정하는 가장 정확한 방법
- 직접 선량을 판독하여 즉각적인 정보를 얻을 수 있다.

단점

- 노출에 대한 영구 기록을 얻을 수 없다.
- 방사선 유형과 에너지에 대해서 알 수 없다.
- 저에너지 방사선에는 민감도가 떨어져 개인방사선 감시장치 personal ionization monitor 로 사용이 부적합하다.
- 견고하지 않아 쉽게 손상된다.

Part 4

방사선촬영
(Radiography)

7장. 치과방사선촬영술

– 감염 관리와 환자에 대한 일반적인 고려사항

7장에서는 방사선촬영술 분야 중 첫 장으로서 환자관리와 모든 종류의 치과방사선촬영에 적절한 일반적인 지침을 요약하였다. 또한 방사선촬영에서 발생될 수 있는 감염의 효과적인 관리에 대한 방법들도 언급하였다.

환자관리에 관한 일반적인 지침

- 구강내촬영 intraoral radiography 을 위해 환자는 치과용 의자에 편안하게 앉아 있어야 한다. 이 때 교합평면 occlusal plane 을 수평으로 하고 바닥과 평행하도록 하는 것이 중요하다. 대부분의 방사선촬영에서 머리는 불필요한 움직임을 최소화하기 위해 의자에 고정하도록 한다. 바로 앉은 자세 upright positioning 는 이후에도 방사선촬영술을 설명할 때 기본이 되는 자세이다. 그러나 대부분의 치과 수술 과정에서처럼 환자가 누워 있는 상태에서 방사선촬영을 할 때도 있다. 모든 촬영기법도 촬영법에 따라 변화되어야 하지만 환자가 누워 있는 상태에서는 영상수용기와 관구를 정확하게 배열하고 각도를 맞추는 것이 더욱 어려울 수도 있다.
- 구강외촬영 extraoral radiography 시 커다란 장비가 낯설고 무서워 보일 수 있으므로 장비 안에 위치하기 전에 환자를 안심시키도록 한다. 특히 소아환자의 경우 중요하다.
- 촬영과정을 환자들이 이해할 수 있는 용어로 설명해야 하고, 검사하는 동안 움직이지 않도록 한다.
- 안경, 의치, 교정 장치는 제거한다. 촬영법에 따라 귀걸이와 같은 장신구도 빼야 하는 경우가 있다.
- 갑상샘 보호대 protective lead thyroid collar 가 환자에게 필요할 경우 착용시킨다(6장 참조).
- 구강 내 영상수용기 intraoral image receptor 와 엑스선관구 X-ray tubehead 를 위치시키기 전에 제어판의 노출인자 exposure factors 를 선택해 놓으면 방사선촬영을 신속히 할 수 있다.
- 구강 내 영상수용기는 연부조직에 외상이 생기지 않도록 주의하여 위치시켜야 한다. 조직이 만곡한 곳, 예를 들어 단단입천장 앞쪽 anterior hard palate 의 혀쪽 lingual 에서 아래턱 앞니, 혀쪽먼곳 distolingual 에서 아래턱 큰어금니에 이르는 부위에서는 특히 주의해야 한다.

- 방사선촬영은 재촬영과 환자의 불편을 줄이기 위해서 가능한 정확하고 빠르게 진행되어야 한다.
- 촬영하는 동안 환자가 지시를 따르고 움직이지 않는지 항상 주시해야 한다.

소아와 장애가 있는 환자의 방사선촬영 시 주의사항

소아환자와 장애가 있는 환자의 경우 방사선촬영 시 다음과 같은 어려움이 발생할 수 있다.

- **협조를 구하기 어려움**

- **해부학적 문제**
  - 큰 혀(대설증 macroglossia)
  - 작은 입(소구증 microstomia)
  - 뻣뻣한 입안 근육조직
  - 제한된 목 움직임
  - 좁은 이틀활
  - 얕은 입천장
  - 비만

- **신경학적 장애**
  - 의사소통 및 학습 장애
  - 발작
  - 마비

이런 어려움이 있는 경우 다음과 같은 지침을 추가적으로 고려하도록 한다.

- 환자의 연령이나 장애정도, 협조가 가능한 범위에 적합한 방사선검사만 시행하도록 한다.
- 적합한 크기의 입안 영상수용기를 선택하고 필요에 따라 표준촬영법을 변경한다.

- 영상수용기를 잡고 있거나 환자를 안심시키기 위해서 도우미를 활용한다. 이때 도우미는 직원과 환자보호자가 할 수 있다.

참고: 방사선촬영 시 엑스선장비 주위를 반드시 통제구역 controlled area 으로 지정하고 환자만이 원칙적으로 그 구역에 있도록 규정하고 있다(6장 참조). 따라서 도우미가 필요하고 이 규정이 지켜질 수 없는 경우 방사선안전관리자 radiation protection adviser, RPA 가 도우미에 대한 적절한 보호책을 권고해야만 한다.

- 협조가 어려운 환자가 전신마취 상태로 치과 치료를 받고 있다면 그 상태에서 필요한 촬영을 실시한다(그림 7-1 참조). 교익촬영이 가능하더라도 얻을 수 있는 방사선사진은 사측방향 oblique laterals 과 치근단 periapicals 촬영으로 제한한다.
- 환자가 18초 정도 움직이지 않아야 하기 때문에 파노라마 방사선촬영은 피한다(13장 참조). 사측방향촬영상이 양호하게 얻어진 구강외촬영상이다.

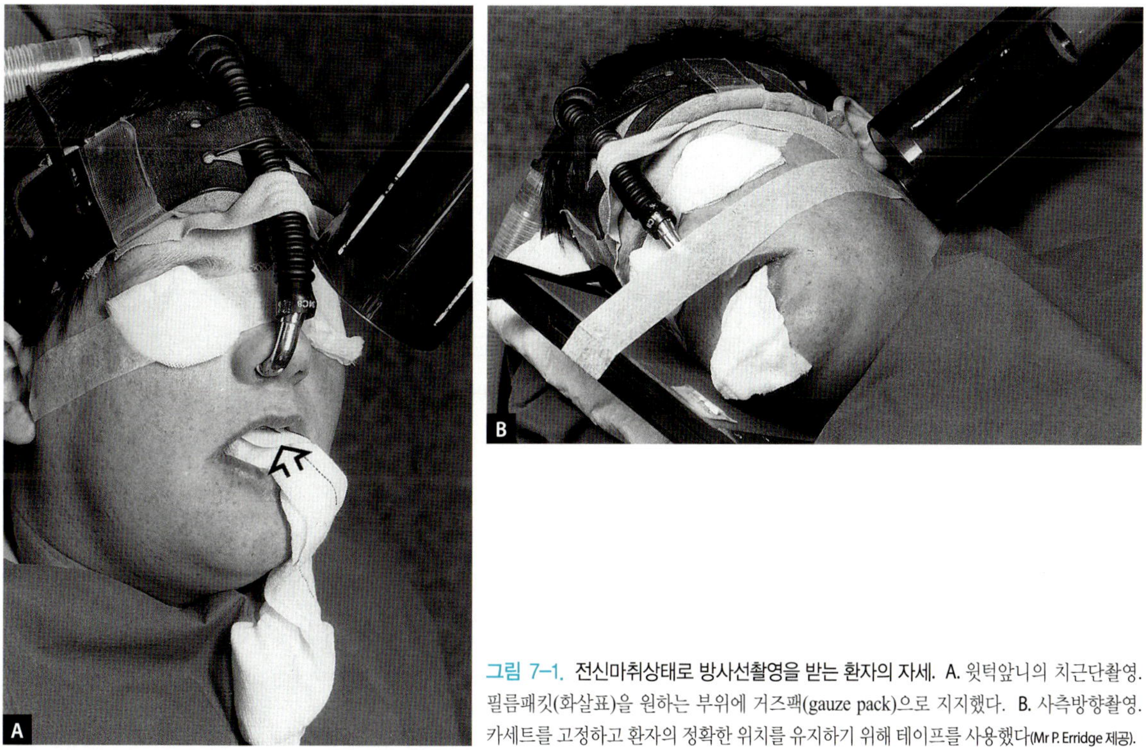

그림 7-1. 전신마취상태로 방사선촬영을 받는 환자의 자세. A. 윗턱앞니의 치근단촬영. 필름패킷(화살표)을 원하는 부위에 거즈팩(gauze pack)으로 지지했다. B. 사측방향촬영. 카세트를 고정하고 환자의 정확한 위치를 유지하기 위해 테이프를 사용했다(Mr P. Erridge 제공).

- 치근단촬영의 경우 가능하면 평행촬영법을 사용한다. 평행촬영법을 사용해야 환자의 머리 위치에 상관없이 영상수용기와 치아, 엑스선빔의 위치가 유지되기 때문이다(8장 참조).

감염 관리

방사선안전관리법에 따르면 병원이나 일반 의원에서 일하는 모든 사람들(의료종사자 HCWs, health care workers)은 자신과 동료, 환자를 보호하기 위해서, 즉 교차감염 cross-infection을 예방하기 위한 필요한 조치가 행해지도록 할 법적인 의무가 있다. 아울러 보건안전관리규정 1992 Management of Health and Safety Regulations 1992은 모든 과정에서 직원과 환자에게 유해한 가능성을 제거하기 위해서 위험평가 risk assessment를 하도록 요구한다. 따라서 대부분의 치과방사선촬영이 점막이나 손상된 피부 breaches와 관련이 없기 때문에 비침습적인 과정 non-invasive or non-exposure prone procedure으로 간주되기는 하지만 치과방사선촬영에도 효율적인 감염통제조치가 요구된다. 교차감염이 주로 발생하는 경우는 타액으로 오염된 촬영장소와 장비로 인해 한 환자에게서 다른 환자에게로 교차감염되는 경우이다. 방사선촬영을 하는 동안 의료인 자신은 크게 위험하지 않지만 안전할 수만은 없다.

감염될 수 있는 주요 병변

- B형간염 HBV 혹은 C형간염 HCV 바이러스로 인한 전염성간염 infective hepatitis. WHO는 20억 명이 HBV에 감염됐으며 3억 5천만 명 이상이 만성적인(평생) 감염 상태라고 추산한다. 개발도상국에서는 일반인의 8%에서 10%가 만성적으로 감염된다. HBV는 HIV보다 50배에서 100배 더 감염성이 높다고 여겨진다. WHO에 따르면 세계인구의 3%가 HCV에 감염되었다고 한다.
- 인체면역결핍바이러스(HIV와 HIV에 의해 발생하는 AIDS)
- 결핵(Tb) 모든 종류의 결핵 발생률이 높아지고 있으며 현재 세계인구의 약 3분의 1이 감염되어 있다. Active Tb를 가진 사람들 중 많은 경우는 HIV에도 감염되어 있다.
- 단순포진바이러스(HSV)에 의한 헤르페스성 입안염. 의료종사자들은 통증이 수반된 손가락 감염인 조진성 손톱주위염에 걸릴 위험이 있다.

- 풍진(가벼운 홍역) Rubella (German measles)
- 매독 syphilis
- 디프테리아 diphtheria
- 볼거리 mumps
- 인플루엔자 influenza
- 전염성해면상뇌증 TSEs, 즉 크로이츠펠트야콥병 CJD

이러한 감염병에 환자와 종사자들은 노출될 수 있으므로 환자의 병력을 철저히 조사해야 한다. 하지만 전염병의 무증상보균자는 병력조사와 검사로 발견되지 않을 수도 있다. 따라서 의료인은 나이나 계층에 상관없이 모든 환자를 감염위험인자 infection risk 라고 보고 언제 어디서나 예방하기 위해 노력해야 한다. 즉 모든 환자들에게 동일한 감염 통제 조치를 취해야 한다. 크로이츠펠트 야콥병에 걸렸거나 의심되는 환자와 확정된 크로이츠펠트야콥병 위험집단의 소수의 환자만 예외로 한다.

알아두어야 할 사항

병원이나 일반치과의원에서 치과의사가 다른 의료인에게 방사선촬영을 부탁하는 경우 의사는 의료인에게 의료적 문제나 위험인자, 즉 간질이나 현재 앓고 있는 전염병을 알려야 할 책임이 있다.

감염 관리 방법

언급한 바와 같이 치과방사선촬영에서 가장 우려되는 것은 작업구역과 장비가 타액으로 오염되는 것이다. 다음은 이에 대한 적절한 예방책이다.

- 모든 직원에게 감염통제절차를 가르치고 잘 이행하고 있는지 확인한다.
- 모든 임상직원은 B형간염백신을 맞아야 하며 백신에 대한 반응을 체크하고 백신상태를 유지해야 한다.
- 피부가 벗겨진(특히, 손) 상처는 방수드레싱으로 덮어야 한다.
- 모든 방사선촬영과정에서 의료용 장갑을 착용하고 환자마다 새것을 사용한다.
- 눈 보호—보안경이나 안면보호구 safety visor 를 쓰도록 한다(그림 7–2). 하지만 방사선

촬영에서 마스크는 보통 필요하지 않다.

- 필요한 모든 영상수용기와 유지장치는 작업 표면의 오염을 막기 위해 일회용 트레이에 담아야 한다.
- 타액에 오염되는 것을 막기 위해 필름 패킷은 사용 전에 작은 방호용 덮개 barrier envelope 에 보관하거나 구입 시 개별 포장된 것을 구한다(그림 7–3). 입 안에서 사용된 후에는 필름 패킷을 깨끗한 곳에 꺼내 안전하게 다룬다.
- 디지털촬영센서 역시 적합한 방호용 덮개로 덮는다(그림 7–4) .
- 방호용 필름덮개를 사용하지 않을 때는 노출된 필름을 다루거나 처리하기 전에 살균소독제(예를 들면 1% 농도의 하이포아염소산염 hypochlorite)로 타액을 닦아낸다. 특히 이는 부드럽고 유연한 팔토시 부분 soft flexible arm sleeves 이 타액에 오염될 위험이 있기 때문에 데이라이트로딩 자동현상처리기 daylight–loading automatic processor 를 사용할 때 중요하다(5장 참조, 그림 5–26). 모아진 필름을 한꺼번에 처리할 때도 타액을 닦아내는 것이 중요하다.
- 필름 패킷은 반드시 깨끗한 손이나 장갑을 사용해서 데이라이트로딩 자동현상처리기에 처리하여야 한다. 분말처리가 된 장갑은 필름에 인공음영 artefacts 을 가져올 수 있기 때문이다.
- 사용한 일회용 트레이, 방호용 필름덮개, 필름 패킷은 즉시 의료폐기물로 취급하여 폐기한다.
- 모든 영상 장치, 바이트 블록 bite block, 바이트페그 bite peg 는 사용 후 씻어서 가압멸균처리 autoclaved 하고 일회용이라면 폐기한다.
- 엑스선장비의 관구, 제어판, 타이머 버튼, 카세트 등 방사선촬영 시 손이 닿는 곳은 각 환자가 사용한 후 적절한 표면 살균소독제(예. Mikrozid®)로 닦아낸다.

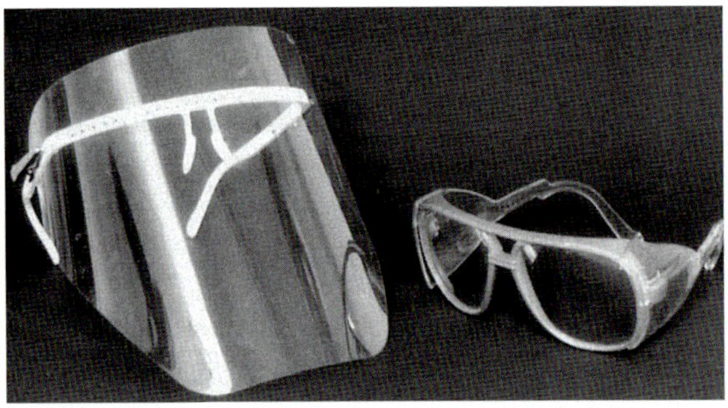

그림 7–2. 치과방사선촬영 시 눈을 보호하기에 적합한 플라스틱 보안경과 Vista-Tec 안면보호구(Polydentia SA)

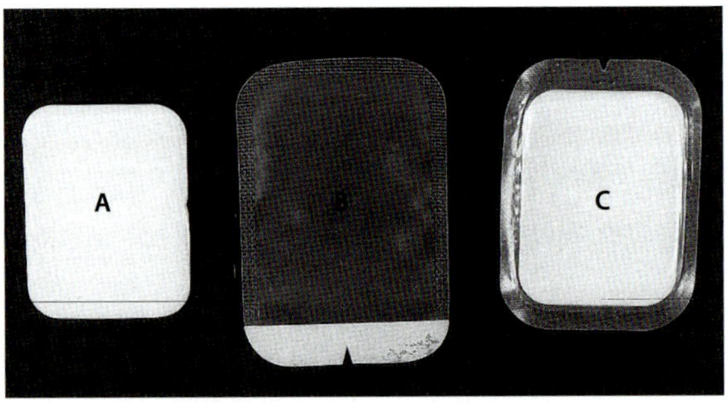

그림 7–3. A 31×41 mm 치아뿌리끝 필름패킷, B 치아뿌리끝 필름을 담는 방호용 비닐봉지, C 방호용 비닐봉지에 미리 포장되어 나온 치아뿌리끝 필름패킷

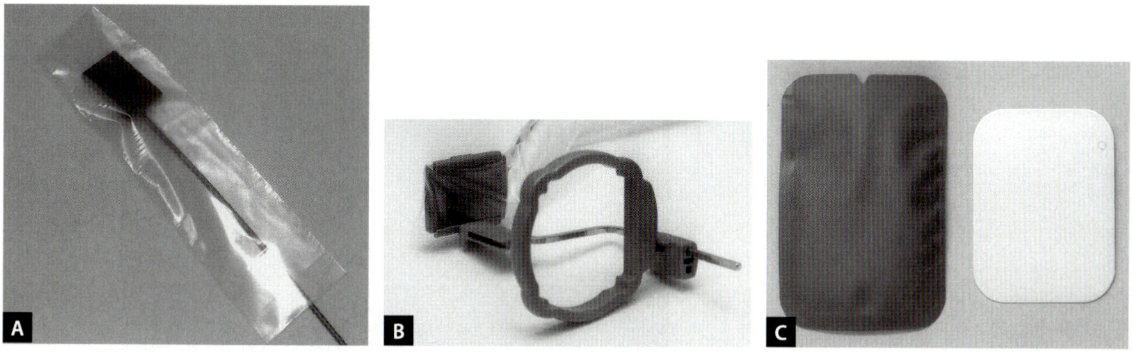

그림 7-4. A 방호용 덮개로 싼 고체 디지털센서. B. 방호용 비닐에 싸서 센서 유지장치에 끼운 고체 센서. C. 31×41 mm 디지털광자극형광체판(digital photo-stimulable phosphor plate)에 사용하는 방호용 덮개

- 장비의 교체가 가능한 모든 부분은 매 환자마다 교체한다. 이는 랩으로 덮어 해결할 수도 있다(그림 7-5).
- 사용된 장갑과 약솜은 적절한 폐기물 봉지에 넣고 밀봉하여 소각 · 폐기한다.

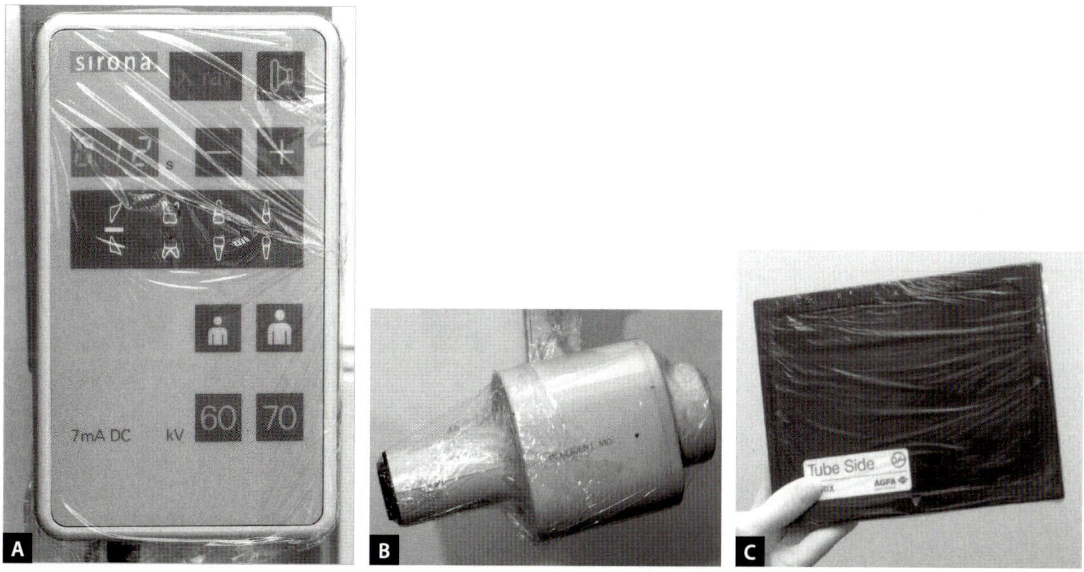

그림 7-5. 랩으로 싸서 임상용으로 준비된 장비의 다양한 부분의 예. A. 노출버튼을 포함한 제어판. B. 엑스선관구. C. 구강외카세트

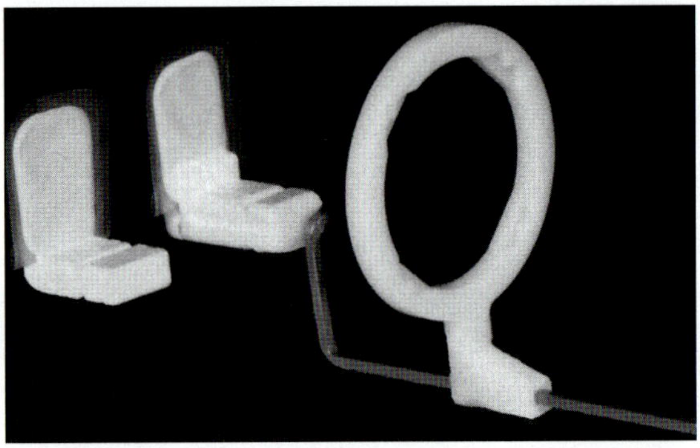

그림 7-6. 치근단평행촬영법과 등각촬영법에 모두 쓰이는 일회용 Rinn 폴리스티렌 바이트 블록

중요한 참고사항

- TSE에 걸렸거나 의심되는 환자는 방사선촬영 시 타액에 의한 오염을 피할 수 있는 구강외촬영법을 사용해야만 한다.
- 구강내촬영법이 필요하다면 일회용 필름장치를 사용해야 한다(그림 7-6 참조).

주註

치과방사선촬영 시 효율적인 감염관리의 중요성은 아무리 강조해도 지나치지 않다. 모든 치과관련종사자들은 감염으로 인한 피해를 환자가 받지 않도록 주의해야 할 의무가 있음을 명심해야 한다. 부적절한 감염관리 조치는 다른 환자나 이후의 환자를 직접적이든 간접적이든 감염의 위험에 처하게 할 수 있다.

8장. 치근단촬영법

치근단촬영법 periapical radiography 은 개별 치아와 치아뿌리끝 주변 조직 tissues around the apices 을 보여주기 위한 구강내방사선촬영술이다. 대개 필름당 2개에서 4개의 치아가 보이며 치아와 주변의 이틀뼈의 상세한 정보를 제공한다.

주요 목적

치근단촬영법을 사용하는 주요 목적은 다음과 같다.

- 치아뿌리끝의 감염/염증 발견
- 이틀상태 periodontal status 평가
- 치아와 그 주변 이틀뼈 associated alveolar bone 에 외상 trauma 이 생긴 후
- 미맹출치아의 존재와 위치 평가
- 발치 전 치아뿌리형태 root morphology 평가
- 근관치료 endodontics 중
- 치아뿌리끝 수술 전과 수술 후 평가
- 치근낭종 apical cysts 을 비롯해 이틀뼈의 다른 병소의 자세한 검사
- 임플란트 수술 후 평가

이상적인 촬영자세의 조건

치아에 대한 영상수용기와 엑스선빔의 이상적인 위치는 그림 8-1과 같다.

- 검사대상인 치아와 영상수용기는 접해 있어야 하고 밀착하기 어려운 경우 최대한 가까이 위치시킨다.
- 치아와 영상수용기는 서로 평행해야 한다.
- 영상수용기는 앞니와 송곳니의 경우 장축을 수직으로 하고 작은어금니와 큰어금니의

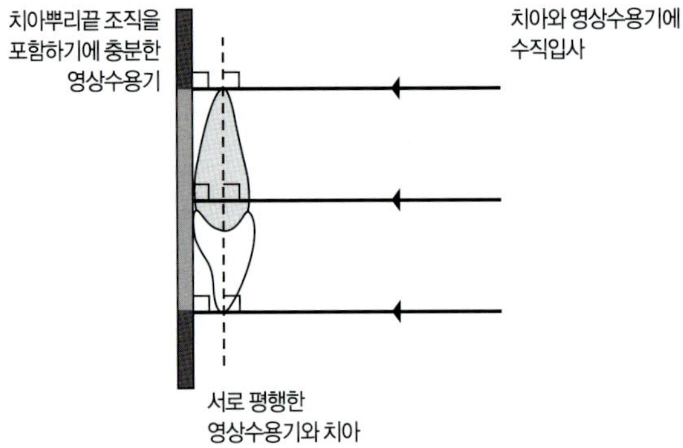

그림 8-1. 이상적인 영상수용기와 치아, 엑스선빔의 기하학적 관계

경우 수평으로 한다. 치아뿌리끝 조직이 촬영될 수 있도록 치아뿌리끝 쪽에 충분히 여유를 둔다.

- 엑스선관구는 빔이 치아와 영상수용기에 수직면과 수평면 모두 직각으로 닿을 수 있도록 위치시킨다.
- 촬영자세는 재현 가능해야 한다.

촬영법

입안의 해부학적 구조상 매 촬영 시마다 이상적인 요건을 만족시킬 수 없다. 문제를 극복하기 위해서 두 가지 치근단촬영법이 발달되었다.

- **평행촬영법** paralleling technique
- **등각촬영법** bisected angle technique

평행촬영법

이론

1. 영상수용기 image receptor 를 유지장치 holder 에 끼우고 입 안에서 검사할 치아에 평행이 되도록 위치시킨다.
2. 엑스선관구 X-ray tubehead 는 (수직과 수평면에서) 치아와 영상수용기에 직각으로 조준한다.

3. 평행촬영법은 영상수용기와 엑스선관구의 위치를 고정하는 필름이나 센서유지장치를 사용하기 때문에 재현 가능 reproducible 하다.

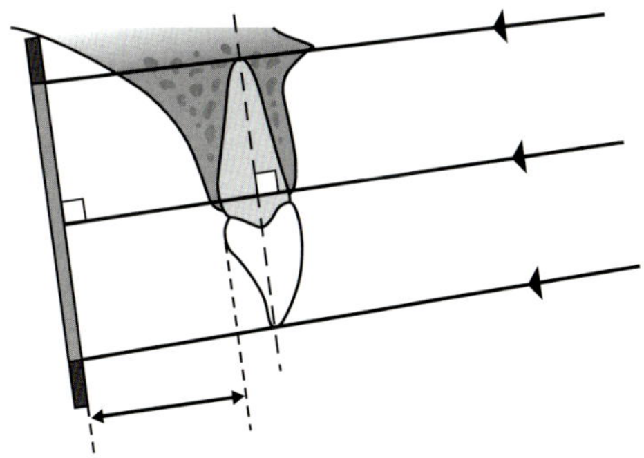

그림 8-2. 입천장의 경사 때문에 치아 장축에 평행하도록 입 안에 배치된 영상수용기의 위치를 보여주는 그림

이 평행촬영법은 앞에서 언급한 이상적인 요건의 4~5가지를 만족시킬 수 있다. 하지만 입천장의 해부학적 구조와 이틀활의 형태 때문에 치아와 영상수용기는 평행하면서 동시에 접해 있을 수 없다. 그림 8-2에서 보이는 바와 같이 영상수용기는 치아와 어느 정도 거리를 두게 된다.

이러한 거리 때문에 생길 수 있는 영상의 확대를 방지하기 위해서 엑스선빔은 평행하고 확산되지 않아야 non-diverging 한다(그림 8-3). 5장에서 설명했다시피 보통 긴 초점피부간거리 focal spot to skin distance, FSD 를 20 cm를 사용하여 이를 해결한다.

필름패킷/센서 유지장치

평행촬영법에 사용되는 다양한 유지장치들이 개발되어 있다. 유지장치의 선택은 개인적인 선호의 문제이며 사용되는 영상수용기의 타입 - 필름패킷 혹은 디지털 센서(고체나 형광체판) - 에 따라 달라진다. 유지장치는 가격과 디자인 면에서 다양하지만 그림 8-4와 같이 기본적으로 세 부분으로 구성되어 있다.

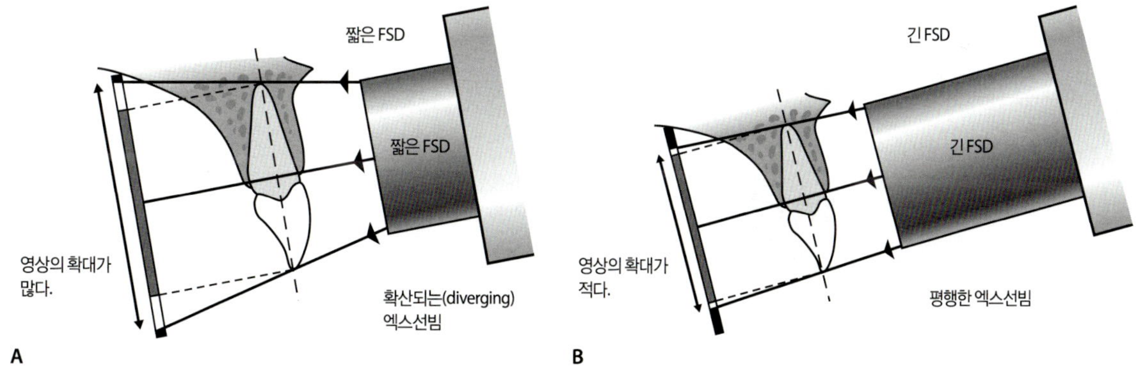

그림 8-3. 영상의 확대를 보여주는 그림. A. 짧은 초점피부간거리(FSD)와 확산되는(diverging) 엑스선빔을 사용할 때, B. 긴 초점피부간거리(FSD)와 거의 평행한 엑스선빔을 사용할 때

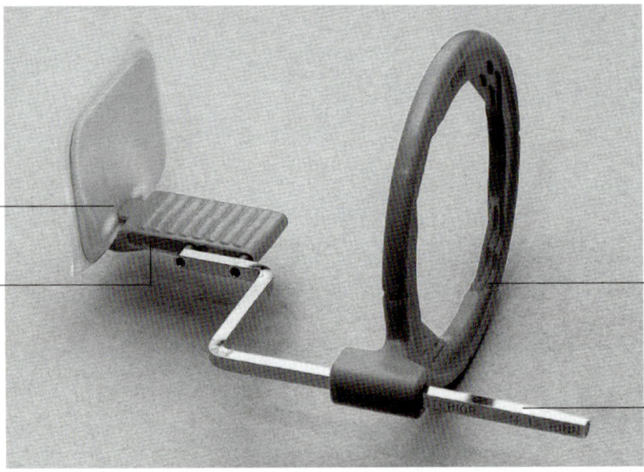

그림 8-4. 어금니 부분용 Rinn XCP 영상수용기 유지장치

- 영상수용기를 치아에 평행하게 유지하고 구부러지지 않게 해주는 기구
- 바이트 블록 또는 플랫폼 bite block or platform
- 엑스선빔조준장치 X-ray beam-aiming device. 조사야 기능 collimation of the beam 을 추가로 제공하는 것도 있고 그렇지 않은 것도 있다.

다양한 유지장치들은 대개 임상에서 사용하려면 여러 부품을 조립해야 한다. 사용하는 유지장치의 디자인은 검사할 치아가 무엇이냐에 달려 있다.

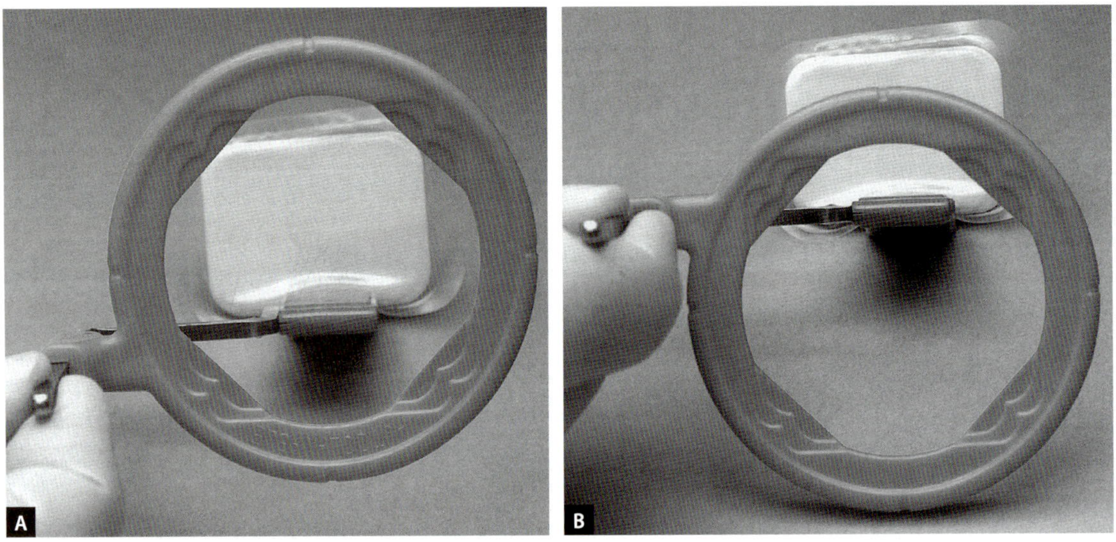

그림 8-5. Rinn XCP 유지장치. A. 정확히 조립했을 때 로케이터 링 사이로 보이는 필름패킷의 모습, B. 영상수용기 유지장치를 잘못 조립했을 때 모습

- 앞니인지 어금니인지
- 아래턱인지 윗턱인지
- 턱의 우측인지 좌측인지

이러한 변수가 의미하는 것은 유지장치의 조립이 헷갈리더라도 반드시 정확하게 해야 한다는 것이다. 현재 몇 개의 제조사는 조립이 용이하도록 여러 부품을 색으로 구분하고 있다. 올바르게 조립하면 그림 8-5와 같이 빔조준장치를 통해 보았을 경우 전체 영상수용기가 보여야 한다. 다양한 유지장치의 종류는 그림 8-6과 같다. 일반적으로 장축을 세로로 한 작은 사이즈의 영상수용기(22×35 mm)를 활용하는 같은 종류의 앞니용 유지장치 anterior holder 가 윗턱과 아래턱의 좌우 앞니와 송곳니에 사용될 수 있다. 그림 8-7에서처럼 좌우 앞니와 송곳니를 모두 커버하기 위해서 대개 윗턱의 경우 4개, 아래턱의 경우 3개의 영상이 필요하다.

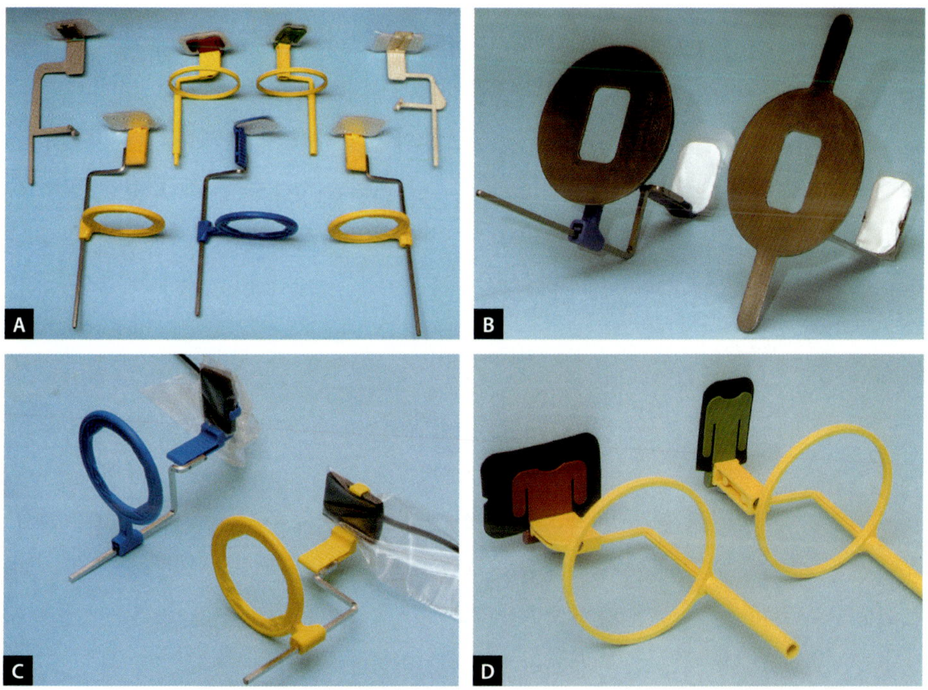

그림 8-6. **A. 평행촬영법을 위한 다양한 필름패킷과 디지털형광체판 유지장치.** 몇 개의 제조사에서 각기 다른 입안부위에 사용되는 유지장치를 어떻게 색으로 구분하는지 알아야 한다. **B. 사각형 조리개가 추가로 포함된 유지장치.** 로케이터 링(locator ring)에 부착된 철제 조리개가 있는 Masel Precision all-in-one metal holder와 Rinn XCP holder. **C. Rinn XCP-DS 고체 디지털센서 유지장치.** 파란색은 앞니용, 노란색은 어금니용이다. **D. 필름패킷과 디지털형광체판을 모두 사용할 수 있는 Hawe-Neos 유지장치.** 초록/노란색은 앞니용, 빨강/노란색은 어금니용이다.

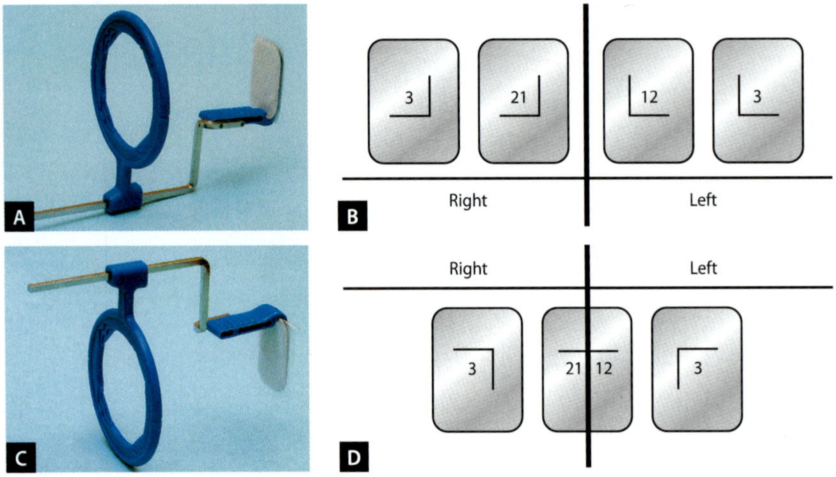

그림 8-7. A 윗턱 앞니와 송곳니 방사선촬영에 적합한 Rinn XCP 앞니용 유지장치. B. 좌우 윗턱 앞니와 송곳니 방사선촬영에 필요한 작은 크기의 영상수용기 네 개를 보여주는 그림. C. 아래턱 앞니와 송곳니 방사선촬영에 적합한 같은 종류의 Rinn XCP 앞니용 유지장치. D. 좌우 아래턱 앞니와 송곳니 방사선촬영에 필요한 작은 크기의 영상수용기 세 개를 보여주는 그림

일반적으로 윗턱과 아래턱의 어금니 부분치아의 경우 좌우 작은어금니와 큰어금니에 따라 다른 종류의 유지장치가 필요하다. 디자인이 다른 것은 유지장치가 볼과 입안의 각도 corner of mouth 에 걸릴 수 있도록 하기 위한 것이다. 장축을 가로로 한 큰 사이즈의 영상수용기(31×41 mm)가 이상적으로 활용된다. 그림 8-8에서와 같이 작은어금니와 큰어금니를 커버하기 위해서 각 사분악 quadrant 마다 대개 영상이 두 개씩 필요하다.

촬영자세

영구이틀을 위한 방사선촬영술은 다음과 같이 요약할 수 있다.

1. 환자에게 머리를 기대고 앉아 교합평면을 수평으로 하도록 한다.
2. 영상수용기와 유지장치는 다음과 같이 입 속에 위치시킨다.
   a. 윗턱 앞니와 송곳니: 영상수용기를 그 높이가 입천장 vault of palate 에 맞을 수 있도록 충분히 뒤로 위치시킨다.
   b. 아래턱 앞니와 송곳니: 영상수용기를 대략 아래턱 송곳니나 제1작은어금니와 나란하도록 입안바닥 floor of mouth 에 위치시킨다.
   c. 윗턱 작은어금니와 큰어금니: 영상수용기를 그 높이가 입천장에 맞도록

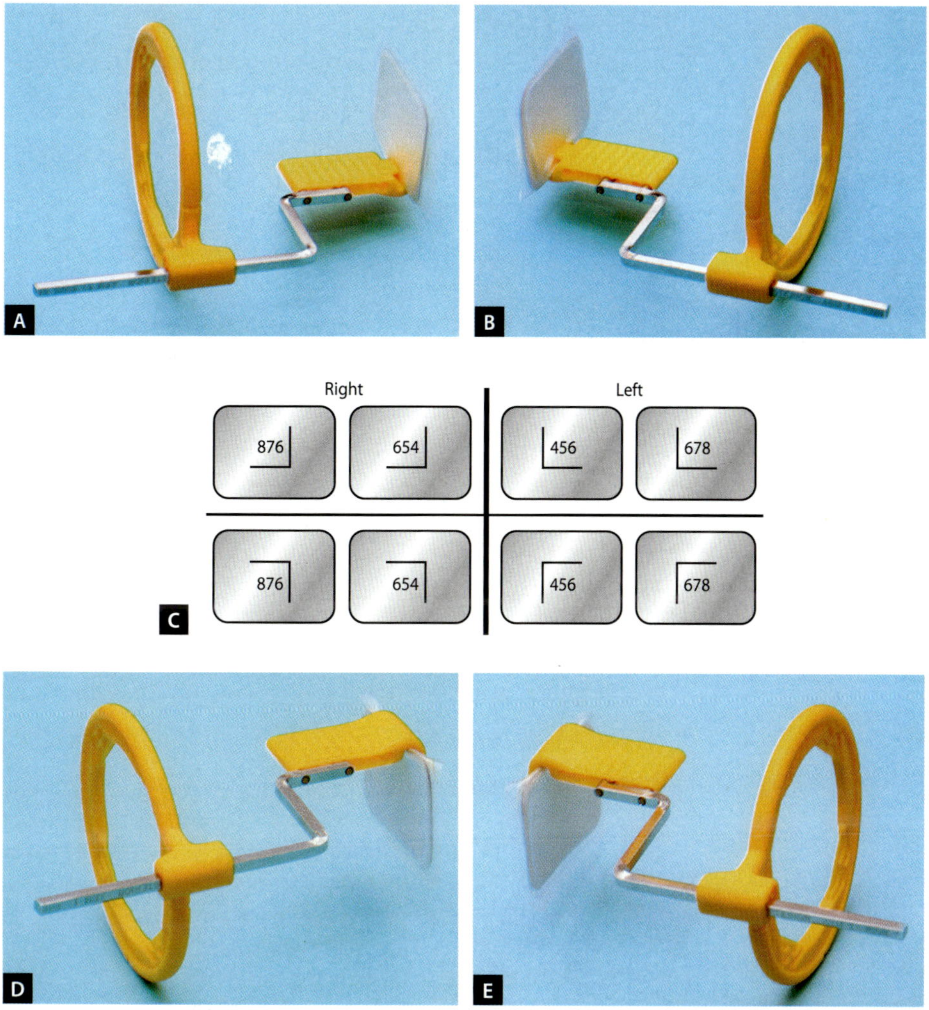

그림 8-8. A. 우측 윗턱작은어금니와 큰어금니 촬영을 위해 조립된 Rinn XCP 어금니용 유지장치. B. 좌측 윗턱 작은어금니와 큰어금니 촬영을 위해 조립된 Rinn XCP 어금니용 유지장치. C. 좌우 작은어금니와 큰어금니를 촬영하기 위해 각 사분악마다 필요한 큰 크기의 영상수용기 두 개를 보여주는 그림. D. 우측 아래턱 작은어금니와 큰어금니를 촬영을 위해 조립된 Rinn XCP 어금니용 유지장치. E. 좌측 아래턱 작은어금니와 큰어금니를 촬영하기 위해 조립된 Rinn XCP 어금니용 유지장치

입천장의 정중선 midline of palate 에 위치시킨다.

d. 아래턱 작은어금니와 큰어금니: 영상수용기를 적합한 치아 옆 혀측 열구 lingual sulcus 에 위치시킨다.

3. 유지장치는 검사할 치아가 바이트 블록 bite block 에 닿을 수 있도록 회전시킨다.
4. 탈지면뭉치 cottonwool roll 는 바이트 블록 뒷면에 놓으면 치아와 영상수용기의 평행을

유지하는 데 쉬우며 유지장치로 인한 불편함을 덜 느끼게 할 수 있다.

5. 환자에게 유지장치가 제 위치에 고정되어 있도록 부드럽게 물고 있도록 한다.
6. 로케이터 링 locator ring 은 환자 얼굴에 거의 닿을 때까지 위치표시막대 indicator rod 아래로 내린다. 이것은 정확한 초점필름간거리 FSD 를 위한 것이다.
7. 스페이서콘 spacer cone 을 로케이터 링에 배치하면 자동으로 수직 · 수평각도가 맞춰지고 엑스선빔이 영상수용기 가운데에 닿게 된다.
8. 촬영을 시행한다.

필름패킷과 디지털형광체판을 임상적으로 사용할 때의 촬영자세가 그림 8-9~16에 나와 있다. 각 그림은 다음의 부위에 해당한다.

윗턱 가운데 앞니(그림 8-9)
윗턱 송곳니(그림 8-10)
윗턱 작은어금니(그림 8-11)
윗턱 큰어금니(그림 8-12)
아래턱 앞니(그림 8-13)
아래턱 송곳니(그림 8-14)
아래턱 작은어금니(그림 8-15)
아래턱 큰어금니(그림 8-16)

참고:

1. 전체 입검사 full mouth survey 는 전체 치열을 보여주는 15개의 치근단촬영상(앞니부 7장, 어금니부분 8장)을 모두 모아 놓은 컬렉션을 이르는 용어이다.
2. 필름패킷과 디지털형광체판을 사용할 때 방향표시점 orientation dot 이 치아뿌리끝 apex 에 겹쳐 보이지 않도록 점이 있는 수용기의 끝이 치아머리부분의 반대편에 위치해야 한다.

고체디지털센서를 사용하는 촬영자세

고체디지털센서 solid-state digital sensor 를 사용할 때 평행촬영법을 위한 유지장치의 임상적 위치는 센서의 크기와 단단한 느낌 때문에 더 어려울 수 있다. 케이블을 사용하는 이러한 장비는 케이블이 손상되지 않도록 케이블의 위치에도 더 많은 주의가 필요하다. 일단 유지장치를 입안에 삽입하고 나면 관구의 위치는 다른 종류의

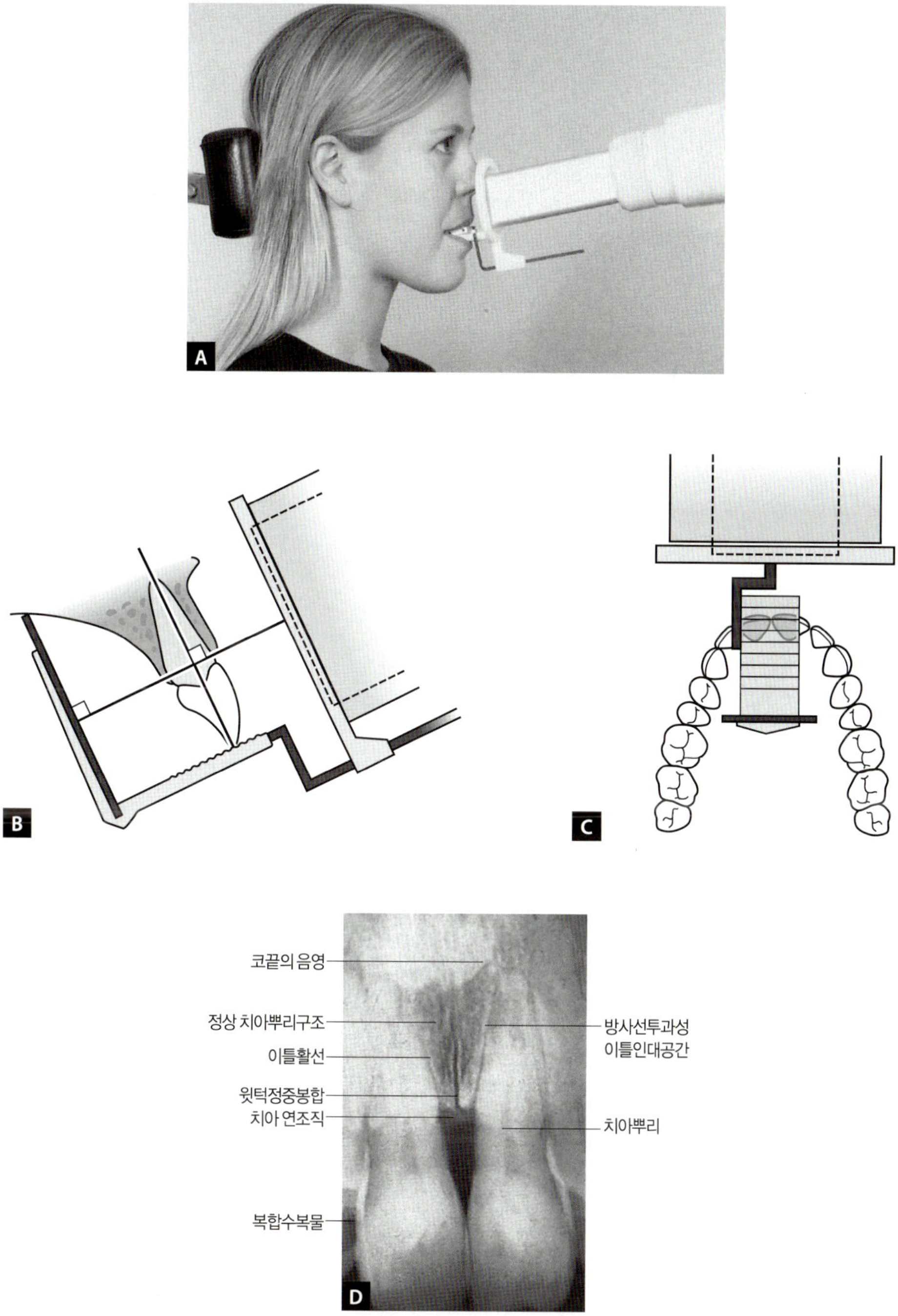

그림 8–9. A. 환자자세(윗턱 가운데 앞니). B. 모식도. C. 필름의 위치. D. 해부학적 명칭

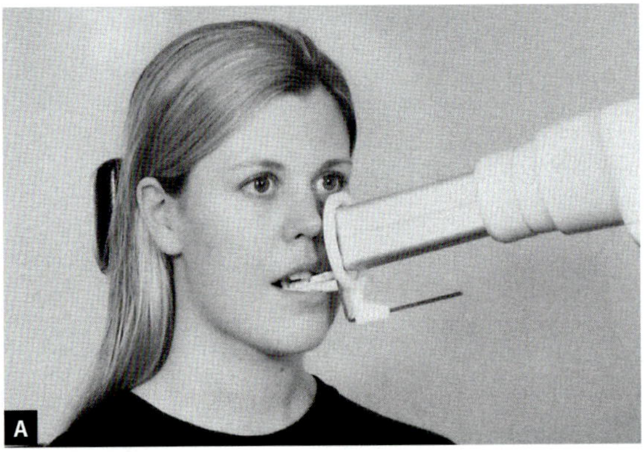

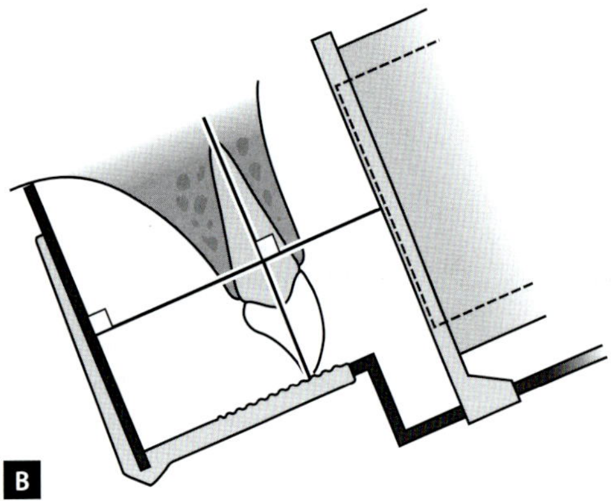

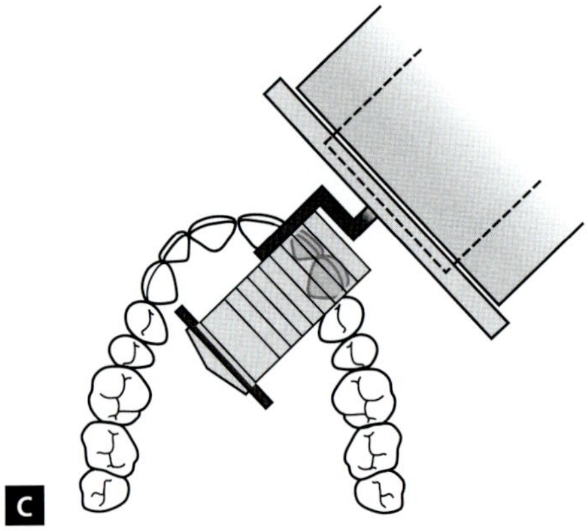

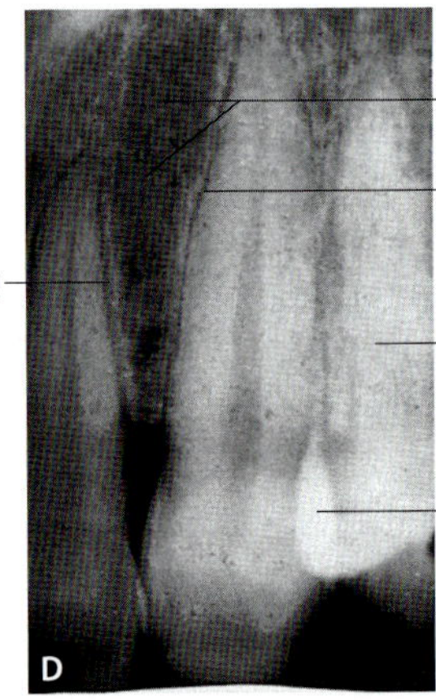

그림 8-10. A. 환자자세(윗턱송곳니). B. 모식도. C. 필름의 위치. D. 해부학적 명칭

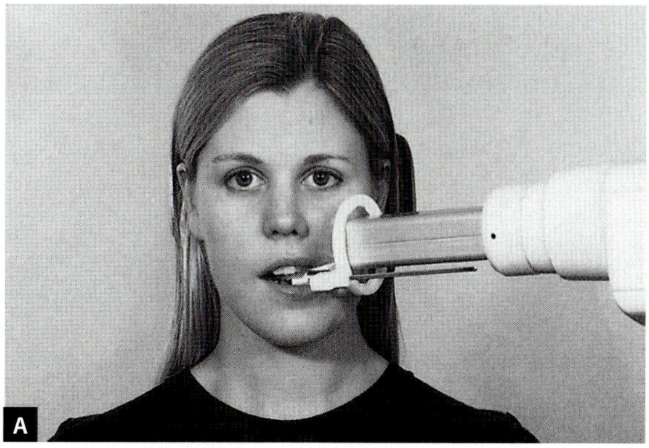

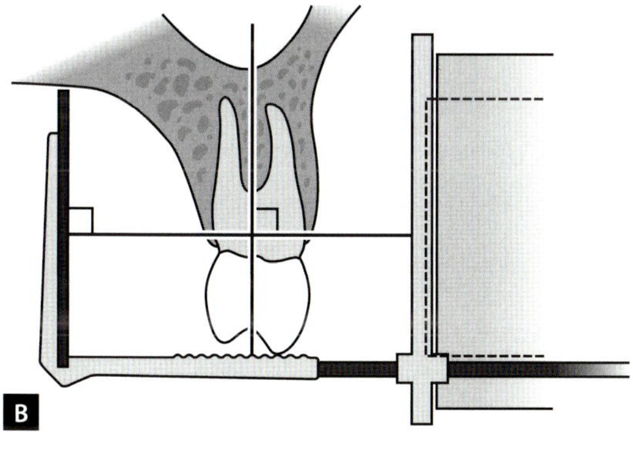

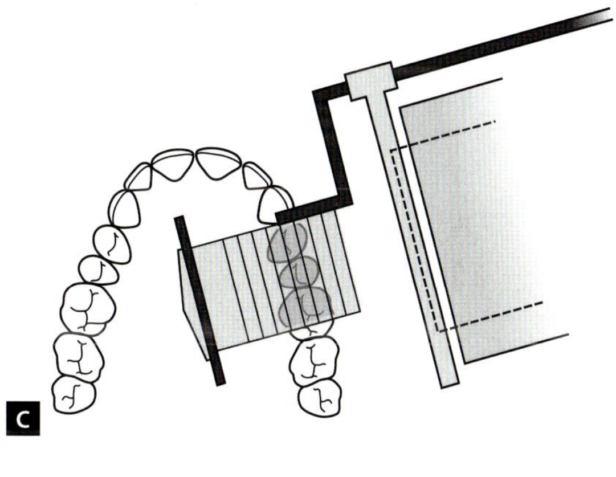

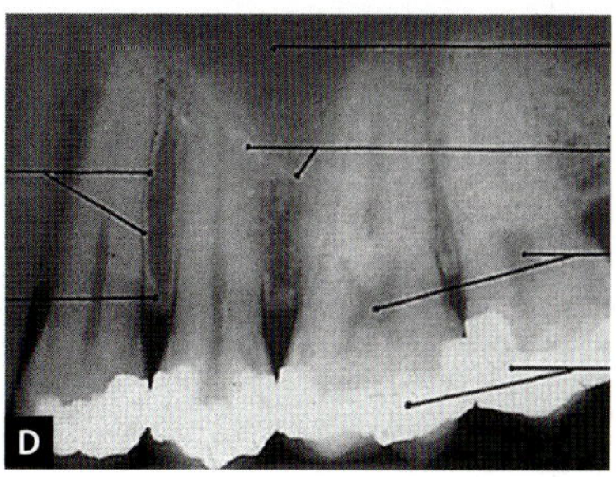

그림 8-11. A. 환자자세(윗턱작은어금니). B. 모식도. C. 필름의 위치. D. 해부학적 명칭

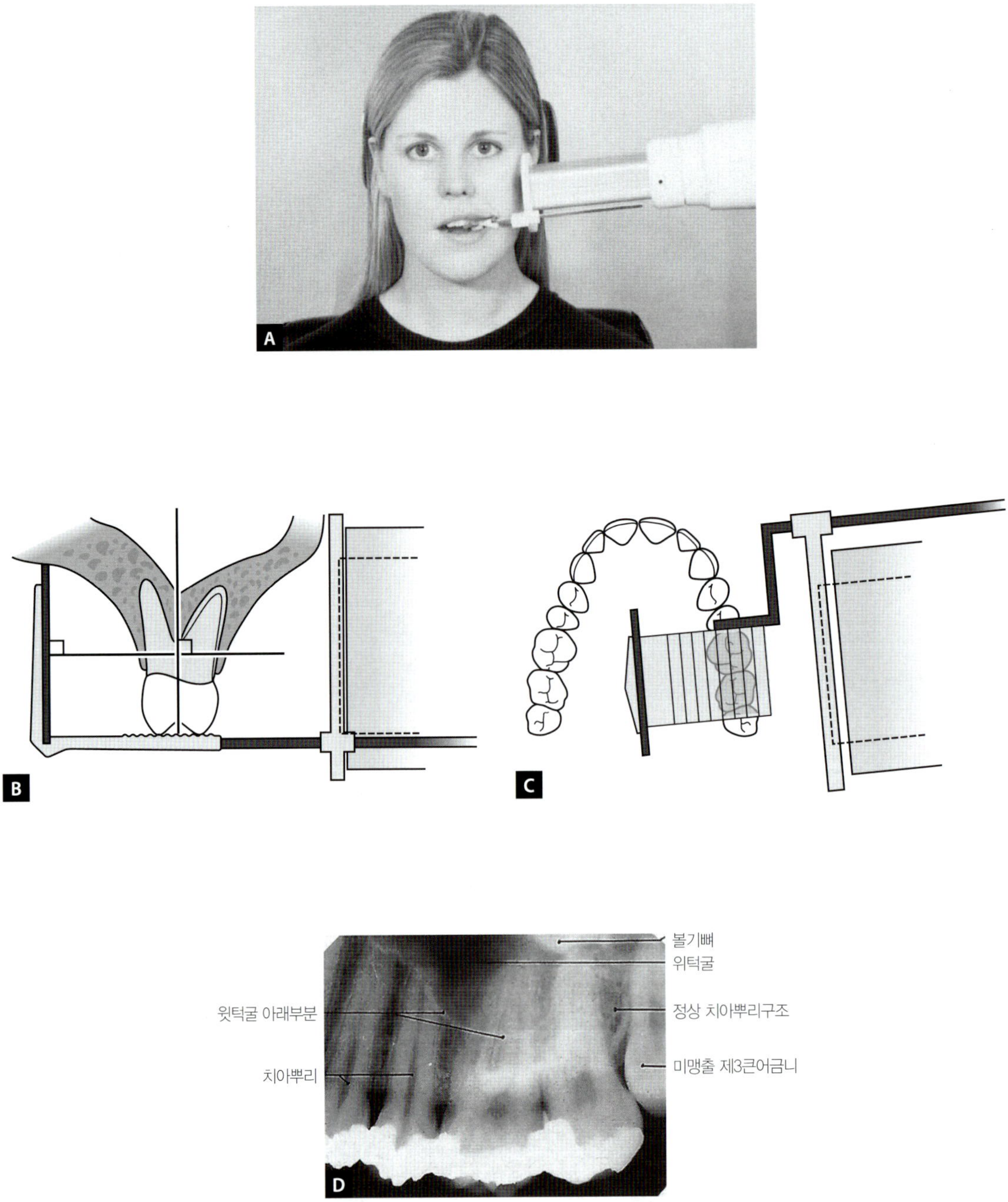

그림 8-12. A. 환자자세(윗턱큰어금니). B. 모식도. C. 필름의 위치. D. 해부학적 명칭

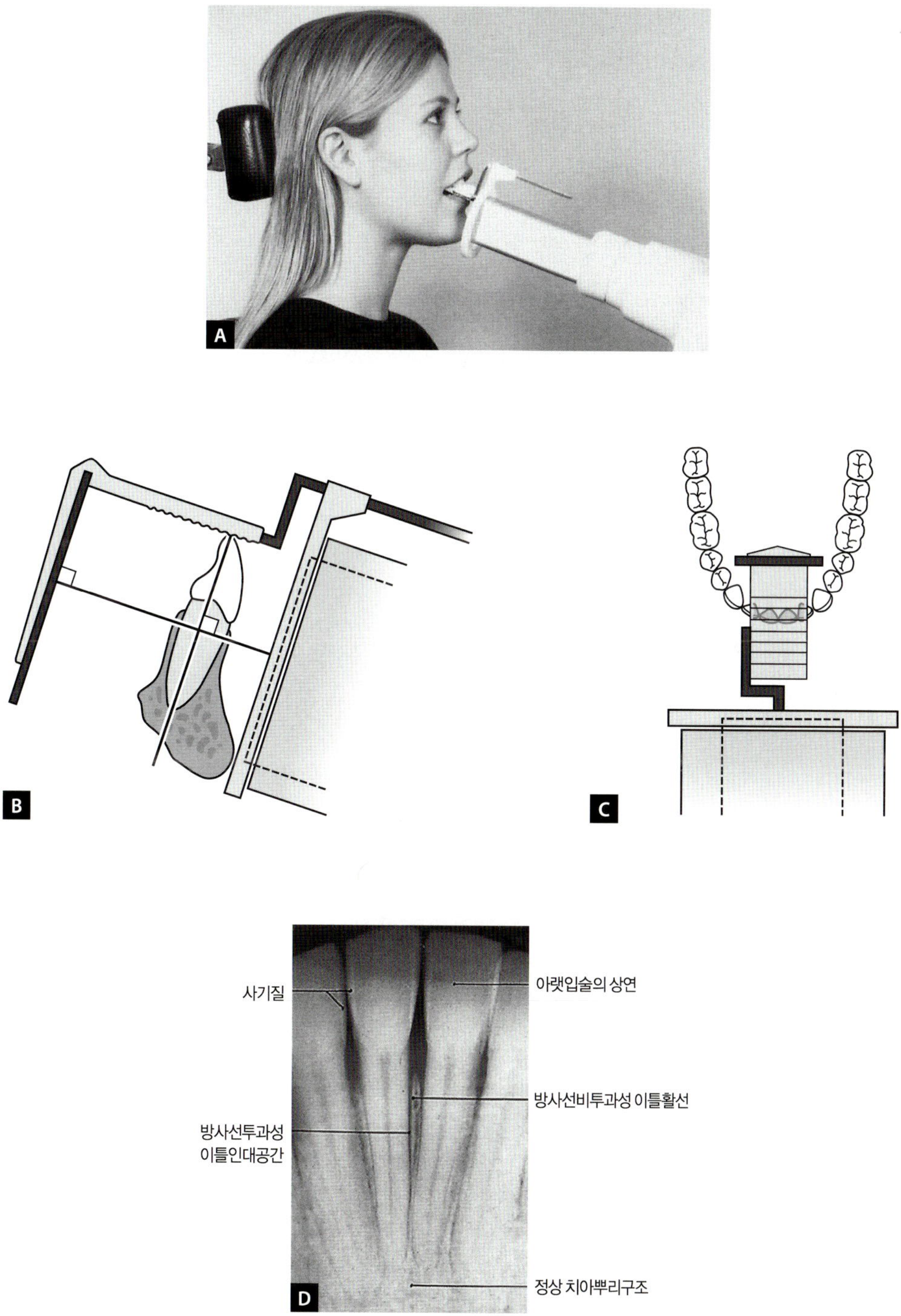

그림 8-13. A. 환자자세(아래턱앞니). B. 모식도. C. 필름의 위치. D. 해부학적 명칭

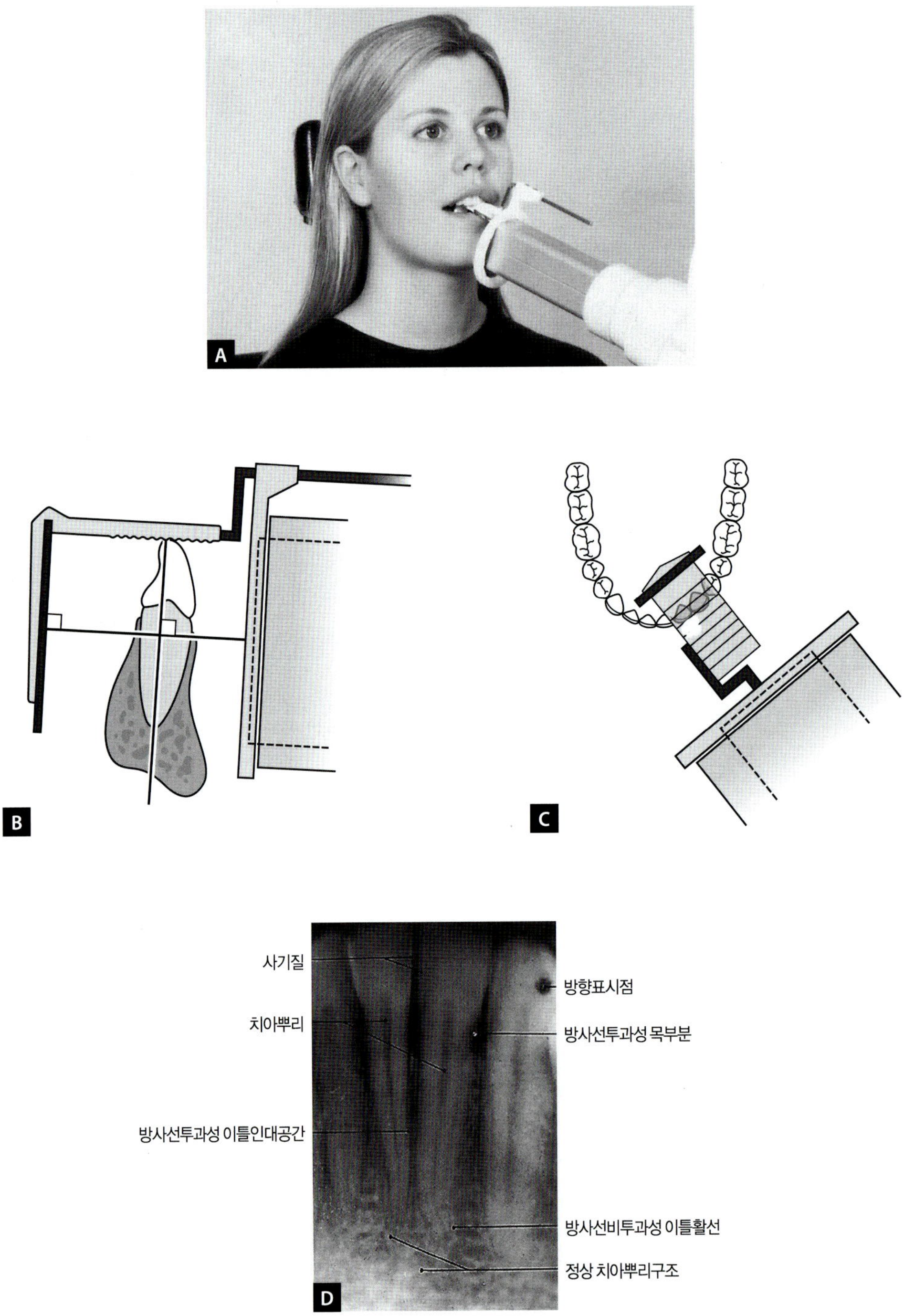

그림 8-14. A. 환자자세(아래턱송곳니). B. 모식도. C. 필름의 위치. D. 해부학적 명칭

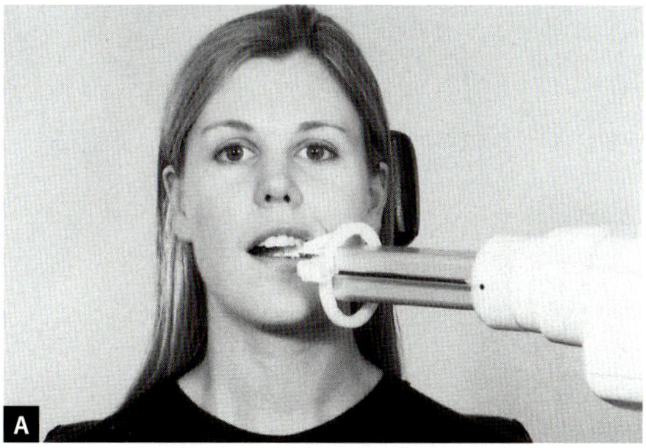

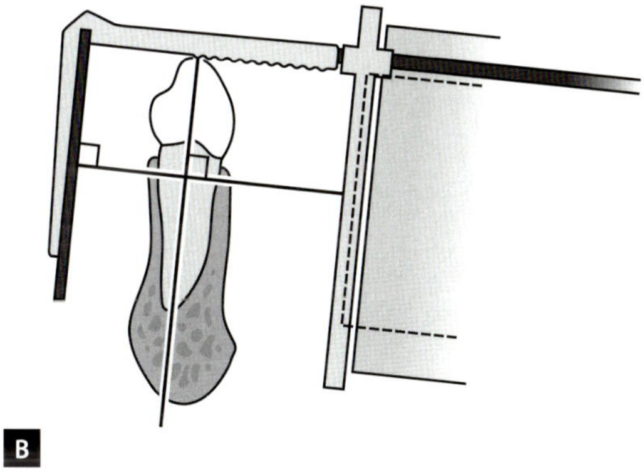

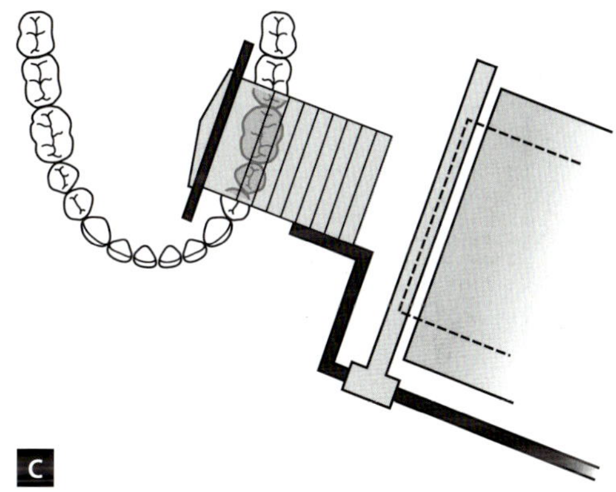

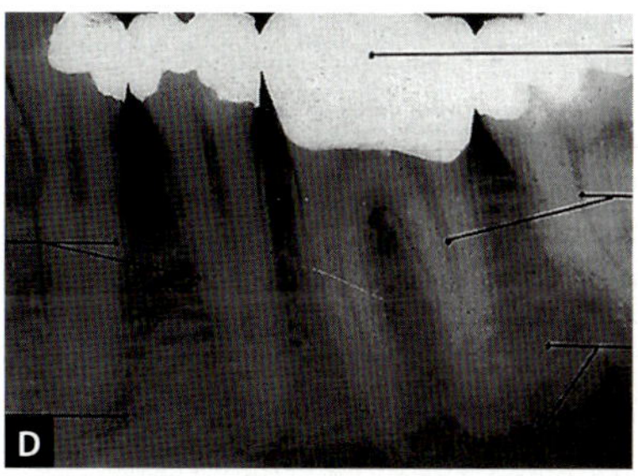

그림 8-15. A. 환자자세(아래턱작은어금니). B. 모식도. C. 필름의 위치. D. 해부학적 명칭

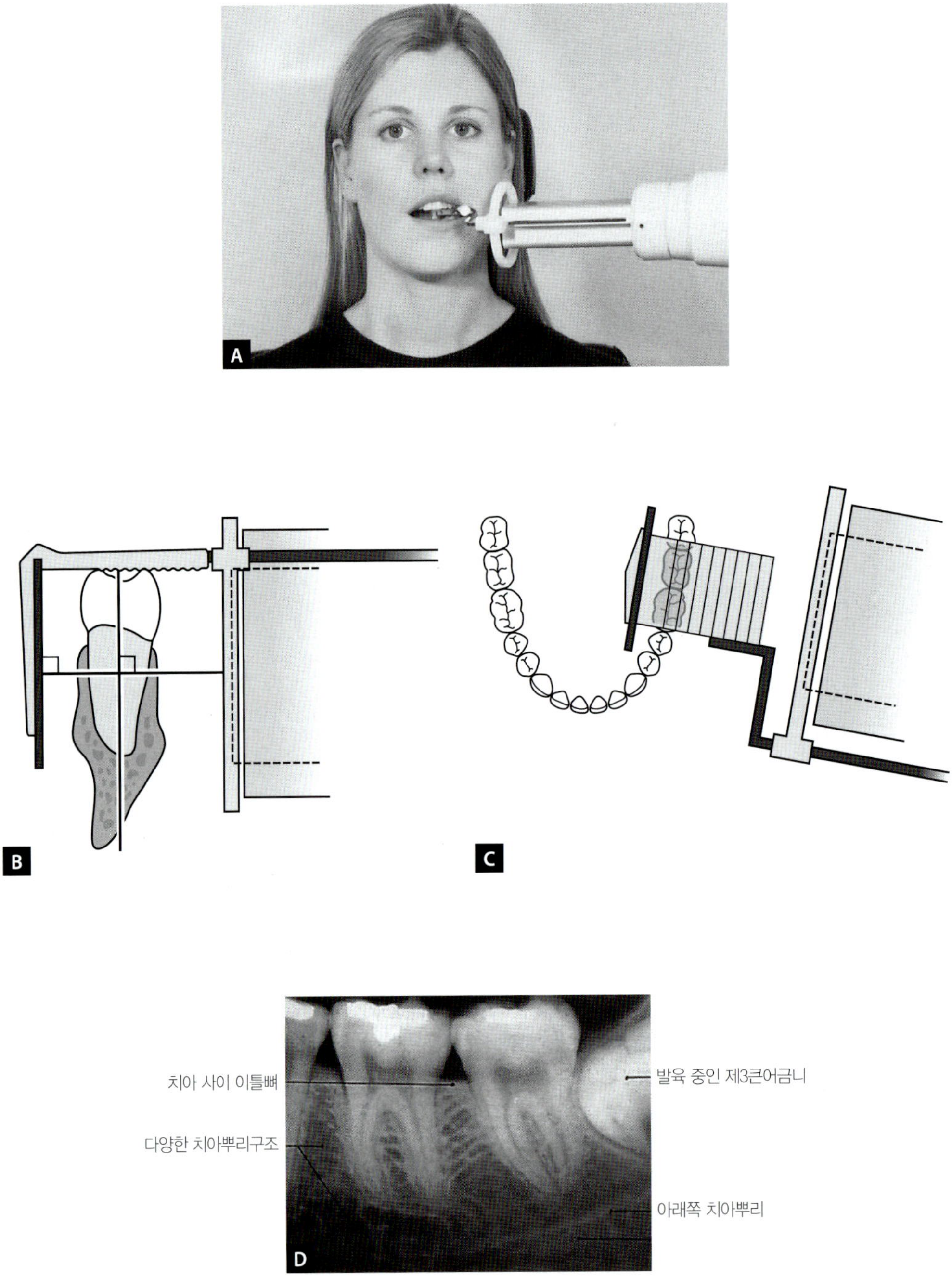

그림 8-16. A. 환자자세(아래턱큰어금니). B. 모식도. C. 필름의 위치. D. 해부학적 명칭

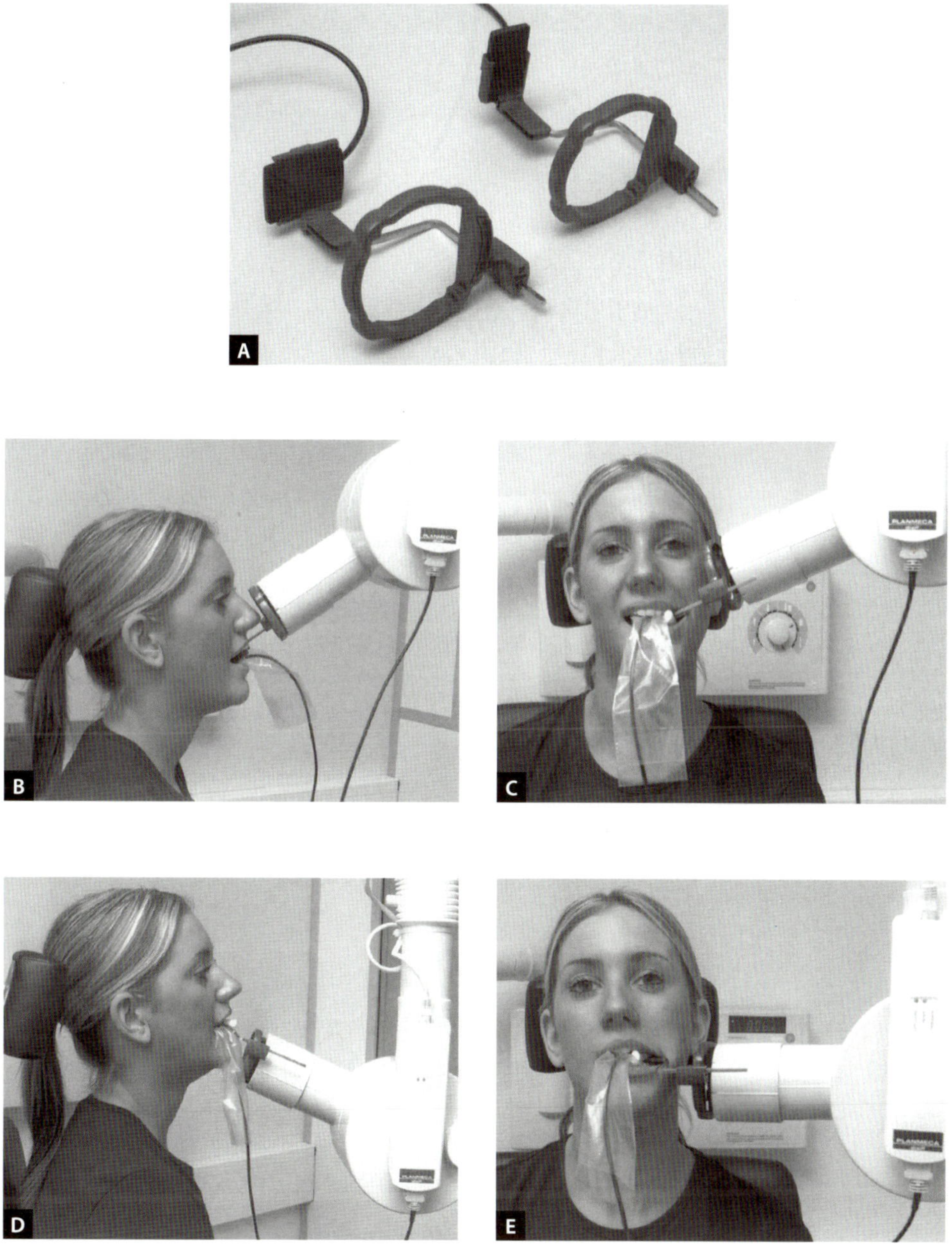

그림 8-17. A. 앞니용과 어금니용 Planmeca 고체 센서 유지장치. B. 윗턱앞니. C. 윗턱큰어금니. D. 아래턱앞니. E. 아래턱큰어금니

영상수용기를 사용할 때와 같다. 입의 여러 부위에 대한 관구의 포지셔닝은 그림 8-17과 같다.

등각촬영법

이론

등각촬영법의 이론적인 기초는 그림 8-18에서 보는 바와 같고 다음과 같이 요약될 수 있다.

1. 영상수용기는 구부림 없이 검사할 치아에 가능한 근접하게 위치시킨다.
2. 치아 장축과 영상수용기 장축 사이의 각도를 산정하고 머릿속으로 이등분한다.
3. 엑스선관구는 이 등각선 bisecting line 에 직각이 되도록 위치시키고, 엑스선빔의 중심선이 치아뿌리끝 tooth apex 을 지나도록 조준한다.
4. 삼각형의 기하학적 원리를 이용하면 입 속의 실제 치아 길이와 치아 이미지의 길이가 같다는 것을 인지한다.

엑스선관구의 수직각도 조절

중심선의 연장선이 교합평면을 만나서 이루는 각도가 교합평면에 대한 엑스선빔과 수직이 되도록 한다(그림 8-18 참조).

참고: 이러한 수직각도는 종종 인용되기도 하지만 실제 값이 아닌 근사값이다. 머리의 위치, 개별 치아의 위치와 기울기 등이 환자마다 차이가 있으므로 매번 촬영자세는 개별적으로 산정되어야만 한다. 그림 8-23~30에 나와 있는 수직 각도는 일반적인 가이드일 뿐이다.

엑스선관구의 수평각도 조절

수평면에서 중심선은 치아의 중첩을 피하기 위해서 인접 치아간 접촉부 interproximal contact areas 를 통과하도록 조준되어야 한다. 따라서 수평각도 horizontal angulation 는 이틀활의 형태와 치아의 위치에 따라 결정된다(그림 8-19 참조).

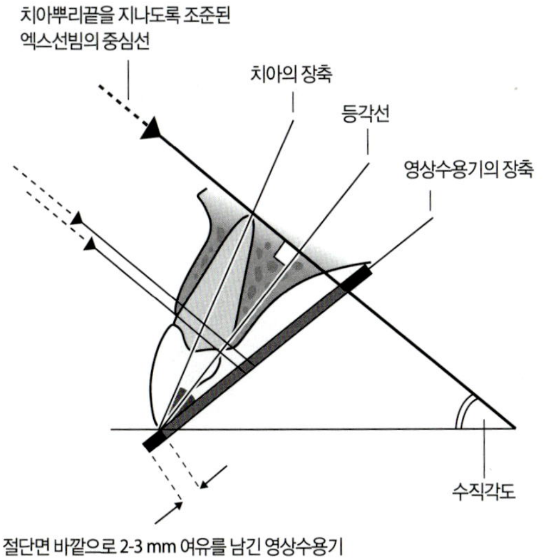

그림 8-18. 등각촬영법의 이론적 기초. 치아장축과 영상수용기 사이의 각을 이등분하고 엑스선빔은 이 선에 직각으로 치아의 치아뿌리끝을 지나도록 입사한다. 이러한 기하학적 배열로 인해 입안 내 치아의 길이는 영상수용기에 나타난 치아 이미지의 길이와 같지만 이틀뼈의 높이(periodontal bone levels)는 정밀하게 재현되지 않는다.

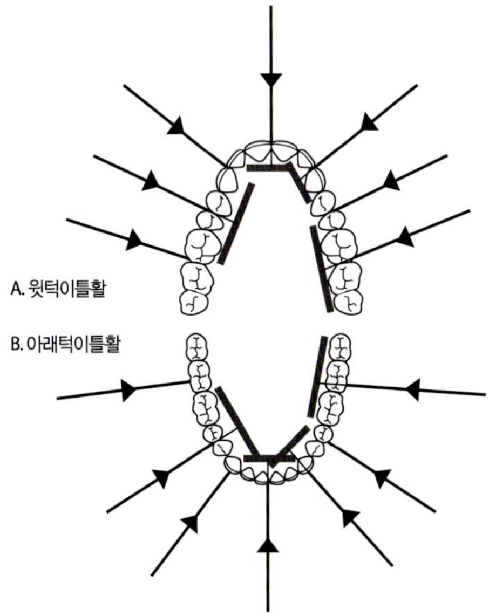

그림 8-19. 수평면상에서 본 엑스선빔의 다양한 각도

촬영자세

등각촬영법은 입 안에서 영상수용기를 지지하기 위해 영상수용기 유지장치를 사용하거나 환자가 검지나 엄지손가락을 사용해서 부드럽게 영상수용기를 지지한 상태에서 시행할 수 있다. 두 가지 방법 모두 설명할 것이다.

필름 패킷/디지털센서 유지장치를 사용할 때

다양한 유지장치를 사용할 수 있으며 그림 8-20에 한 예가 나와 있다. Rinn Bisected Angle Instuments [BAI] 는 평행촬영법에 사용되는 유지장치와 매우 흡사하며 마찬가지로 세 부분 - 영상수용기를 유지하는 기구, 바이트블록, 엑스선빔 조준장치 - 으로 구성되어 있다. 하지만 영상수용기는 치아와 평행하지 않는다. 더 단순한 유지장치와 일회용 바이트블록을 사용해서 영상수용기를 원하는 위치에 고정할 수도 있지만 그러면 엑스선관구는 별도로 배치해야 한다. 요약하면 다음과 같다.

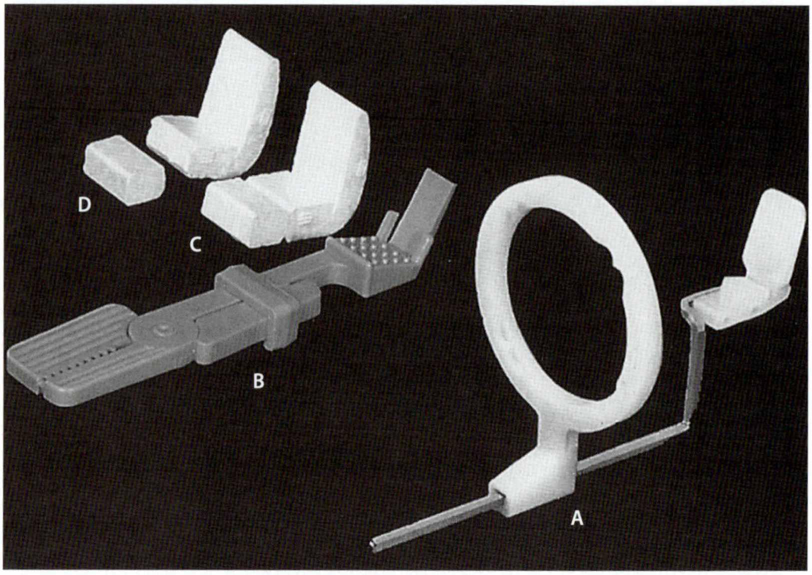

그림 8-20. 등각촬영법을 위한 필름패킷/형광체판 유지장치. A. Rinn bisected angle instrument (BAI), B. Emmenix® 필름유지장치. C. Rinn Greene Stabe® 바이트블록. D. 쉬운 포지셔닝과 소아환자를 위해 사이즈를 줄인 Rinn Greene Stabe® 바이트블록

1. 선택한 유지장치에 영상수용기를 끼워 넣는다. 큰 사이즈나 작은 사이즈의 영상수용기를 사용해서 검사하는 치아가 영상수용기 중간에 오도록 한다(그림 8-21). 그림 8-21 필름패킷을 사용할 때는 백색 표면 white surface 이 엑스선관구를 향하고 필름의 방향표시점 film orientation dot 이 치아머리부분과 마주해야 opposite 한다.
2. 엑스선관구를 위치시킬 때는 가능하면 빔조정장치를 사용하거나 작업자가 수직 · 수평 각을 산정해서 가이드 없이 관구를 위치시켜야 한다.
3. 촬영을 실행한다.

환자의 손가락을 사용할 때

1. 적절한 크기의 영상수용기의 위치와 방향은 그림 8-21과 같다. 이때 치아가 전부 영상에 나올 수 있도록 절단면 incisal edge 혹은 교합면 occlusal edge 에서 2 mm 정도 여유를 둔다. 환자에게 검지나 엄지로 살짝 영상수용기를 지지하도록 한다.
2. 종사자는 수직 · 수평각을 산정하고 관구를 가이드 없이 배치한다. 잘못된 관구의 위치 때문에 생기는 결과는 그림 8-22에 나와 있다.
3. 촬영을 실행한다.

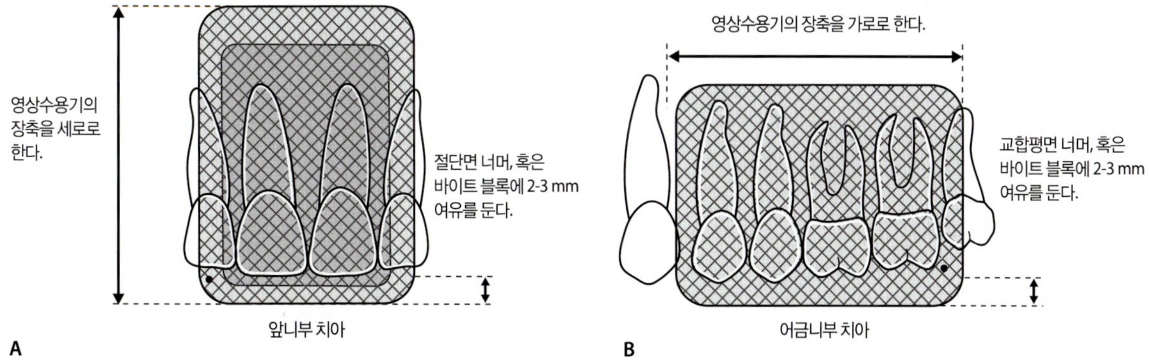

그림 8-21. A. 앞니부와. B. 어금니부 치아를 위한 영상수용기 위치의 일반적인 요건

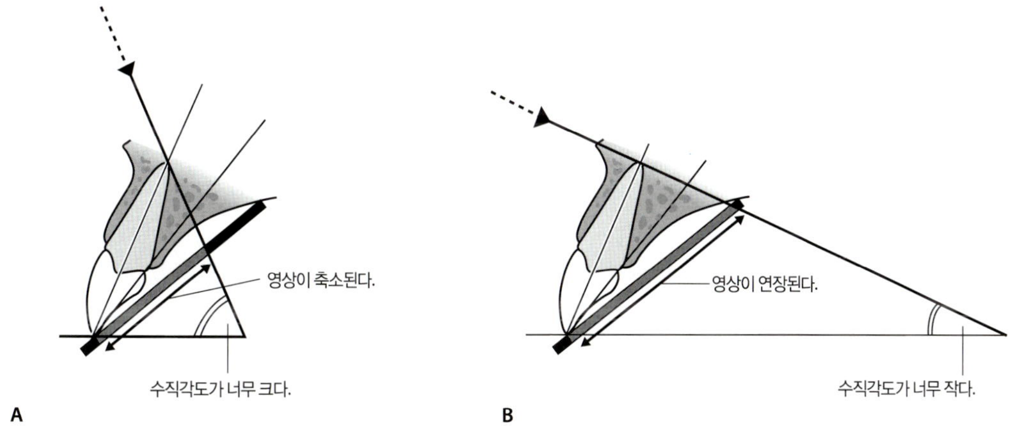

그림 8-22. 관구의 잘못된 수직 촬영자세. A. 영상의 축소. B. 영상의 확대

입의 여러 부위에 대한 구체적인 촬영자세는 그림 8-23~30과 같다. 영상수용기를 지지하기 위해서 단순한 유지장치를 사용하는 경우와 환자의 손가락을 사용하는 경우 모두 나와 있다.

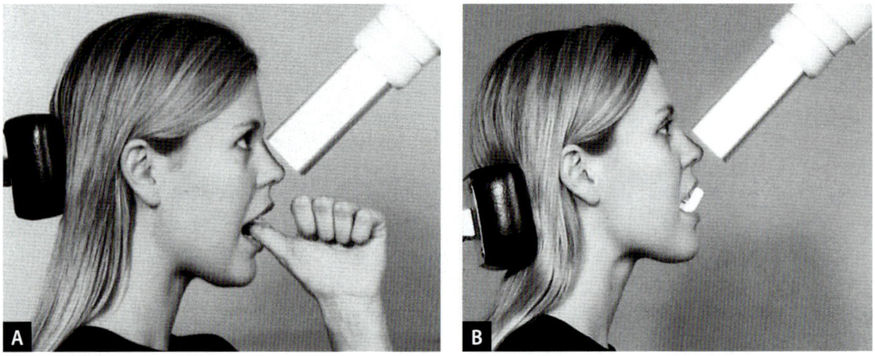

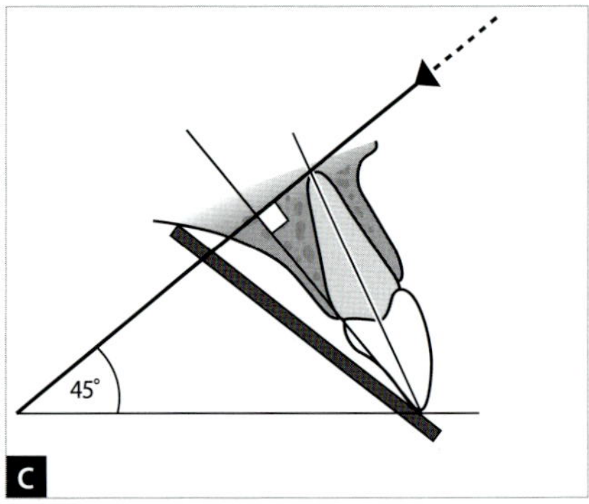

그림 8-23. 윗턱중앞니(maxillary central incisors)를 위한 환자의 자세. A. 환자가 왼쪽 엄지손가락 안쪽으로 영상수용기를 지지. B. Rinn Greene Stabe® 바이트블록을 사용. C. 영상수용기, 치아, 엑스선빔의 위치 관계

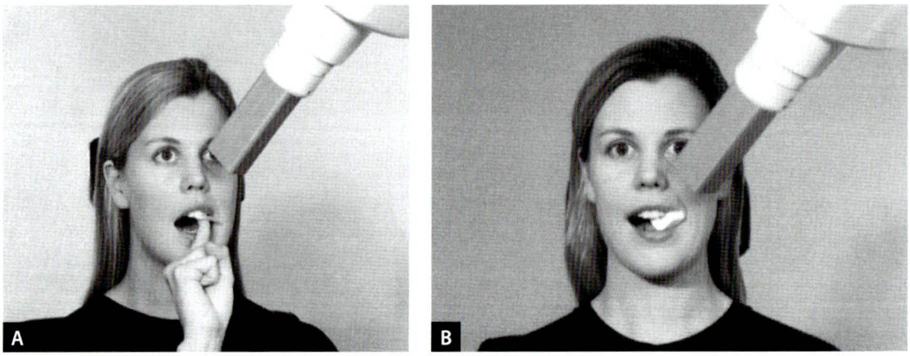

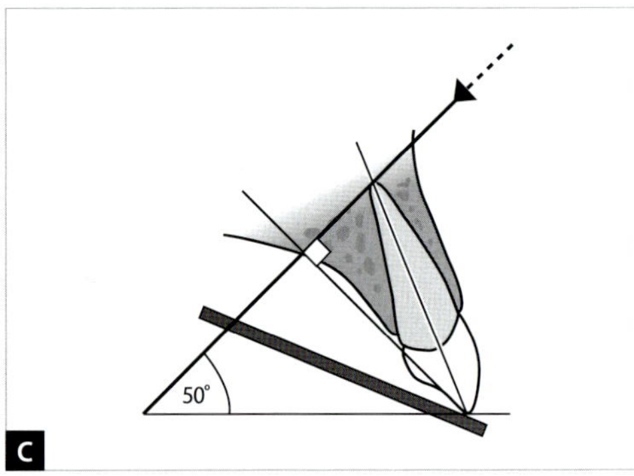

그림 8-24. 윗턱송곳니(maxillary canine)를 위한 환자의 자세. A. 환자가 왼쪽 검지손가락 안쪽으로 영상수용기를 지지. B. Rinn Greene Stabe® 바이트블록을 사용. C. 영상수용기, 치아, 엑스선빔의 위치 관계

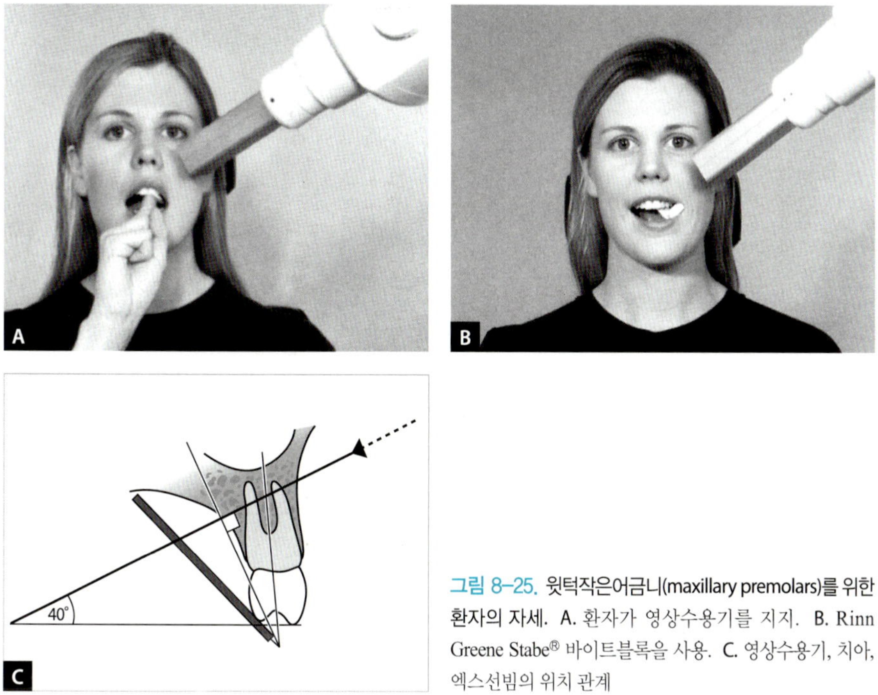

그림 8-25. 윗턱작은어금니(maxillary premolars)를 위한 환자의 자세. A. 환자가 영상수용기를 지지. B. Rinn Greene Stabe® 바이트블록을 사용. C. 영상수용기, 치아, 엑스선빔의 위치 관계

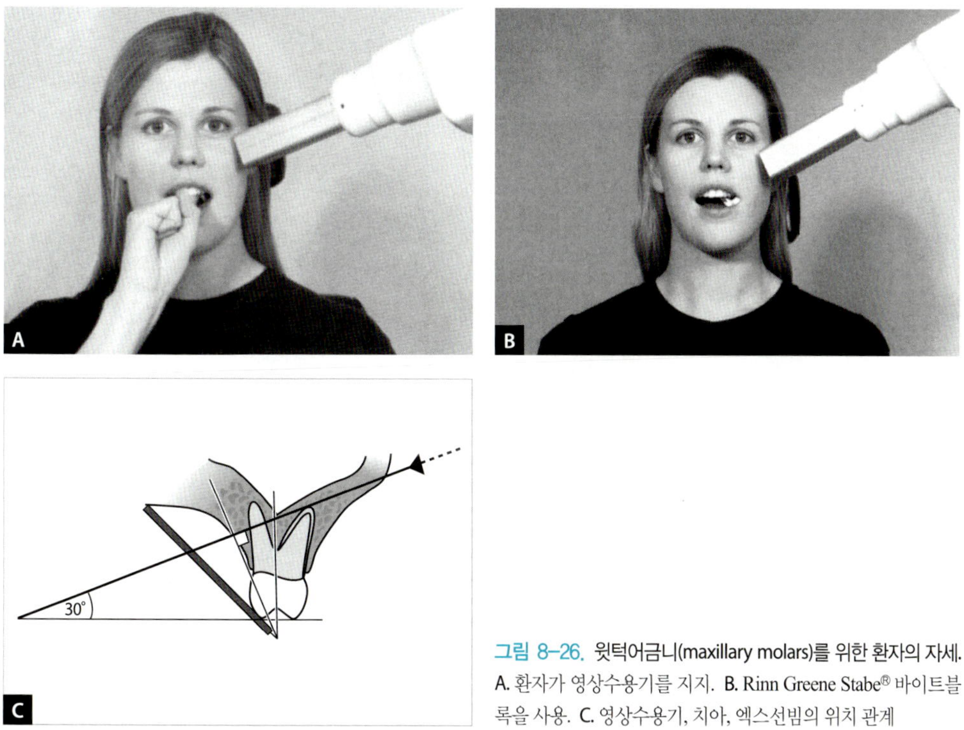

그림 8-26. 윗턱어금니(maxillary molars)를 위한 환자의 자세. A. 환자가 영상수용기를 지지. B. Rinn Greene Stabe® 바이트블록을 사용. C. 영상수용기, 치아, 엑스선빔의 위치 관계

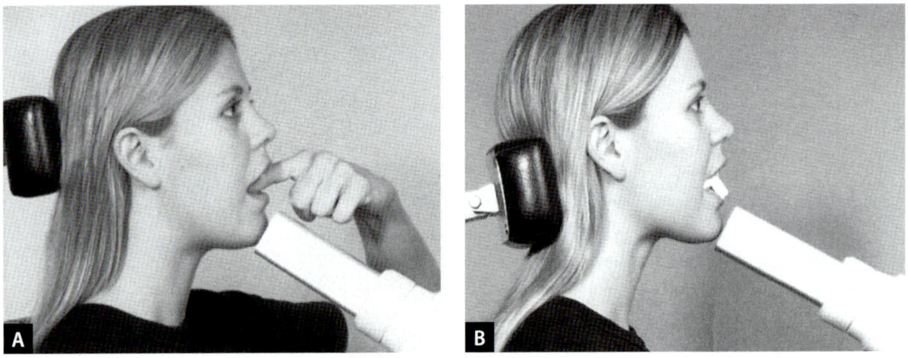

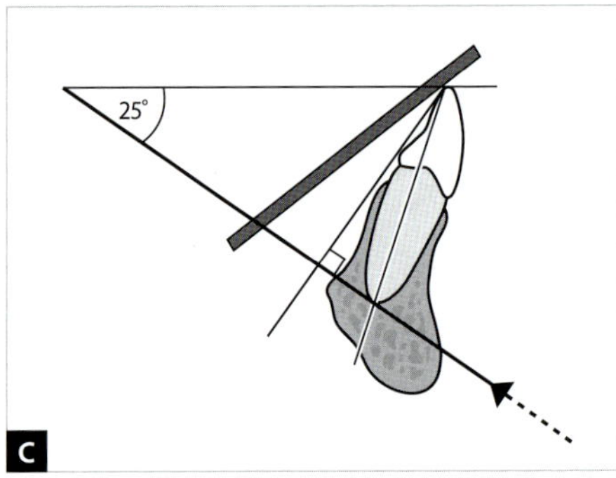

그림 8-27. 아래턱앞니(mandibular incisors)를 위한 환자의 자세. A. 환자가 검지손가락으로 영상수용기의 위쪽 모서리를 구강저를 향해 누르며 지지. B. Rinn Greene Stabe® 바이트블록을 사용. C. 영상수용기, 치아, 엑스선빔의 위치 관계

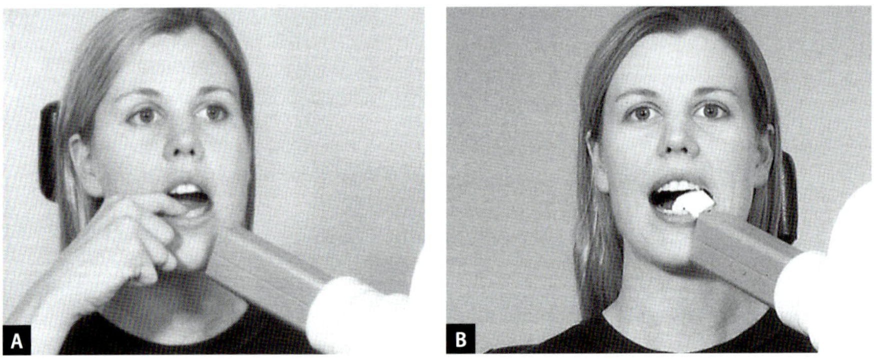

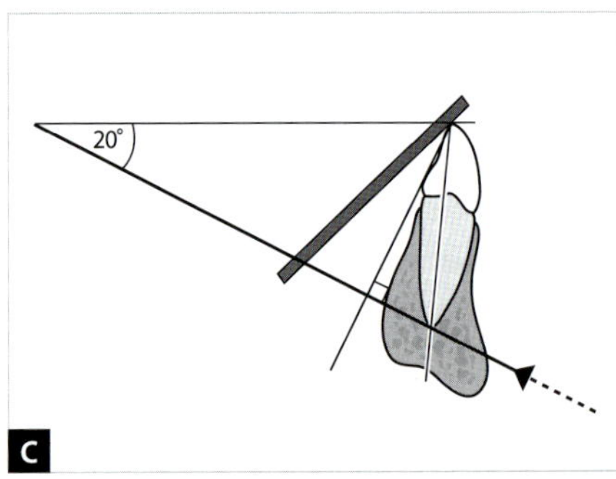

그림 8-28. 아래턱송곳니(mandibular canine)를 위한 환자의 자세. A. 환자가 영상수용기의 위쪽 모서리를 누르며 지지. B. Rinn Greene Stabe® 바이트블록을 사용. C. 영상수용기, 치아, 엑스선빔의 위치 관계

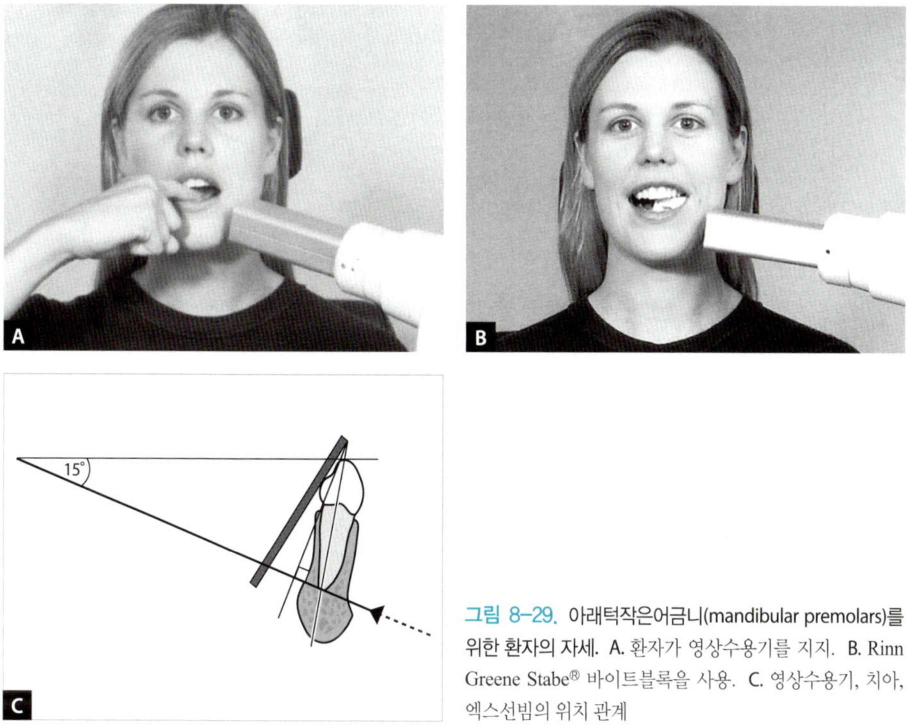

그림 8-29. 아래턱작은어금니(mandibular premolars)를 위한 환자의 자세. A. 환자가 영상수용기를 지지. B. Rinn Greene Stabe® 바이트블록을 사용. C. 영상수용기, 치아, 엑스선빔의 위치 관계

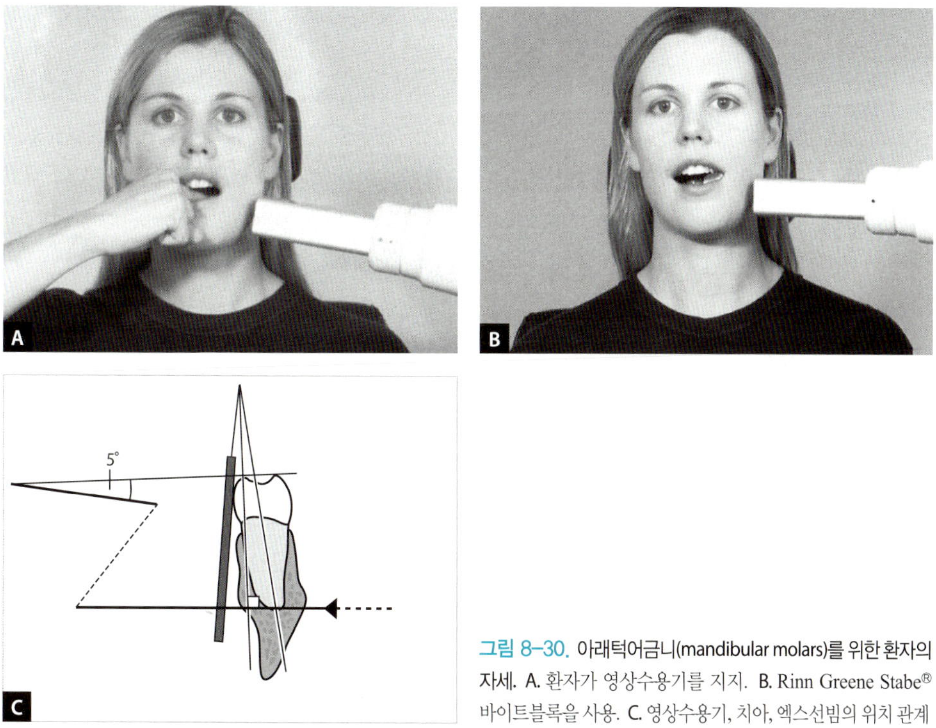

그림 8-30. 아래턱어금니(mandibular molars)를 위한 환자의 자세. A. 환자가 영상수용기를 지지. B. Rinn Greene Stabe® 바이트블록을 사용. C. 영상수용기, 치아, 엑스선빔의 위치 관계

평행촬영법과 등각촬영법 비교

두 가지 촬영법의 장단점은 다음과 같이 요약된다.

평행촬영법의 장점

- 확대 없이 기하학적으로 정확한 영상을 얻을 수 있다.
- 볼기뼈지지대 zygomatic buttress 의 음영이 큰어금니 치아뿌리끝 위에 나타난다.
- 이틀뼈높이 periodontal bone levels 가 잘 재현된다.
- 치아뿌리끝 조직이 길어지거나 짧아지는 일 없이 정확하게 보인다.
- 인접면 치아부식증을 발견할 수 있을 만큼 치관이 잘 보인다.
- 포지셔닝 기구를 올바르게 위치시켰다면 엑스선관구의 수직 · 수평각도가 자동적으로 결정된다.
- 엑스선빔이 영상수용기 중앙에 정확하게 조준된다. 영상수용기의 모든 부위가 방사선에 노출되기 때문에 조사통 가림현상 coning off, cone cutting 이 나타나지 않는다.
- 다른 종사자가 다시 촬영해도 재현 가능하다.
- 환자의 머리 위치에 관계없이 영상수용기, 치아, 엑스선빔의 위치가 항상 유지된다. 이는 장애가 있는 환자에게 유용하다.

평행촬영법의 단점

- 영상수용기의 위치가 환자에게 매우 불편하고 특히 어금니의 경우 자주 구토를 유발할 수 있다.
- 경험이 부족한 작업자에게는 입 안에서 유지장치를 위치시키기가 힘들다.
- 입의 해부학적 구조상 평행촬영법 자체가 불가능할 때도 있다. 예를 들어 입천장이 얕고 편평한 경우
- 치아뿌리끝이 영상수용기의 모서리에 아주 근접해서 나타나는 경우도 있다.
- 아래턱 제3큰어금니 부위에 유지장치를 포지셔닝하는 것이 매우 어려울 수 있다.
- 짧은 초점피부간거리(즉, 짧은 스페이서콘 short spacer cone)를 사용할 때는 영상의 확대가 일어나기 때문에 평행촬영법으로 얻은 영상이 만족스럽지 못하다.
- 유지장치는 멸균처리 혹은 폐기할 수 있어야 한다.

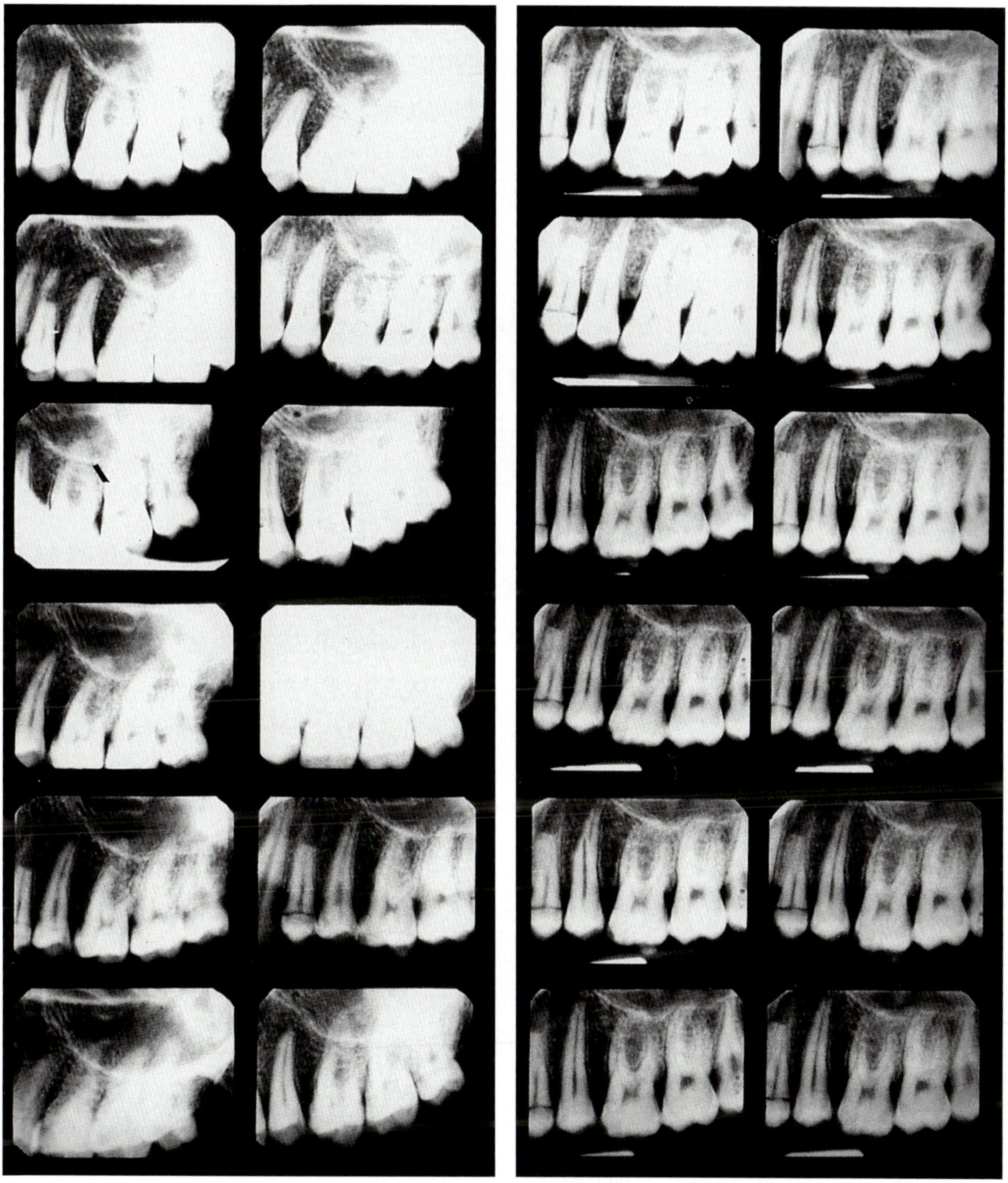

A B

그림 8-31. A. 등각촬영법. B. 평행촬영법으로 서로 다른 12명의 숙련된 종사자가 똑같은 머리모양의 팬텀(phantom head)을 사용해 촬영한 $\underline{|6}$ 의 치아뿌리끝 방사선사진. 확실한 재현가능성과 정확한 영상은 왜 평행촬영법이 우수한지 보여준다.

등각촬영법의 장점

- 등각촬영법은 환자에게 편안함을 느끼게 한다.
- 포지셔닝이 상대적으로 간편하고 빠르다.
- 모든 각도가 정확히 산정되면 치아의 영상은 길이가 실제 치아와 같아지고(이상적이지는 않지만) 대부분의 진단 목적에는 적당 adequate 하다.

등각촬영법의 단점

- 등각촬영법에 연관된 여러 가지 변수 때문에 영상이 왜곡되는 경우가 종종 있다.
- 수직각이 잘못되면 영상이 축소되거나 연장된다.
- 이틀골 높이가 잘 보이지 않는다.
- 볼기뼈 지지대 zygomatic buttress 의 음영이 윗턱 큰어금니 뿌리와 겹친다.
- 환자마다 수직 · 수평각을 산정해야 하고 고도의 촬영 기술이 요구된다.
- 재현 가능한 사진을 얻기가 불가능하다(같은 영상을 동일하게 얻기 어렵다).
- 특히 사각형 조사야 rectangular collimation 를 사용할 때 중심 엑스선 영상수용기의 중앙에 입사되지 않으면 조사통 가림 현상이 나타날 수 있다.
- 수평각이 잘못되면 치아머리와 치아뿌리가 중첩된다.
- 치아머리부분이 자주 왜곡되므로 인접면 치아부식증을 발견하기 힘들다.
- 윗턱 작은어금니와 큰어금니의 혀쪽 뿌리 buccal root 가 축소된다.

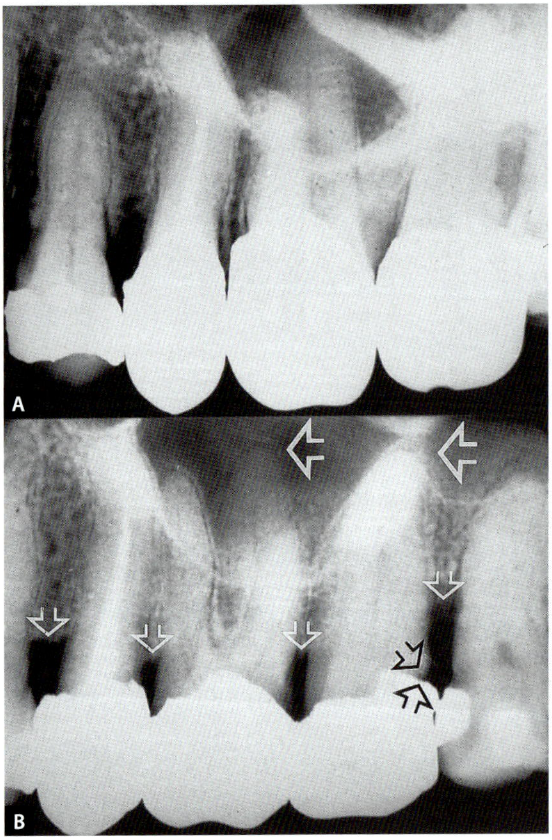

그림 8-32. A. 등각촬영법. B. 평행촬영법으로 같은 술자가 같은 날, 같은 환자의 ⌊45678 의 치아뿌리끝을 촬영한 방사선사진. 이틀골높이 ⌊7 (흰색 작은 화살표)의 수복된 부분(까만 화살표)와 치아뿌리끝조직 ⌊67 (흰색 큰 화살표)에서의 차이를 주의깊게 관찰하여야 한다.

그림 8-31과 그림 8-32는 평행촬영법과 등각촬영법을 눈으로 비교할 수 있게 해주고, 영상의 품질과 재현 가능성에서 그 차이가 얼마나 크게 나타날 수 있는지 보여준다.

결론

필름 유지장치와 빔조준장치를 사용하는 평행촬영법으로 찍은 영상은 정확하고 재현 가능하다는 진단상의 장점을 가지고 있기 때문에 치아뿌리끝 방사선촬영 시 평행촬영법을 우선적으로 생각해야 한다. 「2001 치과 의료진을 위한 엑스선장비 안전 이용 안내서」는 가능하면 빔조준장치가 있는 영상수용기 유지장치를 사용하는 촬영법을 선택하도록 권고한다(6장 참조).

치아뿌리끝 방사선촬영 시 흔히 겪는 촬영자세의 어려움

책에서 설명한 위치대로 영상수용기를 입안에 위치시키는 것은 항상 임상적으로 가능하지 않다. 앞에서 설명한 방사선촬영술을 수정해야 할 경우가 종종 있다. 주요한 어려운 점은 다음과 같다.

- 아래턱 제3큰어금니
- 구토
- 근관치료 endodontics
- 무치악 치조융선(치아가 없는 이틀융기) edentulous alveolar ridges
- 소아환자
- 장애가 있는 환자(7장 참조)

아래턱 제3큰어금니에 의한 문제

이 촬영에서 어려운 점은(특히 가로로 치아가 위치하고 있을 때) 아래턱 제3큰어금니 전체와 아래쪽 치아머리부분 inferior dental canal 을 포함한 그 주변 조직까지 기록하기 위해서 영상수용기를 충분히 뒤쪽으로 위치시키는 것이다(그림 8-33 참조).

해결책

이에 대한 해결책은 다음과 같다.

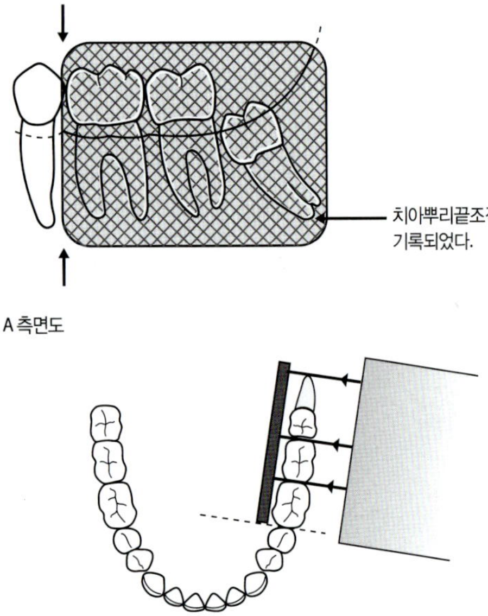

그림 8-33. 아래턱 제3큰어금니 촬영 시 치아와 치아뿌리끝 조직이 확실히 기록될 수 있는 영상수용기의 이상적인 위치

- 그림 8-34에 나온 것과 같이 특별히 디자인되거나 적합하게 변형된 유지장치를 사용해서 영상수용기를 입 안에 위치시키고 유지한다. 사용법은 다음과 같다.
  1. 유지장치로 영상수용기의 위쪽 모서리를 단단히 고정한다.
  2. 환자의 입이 벌어진 상태에서 영상수용기를 혀쪽 열구 lingual sulcus 에 가능한 뒤쪽으로 부드럽게 위치시킨다.
  3. 환자에게 입을 다물게 하면서(그러면 구강저의 조직이 이완되고) 동시에 영상수용기를 입 안으로 더 깊숙이 조심스럽게 움직인다. 필요한 경우 영상수용기의 앞쪽 모서리가 아래턱 제1큰어금니의 근심면 맞은편에 위치할 때까지 안으로 넣는다.
  4. 환자는 유지장치를 물고 유지장치가 제 위치에 있을 수 있도록 지지한다.
  5. 엑스선관구는 제3큰어금니와 영상수용기에 직각이 되도록 위치시키고, 눈의 바깥쪽 모서리 outer corner of eye 에서 내려온 수직선이 아래턱의 하경계면 lower border of mandible 에서 1 cm 올라간 곳과 만나는 점에 중심이 오도록 한다.
- 관구의 수평각을 달리해서 제3큰어금니의 방사선사진을 두 장 얻는다. 그 방법은 다음과 같다.

1. (유지장치를 사용해서 설명한 방법으로) 영상수용기를 가능한 뒤쪽으로 위치시킨다.
2. 엑스선관구를 이상적인 수평각으로 조준하여 엑스선빔이 제2큰어금니와 제3큰어금니 사이를 지나가도록 한다(가로로 매복되어 있는 제3큰어금니의 경우 이 촬영자세를 사용하면 그림 8-35와 같이 치아뿌리끝 apex 이 기록되지 않을 수도 있다).
3. 두 번째 영상수용기를 이전과 같은 곳에 위치시킨다. 그러나 엑스선관구는 더 뒤쪽에서 제3큰어금니의 치아뿌리끝 apex 이 필름에 노출되도록 앞을 향해 조준한다(이 촬영자세에서는 그림 8-35와 같이 제2큰어금니와 제3큰어금니의 치아뿌리부분이 중첩된다).

참고: 엑스선관구의 수직각은 두 번 다 똑같다.

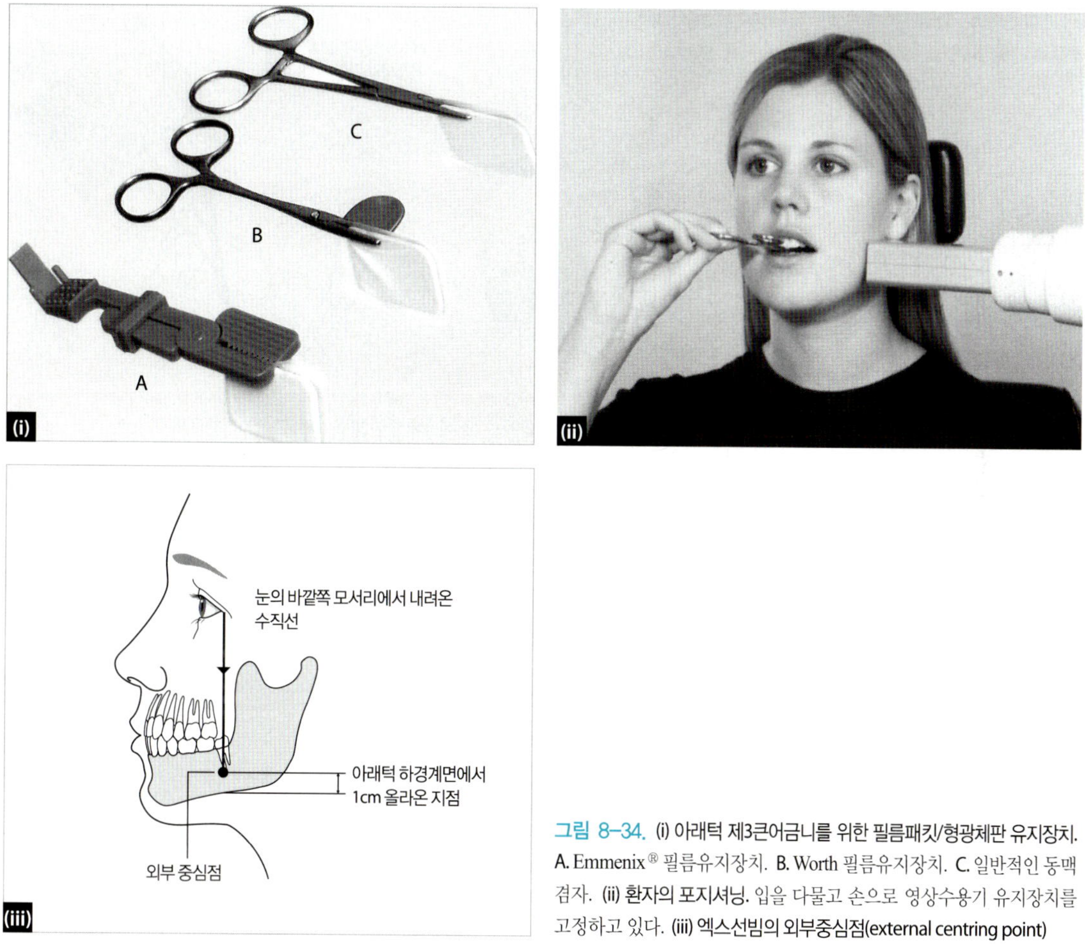

그림 8-34. (i) 아래턱 제3큰어금니를 위한 필름패킷/형광체판 유지장치. A. Emmenix® 필름유지장치. B. Worth 필름유지장치. C. 일반적인 동맥겸자. (ii) 환자의 포지셔닝. 입을 다물고 손으로 영상수용기 유지장치를 고정하고 있다. (iii) 엑스선빔의 외부중심점(external centring point)

구토반사에 대한 어려움

구토가 심한 환자들의 경우에는 원하는 위치, 특히 상아래턱 큰어금니 부위에 영상수용기를 위치시키기 어렵게 만든다.

해결책

이에 대한 해결책은 다음과 같다.

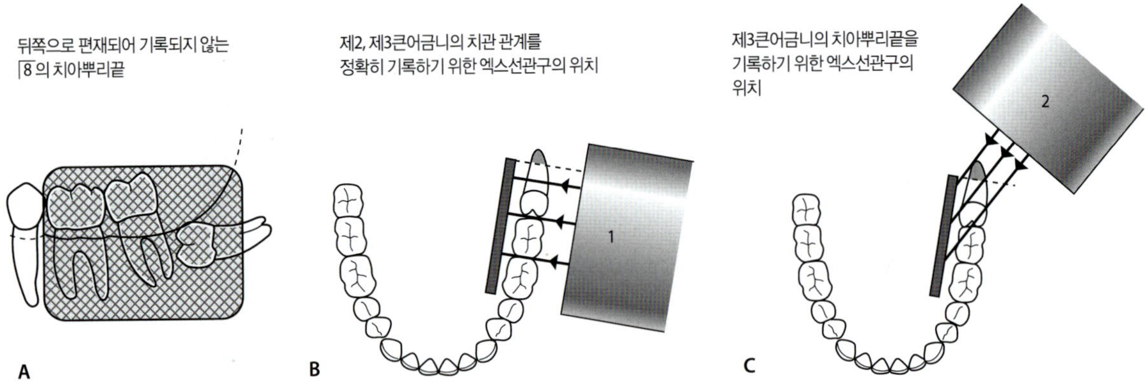

그림 8–35. 수평으로 누운 제3큰어금니의 문제. A. 자주 일어날 수 있는 영상수용기의 위치. B. 엑스선관구의 위치 1. C. 엑스선관구의 위치 2

- 영상수용기를 위치시키기 전에 환자에게 국소마취약 local anaesthetic lozenge 을 먹인다.
- 환자에게 영상수용기가 입 안에 있을 때 깊게 숨을 쉬게 한다.
- 입 안(교합평면)에 영상수용기를 편평하게 위치시켜서 영상수용기가 입천장에 닿지 않도록 한다. 등각촬영법의 원리를 적용해 영상수용기와 치아의 장축을 계산하고 엑스선관구의 위치를 그에 따라 조정한다(그림 8–36 참조).

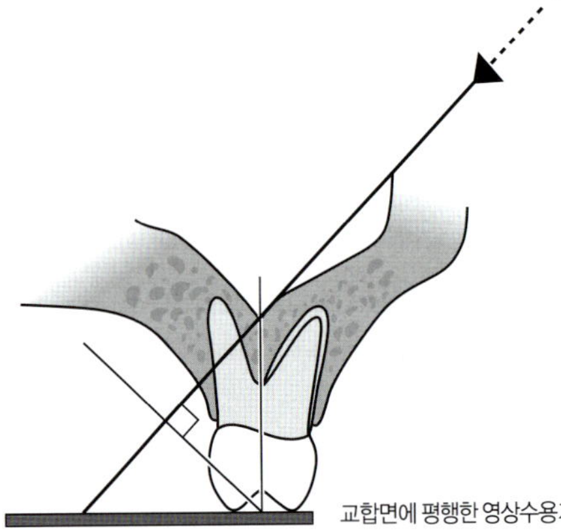

그림 8–36. 영상수용기를 교합평면에 위치했을 때 엑스선빔과 아래턱 큰어금니, 영상수용기의 위치(참고: 방사선 사진에 나타나는 치아 이미지의 길이는 입안 내 치아의 길이와 같아야 한다. 그러나 주변의 조직은 상당히 왜곡된다.)

치아뿌리부분 치료 시에 생길 수 있는 문제

이에 대한 해결책은 다음과 같다.

- 치아뿌리부분 치료 장치 endodontic instruments 와 러버댐 rubber dam, 러버댐클램프 rubber dam clamps 가 위치하고 있을 때 영상수용기를 위치시키고 고정하는 것
- 치아뿌리 root canal 의 확인과 분리 identification and separation
- 축소되거나 확대된 방사선사진에서 치아뿌리길이를 가늠하는 것

해결책

이에 대한 해결책은 다음과 같다.

- 영상수용기의 위치와 고정에 관련한 문제는 다음과 같이 해결될 수 있다.
  - Rinn Eezee-Grip® 과 같은 단순한 영상수용기 유지장치를 사용한다(그림 8-37). 이러한 장치를 입 안에 위치시킨 뒤 장치가 제자리에 있도록 환자에게 잡고 있도록 한다.
  - 치아뿌리 치료용으로 특별히 개발된 영상수용기 유지장치를 사용한다. 이런 유지장치에는 변형된 바이트플랫폼이 포함되어 있어서 치아뿌리치료 장치의 손잡이가 있어도 영상수용기와 치아가 평행하도록 해준다(그림 8-38 참조).
- 치아뿌리의 확인과 분리 문제는 엑스선관구의 수평각을 달리해서 두 장 이상의 방사선사진을 얻어 해결할 수 있다(그림 8-39 참조).
- 치아뿌리의 길이를 가늠하는 문제는 다음과 같이 해결할 수 있다.

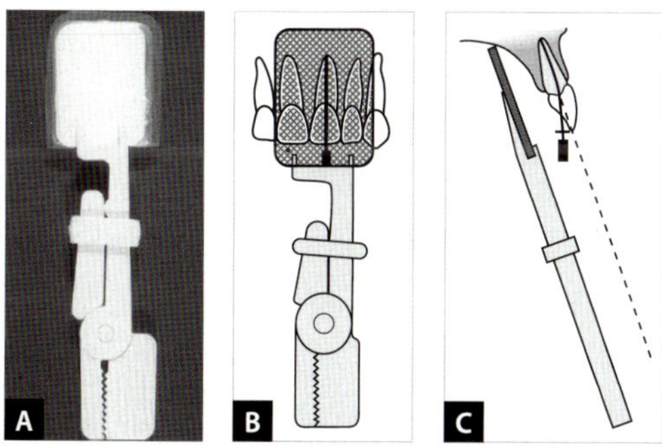

그림 8-37. A. Rinn Eezee-Grip® 필름/형광체판 유지장치. B, C. 치아뿌리치료에서 사용되는 모습을 보여주는 그림(참고: 러버댐은 나타내지 않았다)

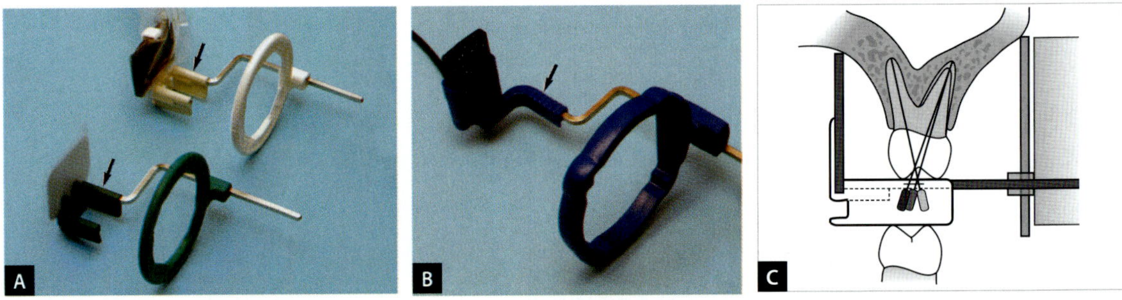

그림 8-38. 치아뿌리치료 시에 사용하도록 특별히 고안된 영상수용기 유지장치와 빔조준장치. A. 필름패킷과 디지털형광체판용(녹색)과 고체디지털센서용(흰색) Rinn Endoray ®. B. Planmeca 앞니용 고체디지털센서 유지장치. 치아뿌리치료기구의 손잡이를 수용할 수 있도록 디자인이 변형된 바이트블록(화살표)을 주의깊게 살펴야 한다. C. Rinn Endoray ®가 위치한 모습

- 치아뿌리치료를 시작하기 전에 정확한 평행촬영법으로 시술 전 치아뿌리끝을 촬영해서 방사선사진에서 직접 치아뿌리의 길이를 측정한다. 그러면 이후에 찍은 영상에서 왜곡의 정도를 산정할 수 있다.
- 임상적으로 계산된 apical stop까지 치아뿌리에 진단용 장치가 있을 때 등각촬영법으로 얻은 왜곡된 치아뿌리끝 사진에서 실제 치아뿌리길이를 수학적으로 계산한다.

계산법은 다음과 같다(그림 8-40 참조).

1. 측정할 것
   a. 방사선사진상의 치아 길이
   b. 방사선사진상의 장치 길이
   c. 실제 기구 길이
2. 측정한 것을 공식으로 옮기면 다음과 같다.

$$\text{실제 치아길이} = \frac{\text{방사선사진상의 치아 길이} \times \text{실제 장치 길이}}{\text{방사선사진상의 장치 길이}}$$

3. 실제 치아 길이를 계산하고 장치의 작업할 길이를 조절한다.

무치악 융선 edentulous ridge 의 문제

이가 없거나 부분적으로 이가 있는 환자의 경우에 겪게 되는 어려운 점은 영상수용기를 위치시키는 일이다.

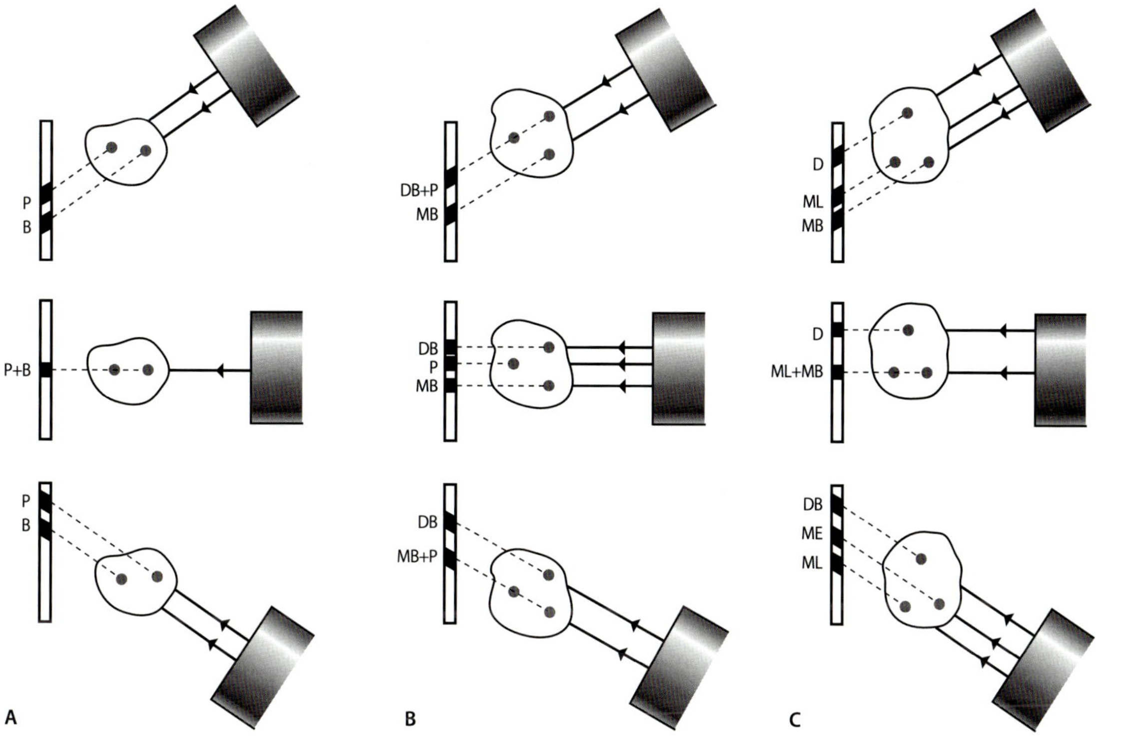

그림 8-39. 치아뿌리분리(root separation)를 위한 엑스선관구의 여러 가지 수평 위치의 결과를 보여주는 그림. A. 윗턱 작은어금니. B. 윗턱 제1큰어금니. C. 아래턱 제1큰어금니(치아뿌리영상에 표시된 것: P=입천장측, B=협측, MB=근심협측, DB=원심협측, ML=근심설측, D=원심측)

해결책

이에 대한 해결책은 다음과 같다.

- 무치악 환자 edentulous patient 의 경우 입천장의 높이나 혀쪽 열구의 깊이가 부족하므로 평행촬영법을 사용할 수 없다. 대부분의 치아뿌리끝 방사선사진은 변형된 등각촬영법을 사용해서 촬영하여야 한다. 영상수용기의 장축과 이틀융선 alveolar ridge 을 계산하고 그에 따라 엑스선관구의 위치를 조절한다(그림 8-41 참조).
- 부분 무치악 환자 partially dentate patient 의 경우 보통 평행촬영법을 사용할 수 있다. 이가 없는 부분 때문에 영상수용기 유지장치가 제 위치에서 벗어난다면 탈지면 뭉치를 사용해서 빈 곳을 채워 촬영의 어려움을 해결할 수 있다(그림 8-42 참조).

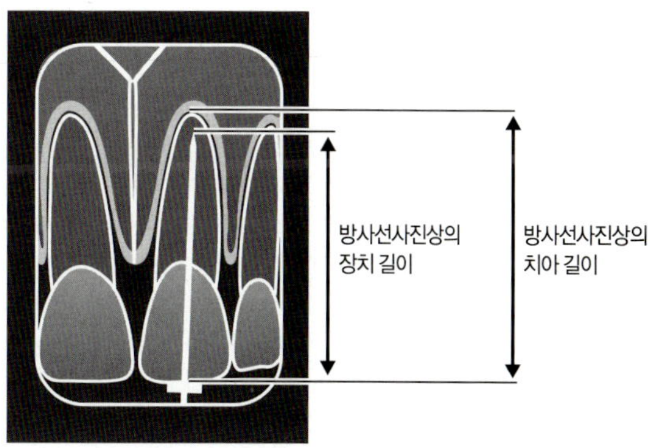

그림 8-40. 실제 치아 길이를 계산하기 위해 치아뿌리치료에서 필요한 방사선사진 측정을 보여주는 그림

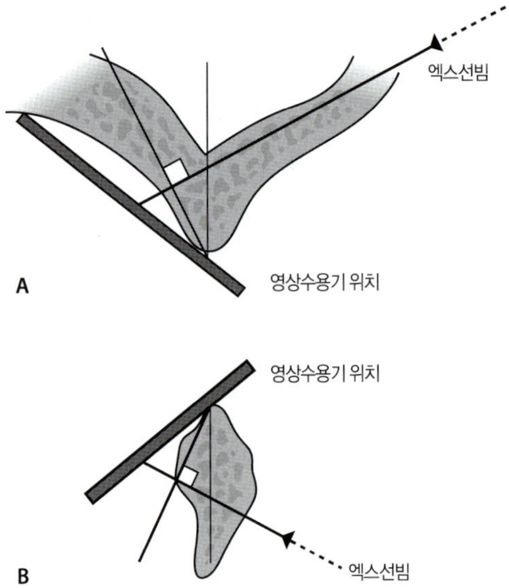

그림 8-41. 엑스선빔과 영상수용기의 위치. A. 무치악 윗턱 융선의 큰어금니 부위. B. 무치악 아래턱 융선의 큰어금니 부위

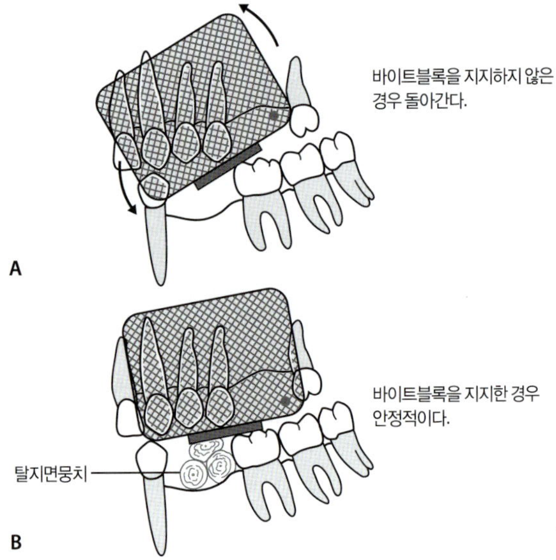

그림 8-42. A. 치아가 없는 부위가 영상수용기와 유지장치의 위치에 미치는 영향. B. 탈지면 뭉치로 치아가 없는 부위를 재건해서 바이트블록을 지지하면 문제를 해결할 수 있다.

소아환자의 경우 생길 수 있는 문제

(소아를 다뤄야 하는 문제와 대비해서) 소아환자의 경우 겪게 되는 기술적인 문제는 입의 크기가 작고 영상수용기를 입 안에 위치시키기 어렵다는 점이다. 아주 어린 아이들의 경우 평행촬영법을 사용할 수 없지만 외상을 입은 영구 앞니를 검사하기 위해 앞니부에서 평행촬영법을 사용하도록 권고된다. 예후를 비교하기 위해서는 평행촬영법의 재현 가능성이 아주 중요하다.

입 안(교합평면)에 영상수용기를 편평하게 놓고 그에 따라 엑스선관구의 위치를 조정하는 변형된 등각촬영법은 대부분의 소아에게 사용 가능하다(그림 8-43 참조).

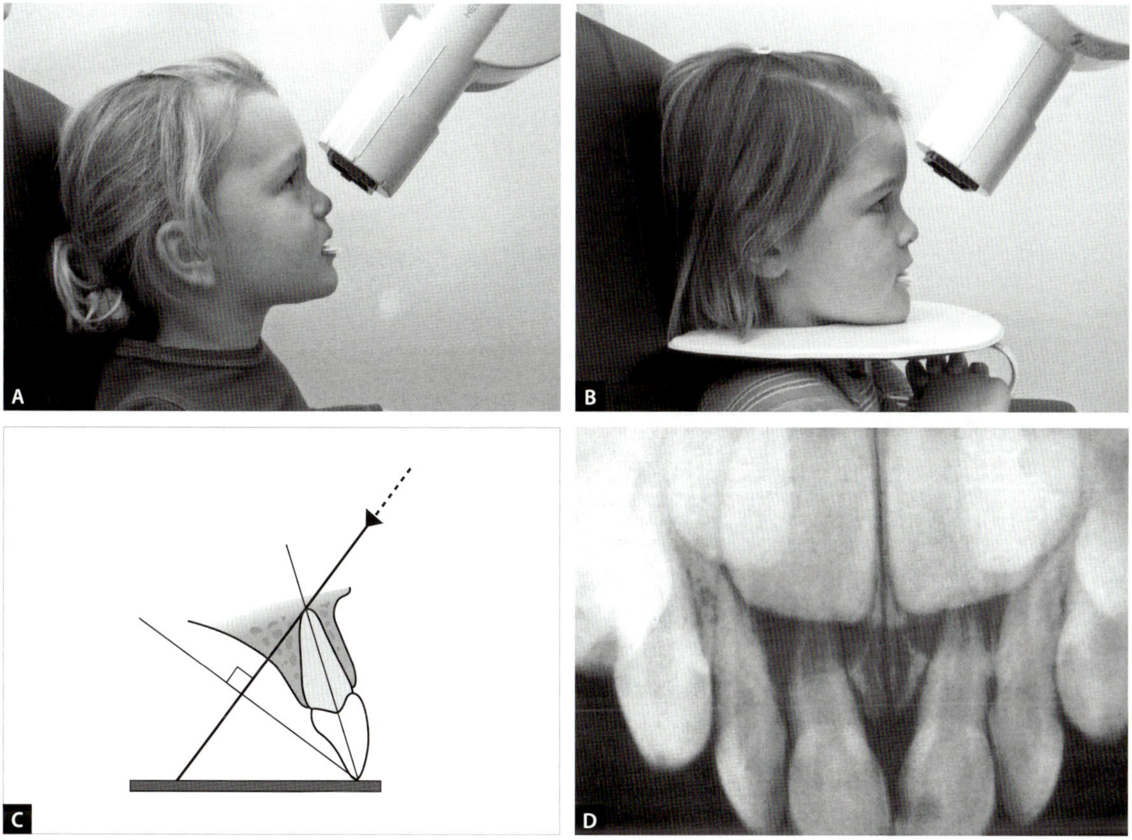

그림 8-43. 소아의 윗턱앞니에 대한 포지셔닝. A 3살 환자의 모습, B 갑상샘 보호대를 사용하고 있는 6살 환자의 모습, C 영상수용기, 교합평면, 엑스선빔의 상대적인 위치, D 방사선영상

영상 질 평가

방사선영상의 질 평가는 일반 방사선영상의 질 보증 quality assurance, QA 프로그램과 같이 간주되어야 한다(15장 참조). 다음은 영상 질 평가에는 필수적인 세 단계이다.

- 이상적인 질 기준 ideal quality criteria 과 영상을 비교한다.
- 정해진 기준을 이용하여 주관적으로 영상 질을 평가한다.
- 영상의 오류를 찾기 위해서 오류로 판독된 필름을 평가한다.

이상적인 질 기준

사용된 영상수용기나 촬영법에 상관없이 치아뿌리끝 방사선사진의 일반적인 질 기준은 다음과 같다.

- 영상은 왜곡이나 흐릿함 없이 받아들일 만한 선명도 acceptable definition 를 가져야 한다.
- 영상에는 정확한 해부학적 부위가 검사대상 치아의 치아뿌리끝과 적어도 3–4 mm의 주변 뼈와 함께 포함되어야 한다.
- 치아 인접면 approximal surfaces 의 중첩이 없어야 한다.
- 필름으로 찍은 영상의 바람직한 흑화도 density 와 대조도 contrast 는 방사선사진을 얻은 임상적 이유에 따라 달라진다. 그 예는 다음과 같다.
  - 치아 부식증, 치아 수복, 치아뿌리끝 조직을 평가하기 위해서 필름은 사기질과 상아질, 그리고 이틀인대공간 periodontal ligament space 과 치조경선 lamina dura, 지주뼈 trabecullar bone 가 구별되도록 노출이 잘되고 대조도가 좋아야 한다.
  - 이틀상태 periodontal status 를 보기 위해서 필름은 얇은 이틀뼈 thin alveolar crestal bone 가 검게 나오지 burnout 않도록 노출을 적게 해야 underexposed 한다(20장 참조).
- 영상에는 조사통 가림 coning off, cone cutting 과 조작실수가 나타나서는 안된다.
- 영상은 흑화도와 대조도, 그리고 기하학적으로 이전의 치아뿌리끝 영상과 비교가 가능해야 한다.

영상 질에 대한 주관적 평가

입안필름과 입바깥필름으로 찍은 모든 방사선사진을 위한 간단한 세 단계의 주관

표 8–1. 「2001 치과 의료진을 위한 X선 장비 안전 이용 안내서」에 발표된 필름으로 찍은 영상을 위한 주관적인 질 평가기준

등급	질	설명
1	훌륭함(Excellent).	환자준비, 촬영, 자세, 현상과정, 필름처리에 전혀 실수가 없음.
2	진단적으로 사용 가능함 (Diagnostically acceptable).	환자준비, 촬영, 자세, 현상과정, 필름처리에 약간의 실수가 있지만 진단하는 데 사용하기에 무리가 없음.
3	사용할 수 없음(Unacceptable).	환자준비, 촬영, 자세, 현상과정, 필름처리에서의 오류 때문에 진단하는 데 사용할 수 없음.

적인 평가척도가 「치과 의료진을 위한 엑스선장비 안전 이용 안내서 Guidance Notes for Dental Practitioners on the Safe Use of X-ray Equipment」에 발표되었다. 그 내용은 표 8-1에 요약되어 있으며 9장과 13장에서 되풀이될 것이다. 영상품질에 대해서는 15장에서 노출요인과 화학처리에 관련된 오류와 함께 보다 상세히 다룰 것이다. 치아뿌리끝 방사선촬영에서 환자준비와 포지셔닝 실수는 아래에 설명된 바와 같다.

오류로 판독된 필름의 평가와 분석

환자 준비와 촬영자세(방사선촬영술)에 있어서의 실수(그림 8-44 참조)

이에 대한 내용은 다음과 같다.

- 의치나 교정 장치를 제거하지 않은 경우
- 검사 부위가 촬영되도록 영상수용기를 올바르게 위치시키지 못한 경우 치아뿌리끝과 치아뿌리끝 조직이 찍히지 않는다.
- 영상수용기를 올바로 위치시키지 못하는 바람에 영상수용기가(유연성이 있을 경우에) 구부러져 기하학적 왜곡이 생긴 경우
- 영상수용기의 방향을 잘못 잡거나 앞뒤를 잘못 사용한 경우
- 엑스선관구를 수평면에서 올바로 배열하지 못한 경우
  - 너무 앞쪽으로 하거나 뒤쪽으로 한 경우(조사통 가림)
  - 접촉부를 통과해 치아와 영상수용기에 직각으로 닿도록 조준하지 않은 경우 접촉부가 중첩된다.
- 엑스선관구를 수직면에서 올바로 배열하지 못한 경우
  - 너무 위쪽으로 하거나 아래쪽으로 한 경우(조사통 가림)
  - 각이 너무 가파르면 영상이 축소되고 기하학적으로 왜곡된다.
  - 각이 너무 완만하면 영상이 연장되고 기하학적으로 왜곡된다.
- 환자에게 움직이지 말라고 지시하지 못한 경우 움직임의 결과로 영상이 흐릿해진다.
- 노출 설정을 잘못한 경우(15장 참조)
- 영상수용기를 부주의하게 우연히 두 번 사용한 경우

참고: 빔조준장치가 있는 영상수용기 유지장치를 활용하는 평행촬영법을 사용하면 이러한 기술적인 실수의 많은 부분을 피할 수 있다.

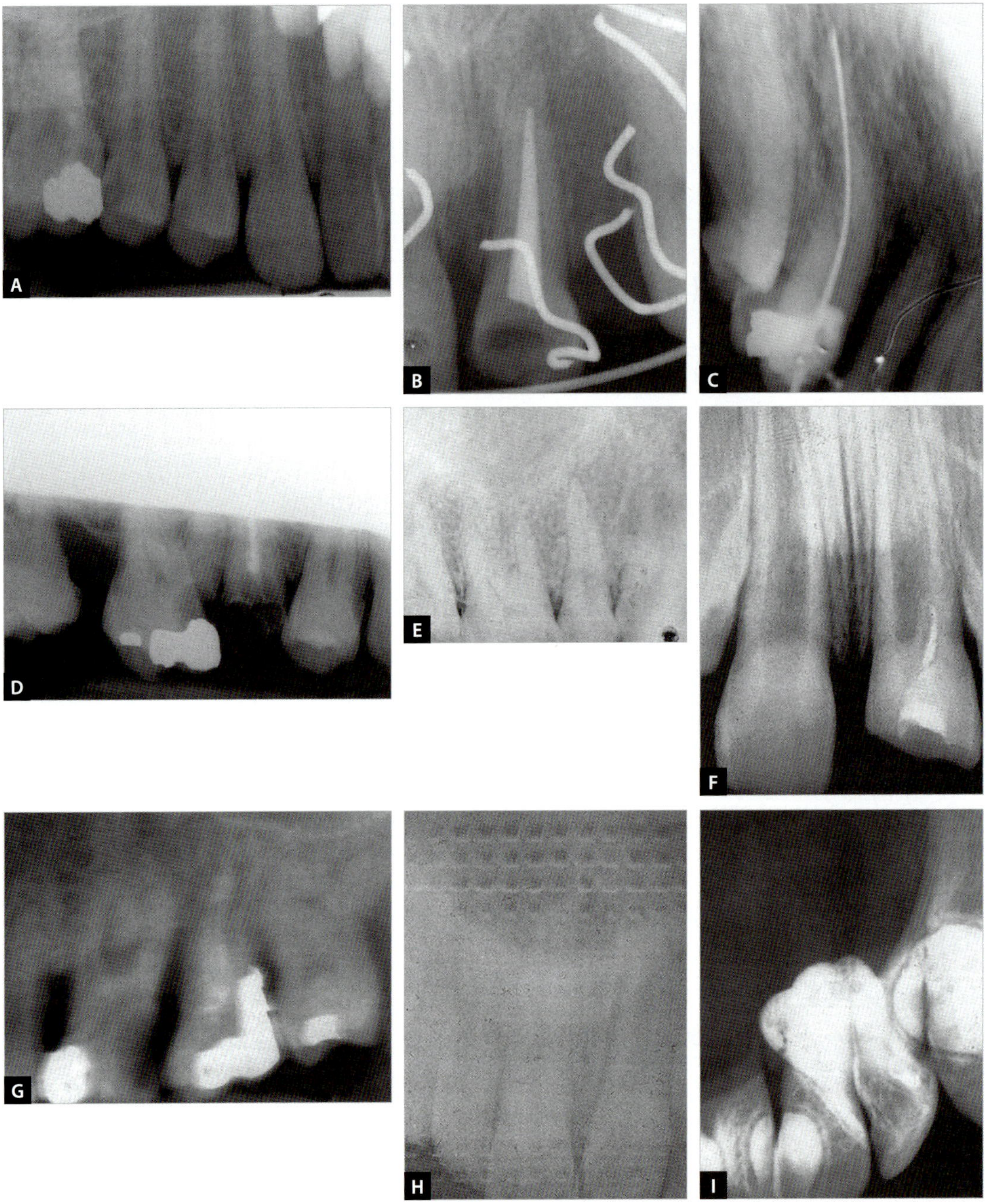

그림 8-44. **환자 준비와 촬영자세에서의 실수.** A. 영상수용기를 검사하려는 영역을 다 포함하도록 치아뿌리끝쪽으로 충분히 위치시키지 않은 경우. 치아뿌리끝과 치아뿌리끝 조직이 보이지 않는다. B. 교정장치를 제거하지 않은 경우. C. 영상수용기의 위치가 잘못되고 촬영 중에 구부러진 경우. 영상이 기하학적으로 왜곡되었다. D. 수직면에서 엑스선관구를 잘못 배열한 경우. 영상의 상단에 조사통 가림이 생겼다. E. 수직면에서 엑스선관구의 각이 너무 가파른 경우. 영상이 축소되고 기하학적으로 왜곡되었다. F. 수직면에서 엑스선관구의 각이 너무 완만한 경우. 영상이 연장되고 기하학적으로 왜곡되었다. G. 환자가 움직일 경우 움직임의 결과로 영상이 흐릿해졌다. H. 영상수용기(필름패킷)의 앞뒤를 잘못 위치시킨 경우. 연박(lead foil)의 패턴이 나타났다. I. 영상수용기(필름패킷)를 부주의하게 두 번 사용한 경우. 두 번 촬영되었다.

9장. 교익촬영법

교익촬영 bitewing radiograph 의 명칭은 환자가 구강 내 필름에 부착된 작은 날개모양 wing 의 고정용구를 물고 bite 검사하는 촬영법에서 비롯되었다(그림 9-1 참조). 현대의 필름 유지장치(탭 tab 이라고 불린다)로 인해 날개의 필요성은 사라졌고 디지털영상수용기(고체나 형광체판)를 필름 대신 사용할 수 있지만 임상적 목적은 같다. 개별 영상은 한 쪽 턱의 작은어금니와 큰어금니의 치아머리 crown 를 보여준다.

주요 목적

주요 임상적 목적은 다음과 같다.

- 치아부식증 dental caries 발견
- 치아부식증의 진행상황 관찰
- 수복된 치아 existing restoration 평가
- 이틀 상태 periodontal status 평가

이상적인 촬영조건

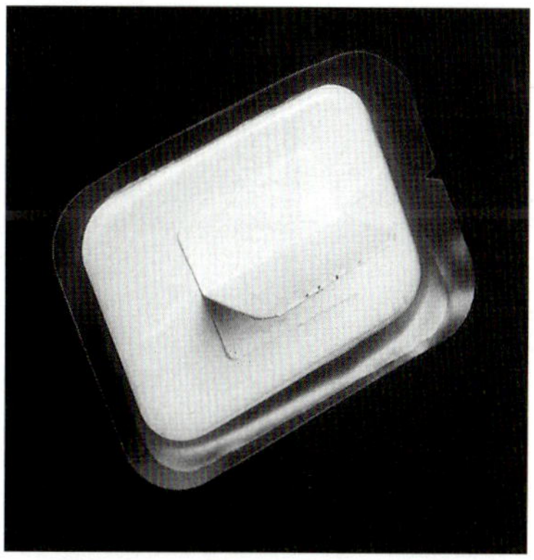

그림 9-1. 방호용 필름덮개로 싼 구내필름패킷에 교익 혹은 탭을 부착한 모습

- 빔조준장치가 있는 적절한 영상수용기를 사용해야 한다.
- 영상수용기는 영상수용기의 위아래 모서리가 바이트플랫폼에 평행하도록 유지장치 중앙에 위치시켜야 한다.
- 영상수용기는 장축을 수평교익 horizontal bitewing 의 경우 수평으로, 수직교익 vertical bitewing 의 경우 수직으로 위치시켜야 한다(그림 9-2 참조).
- 어금니부 치아와 영상수용기는 맞닿아 있거나 가능한 가깝게 있어야 한다.
- 어금니부 치아와 영상수용기는 평행해야 한다. 이틀활의 형태에 따라 작은 어금니와 큰어금니를 촬영할 때 이 요건을 만족시키려면 별도의 두 가지

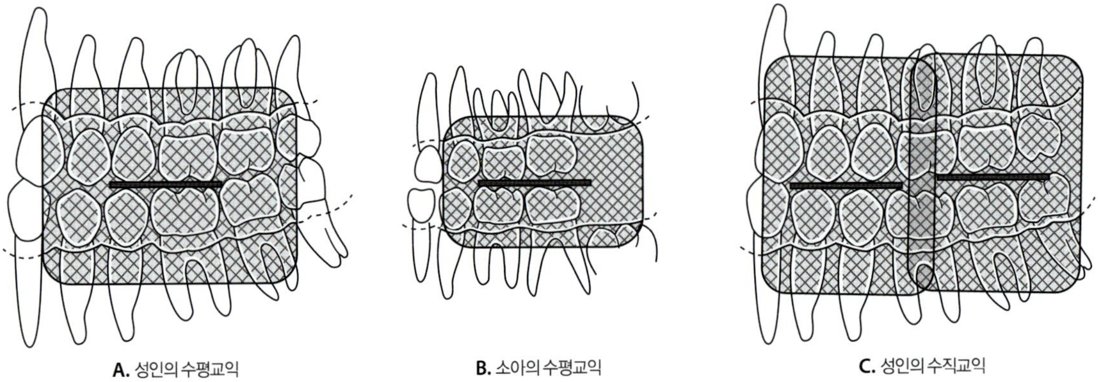

그림 9–2. 여러 종류의 교익을 위한 이상적인 영상수용기 위치를 보여주는 그림

영상수용기 위치가 필요할 수도 있다(그림 9–3 참조).

- 빔조준장치는 수평면에서 엑스선관구가 빔이 치아와 영상수용기에 직각으로 닿고 모든 접촉부를 직접적으로 통과하도록 입사한다(그림 9–3 참조).
- 빔조준장치는 수직면에서 엑스선관구가 위쪽으로 솟은 몬슨만곡 upwardly rising curve of Monson 을 제거하기 위해서(수평선에서 약 5°~8° 정도) 아래를 향해 입사하여야 한다(그림 9–4 참조).
- 촬영자세는 재현 가능해야 한다.

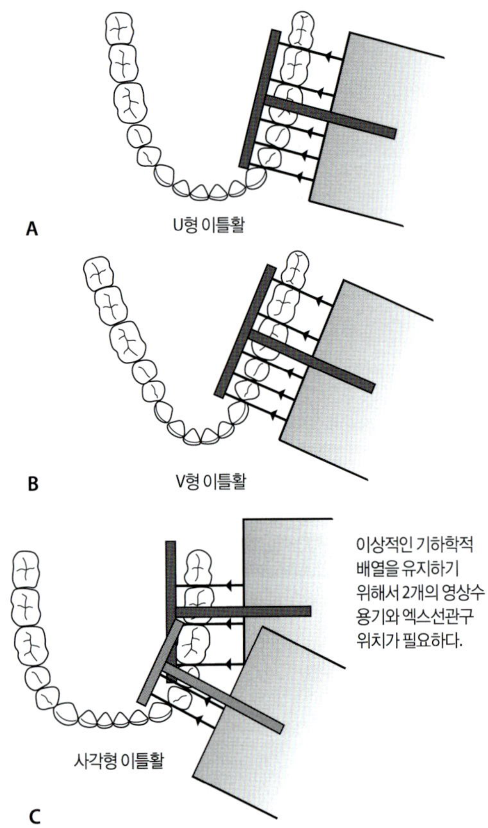

그림 9–3. 여러 가지 이틀활 형태에 따른 영상수용기와 엑스선관구의 이상적인 위치(빔조준장치 사용)

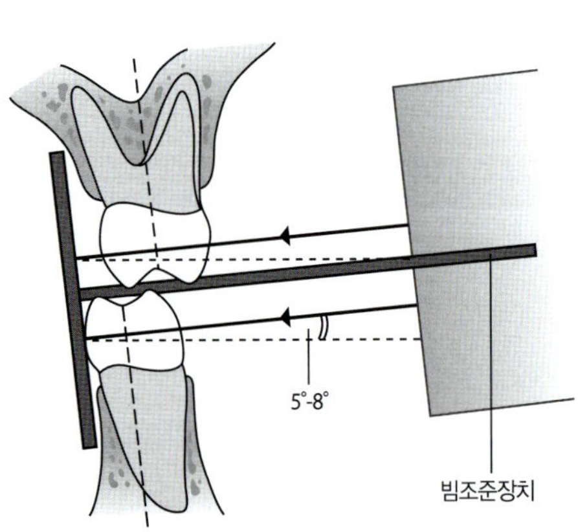

그림 9–4. 몬순만곡을 보완하기 위한 영상수용기의 이상적인 위치와 약 5°~8°정도 아래로 조준된 엑스선빔의 수직각도(빔조준장치 사용)

(빔조준장치가 있는) 영상수용기 유지장치를 사용하고, 특히 소아환자의 경우 이러한 촬영법의 이상적인 요건을 충족시킬 수 없을 때가 있다. 따라서 치아관리 전문가 dental care professionals 는 필름이나 형광체판에 부착된 탭을 사용하고 엑스선관구를 눈으로 보고 배치하는 기존의 촬영법을 사용해야 한다.

촬영자세 방법

빔조준장치가 있는 영상수용기 유지장치를 사용할 때

필름이나 디지털형광체판을 사용하거나 고체디지털센서를 사용할 때 이를 수평이나 수직으로 잡아주는 다양한 빔조준장치가 있는 여러 가지 영상수용기 유지장치가 제작되고 있다. 그림 9-5를 보면 여러 가지 유지장치의 예가 나와 있다. 치근단촬영에서와 같이 유지장치의 선택은 개인적인 선호의 문제이며 사용하는 영상수용기의 종류에 따라 결정된다. 유지장치는 가격과 디자인 면에서 다양하다. 하지만 필수적인 세 가지 기본 구성요소는 치아뿌리끝 유지장치의 구성과 같다.

- 영상수용기를 치아에 평행하게 유지해주는 기구
- 기존의 날개를 대신하는 바이트 플랫폼
- 엑스선빔조준장치

교익촬영법은 다음과 같다.

1. 적절한 크기의 영상수용기와 함께 원하는 유지장치를 선택한다. 보통 31×41 mm 필름패킷이나 형광체판, 혹은 동일한 크기의 고체 센서를 사용한다.
2. 환자는 머리를 기대고 교합평면이 수평이 되도록 한다.
3. 유지장치를 어금니부 치아와 마주한 혀쪽 열구 lingual sulcus 에 조심스럽게 끼워 넣는다.
4. 영상수용기의 앞쪽 모서리는 아래턱 송곳니의 원심면 맞은편에 위치해야만 한다. 이 위치에서 영상수용기는 보통 아래턱 제3큰어금니의 가까운쪽 바로 너머까지 포함한다(그림 9-6 참조).

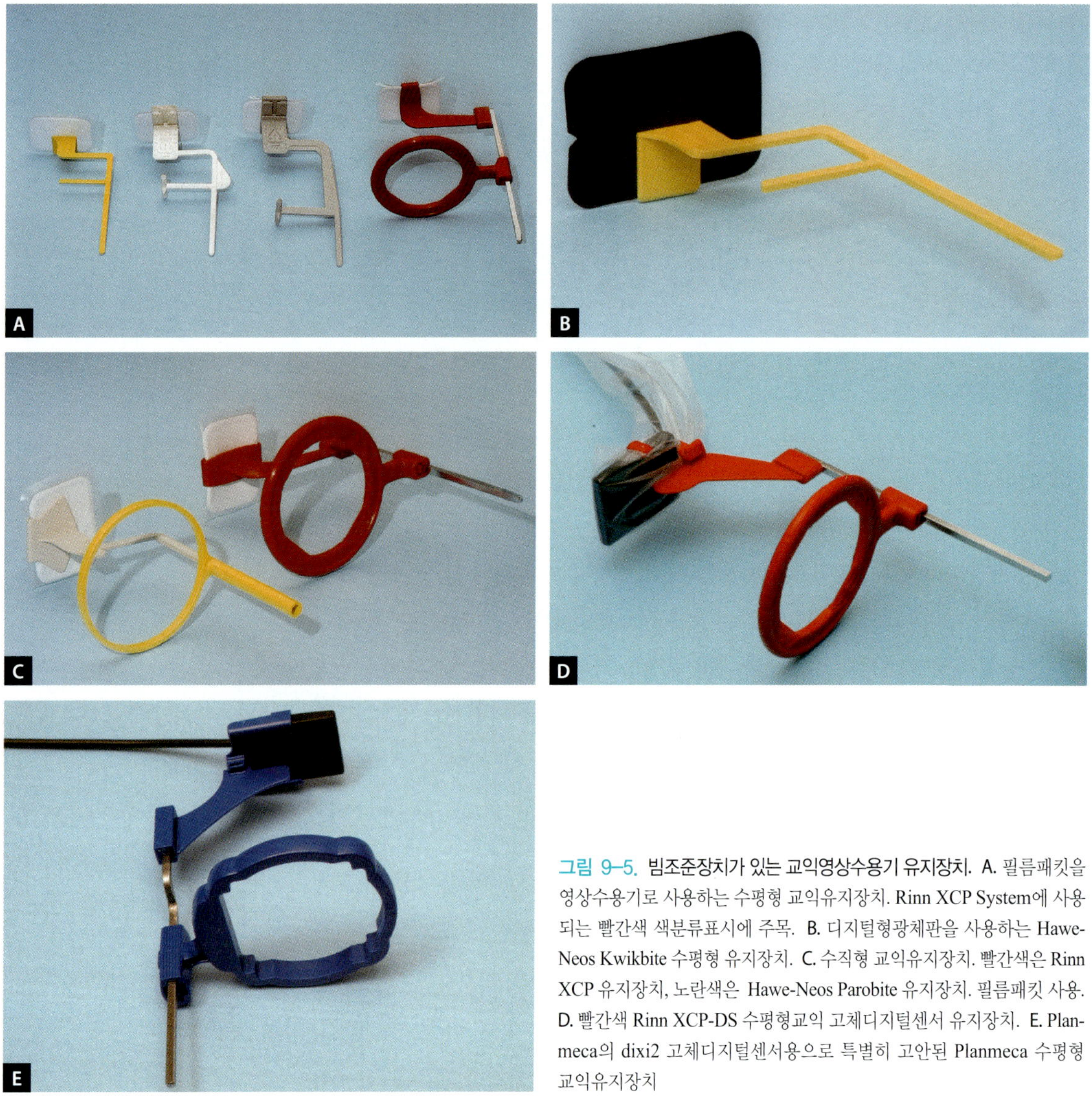

그림 9-5. 빔조준장치가 있는 교익영상수용기 유지장치. A. 필름패킷을 영상수용기로 사용하는 수평형 교익유지장치. Rinn XCP System에 사용되는 빨간색 색분류표시에 주목. B. 디지털형광체판을 사용하는 Hawe-Neos Kwikbite 수평형 유지장치. C. 수직형 교익유지장치. 빨간색은 Rinn XCP 유지장치, 노란색은 Hawe-Neos Parobite 유지장치. 필름패킷 사용. D. 빨간색 Rinn XCP-DS 수평형교익 고체디지털센서 유지장치. E. Planmeca의 dixi2 고체디지털센서용으로 특별히 고안된 Planmeca 수평형 교익유지장치

5. 환자에게 바이트플랫폼을 물면서 치아를 꽉 다물도록 한다(참고: 고체센서 케이블을 손상시키지 않도록 주의한다).
6. 최적의 수평 · 수직 각도를 맞출 수 있도록 빔조준장치를 사용해서 엑스선관구를 정확하게 배열한다(그림 9-7).
7. 촬영을 시행한다.

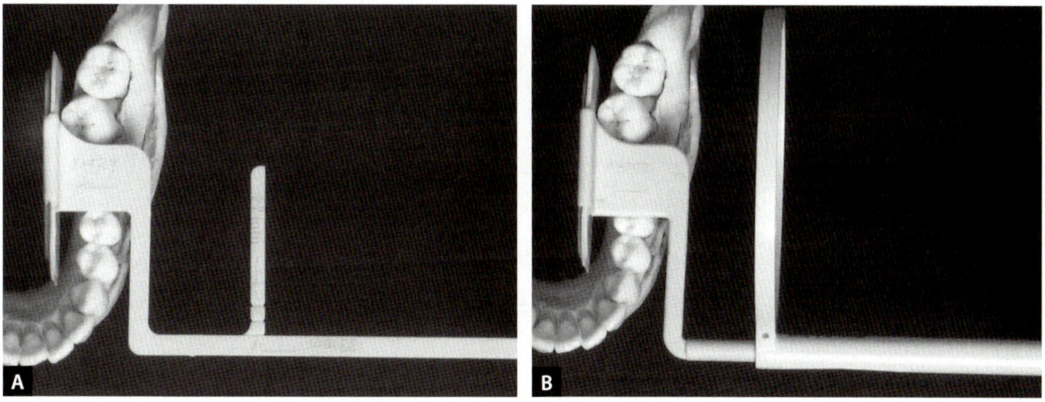

그림 9-6. A. 단순 Hawe-Neos Kwikbite 유지장치와 치아의 위치. B. (원형 빔조준장치가 있는) Hawe-Neos Kwikbite 유지장치와 치아의 위치

8. 필요 시 작은어금니를 위해 영상수용기와 엑스선관구의 위치를 조정하는 과정을 반복한다.

장점

- 상대적으로 간단하고 복잡하지 않다.
- 영상수용기가 제 위치에 단단히 고정되고 혀에 의해 위치에서 벗어나지 않을 수 있다.
- 엑스선관구의 위치가 빔조준장치에 의해 결정되기 때문에 작업자가 엑스선빔을 항상 영상수용기에 직각으로 닿도록 하는 데 도움을 준다.
- 영상수용기의 앞쪽 부분에 나타날 수 있는 조사통 가림현상 coning off, cone cutting 을 피할 수 있다.
- 유지장치를 가압멸균하거나 폐기할 수 있다.

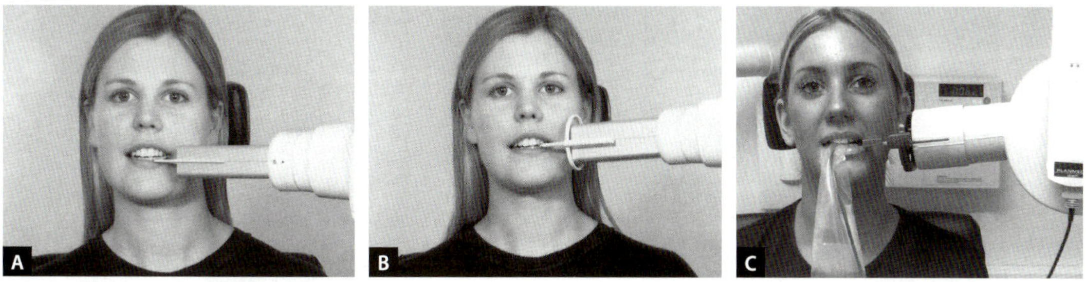

그림 9-7. 환자에게 직접 사용하는 모습. A. 필름패킷이나 디지털영상수용기를 사용하는 단순 Hawe-Neos Kwikbite 유지장치. B. 필름패킷이나 디지털영상수용기를 사용하는(원형 빔조준장치가 있는) Hawe-Neos Kwikbite 유지장치. C. 고체디지털센서를 사용하는 Planmeca 유지장치

단점

- 입 안에서 유지장치의 위치가 종사자에게 달려 있다. 따라서 영상이 100% 재현 가능한 것은 아니기 때문에 치아부식증의 진행을 관찰하는 데 완전히 이상적이지는 않다.
- 고체디지털센서를 사용할 때 필름유지장치와 영상수용기의 위치가 환자에게 불편할 수 있다.
- 유지장치의 가격이 비싸다.
- 유지장치는 소아에게 적합하지 않은 경우가 있다.

영상수용기에 부착된 탭을 사용할 때

기존의 교익촬영법은 필름이나 디지털형광체판을 영상수용기로 사용할 때 특히 적합하다. 아래의 설명과 같이 교익촬영법은 종사자의 촬영에 따라 영상이 다를 수 있다. 또한 이는 성인보다는 소아에게 널리 사용된다.
촬영법은 다음과 같다.

1. 방호용 덮개로 싼 적절한 크기의 필름이나 형광체판을 선택하고 수평이나 수직 촬영에 적합한 방향으로 탭을 부착한다(그림 9-8A 참조).
   - 성인의 경우 큰 사이즈 필름/형광체판(31×41 mm)을 사용

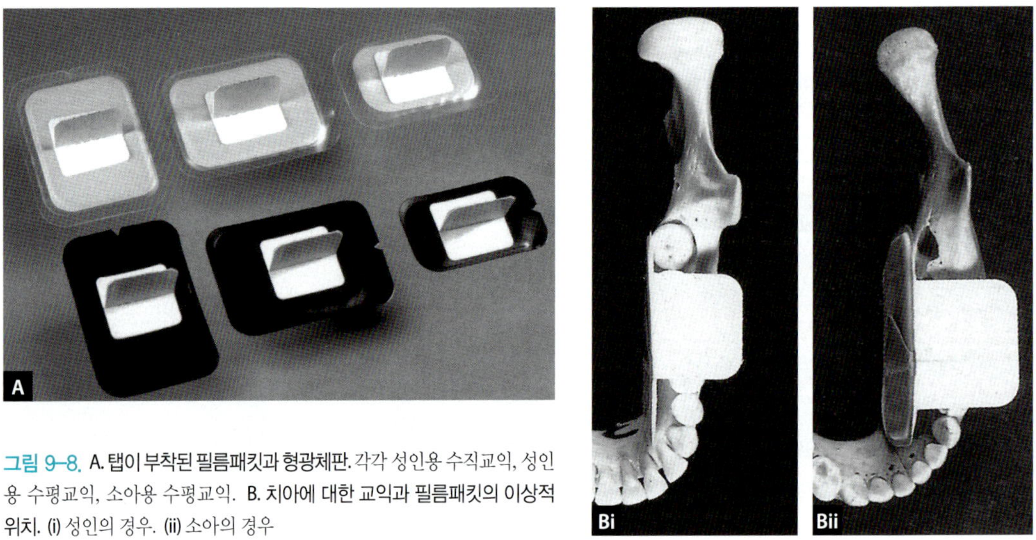

그림 9-8. A. 탭이 부착된 필름패킷과 형광체판. 각각 성인용 수직교익, 성인용 수평교익, 소아용 수평교익. B. 치아에 대한 교익과 필름패킷의 이상적 위치. (i) 성인의 경우. (ii) 소아의 경우

- 12세 미만 소아의 경우 작은 사이즈 필름/형광체판(22×35 mm)을 사용 제2영구큰어금니가 맹출했다면 성인용 사이즈를 사용해야 한다.
- 성인의 경우 긴 필름/형광체판(53×26 mm)이 사용될 때도 있다.

2. 환자는 머리를 기대고 교합평면이 수평이 되도록 한다.
3. 이틀활의 형태와 필요한 필름의 개수를 산정한다.
4. 촬영자는 엄지와 검지로 탭을 잡고 영상수용기를 어금니부 치아 맞은편 혀쪽 열구 lingual sulsus 에 끼워 넣는다.
5. 영상수용기의 앞쪽 모서리는 아래턱 송곳니의 먼쪽면 맞은편에 위치해야만 한다. 이 위치에서 필름의 뒤쪽 모서리는 보통 아래턱 제3큰어금니의 가까운 쪽면 바로 너머까지 포함한다(그림 9-8B 참조).
6. 탭은 아랫니 교합면에 위치한다.
7. 환자에게 탭을 물면서 치아를 꽉 다물도록 한다.
8. 환자가 치아를 다물면 촬영자는 치아 사이로 탭을 단단히 당겨 영상수용기와 치아가 닿도록 한다.
9. 촬영자는 탭을 놓는다.
10. 촬영자는 수평 · 수직각도와 엑스선관구의 위치를 산정하고 엑스선빔이 접촉부 contact areas 를 직접적으로 통과하고 치아와 영상수용기에 직각으로 닿도록 한다. 수직각도는 약 5°~8°정도 아래를 향하도록 한다(그림 9-9 A와 B 참조).
11. 촬영을 실행한다.
12. 필요 시 작은어금니를 위해 영상수용기와 엑스선관구의 위치를 조정하는 과정을 반복한다.

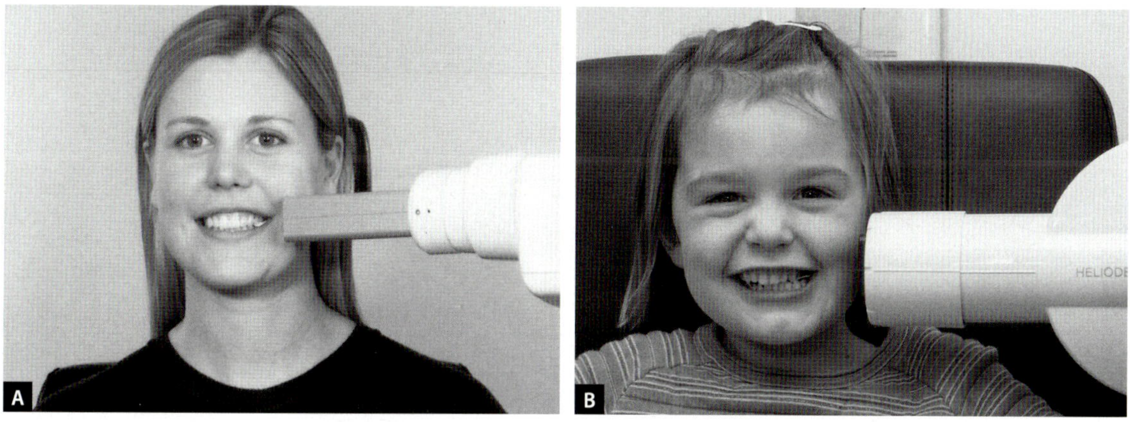

그림 9-9. A. 좌측 교익촬영을 위한 엑스선관구와 성인환자의 촬영자세. B. 소아환자의 촬영자세

참고: 환자가 입을 다문 후 엑스선관구를 위치할 때 필름이 더 이상 보이지 않을 수 있다. 영상수용기의 앞부분이 확실히 노출되고 exposed 조사통 가림을 피하기 위한 방법은 끝이 막히지 않은 스페이서콘 open-ended spacer cone 을 입안의 모서리부분 corner of mouth 에 인접하게 위치시키는 것이다.

장점

- 간단하다.
- 저렴하다.
- 탭이 일회용이기 때문에 추가적인 감염관리가 쉽다.
- 소아에게 사용하기 용이하다.

단점

- 촬영자에 따라 엑스선의 입사각도가 달라질 수 있다
- 정확한 영상을 얻기 힘들다. 따라서 치아 부식증의 진행과정 관찰에 불리하다.
- 영상수용기의 앞부분에서 조사통 가림현상이 흔하게 일어난다.
- 고체디지털센서와 함께 사용할 수 없다.
- 혀로 인하여 영상수용기의 위치가 바뀔 수 있다.

방사선영상

어떠한 교익촬영법을 사용하였더라도 영상과 해부학적 구조는 매우 비슷하지만 그 차이는 정확성에는 차이가 있다. 그림 9-10~12은 그 예이다.

영상 질 평가

영상의 질은 다음 세 단계와 연관된다(8장에서도 기술함).

- 질 기준과 영상을 비교한다.
- 기존에 정해진 기준을 가지고 주관적으로 영상 질을 평가한다.
- 오류의 원인을 찾기 위해서 오류로 판독된 필름을 상세히 평가한다.

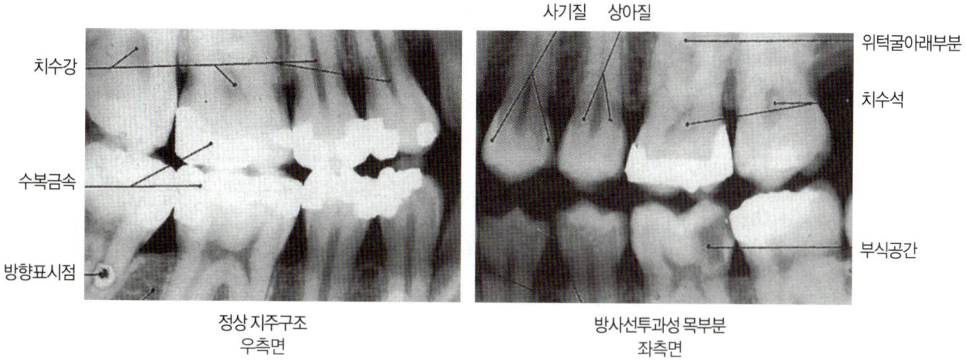

그림 9-10. 성인환자의 우측과 좌측 수평교익촬영상. 치아부식증과 수복을 검사하기에 적절하며 방사선사진상의 주요 특징은 표시된 것과 같다.

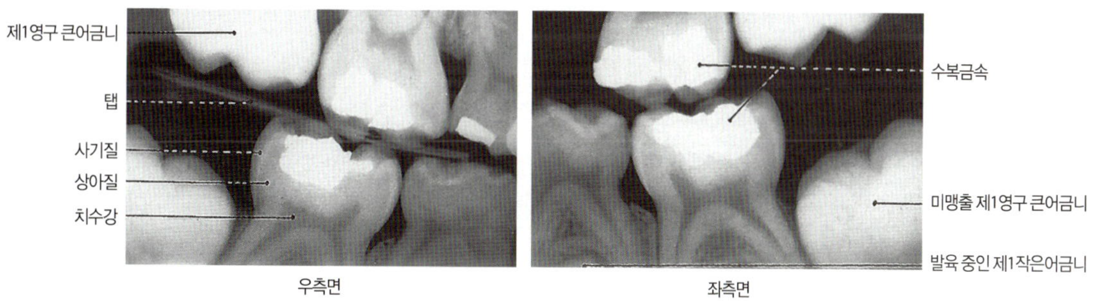

그림 9-11. 소아환자의 좌우 교익촬영상. 방사선사진상의 주요 특징은 표시된 것과 같다.

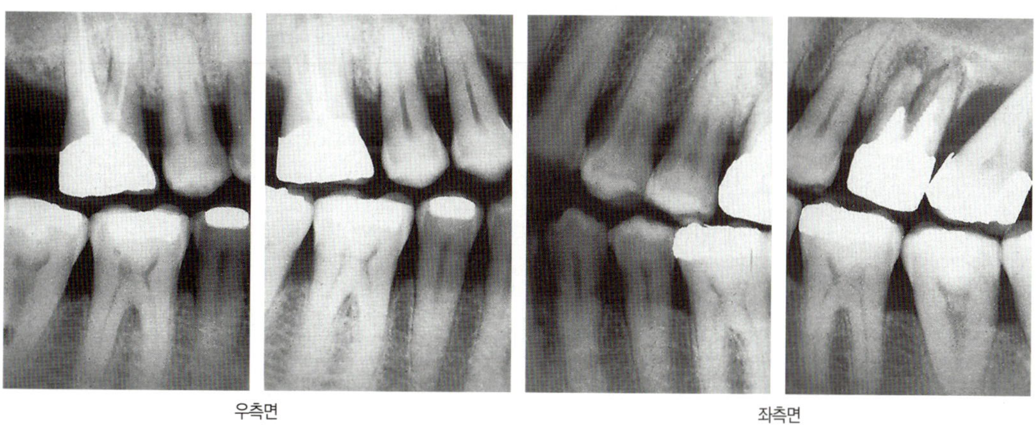

그림 9-12. 성인환자의 우측과 좌측 수직교익촬영상. 작은어금니와 큰어금니를 모두 촬영하기 위해서 각 측면마다 두 장의 필름을 사용했다.

이상적인 질 기준

영상획득 시 사용된 영상수용기의 종류와는 관계없이 교익촬영상의 일반적인 질 기준은 다음과 같다.

- 영상은 왜곡이나 흐릿함이 없이 선명 acceptable definition 하여야 한다.
- 영상은 제1작은어금니의 가까운쪽면에서 제2큰어금니의 먼쪽면까지 포함해야 한다. 제3큰어금니가 맹출했다면 7/8 접촉부(7/8 contact)가 포함되어야 한다.
- 교합평면/바이트플랫폼은 영상의 중앙에 위치하여야 영상의 위쪽 절반에 윗턱 치아의 치아머리와 치아뿌리의 이마면 coronal parts of the root 이 나오고 영상의 아래쪽 절반에 아래턱 치아의 치아머리와 치아뿌리의 이마면 coronal parts of the root 이 나온다. 볼쪽융기와 혀쪽융기는 겹쳐져야 한다.
- 윗턱과 아래턱의 이틀활 alveolar crest 이 보여야 한다.
- 치아의 인접면 approximal surface 이 중첩되지 않아야 한다.
- 필름으로 얻은 영상의 적절한 흑화도와 대조도는 임상적 소견에 따라 조건이 달라지며 예를 들면 다음과 같다.
  - 부식증과 수복을 평가하기 위해서 필름은 사기질과 상아질이 구별되고 사기질 상아질경계 enamel-dentine junction, EDJ 가 보이며 대조도가 좋아야 한다.
  - 이틀상태를 평가하기 위해서 필름은 얇은 치아뿌리뼈가 검게 나타나지 burnout 않도록 적절하게 노출을 조정한다(20장 참조).
- 영상에는 조사통 가림현상과 다른 필름조작오류가 나타나서는 안된다.
- 영상은 이전의 교익영상과 흑화도와 대조도에 있어서 그리고 기하학적으로도 비교 가능해야 한다.

영상 질의 주관적 평가

「2001 치과 의료진을 위한 엑스선장비 안전 이용 안내서」에서 발표한 간단한 세 단계의 주관적인 평가척도는 8장에서 소개되었으며 15장에서 노출요인과 화학처리와 관련된 실수와 함께 세부적으로 알아볼 것이다. 이는 표 9-1에 요약되어 있다. 교익촬영에서 일어날 수 있는 환자준비와 잘못된 촬영자세는 아래와 같다.

표 9-1.「2001 치과 의료진을 위한 엑스선장비 안전 이용 안내서」에 발표된 필름으로 촬영된 영상을 위한 주관적인 품질평가기준

등급	영상의 질	설명
1	훌륭함(Excellent).	환자준비, 촬영, 자세, 현상과정, 필름처리가 우수함.
2	진단적으로 사용 가능함 (Diagnostically acceptable).	환자준비, 촬영, 자세, 현상과정, 필름처리에 약간의 오류가 있지만 진단하는 데 무리가 없음.
3	사용할 수 없음 (Unacceptable).	환자준비, 촬영, 자세, 현상과정, 필름처리에서의 오류 때문에 진단불가

오류로 판독된 필름 평가와 오류 확인

환자준비와 촬영자세(방사선촬영술)에 있어서의 오류(그림 9-13 참조)

- 영상수용기를 입 안 뒤쪽으로 심하게 위치시킨 경우 작은어금니가 영상에 나타나지 않는다.
- 영상수용기를 혀와 어금니부 치아 사이 혀쪽 열구에 정확히 끼워 넣지 못한 경우 혀가 영상수용기를 제 위치에서 벗어나게 한다.
- 엑스선관구를 수평면에서 정확하게 정렬하지 못한 경우
  - 뒤쪽으로 심하게 배치한 경우(조사통 가림현상)
  - 앞쪽으로 심하게 배치한 경우(조사통 가림현상)
  - 접촉부 contact area 를 통과해 이틀활의 라인과 영상수용기에 직각이 되도록 조준하지 않으면 접촉부가 겹쳐진다.
- 엑스선관구를 수직면에서 정확하게 배치하지 못한 경우 볼쪽융기와 혀쪽융기가 겹쳐지지 않는다.
- 노출 설정을 잘못한 경우
- 영상획득 시 환자가 움직인 경우 영상이 흐릿해진다.

참고: 이러한 잘못된 촬영자세는 빔조준장치가 있는 영상수용기 유지장치를 사용하면 많은 부분 피할 수 있지만, 유지장치를 사용하지 않고 가이드 없이 엑스선관구를 배열하고 위치시킬 때는 상대적으로 흔히 일어난다.

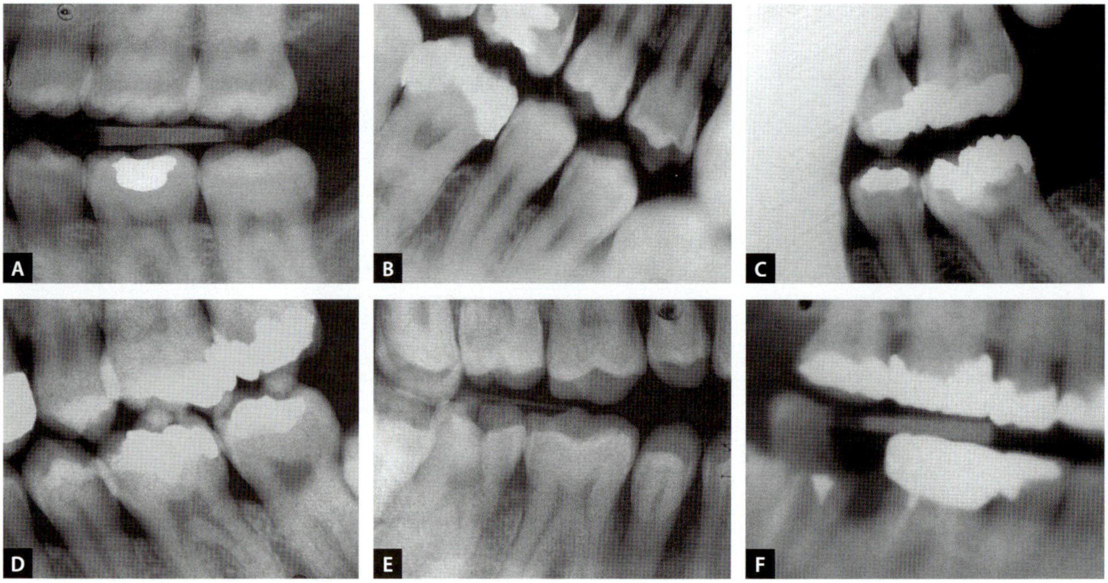

그림 9–13. 환자준비와 촬영자세 오류를 보여주는 교익촬영상. A. 영상수용기를 뒤쪽으로 심하게 위치한 경우. 아래턱 제2큰어금니 원심측 무치악 부분(edentulous area distal to the lower second)이 나타났고 작은어금니는 나오지 않았다. B. 영상수용기가 혀에 의해 제 위치에서 벗어난 경우. 교합평면이 수평이 아니다. C. 수평면에서 엑스선관구를 잘못 배열한 경우. 영상의 앞부분에 조사통 가림현상이 나타났다. D. 수평면에서 엑스선관구를 잘못 배열한 경우. 접촉부가 중첩되었다. E. 수직면에서 엑스선관구를 잘못 배열한 경우. 볼쪽융기와 혀쪽융기가 겹쳐지지 않았고 치아의 왜곡이 일어났다. F. 환자에게 움직이지 않도록 지시하지 못한 경우. 움직임 때문에 영상이 흐릿해졌다.

10장. 교합촬영법

교합촬영법 occlusal radiography 은 구강내촬영법의 하나로 영상수용기(5.7×7.6 cm의 필름이나 디지털형광체판)를 교합평면 occlusal plane 에 위치시키고 치과용 엑스선 장비를 사용하여 검사하는 촬영법이다. 적합한 크기의 고체 디지털센서는 개발중이다.

용어와 분류

교합촬영법에서 사용되는 용어는 매우 많다. 「표준치과용어사전 British Standards Glossary of Dental Terms (BS 4492:1983)」은 다양한 교합촬영을 정의하고 그 차이를 설명하는 데 적합하지 않다. 그 결과 여러 출판물과 교육현장에서 사용되는 용어에 일관성이 없다. 여기서 사용되는 용어는 「표준치과용어사전」을 주로 사용하여 간단하고 실용적으로 쓰일 수 있게 수정되었다.

윗턱교합촬영

- 윗턱표준(혹은 전방부)교합 Upper standard (or anterior) occlusal (표준교합 standard occlusal) 촬영
- 윗턱사방향교합 Upper oblique occlusal (사방향교합 oblique occlusal) 촬영
- 마루점교합 Vertex occlusal 촬영: 더 이상 사용되지 않는다.

아래턱교합촬영

- 아래턱 90° 교합(Lower 90° occlusal) (정교합 true occlusal) 촬영
- 아래턱 45° (혹은 전방부) 교합(Lower 45° [or anterior] occlusal) (표준교합 standard occlusal) 촬영
- 아래턱사방향교합 Lower oblique occlusal (경사교합 oblique occlusal) 촬영

윗턱표준(혹은 전방부)교합 Upper standard (or anterior) occlusal 촬영

이 방사선촬영은 윗턱의 앞쪽 부분과 윗턱 앞부분의 치아를 검사하기 위한 방법이다.

주요 임상 목적

주요 임상 목적은 다음과 같다.

- 윗턱 앞니부위 치아의 치아뿌리끝 진단. 특히 치아뿌리끝용 유지장치를 힘들어하는 성인과 소아의 경우 사용한다.
- 미맹출송곳니, 과잉치, 치아종의 유무 확인
- 미맹출송곳니의 볼쪽/입천장측 위치측정을 위해 시차법 parallax method 을 사용할 때 정중선 사진 midline view 역할
- 윗턱앞니부위에 있는 낭종이나 종양과 같은 병소의 크기와 범위 평가
- 앞니부위 치아와 치열뼈의 골절 평가. 영상수용기의 위치가 복잡하지 않기 때문에 외상을 입은 소아에게 특히 유용하다.

환자자세와 촬영법

촬영법은 다음과 같다.

1. 환자에게 머리를 기대고 앉아서 교합평면을 바닥과 평행하게 수평으로 하고 갑상샘보호대를 받치도록 한다.
2. 방호용 덮개로 싼 영상수용기를 아랫니 교합면쪽 입 안에 편평하게 위치시키고, 환자에게 부드럽게 물도록 한다. 영상수용기는 입 안 중앙에 위치시키는데, 장축을 성인은 가로로, 소아는 전후방향으로 한다.
3. 엑스선관구는 환자의 정중선 midline 상에서 위쪽으로 위치시키고, 중심선속이 코뼈를 지나 영상수용기에 60°~70°각도로 발쪽 방향으로 입사하도록 조정한다 (그림 10-1 참조).

윗턱사방향교합촬영 Upper oblique occlusal

이 방사선촬영은 윗턱의 뒤쪽 부분과 어느 한 쪽의 윗턱 어금니부분 치아를 보고자 할 때 유용하다.

촬영목적

- 윗턱 어금니부분 치아의 치아뿌리끝 진단. 특히 치아뿌리끝 영상수용기를 힘들어하는

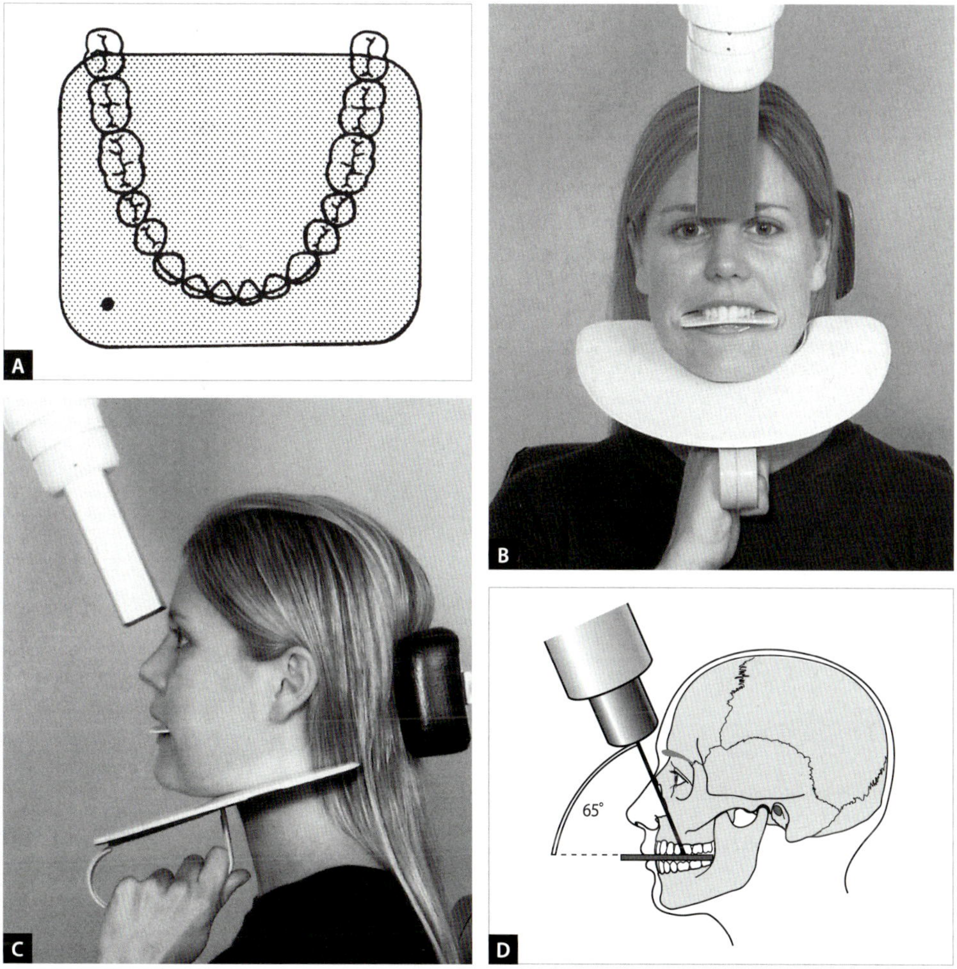

그림 10-1. A. 아래턱이틀활에 대한 영상수용기의 위치. B. 정면에서 본 환자자세. 갑상샘보호대를 사용하고 있다. C. 측면에서 본 환자자세. D. 측면에서 본 모식도

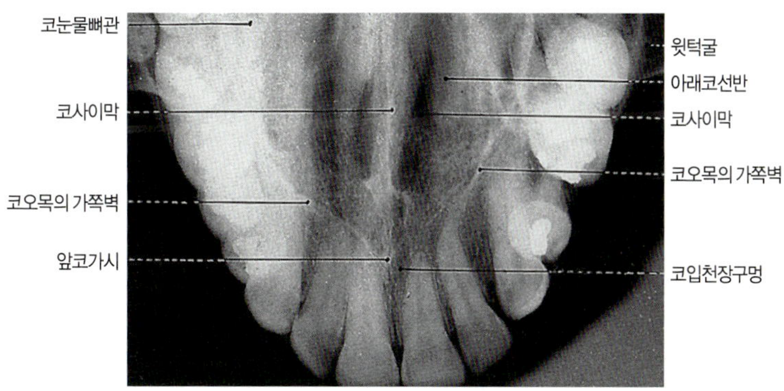

그림 10-2. 윗턱표준교합촬영상. 주요 해부학적 명칭

성인의 경우 사용한다.

- 윗턱어금니부분에 있는 낭종이나 종양, 뼈형성이상과 같은 병소의 크기와 범위 평가
- 윗턱치아뿌리 antral floor 의 상태 평가
- 윗턱 어금니부분 치아 발치 시도 중 빈공간 antrum 으로 우연히 움직인 치아뿌리의 위치 확인을 위한 보조수단
- 이틀면 tuberosity 을 포함한 치열뼈와 어금니부분 치아의 골절 평가

환자자세와 촬영법

1. 환자에게 머리를 기대고 앉아서 교합평면을 바닥과 평행하게 수평으로 하도록 한다.
2. 방호용 덮개로 싼 영상수용기를 장축을 전후방향으로 해서 아랫니 교합면 쪽으로 입 안에 편평하게 위치시킨다. 이때 영상수용기는 입 안에서 검사하는 쪽으로 위치시키고 환자에게 부드럽게 물도록 한다.

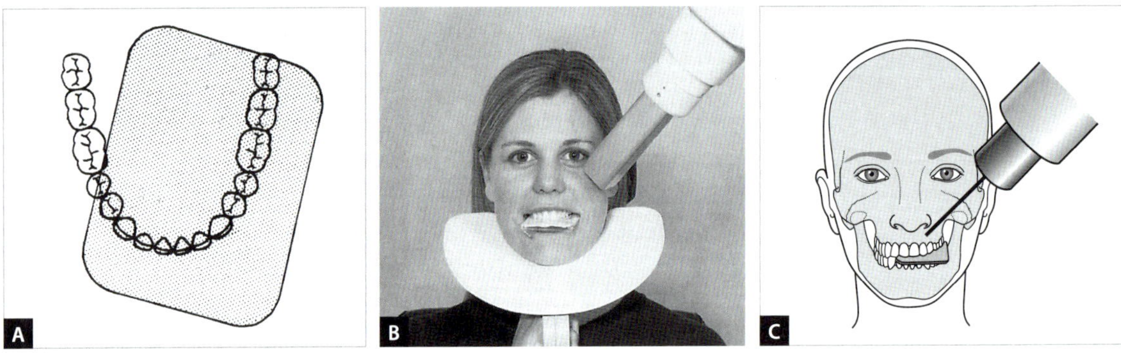

그림 10-3. A. 좌측 윗턱사방향교합촬영(upper oblique occlusal)을 위한 아래턱이틀활에 대한 영상수용기의 위치. B. 정면에서 본 좌측 윗턱사방향교합촬영 자세. 갑상샘보호대를 사용하고 있다. C. 정면에서 본 모식도

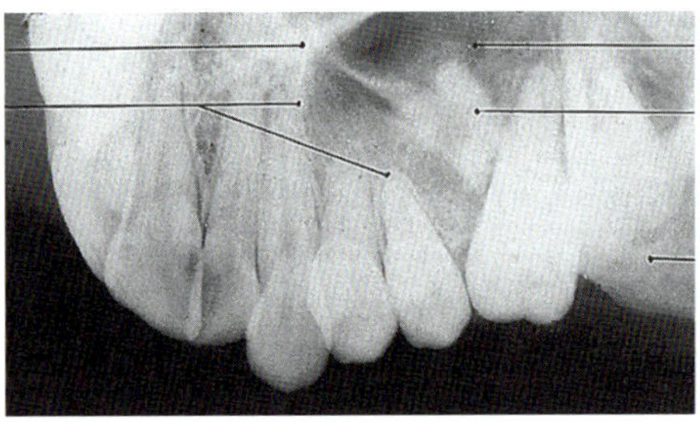

그림 10-4. 좌측 윗턱사방향촬영영상. 주요 해부학적 명칭

3. 엑스선관구는 검사하는 측면의 환자 얼굴에 위치시킨다. 중심선속이 뺨을 지나 영상수용기에 65°~70° 각도로 발쪽으로 향하게 하고 원하는 부위가 중심에 오도록 한다(그림 10-3 참조).

참고: 엑스선관구가 너무 뒤쪽으로 위치하면 광대뼈가 드리운 음영이 어금니부분 치아를 흐릿하게 할 수 있다.

아래턱 90° 교합 Lower 90° occlusal 촬영

이 방사선촬영은 아래턱의 잇몸부분과 입안밑부분의 정면상을 볼 수 있다. 또한 약간 변형된 촬영법은 일측성 병소 unilateral lesion 를 보기 위해 사용된다.

촬영목적

- 턱밑샘관 submandibular salivary ducts 의 방사선비투과성 결석 radiopaque calculi 의 존재와 위치 파악
- 아래턱에 있는 미맹출치아의 협설측 위치 평가
- 낭종, 종양, 골형성이상에 의한 아래턱몸통의 협설측 증식 expansion 평가
- 수평면에서 아래턱몸통 앞니부위의 치환된 골절 displacement fracture 평가

환자자세와 촬영방법

1. 영상수용기를 방호용 덮개로 싸고 아래로 향하게 하여 장축을 가로로 해서 아랫니 교합면쪽 입 안 중앙에 위치시켜 환자에게 부드럽게 물도록 한다.
2. 환자는 앞으로 몸을 기울이고 그 다음 머리를 편안한 상태에서 할 수 있는 만큼 뒤로 젖혀서 기댄다.
3. 원형 조리개가 장착된 엑스선관구를 정중선에서 환자의 턱 아래 위치시키고, 제1큰어금니와 만나는 가상의 선에 중심을 맞춘다. 영상수용기와의 각도는 90°이다(그림 10-5 참조).

촬영법의 변형 아래턱의 특정 부분을 보기 위해서는 영상수용기를 입 안에 위치시킬 때 해당 부위가 덮이도록 장축을 전후방향으로 한다. 엑스선관구는 마찬가지로 영상수용기에 90°로 조준하고 아래턱몸통 아래쪽에서 해당 부위에 중심을 맞춘다.

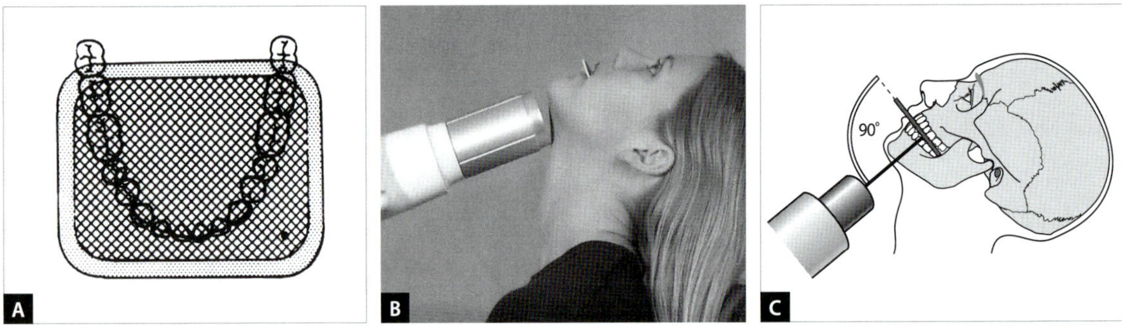

그림 10-5. A. 아래턱이틀활에 대한(아래쪽을 향하도록 한) 영상수용기의 위치. B. 측면에서 본 아래턱 90° 교합(lower 90° occlusal)의 환자자세. C. 측면에서 본 모식도

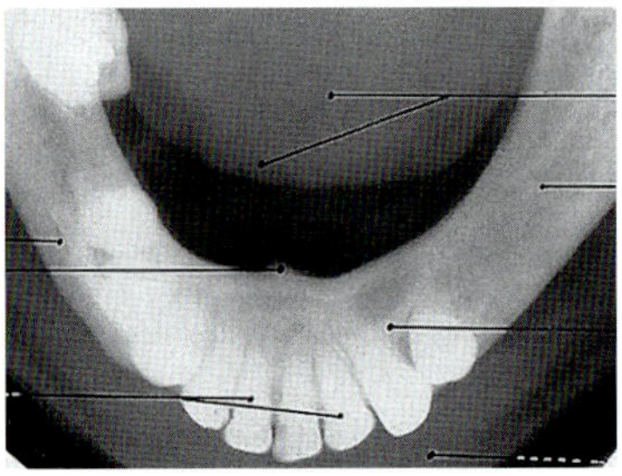

그림 10-6. 아래턱 90° 교합촬영상. 주요 해부학적 명칭

참고: 아래턱 90° 교합 사진은 검사자가 환자의 입 안을 보는 것처럼 마운트 mount 한다. 따라서 방사선사진의 점으로 표시된 부분 embossed dot pointing 을 검사자에게서 먼 쪽으로 마운트한다.

아래턱 45° (혹은 전방부)교합 Lower 45° (or anterior) occlusal

아래턱 앞니부위 치아와 아래턱의 앞쪽 부분을 보기 위한 촬영법이다. 방사선 영상은 등각촬영법으로 촬영한 부위의 큰 사이즈 치아뿌리끝 사진과 유사하다.

촬영목적

- 아래턱 앞니의 치아뿌리끝 평가. 치아뿌리끝 영상수용기를 힘들어하는 소아와 성인에게 특히 유용하다.

• 아래턱 앞니부위에 있는 낭종, 종양과 같은 병소의 크기와 범위 평가
• 수직면에서 아래턱 앞니부위의 치환된 골절 displacement fracture 평가

환자자세와 촬영방법

1. 환자는 머리를 기대고 앉아 교합평면을 수평으로 바닥과 평행하게 한다.
2. 영상수용기를 방호용 덮개로 싸고 아래로 향하게 하여 장축을 전후방향으로 해서 아랫니 교합면쪽 입 안 중앙에 위치시키고, 환자에게 부드럽게 물도록 한다.
3. 엑스선관구는 정중선에서 턱끝 chin point 을 지나도록 중심을 맞추고 영상수용기와 45°를 이루도록 한다(그림 10-7 참조).

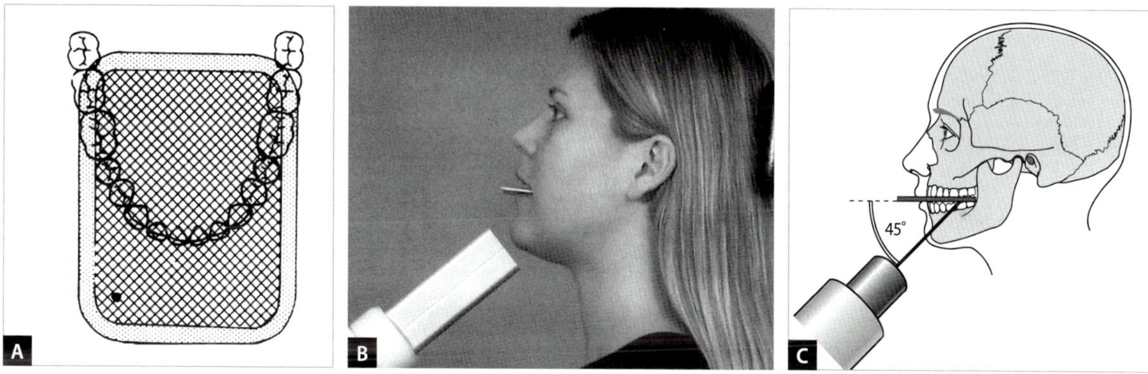

그림 10-7. A. 아래턱이틀활에 대한(아래쪽을 향하도록 한) 영상수용기의 위치. B. 측면에서 본 아래턱 45° 교합(lower 45° occlusal)의 환자자세. C. 측면에서 본 모식도

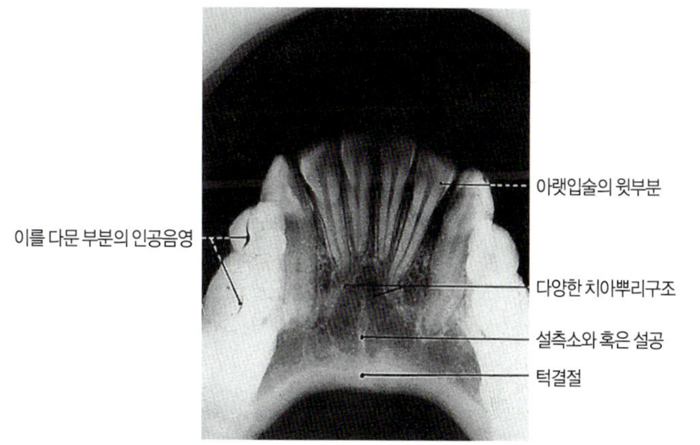

그림 10-8. 아래턱 45° 교합촬영상. 주요 해부학적 명칭

아래턱사방향교합 Lower oblique occlusal 촬영

이 촬영법은 검사하려는 측면의 턱밑샘 submandibular salivery gland 영상을 얻기 위한 것이다. 그러나 엑스선빔이 비스듬하기 때문에 모든 해부학적 조직들이 왜곡되어 보인다.

촬영목적

주요 임상적 목적은 다음과 같다.

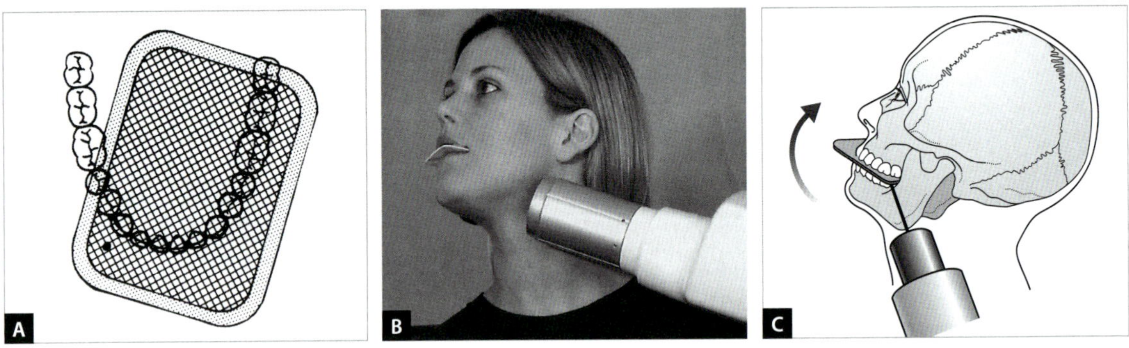

그림 10-9. A. 좌측 아래턱사방향교합촬영(lower oblique occlusal)을 위한 아래턱이틀활에 대한(아래쪽을 향하도록 한) 영상수용기의 위치. B. 측면에서 본 좌측 아래턱사방향교합촬영(lower oblique occlusal)의 환자자세. C. 측면에서 본 모식도. 환자가 턱을 들고 머리를 검사하는 측면의 반대쪽으로 돌렸다.

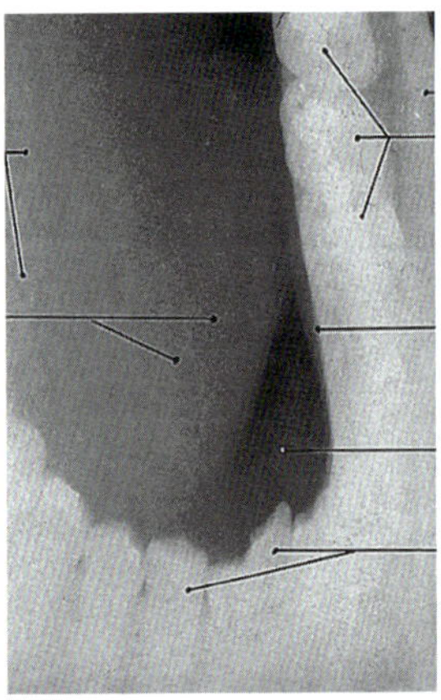

그림 10-10. 아래턱 사방향교합촬영상. 주요 해부학적 명칭

- 턱밑샘에 있는 방사선불투과성 결석 radiopaque calculi 발견
- 아래쪽 미맹출 사랑니의 협설측 위치 파악
- 아래턱몸통과 턱뼈각의 앞부분에 있는 낭종, 종양, 골형성이상의 범위 extent 와 증식 expansion 평가

환자자세와 촬영방법

촬영법은 다음과 같이 요약될 수 있다.

1. 영상수용기를 방호용 덮개로 싸고 아래로 향하게 하여 검사하려는 측면이 덮이도록 장축을 전후방향으로 해서 아랫니 교합면쪽 입 안에 삽입한다. 환자에게 부드럽게 물도록 한다.
2. 환자는 머리를 기댄 뒤 검사하는 측면의 반대방향으로 돌리고 턱을 든다. 머리를 돌리는 이 자세는 이후의 엑스선관구 위치를 가능하게 한다.
3. 원형 조리개가 있는 엑스선관구는 턱뼈각의 후방 아래쪽에서 영상수용기를 향해 전방 위쪽으로 조준하고 아래턱의 혀면에 평행하게 한다(그림 10-9 참조).

참고: 아래턱 경사교합 방사선사진도 점으로 표시된 부분 embossed dot pointing 이 검사자에게서 먼 쪽에 있도록 마운트한다.

11장. 사측방향촬영법

머리말

사측방향촬영 oblique lateral radiograph 은 치과엑스선을 사용해 얻을 수 있는 턱의 구강외 촬영법이다(그림 11-1). 또한 치과용파노라마 기구가 개발되기 전까지 병원과 일반 의원에서 일상적으로 사용하던 구강외촬영법이다. 최근에는 그 인기가 약해졌지만 치과용파노라마 방사선사진의 한계(13장 참조) 때문에 사측방향촬영이 여전히 중요한 역할을 하고 있다.

용어

머리와 턱의 측면 방사선사진은 다음과 같이 분류된다.

- 정측방향촬영 true laterals
- 사측방향촬영 oblique laterals
- Bimolars (필름 한 장에 두 개의 사측방향 oblique laterals 을 촬영)

정 正, true 과 사 斜, oblique 라는 용어의 차이는 필름과 환자, 엑스선빔의 관계를 가리킨다(그림 11-2 참조).

정측면 촬영자세

영상수용기와 환자 머리의 시상면 sagittal plane 을 평행하게 하고 여기에 엑스선빔이 직각을 이루도록 한다. 12장에서 나오는 세팔로에서 얻을 수 있는 정측방향두개부촬영 true lateral skull radiograph 을 위한 촬영자세와 같다.

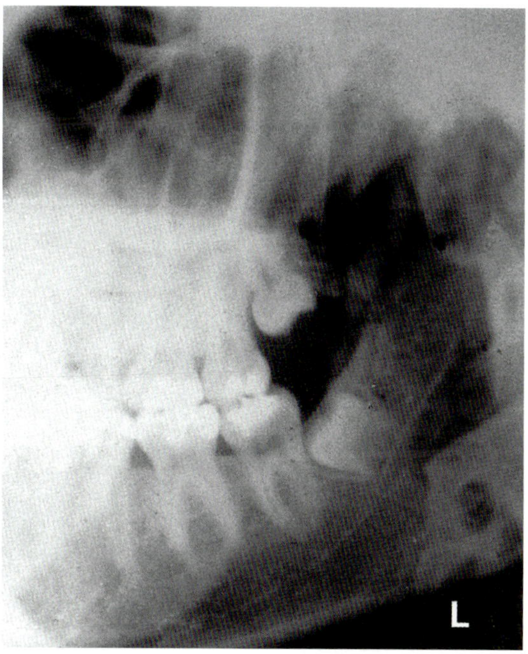

그림 11-1. 왼쪽 큰어금니를 보여주는 사측방향촬영상

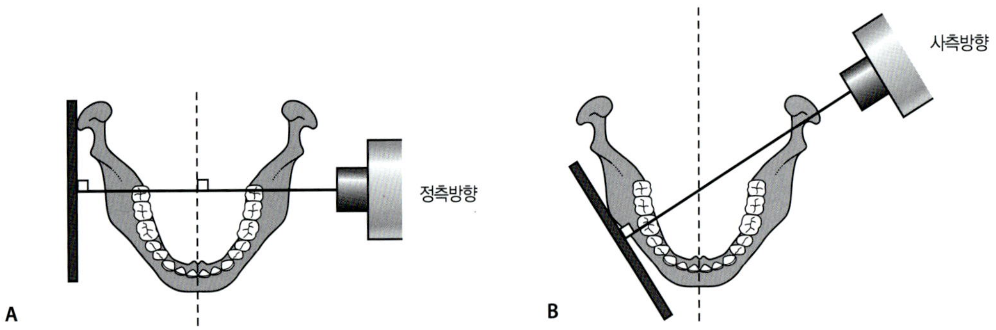

그림 11-2. 정측방향과 사측방향촬영의 모식도

사측방향 촬영자세

영상수용기와 환자 머리의 시상면이 평행을 이루지 않는다. 엑스선빔은 영상수용기에 수직으로 조준되지만 환자의 시상면에는 비스듬하게 된다. 그 결과 머리와 엑스선빔의 위치에 따라 다양한 사측방향oblique lateral 촬영이 가능하다.

촬영목적

사측방향 촬영이 필요한 주요 임상적 목적은 다음과 같다.

- 미맹출치아의 유무와 위치 확인
- 아래턱의 골절 발견
- 낭종, 종양, 거대세포병소, 골형성이상을 포함해서 턱에 영향을 미치는 병소나 상태 평가
- 심한 구토 때문에 구강내촬영이 힘들거나 환자가 입을 벌릴 수 없거나 의식이 없는 경우 대안으로 사용(7장 그림 7-1 참조)
- 침샘salivary glands이나 턱관절temporomandibular joints의 특별한 촬영

필요한 기구

필요한 기구는 다음과 같다(그림 11-3 참조).

- 치과용 엑스선장비
- 필름과 증감지가 포함된 카세트 extraoral cassette 나 디지털형광체판(보통 크기는 13×18 cm)
- Bimolar 촬영 시에는 카세트의 반을 가릴 수 있는 납차폐물 lead shield

그림 11-3에서와 같이 특별하게 구성된 앵글보드 angle boards 는 촬영자세를 용이하게 하는 데 사용될 수 있지만 반드시 필요하지는 않다.

촬영법의 기본 원리

턱에 대한 넓은 범위의 여러 가지 사측방향 촬영이 가능하다. 그러나 변형된 모든 촬영법도 다음의 위치와 관련해서 같은 기본 원리를 따른다.

- 카세트(영상수용기)
- 환자의 머리
- 엑스선관구

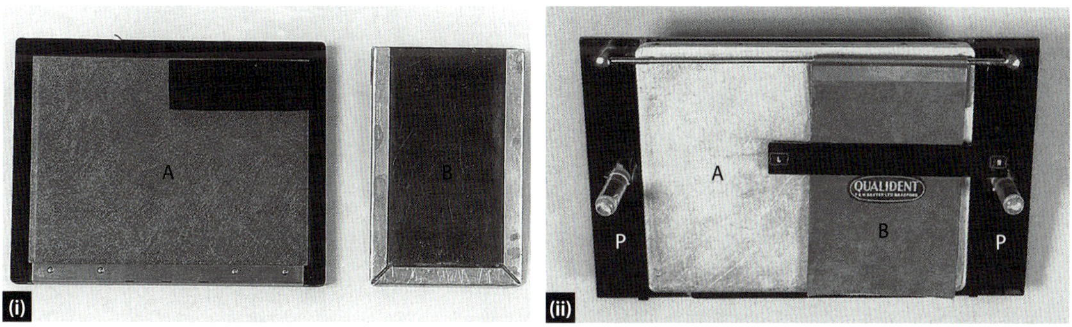

그림 11-3. 사측방향촬영에 사용되는 도구. (i) A. 11×18 cm 카세트. B. 납차폐물. (ii) 앵글보드의 예. A. 카세트. B 납차폐물. P. 환자의 자세를 위한 플라스틱 귀꽂이

카세트의 위치

카세트는 검사하고자 하는 턱부위를 앵글보드 위에 위치시키고 환자가 잡도록 한다. 카세트의 정확한 위치는 검사하려는 부위에 달려 있다.

환자 머리의 위치

환자는 보통 치과용 의자에 허리를 펴고 앉아 다음과 같이 한다.

1. 검사하려는 측면으로 머리를 돌린다. 이것은 맞은편 아래턱가지 contralateral ramu 를 앞으로 돌려 겹쳐지는 것을 피하고 엑스선장비가 위치하는 목과 어깨 사이의 공간을 확보하기 위한 것이다.
2. 턱을 든다. 턱을 드는 이유는 엑스선이 지나갈 아래턱가지 뒤편과 목뼈 사이의 삼각형 공간을 늘이기 위한 것이다(그림 11–4).

엑스선관구의 위치

엑스선관구는 환자의 머리를 중심으로 카세트의 반대편에 위치시킨다. 검사하고자 하는 턱 부위에 따라 두 가지 기본 위치가 있다.

- 아래턱가지의 뒤편에서 방사선사진의 키홀 radiographic keyhole 을 입사. 엑스선관구는 교합평면의 선에 나란하게 바로 귀 아래쪽에 위치시키고, 아래턱가지 뒤편에서 방사선사진의 키홀을 지나 검사하려는 윗턱과 아래턱의 특정 치아를 향하도록 조준한다. 이 위치의 영상은 그림 11–4A이다. 영상을 보면 엑스선빔은 어금니부위 치아의 접촉부 contact areas 사이를 직접적으로 지나가지 않는다. 그 결과 치아머리에 약간의 중첩이 일어난다.
- 아래턱의 아래경계면 아래. 엑스선관구는 검사하려는 아래턱의 특정 치아에 정반대편에 있는 맞은편 아래턱뼈의 하경계면 아래에 위치시키고 약간 위쪽으로 입사한다. 이 위치에서 촬영한 영상의 예가 그림 11–4B이다. 보다시피 엑스선은 치아의 접촉부 사이를 지나간다. 하지만 위로 향한 엑스선의 각도 때문에 수직면에서 영상의 왜곡이 약간 나타난다. 더불어 아래턱뼈의 음영이 윗턱 치아에 겹쳐진다.

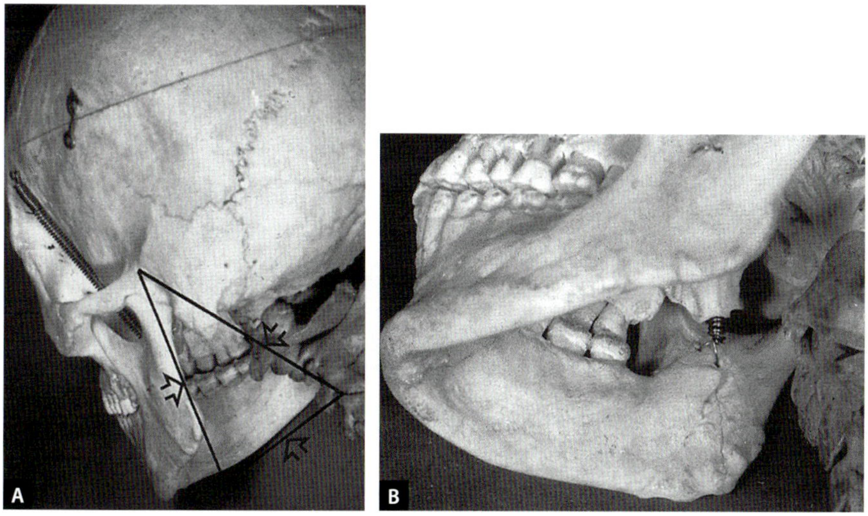

그림 11-4. A. 우측 위·아래턱 어금니 치아가 방사선사진의 키홀(radiographic keyhole)(화살표)을 통해 보이는 영상. 앞니 치아는 좌측 아래턱가지에 의해 가려졌다. B. 우측 아래턱과 우측 아래턱 어금니 치아가 좌측 아래턱뼈 아래쪽으로 보이는 사진. 우측 윗턱 치아는 좌측 아래턱뼈에 의해 가려졌다.

기본 원리를 이해하고 나면 촬영법은 간단해지고 여러 가지 해부학적 부위와 임상적 상황에 따라 응용할 수 있다.

다양한 사측방향촬영을 위한 환자자세

여러 가지 사측방향촬영을 위한 환자자세와 그 결과로 나온 방사선영상은 그림 11-5~8과 같다. 그림은 성인과 소아의 포지셔닝을 모두 보여준다.

중요한 참고사항

- 안정성을 위해서 소아환자는 보통 의자에 90°로 돌아앉아 어깨를 등받이에 기대도록 한다. 카세트와 머리는 머리받침에 기댄다.
- 검사할 부위에 따라 카세트와 엑스선관구의 위치를 결정한다.
- 사측방향촬영을 하기 위해 턱의 정확한 부위를 구체적으로 설명해야 한다.

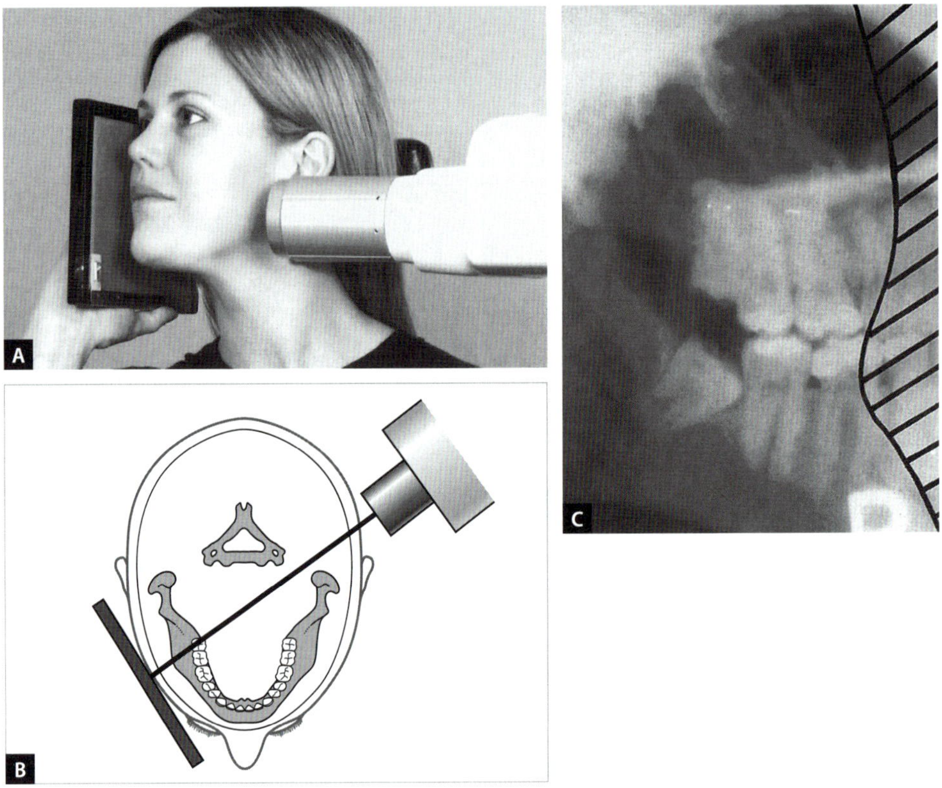

그림 11-5. **A. 성인의 우측 윗턱과 아래턱 큰어금니 촬영을 위한 카세트와 엑스선관구의 위치. B. 큰어금니 옆에 놓인 카세트와 목뼈와 아래턱가지 사이를 지나는 엑스선의 위치를 위에서 본 모식도. C. 방사선영상.** 겹쳐진 좌측 아래턱가지의 음영이 작은어금니 위에 나타나 있고, 그 위치를 강조하기 위해 선으로 표시했다. 그림 11-4A와 비교해 보면 이 방사선영상은 관찰자가 환자의 우측얼굴을 바라보는 것과 같이 마운트한 것으로 관찰된다.

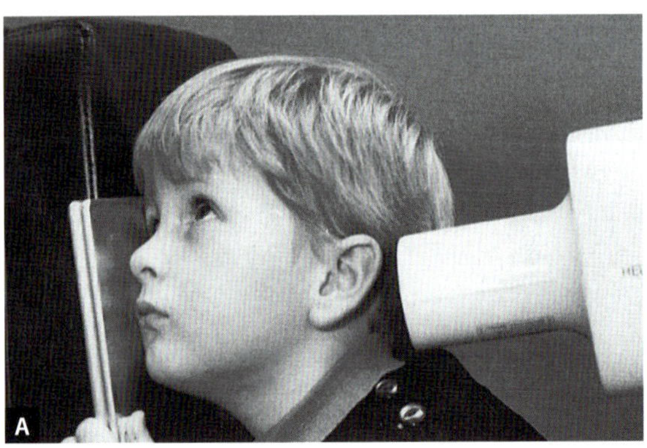

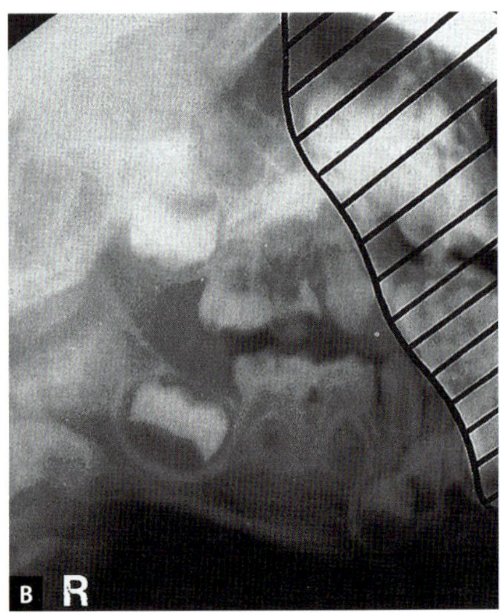

그림 11-6. **A. 소아의 우측 위·아래턱어린어금니 촬영을 위한 환자와 카세트.** 엑스선관구의 위치. **B. 방사선영상.** 겹쳐진 좌측 아래턱가지의 음영이 선으로 표시되어 있다.

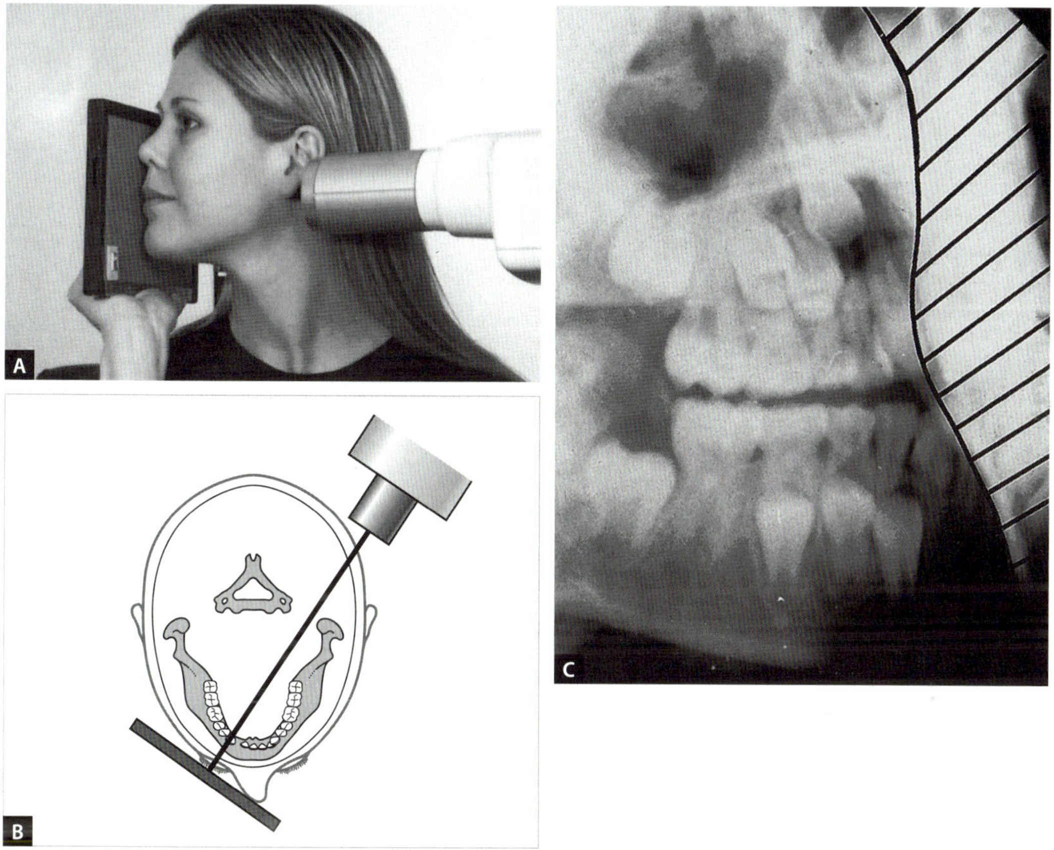

그림 11-7. A 우측 위·아래턱 송곳니 촬영을 위한 카세트와 엑스선관구의 위치. 카세트 위에 원하는 자세를 잡으려면 코가 눌려진다. B. 송곳니 위에 놓인 카세트와 방사선사진의 키홀(radiographic keyhole)을 지나도록 조준된 엑스선관구의 위치를 위에서 본 모식도. C. 혼합이틀기(mixed dentition)에 있는 환자의 전형적인 방사선영상. 겹쳐진 좌측 아래턱가지의 음영이 선으로 표시되어있고, 이번에는 측면 앞니에 나타나 있다. 방사선사진의 방향과 어떻게 마운트하는지 주의한다.

Bimolar 촬영법

앞에서도 언급했듯이 bimolar은 그림 11-9와 같이 한 방사선영상을 절반으로 나누어 각각 턱의 좌측면과 우측면의 사측방향촬영상을 한 장의 필름에 얻어 양측을 비교하기 위한 촬영법이다. 촬영법은 다음과 같다.

1. 환자는 얼굴의 한 측면을 코가 중심선을 향하도록 해서 카세트의 한쪽 절반 가운데에 위치시킨다(다른 가쪽경사면 촬영과 마찬가지로). 정확한 위치는 어떤 치아나 턱 부위를

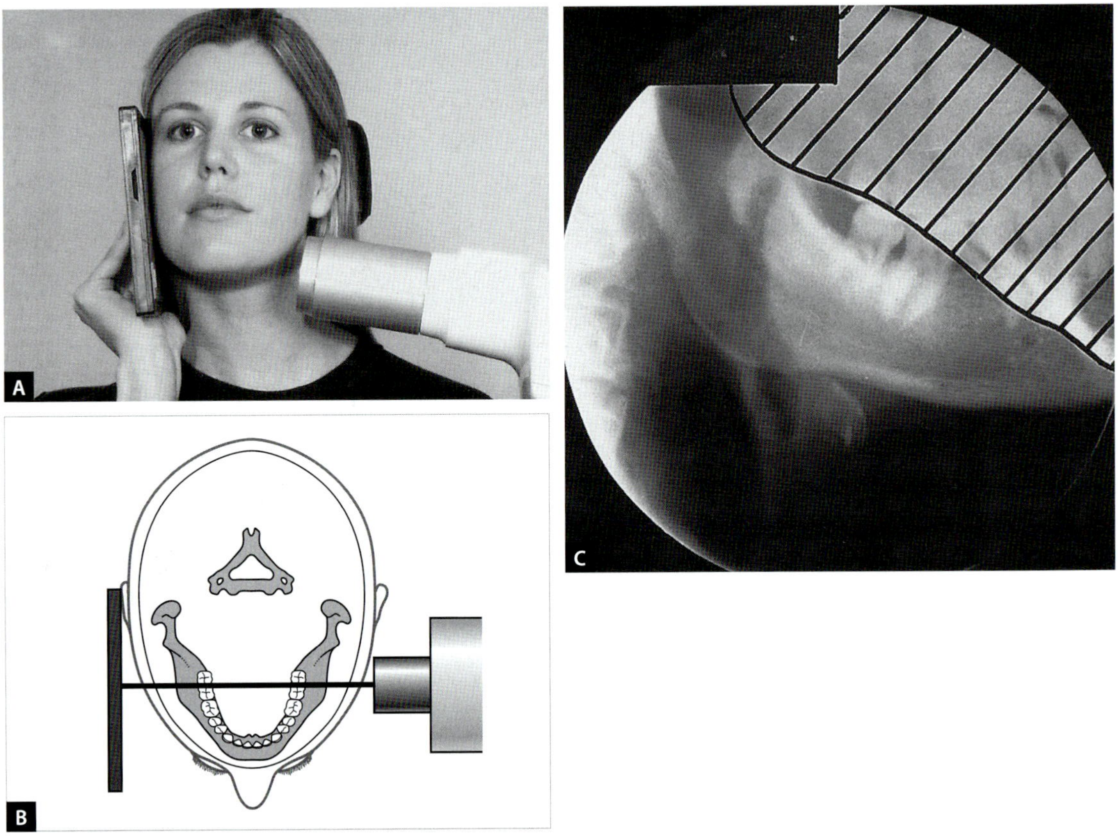

그림 11-8. A. 우측 아래턱 대구치를 위한 카세트와 엑스선관구의 위치. 엑스선관구의 각도가 위쪽으로 향해 있고 그 위치가 좌측 아래턱뼈 아래쪽인 것에 주의한다. B. 모식도. 엑스선관구의 위치에 주목하고 그림 11-5B와 비교해 보라. C. 우측 아래턱 큰어금니를 보여주는 전형적인 방사선영상. 선으로 표시된 부분을 보면 겹쳐진 좌측 아래턱뼈의 음영이 윗턱 큰어금니 위로 나타나 있다. 그림 11-4B와 비교할 것.

검사하느냐에 달려 있다.

2. 카세트의 다른 쪽 절반은 그 쪽의 필름이 노출되지 않도록 납차폐물 lead shield 로 가린다.
3. 엑스선관구를 원하는 부위가 촬영될 수 있도록 위치시키고 촬영한다.
4. 납차폐물은 카세트의 다른 절반으로 옮겨 기존에 촬영된 부분의 필름을 보호한다.
5. 환자는 얼굴의 다른 측면을 카세트에 같은 방식으로 위치시킨다.
6. 엑스선관구를 다시 위치시키고 두 번째 촬영을 실시한다.

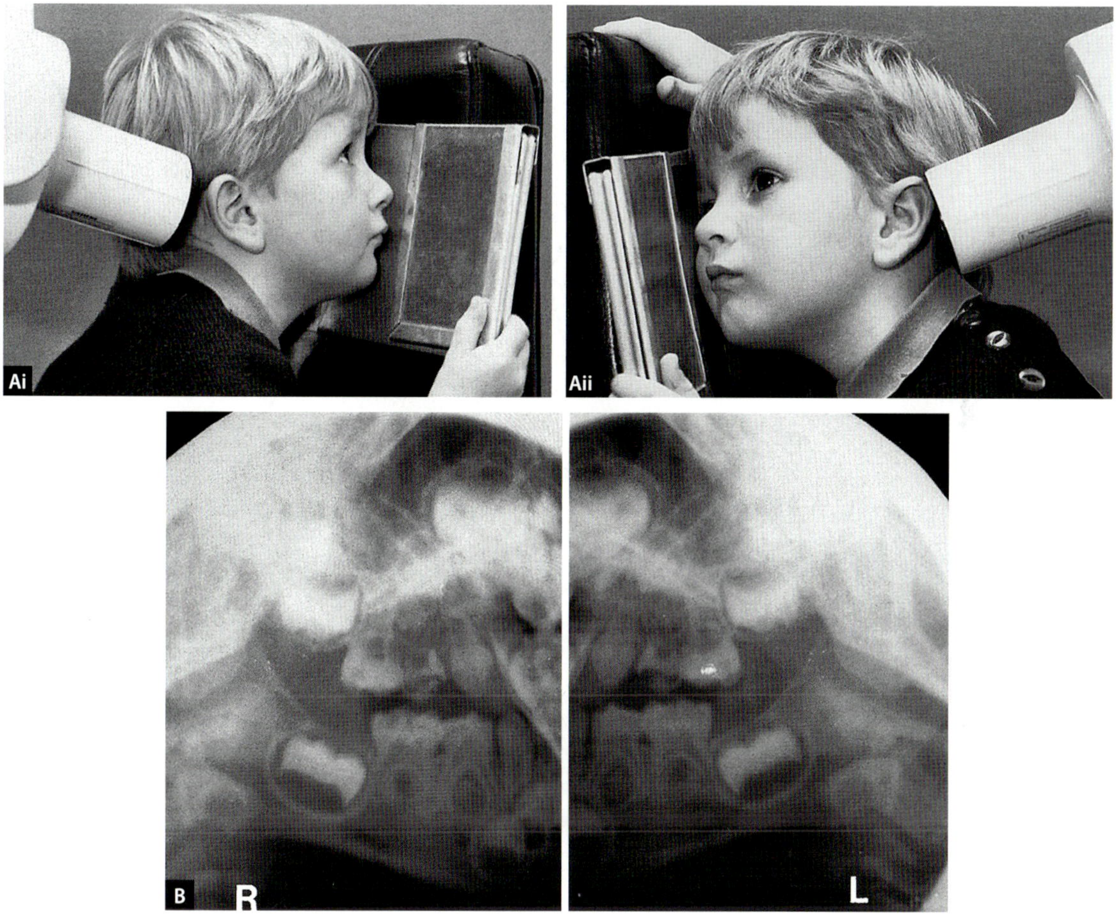

그림 11-9. A. (i) 턱의 좌측면을 위한 카세트, 엑스선관구, 소아환자의 위치, (ii) 우측면을 위한 위치. 납차폐물이 사용되지 않는 쪽의 카세트 절반을 덮고 있다.
B. 소아의 bimolar 방사선영상

12장. 머리뼈계측촬영법

머리뼈계측촬영법 cephalometric radiography 은 치아와 턱, 턱과 나머지 얼굴뼈 facial skeleton 의 관계를 알아보기 위해 치과교정에서 널리 사용되는 두개부촬영법 skull radiography 의 한 형태로 표준화되고 재현 가능한 것이 특징이다. 표준화 standardization 로 인해 머리뼈계측법 cephalometry 이 발달하였고, 머리뼈계측법은 얼굴뼈의 특정 지점, 거리와 선을 측정하고 비교하는 것으로 현재 치과교정에서 핵심적인 부분이다. 머리뼈계측 방사선영상은 치료과정의 관찰에 사용될 때 도식화 traced 되거나 디지털화 되어야 활용가치가 높다.

주요 목적

주요한 임상 목적은 크게 두 가지 항목, 즉 치과교정술 Orthodontics 과 턱교정수술 Orthognathic surgery 로 나눌 수 있다.

치과교정술

- 초기 진단 – 뼈대와 연부조직의 이상 확인
- 치료계획의 영상학적 자료제공
- 치료과정 관찰. 예) 치아발육과정 anchorage requirements 의 평가와 앞니 기울기 incisor inclination 평가
- 치료결과 평가. 예) 교정치료 active treatment 가 완료되기 한두 달 전 치료의 결과를 확인하고 차후 치료계획을 수립하기 위해 사용한다.

이러한 목적을 고려할 때 중요한 점은 모든 방사선영상이 의료법에 부합하여 임상적으로 정당화되어야만 한다는 것이다(6장 참조). 「치과교정용 방사선영상 - 치과교정 방사선사진 이용 지침 Orthodontic Radiographs-Guidelines for the Use of Radiographs in Clinical Orthodontics (3rd edn)」과 일반치과진료학과 Faculty of General Dental Practice (UK) 의 2004년 소책자, 「치과용방사선촬영술의 선정기준 Selection Criteria in Dental Radiography」에 머리뼈

계측 방사선영상의 사용목적과 선택기준이 명시되어 있다. 이러한 가이드라인은 불필요한 방사선사진의 사용을 피할 수 있게 해준다.

턱교정수술

- 수술 전 뼈대와 연부조직 검사
- 치료 계획의 보조자료 제공
- 수술 후 수술 결과에 대한 평가와 장기간의 후속 연구

장비

머리뼈계측촬영을 위한 장비에는 여러 가지 종류가 있다. 결합 형태에 따라 독립된 장비도 있고 치과용파노라마 장비에 추가 장비가 결합된 형태가 있으며 장비에 따라 환자가 앉아서 사용하는 것과 서서 사용하는 것이 있다. 기존의 장비는 영상수용기로서 구강외용 카세트에 간접방식 indirect-action 필름을 사용하도록 디자인되었다. 형광체판과 고체센서를 사용하는 디지털영상촬영의 개발로 새로운 전용 디지털장비가 도입되었다. 이러한 여러 종류의 장비의 기본 구성요소는 다음과 같다.

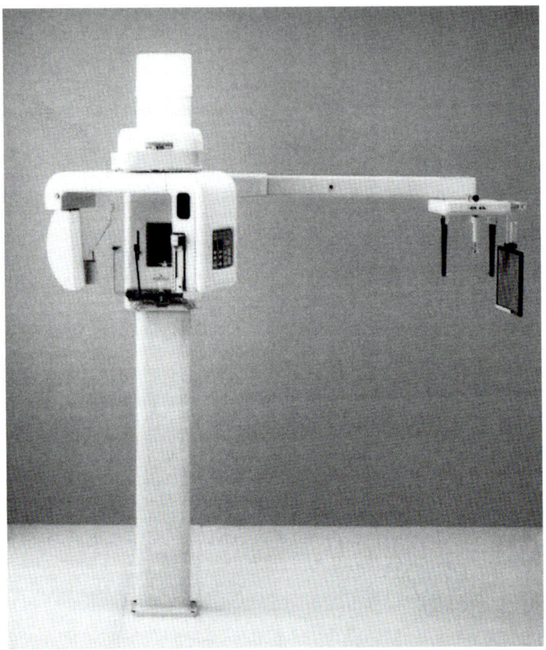

그림 12-1. 필름이나 형광체판 사용에 적합한 파노라마와 머리고정장치가 결합된 장비

기존의 필름사용 장비

기존의 필름사용 장비에는 그림 12-1에서와 같이 파노라마 장비에 추가적인 장치가 결합된 형태와 그림 12-2와 같이 장비가 서로 독립되어 있다. 기본 구성요소는 다음과 같다.

- 엑스선발생장치 X-ray generating apparatus 는 다음과 같아야 한다.

- 머리고정장치에 필름을 위치시킨다. 이는 차후의 방사선영상이 재현 가능하고 비교도 가능하다. 영상의 확대를 최소화하기 위해 초점필름간거리 Focus-to-Film Distance, FFD 는 1 m 이상이어야 하며 이상적인 FFD는 1.5~1.8 m 범위 안에 있는 것이 이상적이다(그림 12-2 참조).
- 조사야 collimation 를 용이하게 하기 위해서 광조사야 범위 light beam diaphragm 를 포함해야 한다. 빔은 머리뼈 skull vault 와 목뼈, 갑상샘을 피해 방사선에 노출되는 환자의 부위를 필요한 머리뼈바닥 cranial base 과 얼굴뼈에 제한하도록 삼각형으로 조사야가 설정되어야만 한다(그림 12-2 참조).
- 필름까지 도달하도록 충분히 투과되고 실제로 평행한 엑스선빔을 만들 수 있어야 한다.

• 머리고정장치 Cephalostat (혹은 머리뼈고정기구 craniostat)는 다음과 같이 구성되어 있다. (그림 12–3 참조)

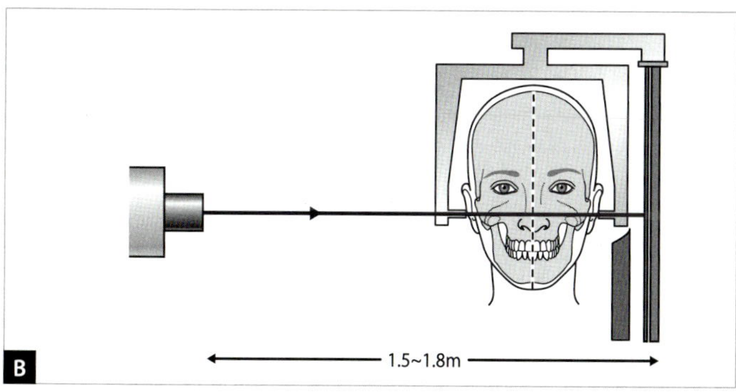

그림 12–2. **A. 필름사용 머리뼈계측촬영장비의 예.** 머리고정장치와 엑스선관구는 고정된 위치에 있다. 삼각형 조사야(C)가 화살표로 표시되어 있다. **B. 1.5~1.8 m 떨어져 있는 엑스선관구와 필름의 고정된 위치 관계를 보여주는 그림.** 환자는 머리의 정중시상면(midsagittal plane)이 필름에 평행하도록 머리고정장치에 움직이지 않게 고정되어 있다.

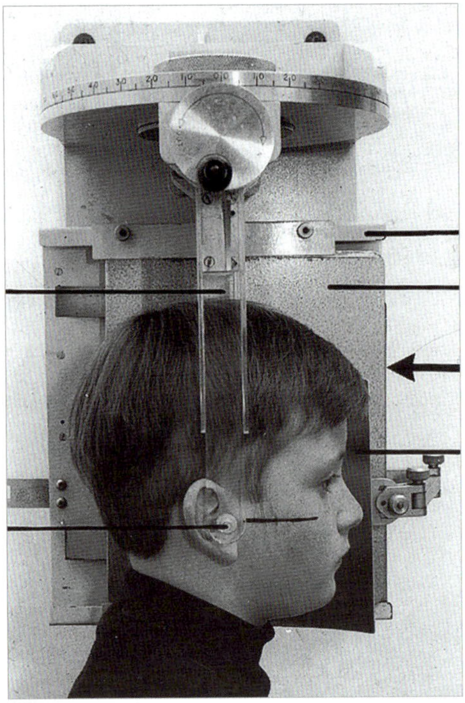

그림 12-3. 필름을 사용하는 기존의 머리고정장치(cephalostat 혹은 craniostat). 그리드가 포함되어 있고 알루미늄 쐐기필터가 환자와 그리드 사이에 위치하고 있다. 프랑크포트 평면이 환자의 얼굴에 표시되어 있다.

- 머리를 위치시키고 고정해 주는 기구에는 귀꽂이 ear rod 가 있고 표준화된 환자 자세를 확실하게 해준다. 부가적인 위치 가이드는 이마 지지대와 눈확아래 가이드 infraorbital guide rods 가 있다.
- 카세트유지장치
- 환자 내부에서 발생한 산란선이 필름에 도달하여 영상의 질을 떨어뜨리는 것을 방지하기 위해 그리드를 사용한다. 그리드는 대개 파노라마/머리고정장치가 결합된 장비에는 포함되어 있지 않다.

- 카세트(보통 18×24 cm)는 희토류증감지와 간접작용필름을 포함한다.
- 알루미늄 쐐기필터 Aluminium wedge filter 는 엑스선빔을 선택적으로 감쇠시켜 얼굴의 연부조직 부위에 선택적으로 연부조직 윤곽 soft tissue profile 이 최종 방사선영상에 나타나도록 해준다. 빔의 앞부분의 관구에 부착하거나 환자와 카세트의 사이에 위치하여 사용한다.

디지털장비

선택한 디지털영상수용기 종류에 따라 장비가 다양하다.

형광체판을 사용할 때

파노라마/머리고정장치가 결합된 장비는 카세트의 필름과 증감지를 적합한 크기의 형광체판으로 대체함으로써 디지털화할 수 있다.

고체 센서를 사용할 때

고체 센서를 활용하는 파노라마/머리고정장치 결합 장비가 여러 제조사에서 개발되고 있다. 그림 12-4에 그 예가 나와 있다. 센서의 디자인에 대해서는 5장에 나와 있고 그림 5-20에 예시되어 있다.

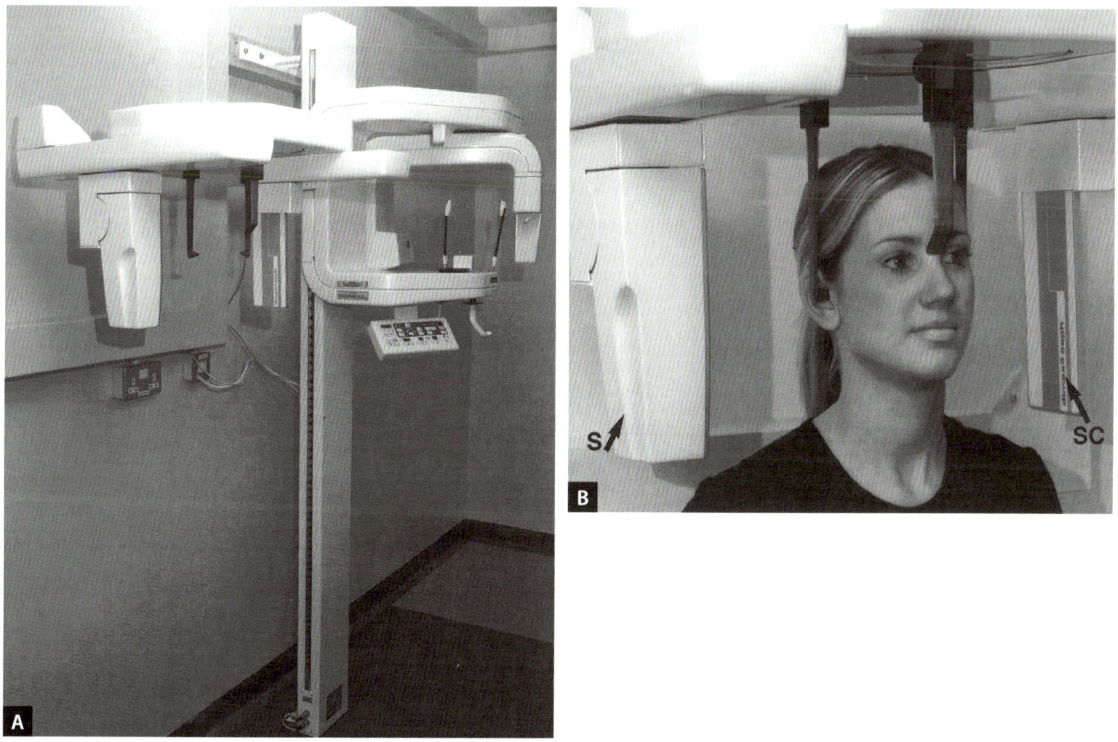

그림 12-4. **A. 디지털파노라마/머리고정장치 결합 장비의 예.** Dimax³® 고체 센서를 사용하는 Planmeca Proline. **B. 머리고정장치에 위치해서 움직이지 않도록 고정된 환자.** 고체센서(S)와 2차 콜리메이터(SC)(화살표)를 주의깊게 살펴본다.

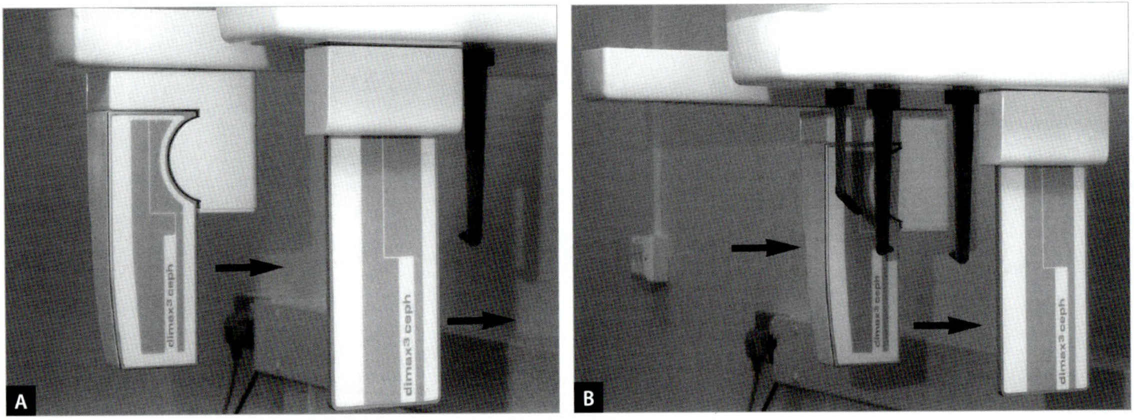

그림 12-5. 세밀히 관찰한 Planmeca 머리고정장치. A. 촬영이 시작될 때. B. 끝났을 때. 이 장비는 엑스선빔으로 환자를 수평방향으로 스캔한다. 촬영하는 동안 2차 콜리메이터와 센서가 수평으로 움직인다(화살표).

센서는 18×24 cm 카세트와 같은 사이즈가 아니므로 영상도 같은 방식으로 캡쳐될 수 없다. 촬영 시 엑스선빔과 센서는 환자를 스캔하기 위해서 수평이나 수직 방향으로 움직인다(그림 12-5 참조). 따라서 최종 영상이 나올 때까지 몇 초 걸린다. 엑스선빔이 센서의 CCD 배열 CCD array 과 같은 모양이고 빔과 센서가 정확히 배치되도록 빔은 촬영하는 동안 움직이는 2차 콜리메이터 secondary collimator 를 통과한다(그림 12-5 참조).

이 밖의 특징들은 아래와 같다.

- 보통 알루미늄 쐐기필터는 포함되어 있지 않다. 연부조직 윤곽 soft tissue profile 은 컴퓨터 프로그램을 이용해 쉽게 관찰할 수 있다.
- 얻어진 영상에서 머리뼈 skull vault, 목뼈, 갑상샘을 피하는 삼각형빔 조사야 triangular beam collimation 를 사용한다.
- 산란방지 그리드 anti-scatter grid 가 없다.

주요 촬영법

주요 머리뼈계측촬영에는 다음과 같은 것이 있다.

- 정측방향두개부계측 true cephalometric lateral skull 촬영법
- 턱의 후전방두개부계측 cephalometric posteroanterior of the jaws (PA jaws) 촬영법

정측방향두개부계측 true cephalometric lateral skull 촬영법

11장에서 설명했다시피 측방향두개부촬영법 lateral skull projection 에 사용되는 용어는 혼동되는 면이 있다. 사방향斜, oblique 의 반대로서 정방향正, true 은 정측방향두개부촬영이 다음과 같을 때 사용하는 용어이다.

- 영상수용기가 환자 머리의 시상면과 평행할 때
- 엑스선빔이 영상수용기와 시상면에 직각이 될 때

또한 머리뼈계측 cephalometric 은 머리고정장치에 정측방향두개부가 위치할 때 정확하게 묘사할 수 있다. 이것은 머리뼈 엑스선장비 skull unit 에서 실행하는 비표준화된 정측머리뼈촬영과 구별되게 해준다. 그림 12-6과 같이 환자가 우측을 향하고 있는 교정용 측방향두개부 촬영을 사용하는 것은 이제 관습처럼 되었다.

환자자세와 촬영방법

다음과 같이 요약할 수 있다.

1. 환자를 머리고정장치 안에 위치시키고 시상면은 수직으로 영상수용기에 평행하게 하고 프랑크포트 평면 Frankfort plane 을 수평으로 한다. 치아는 일반적으로 최대한 치아가 맞물리도록 maximum intercuspation 한다.
2. 머리를 플라스틱 귀꽂이가 있는 기구로 조심스럽게 움직이지 않게 고정한다. 귀꽂이는 서서히 바깥귀길에 삽입한다.
3. 알루미늄 쐐기필터를 사용할 경우 영상수용기 앞부분이 덮이도록 위치시킨다.
4. 장비는 환자가 정확하게 위치했을 때 엑스선빔이 평행하고 귀꽂이에 중심이 오도록 해준다(그림 12-6 참조).

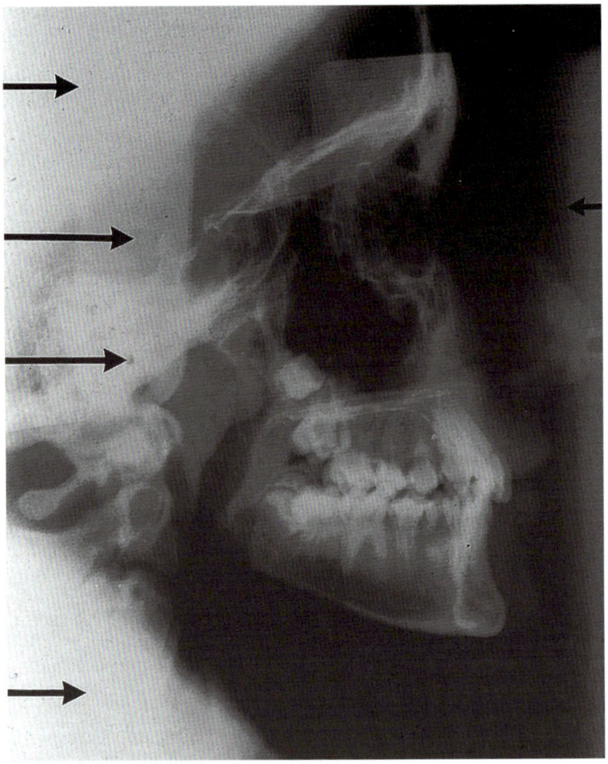

그림 12-6. **정측방향 머리뼈계측촬영상.** 이상적으로 양쪽 귀꽂이는 겹쳐서 나타나야 한다. 머리고정장치 장비와 조사야의 음영은 표시된 바와 같다.

머리뼈계측 트레이싱과 디지털화

머리뼈계측촬영의 트레이싱/디지털화 cephalometric tracing/digitizing 는 측방향머리뼈 촬영상에 해부학적 지점이나 계측점을 도식으로 명확하게 재현하는 것이다(그림 12-7 참조). 이러한 지점들을 트레이싱하는 방법에는 종이나 아세테이트를 사진 위에 직접 올려서 하거나 사진을 디지털로 기록해서 하는 방법이 있다. 어떤 방법을 사용해도 무방하지만 측정은 정확하게 하여야 한다. 기본적인 구조로서 다음과 같은 것이 측정된다.

- 앞니부 치아의 윤곽과 기울기
- 윗턱, 아래턱 치아 아래부분 dental base 과 머리뼈바닥의 위치적 관계
- 치아 아래부분 dental bases 간의 위치적 관계. 즉 뼈대패턴
- 머리뼈와 얼굴부위의 연부조직 사이의 관계

주요 머리뼈계측점

주요 머리뼈계측점 main cephalometric points 의 정의는 다음과 같다(그림 12-7에 트레이싱된 지점들을 시계방향으로 설명한다).

안장 Sella (S) | 터키안장 sella turcica 의 중심점(조사에 의해 결정된다.)

눈확점 Orbitale (Or) | 눈확아래모서리 infraorbital margin 의 최하방점

코뿌리점 Nasion (N) | 이마코뿌리뼈봉합 frontonasal suture 의 최전방점

앞코가시 Anterior nasal spine (ANS) | 앞코가시의 끝점

수브스피날래 Subspinale point A | 앞코가시와 치조점 사이의 가장 깊은 중심점

치조점 Prosthion (Pr) | 앞윗턱 premaxilla 에 있는 치조뼈 alveolar crest 의 최전방점. 대개 위쪽 가운데 앞니의 사이

인프라덴탈래 Infradentale (Id) | 아래턱 중절치 사이에 위치하는 치조뼈 alveolar crest 의 최전방점

턱위점 Supramentale point B | 치아아래와 아래턱점 사이 뼈대의 윤곽 bony outline 에서 가장 깊은 지점

아래턱점 Pogonion (Pog) | 턱 뼈대 bony chin 의 최전방점

턱끝융기점 Gnathion (Gn) | 아래턱점과 턱끝점에서 같은 거리에 위치한 턱의 뼈대 윤곽에서 최전하방점 the most anterior and inferior point

턱끝점 Menton (Me) | 아래턱결합선 mandibular symphysis 의 뼈대 아웃라인의 최하방점

턱모서리점 Gonion (Go) | 아래턱가지의 가로 · 세로면이 만나는 가장 바깥 측면 지점

참고: 턱모서리점 gonion 은 아래턱의 뒤쪽 경계선과 아래쪽 경계선의 접선 tangents 이 이루는 각을 이등분해서 찾는다.

뒷코가시 Posterior nasal spine (PNS) | 단단입천장에 있는 입천장뼈 palatine bone 의 뒤쪽 가시 posterior spine 의 끝점

아르티큐라래 Articulare (Ar) | 관자뼈 temporal bone 와 아래턱 뒤쪽 경계면 배후윤곽선 dorsal contours 의 교차점

최상방점 (Po) | 바깥귀길 뼈대의 최고점 uppermost point. 대개 머리고정장치 귀꽂이의 최고점과 일치

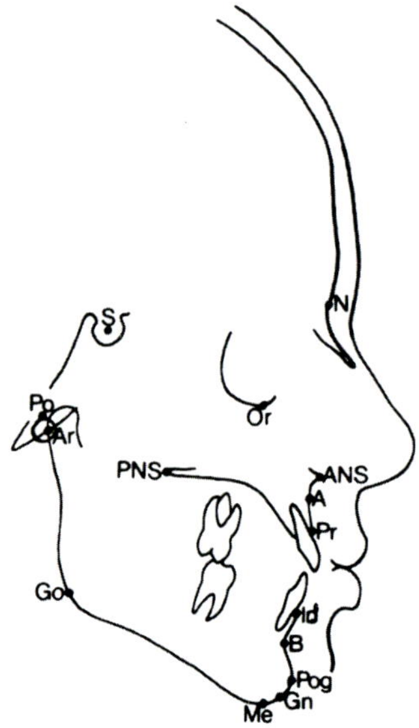

그림 12-7. 주요 머리뼈계측점을 표시한 측방향머리뼈 영상의 머리뼈계측 트레이싱

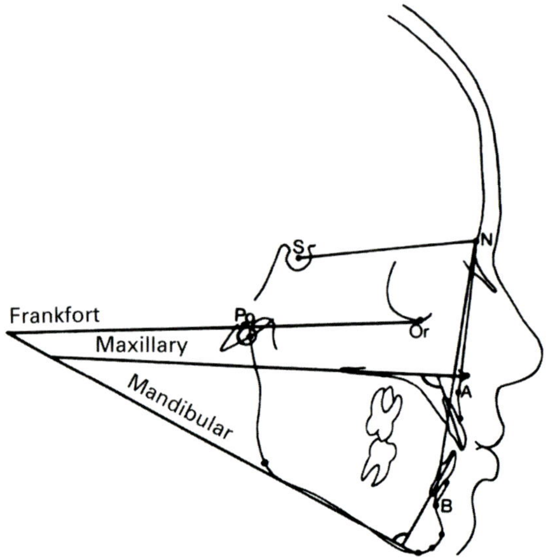

그림 12-8. 주요 머리뼈계측면과 각도를 표시한 측방향머리뼈 영상의 머리뼈계측트레이싱

머리뼈계측 평면과 각도

그림 12-8에 나와 있는 주요 머리뼈계측 평면과 각도 cephalometric planes and angles 의 정의는 다음과 같다.

프랑크포트수평면 Frankfort plane | 최상방전과 눈확점을 잇는 머리뼈의 횡단면

하악평면 Mandibular plane | 아래턱가지의 수평 하경계면이 이루는 머리부위의 횡단면

하악평면은 여러 가지로 정의된다.

- 아래턱 하경계면의 접선
- 턱끝융기점 gnathion 과 턱모서리점 gonion 을 연결한 선
- 턱끝점 menton 과 턱모서리점 gonion 을 연결한 선

상악평면 Maxillary plane | 앞코가시와 뒷코가시를 잇는 머리뼈의 횡단면

SN plane | 안장 sella 과 코뿌리점 nasion 을 잇는 머리뼈의 횡단면

SNA | 포인트 A로 표시된 윗턱의 전후방향 위치와 머리뼈바닥을 연결

SNB | 포인트 B로 표시된 아래턱의 전후방향 위치와 머리뼈바닥을 연결

ANB | 아래턱과 윗턱의 전후방향 위치 연결, 즉 전후방 뼈대 패턴을 나타냄.

— Class I, II, III

Maxillary incisal inclination | 윗턱 앞니의 장축과 상악평면 사이의 각도

Mandibular incisal inclination | 아래턱 앞니의 장축과 하악평면 사이의 각도

이 정의는 「영국표준치과용어사전 British Standards Glossary of Dental terms (BS4492:1983)」에 상술되어 있다.

턱의 후전방향두개부계측 PA jaws 촬영법

턱의 후전방 posteroanterior, PA 촬영은 측면 사진과 마찬가지로 표준화되어 있다. 이러한 특징 때문에 턱의 후전방촬영은 안면비대칭 facial asymmetries 의 평가와 아래턱 관련 턱 수술 시 수술 전후 비교에 적합하다.

환자자세와 촬영방법

1. 머리고정기구의 머리안정화장치 head-stabilizing apparatus 를 90°로 회전시킨다.
2. 환자는 기구에서 머리를 앞으로 숙이고 방사선사진의 아래부분 radiographic baseline 을 수평으로 영상수용기와 직각이 되도록 한다. 이것이 이마-코 자세 forehead-nose position 이다.
3. 플라스틱 귀꽂이를 바깥귀길에 끼워 머리가 기구 안에서 움직이지 않고 고정되도록 한다.
4. 고정된 엑스선빔은 수평으로 하고 아래턱가지 높이에서 목뼈를 통과하도록 입사한다(그림 12-9와 10 참조).

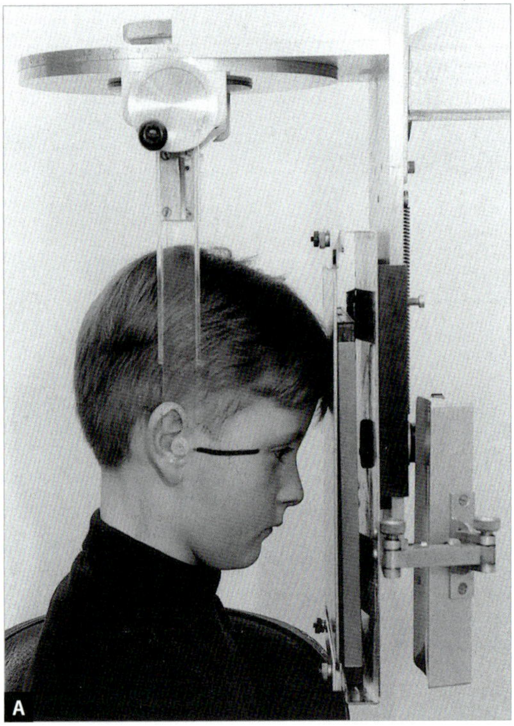

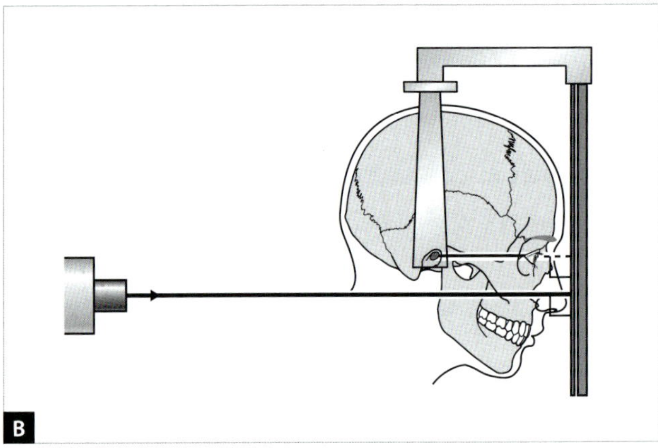

그림 12–9. 턱의 후전방 머리뼈계측촬영을 위한 자세. A. 환자는 이마-코 자세로 방사선사진의 아래부분(radiograph baseline)(얼굴에 표시된 부분)을 수평으로 필름과 직각이 되도록 한다. B. 환자의 자세를 나타낸 그림. 엑스선빔은 수평으로 그 중심이 아래턱 가지를 통과한다.

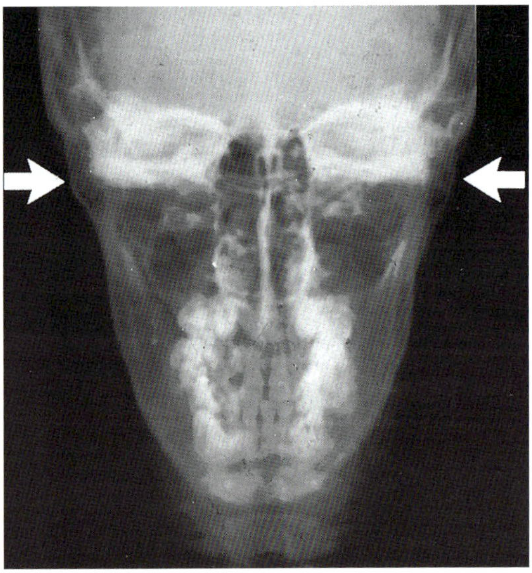

그림 12–10. 턱의 후전방향촬영상. 화살표로 표시된 부분은 귀꽂이의 위치이다.

13장. 파노라마촬영법 (치과용파노라마단층촬영)

개요

파노라마촬영법 또는 치과용파노라마단층촬영은 치과 분야에서 매우 널리 사용되는 방사선촬영술 중 하나가 되었다. 그 이유는 다음과 같다.

- 사진 한 장으로 전체적인 치아와 이틀구조 supporting structures 를 한눈에 확인할 수 있다(그림 13-1 참조).
- 촬영 기술이 비교적 간단하다.
- 희토류증감지 intensifying screen 나 디지털영상수용기 image receptor 를 사용하는 현대식 직류 장비 DC units 인 경우에 방사선 선량이 상대적으로 적다.

이 촬영의 단점은 촬영된 방사선 필름이 제한된 단면 section 만을 보여주고, 일반적인 단층촬영이 그렇듯 해당 부위의 구조만을 명확히 보여주며 사진의 초점도 해당 부위에만 맞춰진다는 점이다. 파노라마단층촬영을 한 부위나 초점면 focal through 은 이틀활 dental arches 의 형태로 인해 'U'자와 유사한 형태로 나타난다. 그 결과 영상의 질이 치아뿌리끝사진 periapical 이나 교익사진 bitewing 같은 입안 방사선촬영술으로 촬영한 영상 intra-oral radiograph 에 비해 좋지 못하고 판독하기 어려운 점도 있다.

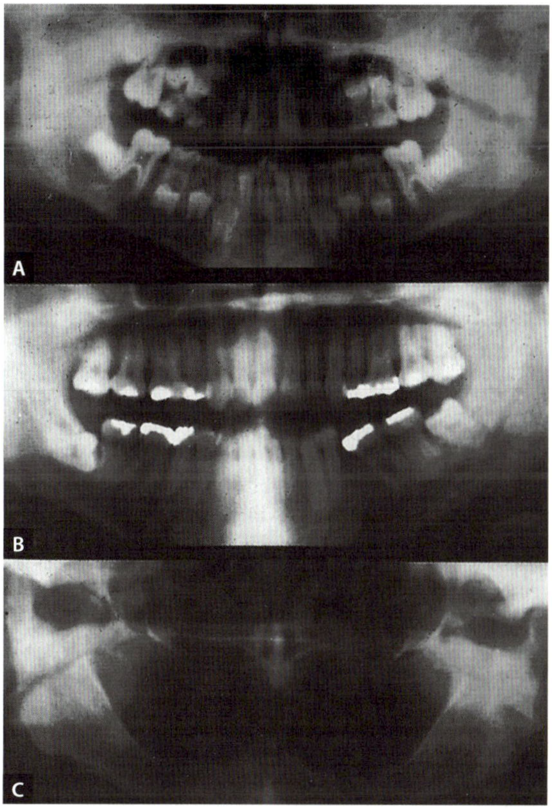

그림 13-1. 치과용파노라마촬영영상.
A. 혼합치열기(mixed dentition)의 아동. B. 치아가 있는 성인. C. 치아가 없는 성인

선정기준

「치과용방사선촬영술의 선정기준 Selection Criteria in Dental Radiography」에는 다음과 같은 상황에서 일반적인 치과시술행위를 할 때 파노라마촬영법을 채택하도록 추천한다.

- 뼈의 병변 bony lesion 이나 미맹출 치아의 크기나 자리를 잡고 있는 위치 때문에 구강내 방사선촬영술으로는 완전한 촬영이 불가능한 경우
- 입안부가 너무 불결한 경우
- 이틀뼈 periodontal bone 에 6 mm가 넘는 포켓이 있다고 판단되는 경우
- 수술 치료를 하기에 앞서 사랑니 wisdom teeth 의 상태 진단. 미맹출 제3큰어금니가 있는 경우 일반적인 방사선촬영은 바람직하지 않다.
- 교정치료를 위한 진단의 일환으로 치아의 상태와 결손치 유무를 알 필요가 있는 경우. 일반적인 검사보다는 환자의 임상기준에 알맞은 촬영법을 선택하는 것이 중요하다.

더욱이 치과병원에서는 파노라마촬영상을 활용하여 다음과 같은 것들을 진단할 수 있다.

- 전면부 anterior region 를 제외한 아래턱 mandible 의 모든 부위에 발생한 골절
- 공동 antral 질환 – 특히 공동의 바닥 Floor 과 뒷벽 posterior wall, 안쪽벽 medial wall 에 발생한 질환
- 관자아래턱뼈관절 TMJ 에 발생한 파괴적 질환
- 임플란트시술 전 치료계획의 일부로서 치조뼈의 수직 높이 측정

「치과용방사선촬영술의 선정기준 Selection Criteria in Dental Radiography」 책자에는 '파노라마촬영상이 임상징후 clinical sign 와 증상 symptom 이 있을 경우에만 사용되어야 한다'고 구체적으로 기술되어 있으며 '임의적인 주기로 파노라마촬영을 반복하는 행위는 정당화될 수 없다'고 되어 있다(6장 '정당성' 섹션 참조).

이론

치과용파노라마촬영법의 이론은 복잡하다. 그럼에도 해당 유형의 방사선영상을 판독하기 위해서는 방사선영상이 어떻게 만들어지고 실제로 어떤 구조를 영상화하고 있는지 이해할 필요가 있다.

파노라마단층촬영을 하는 데 따른 난점은 초점면 focal through 에 나타나는 최종적인 영상이 실질적인 이틀활 형태와 유사해야 한다는 점에서 비롯된다.

이제부터는 이 'U'자 형태의 이틀활을 어떻게 초점면에 구현해내는지 그 원리를 설명한다. 그에 앞서 파노라마단층촬영법의 토대가 되는 다양한 유형의 단층촬영법을 소개하고 각각의 단층촬영법으로 촬영된 사진이 결과적으로 어떻게 다른 영상을 보여주는지 기술한다. 여기에서 언급되는 단층촬영법은 아래와 같다.

- 넓은 엑스선빔 broad X-ray beam 을 이용한 선형단층촬영법 Linear tomography
- 좁은 엑스선빔 slit X-ray beam 을 이용한 선형단층촬영법
- 좁은 엑스선빔을 이용한 회전단층촬영법 Rotational tomography

넓은 엑스선빔을 이용한 선형단층촬영법

이 단층촬영법의 원리는 그림 13-2에서 설명되고 있다. 관구와 필름이 수직 방향으로 동시에 움직이면서 단면 형태의 선형 초점면이 생긴다. 촬영이 진행되는 동안 필름은 계속해서 넓은 엑스선빔에 노출된다.

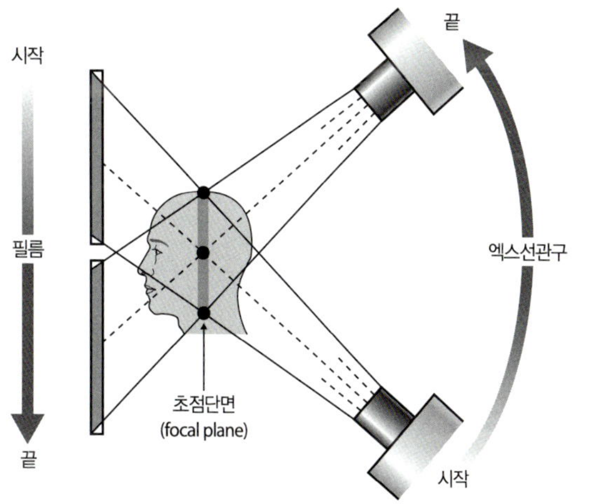

그림 13-2. **넓은 엑스선빔을 방출하는 엑스선관구(X-ray tubehead)와 수직으로 세워진 필름이 동시에 움직이면서 수직 관상단면(vertical coronal section)을 촬영하는 선형단층촬영법 모식도.** 넓은 엑스선빔을 이용하면 회전에 따라 여러 개의 중심점이 생긴다. 3개의 중심점[●]이 표시되었는데 이 3개의 중심점은 모두 짙은 색으로 표시된 부분에 위치한다. 엑스선관구가 회전하는 동안 해당 부분에 초점이 맞춰지고 따라서 해당 부분의 초점면 또는 영역이 필름에 영상으로 나타난다(참고: 필름은 촬영이 진행되는 내내 계속해서 넓은 엑스선빔에 노출된다).

좁은 엑스선빔을 이용한 선형단층촬영법

위와 동일한 장비의 설정을 변경하면 좁은 엑스선빔을 이용해서 마찬가지로 단면 형태의 선형단층사진을 얻을 수 있다. 이 장비는 단층촬영이 진행

되는 동안 좁은 엑스선빔이 필름의 각기 다른 부위를 조사하고 투과하게 설계되어 있다. 이 촬영법은 단층촬영에 필요한 기계의 움직임이 완전히 끝나야만 완벽한 사진을 얻을 수 있다. 좁은 빔을 이용한 단층촬영을 위해서는 아래와 같이 장비를 조정해야 한다.

- 넓은 빔을 좁은 빔으로 전환할 때 방사선 조사야collimation 가 조정되어야 한다.
- 필름 카세트는 금속 차폐물로 보호되어야 한다. 이 금속 차폐물에는 필름의 일부가 방사선에 노출되도록 좁은 개구부가 필요하다.
- 금속 차폐물과 결합된 카세트 캐리어는 촬영 중 엑스선관구와 정반대 방향으로 진행하도록 설정되어야 한다. 이는 카세트와 엑스선관구가 동시에 움직이면서 수직면 영상을 얻기 위해 필요하다.
- 단층촬영이 진행되는 동안 필름의 각각 다른 부분이 방사선에 노출되도록 하기 위해 캐리어 안에 있는 필름 카세트는 엑스선관구와 동일한 방향으로 진행해야 한다.

그림 13-3은 이런 장비를 이용한 좁은 빔선형단층촬영법의 원리를 설명한다.

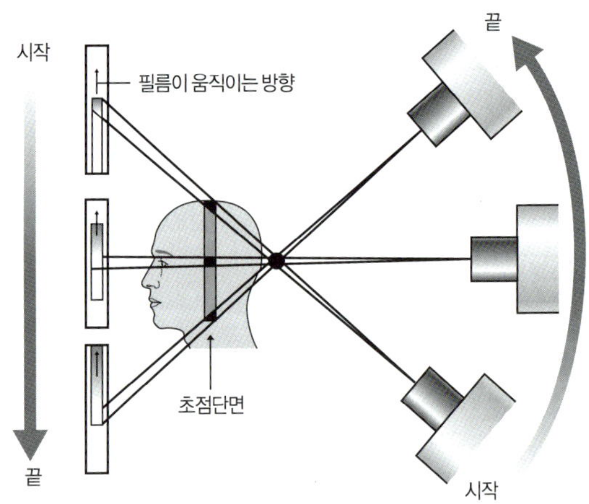

그림 13-3. **좁은 빔을 이용해 수직 관상단면을 촬영하는 선형단층촬영법의 원리 모식도.** 이 단층촬영법은 엑스선관구와 카세트가 동시에 움직이면서 수직면 영상을 만든다. 전면이 금속 보호판으로 만들어진 카세트의 속에 위치한 필름은 방사선이 조사되는 동안 엑스선관구와 동일한 방향으로 움직인다. 이 과정에서 좁은 엑스선빔은 관구의 움직임에 따라 환자를 투과한 다음 필름의 각각 다른 부위에 조사된다.

좁은 엑스선빔을 이용한 회전단층촬영법

이 단층촬영법에서도 좁은 빔 장비가 사용되는데 넓은 엑스선빔을 이용하는 것보다 동시에 움직이는 엑스선관구와 카세트 캐리어가 환자의 머리 주위를 수평으로 회전하고 하나의 회전 중심점이 생긴다는 점이 다르다. 그림 13-4에서 보듯이 초점단면은 만곡을 이루며 원호 형태를 띤다.

주의사항

- 필름이 들어 있는 카세트 캐리어는 환자의 얼굴 전면부에서 움직이고 엑스선관구는 환자의 얼굴 뒤에서 움직인다.
- 엑스선관구와 카세트 캐리어는 서로 반대 방향으로 진행한다.
- 카세트 캐리어의 금속 차폐물로 보호된 필름은 엑스선관구와 동일한 방향으로 진행한다.
- 장비가 환자의 머리 주위를 회전할 때 매순간 필름의 각각 다른 부분이 방사선에 노출된다.
- 하나의 회전 중심점을 축으로 해서 원을 그리는 단순한 회전 움직임이 원호 형태의 초점단면을 만든다.
- 촬영 장비가 계속해서 움직이기 때문에 초점단면에서 벗어난 피사체의 음영은 기존의 단층촬영법과 마찬가지로 초점이 맞지 않고 흐릿하게 나타난다.

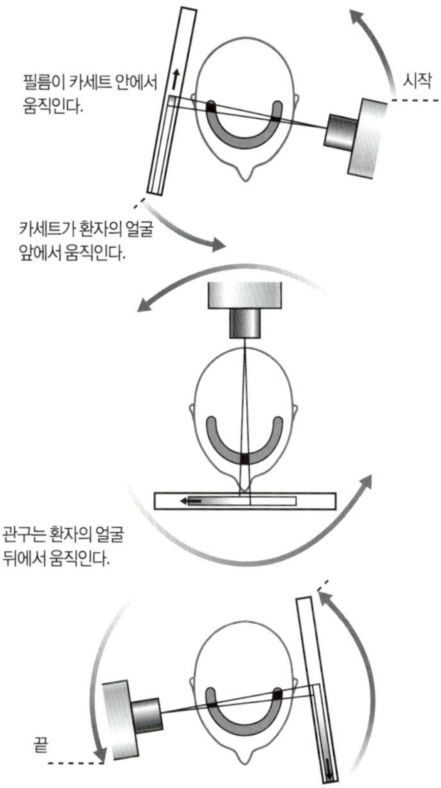

그림 13-4. **좁은빔회전단층촬영법의 원리를 보여주는 그림.** 이 단층촬영법은 엑스선관구와 그와 반대쪽에 위치한 카세트가 동시에 회전하면서 수평면 영상을 만든다. 이 장비는 회전 중심점이 하나이다. 필름은 회전이 진행되는 동안 좁은 빔이 필름의 각기 다른 부분에 노출되도록 카세트 안에서 촬영이 끝날 때까지 계속해서 움직인다. 초점단면 또는 짙은 색으로 표시된 촬영단면은 원호 형태를 띤다.

치과용파노라마단층촬영법

이틀활은 'U'자 모양을 하고 있긴 하지만 정확한 원호 형태는 아니다. 이틀활의 형태에 알맞은 타원형 또는 'U'자 모양의 초점단면을 얻기 위해 치과용파노라마단층촬영 장비에는 좁은빔회전단층촬영법과 동일한 원리가 적용되며 회전 중심점이 두 개 또는 그 이상이라는 점에서 차이가 있다.

치과용파노라마 장비에는 여러 종류가 있는데 원리는 모두 동일하며 단지 타원형인 이틀활의 영상을 촬영하기 위해 회전 움직임이 운용되는 방법만 다르다. 총

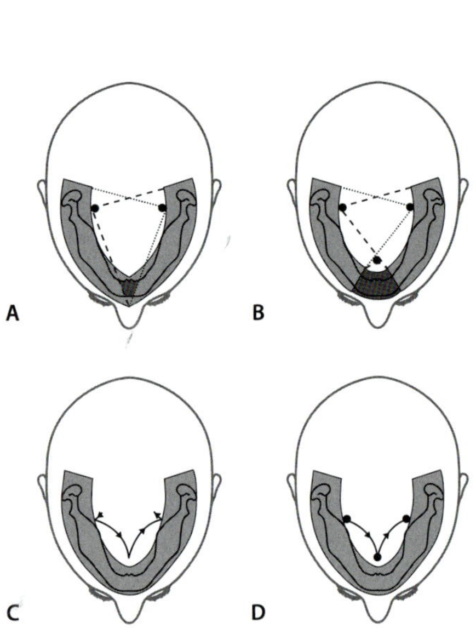

그림 13-5. **초점단면을 이틀활의 타원형과 유사하게 촬영하기 위해서 각기 다른 회전 중심점을 이용해 촬영하는 방법을 보여주는 그림.** A. 2개의 고정된 중심점을 이용한 방법. B. 3개의 고정된 중심점을 이용한 방법. C. 중심점을 계속해서 움직이는 방법. D. 3개의 고정된 중심점과 계속해서 움직이는 중심점을 조합한 방법.

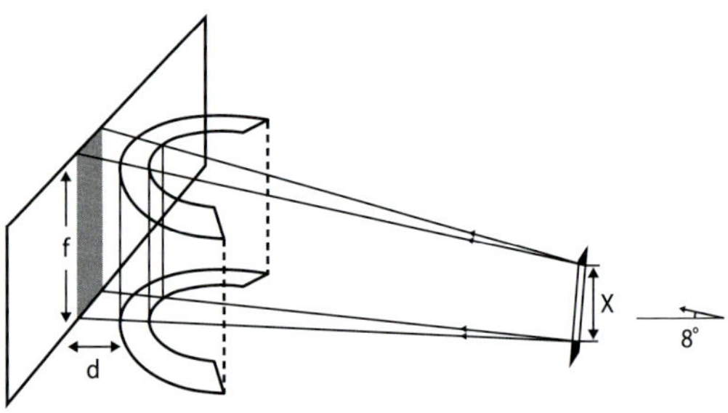

그림 13-6. **3차원적 초점경로(focal corridor)의 높이가 어떻게 결정되는지 보여주는 그림.** 방사선의 높이(x)는 필름의 높이(f)와 거의 평행을 유지하도록 조사야(collimation)가 설정되어야 한다. 초점단면과 필름 사이에 거리(d)가 있고 방사선은 8° 위를 향하고 있기 때문에 최종적인 영상은 약간 확대되어 나타난다.

4가지 방법(그림 13-5)이 주로 사용되고 있으며 다음과 같다.

- 2개의 고정된 회전 중심점으로 생기는 2개의 원호를 활용하는 방법
- 3개의 고정된 회전 중심점으로 생기는 3개의 원호를 활용하는 방법
- 고정되지 않은 채 계속해서 움직이는 회전 중심점을 이용해 다수의 원호를 만들어서 최종적인 타원형 영상을 만드는 방법
- 3개의 고정된 회전 중심점과 고정되지 않고 움직이는 회전 중심점을 조합하는 방법

초점단면이 어떻게 형성되든 상관없이 파노라마단층촬영법으로 생성되는 영상은 3차원 영상이라는 사실을 알아야 한다. 이에 초점단면이 초점경로 focal corridor 라고도 표현된다. 이 경로 안에 포함된 윗 · 아래턱 치아를 비롯한 모든 구조는 최종적인 방사선사진에서 초점이 맞춰진 상태로 나타난다. 경로의 수직 높이는 그림 13-6에서 보듯이 방사선의 형태와 높이, 필름의 크기에 의해 결정된다.
좁은 빔을 이용한 다른 단층촬영법과 마찬가지로 초점단면 안에 들어 있는 각각의 부분은 각각의 방사선노출을 통해 독립적으로 영상화된다. 따라서 한 장의 최종적인 방사선영상은 그림 13-7에서 보듯이 해당 장비가 환자의 머리뼈를 회전하는 동안 독립적으로 생성된 여러 부분들이 합쳐져서 이뤄진다.

장비

치과용파노라마단층촬영 장비에는 여러 가지가 있다. 이러한 장비의 디자인은 다양하지만 모든 장비는 크게 다음의 3가지 주된 요소로 구성된다.

- 엑스선관구. 부채꼴의 가는 방사선빔을 만들어내며 수평 방향에서 약 8°가량 위를 향한다(그림 13–6 참조).
- 제어판(그림 13–9 참조)
- 환자 포지셔닝 장치. 아래턱과 관자 temple 를 고정시키는 지지대와 광조사야 표시장치 light beam marker 가 있다.
- 영상수용기 image receptor. 필름 방식과 디지털방식이 있으며 각각의 방식에 따라 부속된 부속기구(캐리지 어셈블리)가 있는 경우도 있고 없는 경우도 있다.

기존의 파노라마 장비는 영상수용기로 입안에 카세트를 삽입하고 해당 카세트 안에 든 방사선 필름의 간접작용 indirect-action 을 활용하도록 설계되었다. 디지털방식의 영상화가 등장하면서 오늘날에는 다음과 같은 다양한 영상수용기를 사용한다.

- 방사선 간접작용 필름과 희토류증감지가 포함된 카세트
- 디지털형광체판 phosphor plate 이 포함된 카세트
- 기존 장비에 적용할 수 있도록 카세트 크기 정도의 납작한 고체센서 solid–state sensor
- 특별히 고안된 고체센서 – 최신 장비에 반드시 필요한 부품(5장 참조).

그림 13-8은 전형적인 파노라마 두 대의 장비를 보여준다. 파노라마 장비의 기술적인 측면과 관련된 이론은 6장에 요약되어 있다.

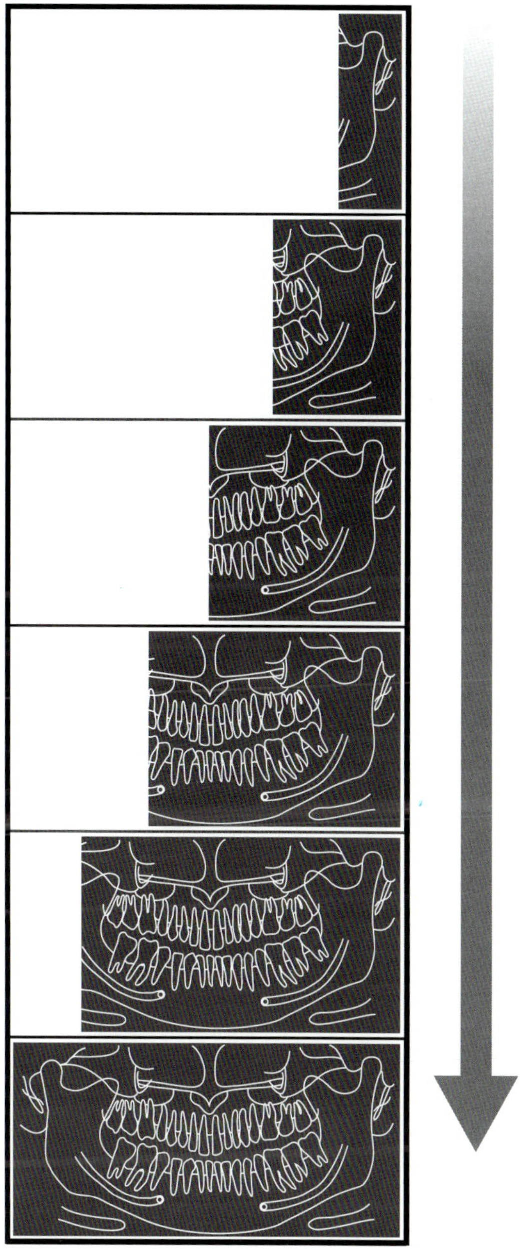

그림 13–7. 18초의 촬영 주기를 가진 파노라마단층촬영에서 점차 사진이 점차 완성되는 모습을 보여주는 그림. 촬영이 진행되는 단계별로 초점단면의 각 부위들이 어떻게 영상화되는지 보여준다.

제어판

제어판의 디자인은 장비마다 다른데 그림 13-9는 대표적인 제어판의 형태를 보여준다. 일반적으로 촬영자는 제어판을 이용해 다음과 같은 조건들을 선택할 수 있다.

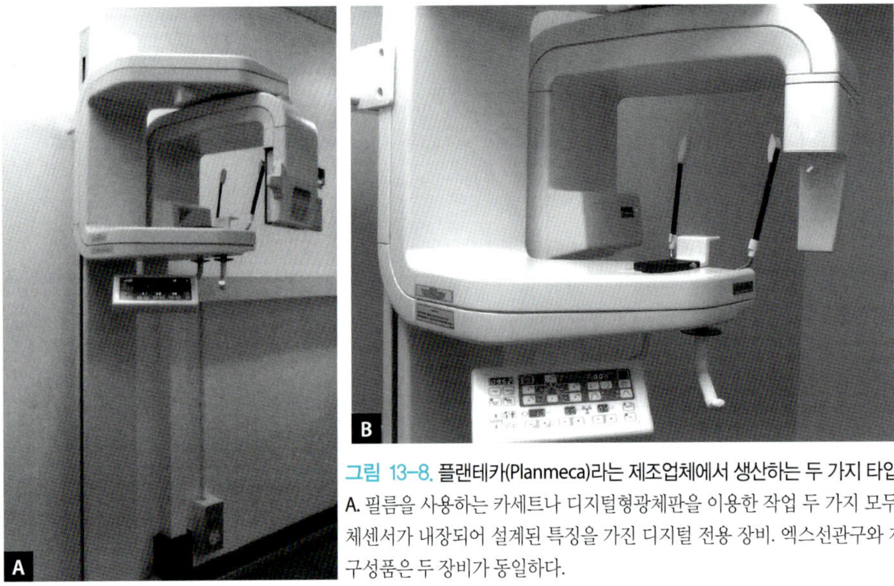

그림 13-8. 플랜메카(Planmeca)라는 제조업체에서 생산하는 두 가지 타입의 파노라마 방사선단층촬영 장비. A. 필름을 사용하는 카세트나 디지털형광체판을 이용한 작업 두 가지 모두 가능한 기존의 장비. B. 디지털고체센서가 내장되어 설계된 특징을 가진 디지털 전용 장비. 엑스선관구와 제어판, 환자자세 장치 등 기본적인 구성품은 두 장비가 동일하다.

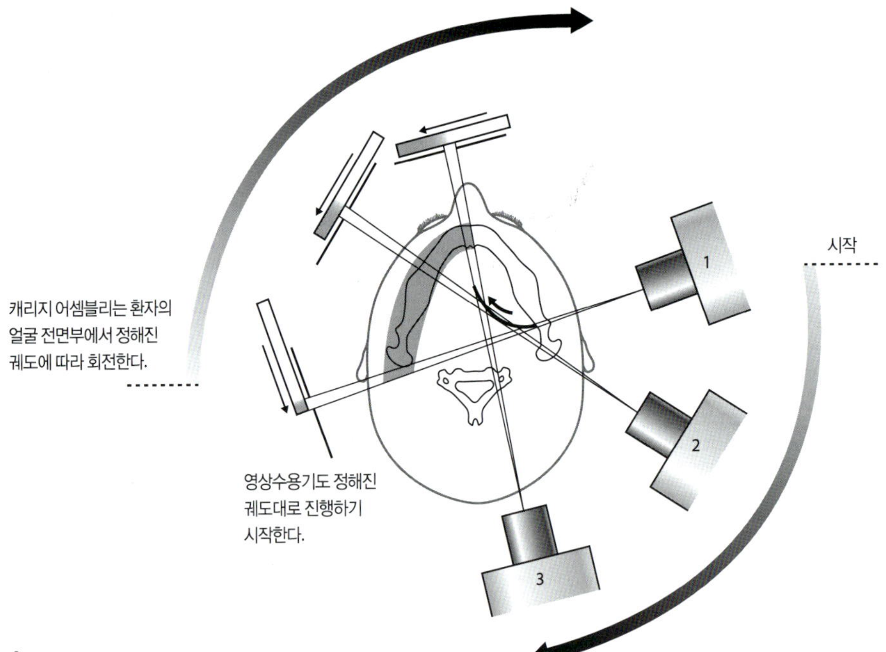

A

그림 13-10. A. 위의 그림은 장비가 전체 회전 거리(1회전 주기)의 반을 이동하면서 환자의 왼쪽 턱을 영상화하는 동안 동시에 일어나는 엑스선관구와 캐리지어셈블리. 영상수용기(필름 또는 형광체판)의 움직임을 보여준다. 환자의 뒤통수에서 전면의 치아를 영상화하기 위해 엑스선관구가 움직이면 캐리지어셈블리도 환자의 얼굴 앞에서 엑스선관구에 맞춰 움직이고, 회전 중심점은 짙은 색 원호(화살표로 표시됨)로 표시된 동선을 따라 이동해서 정중앙을 향해 나아간다. 방사선이 목뼈(cervical spine)를 투과해야 한다는 점에 주목한다.

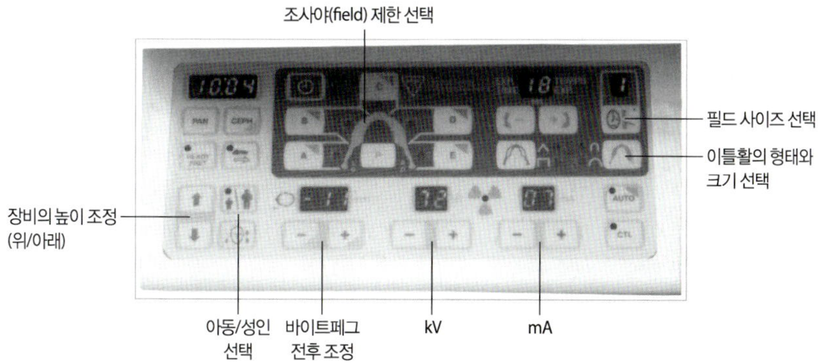

그림 13-9. 전형적인 파노라마제어판의 주요 기능

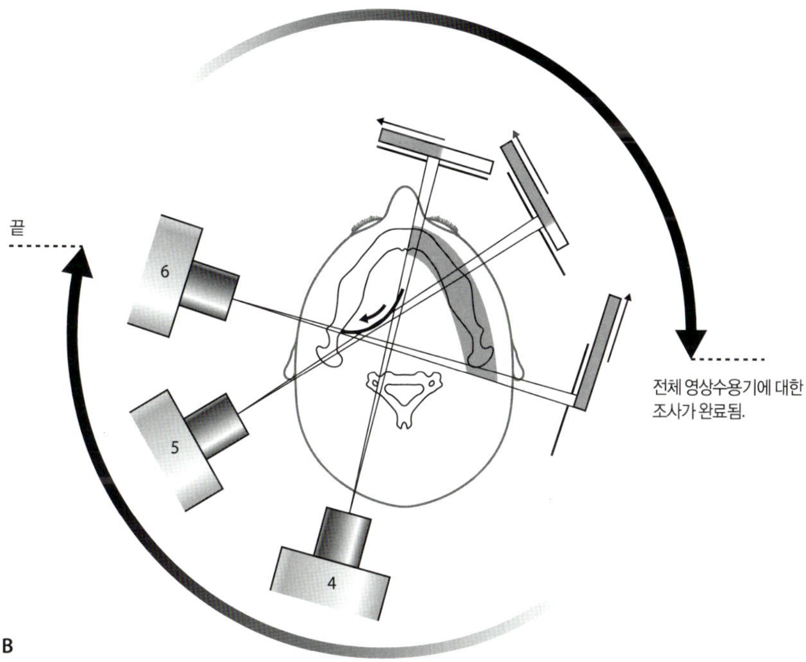

그림 13-10. B. 위의 그림은 파노라마단층촬영 장비가 파노라마영상을 촬영하는 1회전 주기(cycle)의 나머지 반을 회전하면서 오른쪽 턱의 파노라마영상을 만드는 동안 동시에 진행되는 움직임을 보여준다. 엑스선관구와 캐리지 어셈블리는 반대쪽의 영상을 얻기 위해 계속해서 환자의 머리 주위를 따라 회전하고, 회전 중심점은 그림에서 화살표와 함께 검게 표시된 동선을 따라 정중앙에서 반대로 움직인다. 전체적으로 1주기(cycle)의 촬영이 진행되는 동안 앞서 설명했듯이 필름이나 형광체판도 매순간마다 영상수용기의 각기 다른 부분이 방사선에 노출될 수 있도록 계속해서 위치가 변한다.

- 조사야의 크기 field size 를 선택할 수 있다.
- 제한적인 범위 내에서 이틀활의 모양과 크기를 조정할 수 있다.
- mA와 kV 같은 촬영조건을 선택할 수 있다.
- 바이트페그 bite–peg 의 전후 방향을 조정할 수 있다.
- 방사선이 입사될 환자의 체격에 따른 사이즈를 선택할 수 있다.
- 환자의 키에 맞춰 장비의 높이를 조정할 수 있다.
- 조사야 field 를 제한하는 일단의 옵션을 선택할 수 있다.

장비의 작동

그림 13-10은 파노라마 장비가 필름이나 디지털형광체판을 영상수용기로 이용할 때 어떻게 작용하는지 도식화해서 보여준다.

환자자세와 촬영방법

정확한 촬영자세는 기계에 따라 다르다. 아래는 공통적으로 적용되는 일반적인 요건들을 설명하고 있으며 요약하면 다음과 같다.

환자의 준비

- 환자가 하고 있는 귀걸이나 장신구, 머리핀, 안경, 틀니, 교정장치 orthodontic appliances 등은 사전에 모두 제거해야 한다.
- 촬영 과정과 장비의 움직임을 설명하여 환자를 안심시키고 필요한 경우 시험 작동을 통해 장비가 어떻게 움직이는지 알려준다.

장비의 준비

- 필요한 경우에 필름이나 형광체판이 든 카세트를 카세트홀더 캐리지 어셈블리(carriage assembly) 안에 삽입해야 한다.
- 촬영자는 고무나 니트릴 장갑과 같은 보호 장갑을 착용해야 한다(7장 참조).
- 촬영하고자 하는 피사체의 크기에 맞춰 조사야 collimation 를 설정하여야 한다.
- 환자의 체격에 따라 적절한 촬영 조건을 선택해야 한다. 일반적인 범위는 70~100 kV와 4~12 mA이다.

환자자세

- 환자가 기계 안쪽에 자리를 잡은 상태에서 척추뼈를 곧게 펴고 몸이 흔들리지 않도록 지지대나 손잡이를 잡게 한다(그림 13-11 참조).
- 환자에게 턱을 턱 지지대에 충분히 밀착시킨 상태에서 윗턱 앞니와 아래턱 앞니의 끝을 맞춰 바이트페그 bite-peg 를 다물도록 주지시킨다.
- 관자뼈 지지대를 이용해서 환자의 머리가 움직이지 않도록 고정해야 한다.
- 조사야 표시기구를 이용해 정중시상면 midsagittal plane 이 수직이 되고, 프랑크포르트 면 Frankfort plane 이 수평이 되고, 송곳니 부위 canine light 가 윗턱의 가쪽 앞니 lateral incisor 와 송곳니 사이에 위치하게 한다.
- 환자에게 입술을 다물고 혀로는 단단입천장을 한껏 민 상태에서 촬영이 끝날 때까지(대략 15초에서 18초 사이이다) 움직이지 않도록 한다.

주의사항

- 방사선에 조사되는 시간이 기존방식보다 길고 환자가 움직일 수 있는 가능성이 많다는 점을 감안할 때 일반적으로 6세 미만의 아동에게 파노라마방사선촬영술은 적절하지 않다.
- 보호용 납 방호복의 착용은 피해야 한다. 납 방호복을 사용할 경우 최종적인 촬영영상에 간섭이 일어날 수 있기 때문에 납 방호복의 사용이 적합하지 않음을 공식적으로 발표했다(그림 13-24H 참조).

단층촬영이 종료된 후

- 환자가 기계에서 몸을 뺄 수 있도록 관자뼈 지지대가 자동으로 풀려야 한다.
- 표면 소독제를 이용해 장비를 닦고 바이트페그를 소독한다(7장 참조).
- 사용한 장갑은 의료폐기물로 분리해 폐기한다.
- 영상을 획득한다.

정확한 환자자세의 중요성

이러한 유형의 장비를 사용할 때는 환자의 머리를 기계 안에 정확하게 자세를 취하게 하는 것이 중요하다. 환자의 머리가 정확하게 위치하여야 치아가 초점단면에 놓이기 때문이다. 그림 13-12는

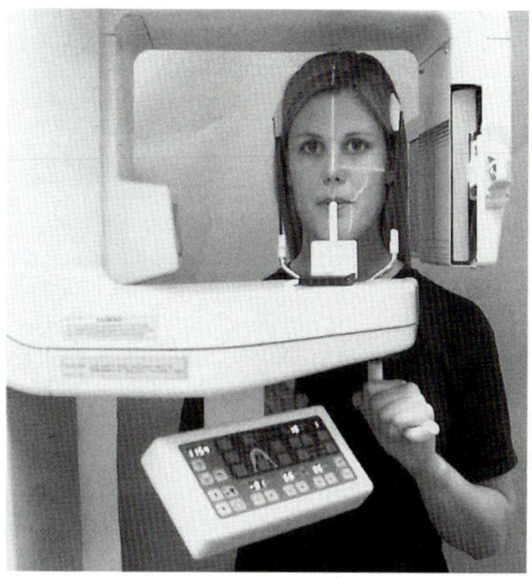

그림 13-11. 플랜메카(Planmeca)사의 PM2002 안에 위치한 환자의 모습. 정확한 자세를 용이하게 해주는 바이트페그(bite-peg)와 턱, 관자뼈 지지대, 3개의 레이저 위치 표시기(light-beam marker)를 볼 수 있다.

환자의 머리가 지나치게 앞에 위치하거나 뒤에 위치하는 경우, 또는 초점단면에 비대칭으로 위치한 경우를 보여준다. 피사체가 초점단면에서 벗어나면 초점이 맞지 않아 선명한 영상을 얻을 수 없다. 더욱이, 방사선빔이 부채꼴 형태이기 때문에 환자의 자세가 올바르지 않으면 치아는 단순히 가까이 또는 멀리 보이는 것이 아니라 일반적으로 지나치게 넓거나 좁은 형태로, 즉 수평면이 왜곡되어 나타난다. 따라서 그림 13-12C처럼 촬영 중 환자가 왼쪽으로 비스듬하게 향해 있었던 경우 필름에 가까이 위치한 왼쪽 치아는 상대적으로 더 좁게 나타나는 반면 필름에서 멀리 있는 오른쪽 치아는 더 넓게 나타난다. 그림 13-24는 잘못된 자세의 결과를 보여주는 사례들이다.

하지만 아무리 환자의 머리를 정확하게 위치하게 하더라도 앞니의 경사도나 근본

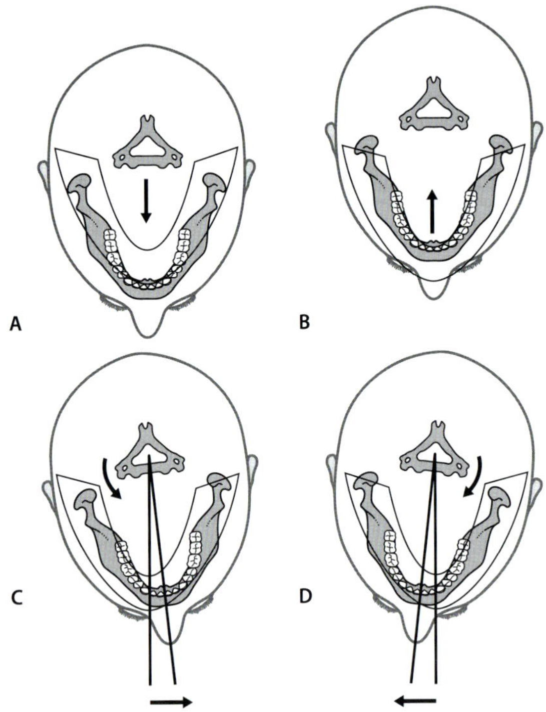

그림 13–12. 환자가 올바르게 위치되지 않았을 때 초점단면과 아래턱의 위치를 보여주는 그림. A. 환자가 필름에 너무 가까이 위치하여 아래턱이 초점단면의 앞에 위치한 경우. B. 환자가 필름으로부터 너무 멀리 위치하여 아래턱이 초점단면의 뒤에 위치한 경우. C, D. 환자가 기계 안에서 비대칭으로 서 있는 경우.

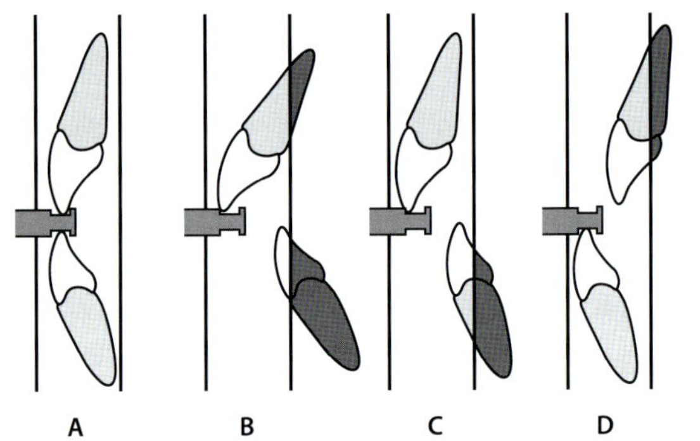

그림 13–13. 앞니 부위에 근본적으로 치과적인 또는 뼈대의 이상이 있는 치아의 위치를 보여주는 수직 초점단면 그림. A. 정상. B. 윗턱 돌출을 보이는 II급 1류 부정교합(Gross class II division 1 malocclusion). C. 앵글 II급 뼈대성 부정교합(Angle's class II skeletal base). D. 앵글 III급 뼈대성 부정교합(Angle's class III skeletal base). 초점단면 바깥쪽에 짙은 색으로 표시된 부분은 초점에서 벗어나 흐릿하게 나타난다.

적인 뼈대 형태에서 비롯된 문제 때문에 윗 · 아래턱의 치아를 초점경로에 맞춰 이상적으로 자세를 취하게 하는 것이 불가능한 경우도 있다(그림 13-13 참조).

기타 촬영기술

현대 장비를 사용하면서 활용할 수 있는 응용 테크닉은 무수히 많다. 일부 사례를 아래에 소개한다.

- 치아가 없는 환자의 자세 – 바이트페그 대신에 턱 지지대를 사용하고 송곳니 조사야 중심부위 canine positioning light beam 가 입안 모서리 부위 구각, the corner of the mouth 의 중심에 오도록 맞춘다.
- 턱관절 TMJ 프로그램
- 임플란트를 위한 횡단면 영상 작업 cross-sectional imaging
- 조사야 Collimation 설정 – 빔의 사이즈를 제한해서 조사야를 제한한다. 촬영 장비를 아동용으로 세팅하면 자동으로 빔의 높이가 줄어든다.
- 조사야 field 제한 테크닉 – 그림 13–14에서 보듯이 필요한 부분에만 방사선이 투과되도록 사전에 선택해서 최종적인 영상을 얻는다.

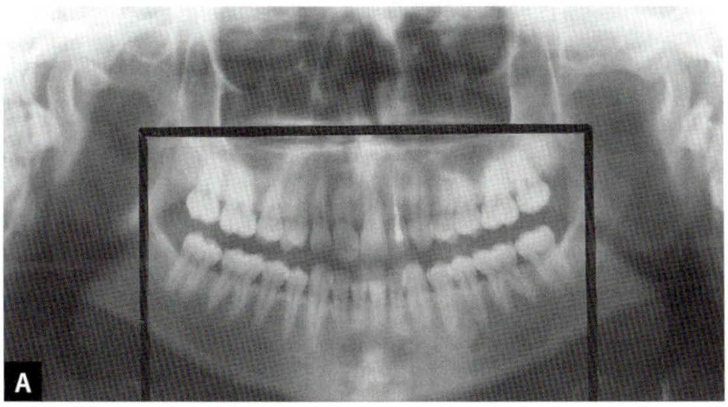

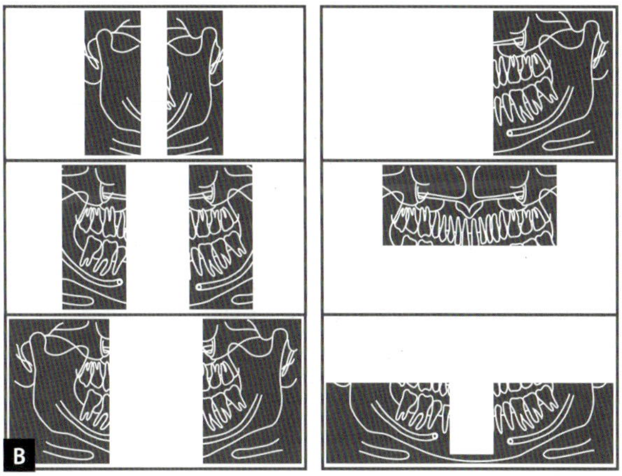

그림 13–14. A. 빔의 높이를 낮추기 위해 시준을 조정함과 동시에 필드 제한 테크닉으로 가지(분지, Ramus)와 이하선(parotid)을 제외해서 이른바 치아상태(dentition)만 보기 위한 영상을 얻은 사진. 이 방법대로 촬영하면 유효선량이 약 50%까지 낮아진다. B 최소 조사야를 이용해서 필요한 부분만을 얻은 그림

정상적인 해부학적 구조

파노라마 방사선사진에서 정상적인 해부학적 구조를 보여주는 음영들은 기계에 따라 차이가 있지만 보통 아래와 같이 세분될 수 있다.

- 초점단면에 있거나 근접한 구조의 실제 음영
- 실제로는 존재하지 않지만 촬영할 때 기계의 움직임에 의해 만들어진 허상이나 초점단면의 반대편 또는 멀리 떨어진 구조물에 의해 생긴 Artifact 음영. 방사선빔이 약 8° 정도 상향이기 때문에 이 허상/Artifact은 해당 음영을 만들어낸 원래 피사체보다 높은 위치에 생성하는 원인이 된다.

그림 13-17과 그림 13-18은 이 두 가지 유형의 음영을 분명하게 보여준다.

실제 음영 Real or actual shadow

주요 경질조직의 음영(그림 13-15)

다음과 같은 것들이 포함된다.

- 치아
- 아래턱뼈 mandible
- 공동 antra 의 바닥 Floor 과 미로벽 medial wall, 후벽 posterior wall 을 포함한 윗턱뼈 maxilla
- 단단입천장 hard palate
- 광대활 Zygomatic arches
- 붓돌기 Styloid processes
- 목뿔뼈 Hyoid bone
- 코사이막 Nasal septum 과 코선반 Nasal conchae
- 눈확뼈 Orbital rim
- 머리뼈 바닥 Base of skull

세로로 된 플라스틱 머리 지지대 때문에 부가적인 실제 음영이 생기기도 한다.

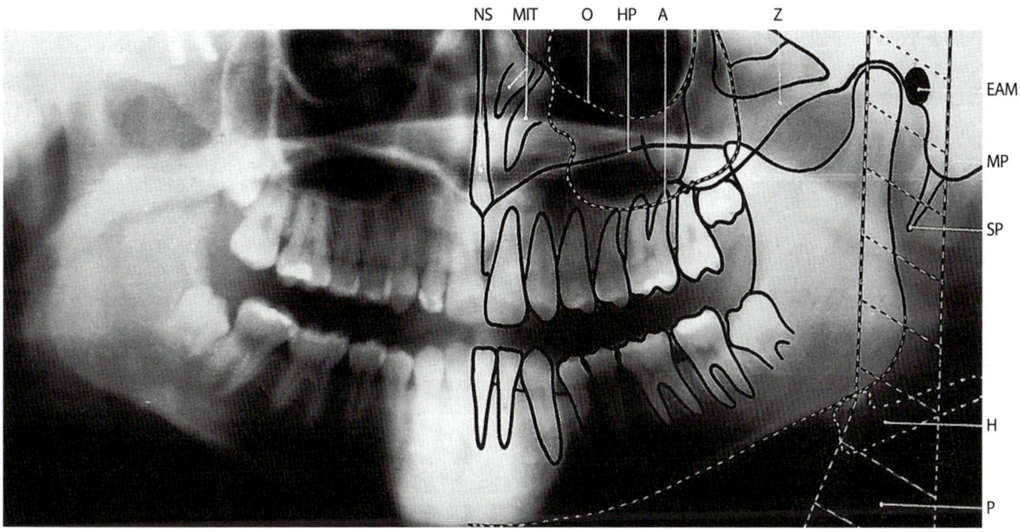

그림 13-15. 플라스틱 머리 지지대를 포함해 실제 주요 경질조직의 음영을 보여주는 치과용파노라마촬영상. NS-코사이막, MIT-가운데코선반(middle and inferior turbinates), O-눈확(orbital margin), HP-단단입천장, A-공동 바닥, Z-광대활, EAM-바깥귀길(external auditory meatus), MP-꼭지돌기(mastoid process), SP-붓돌기, H-목뿔뼈, P-플라스틱 머리 지지대

공기 음영 air shadow

- 입 벌림
- 입인두 oropharynx

주요 연질조직의 음영(그림 13-16 참조)

- 귓불
- 코연골 Nasal cargilages
- 물렁입천장 soft palate
- 혀의 뒷부분 Dorsum of tongue
- 입술과 볼
- 코옆주름 Nasolabial folds

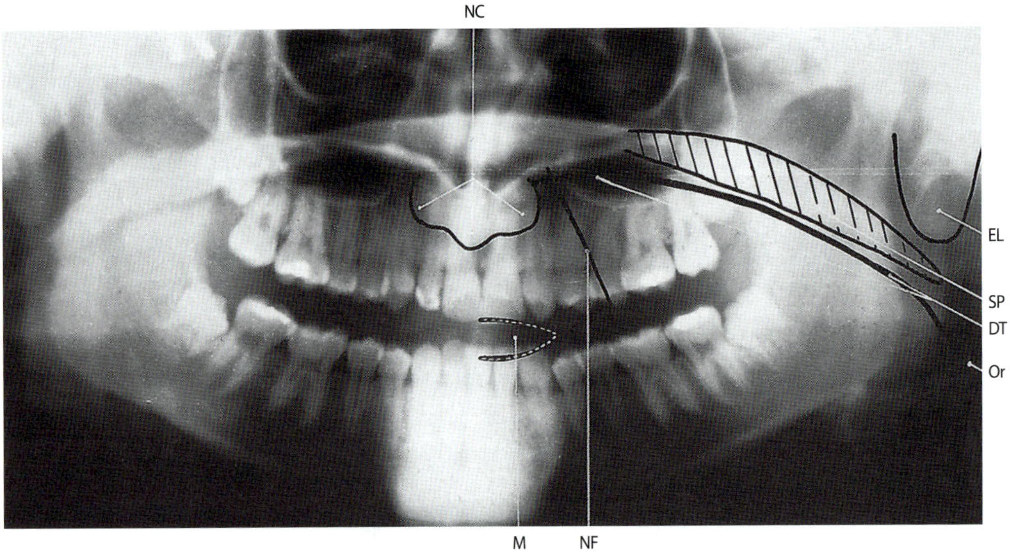

그림 13-16. 주요 연부조직과 공기 음영을 보여주는 치과용파노라마촬영상. NC-코연골, EL-귓볼, SP-물렁입천장, DT-혀등, Or-입인두, NF-코옆주름, M-입안

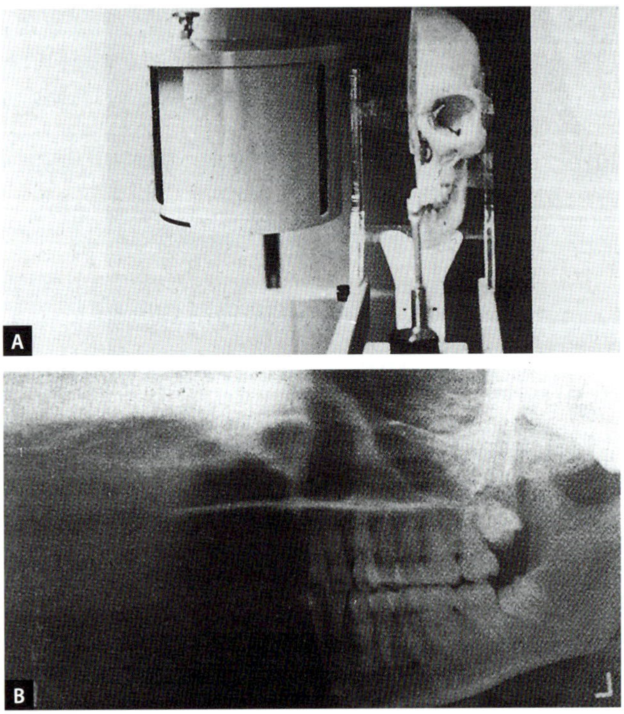

그림 13-17. A. 치과용파노라마 장비 안에 위치한 반(半)머리뼈. B. 왼쪽의 실제 음영들과 오른쪽의 허상들을 보여주는 해당 머리뼈의 방사선영상 (폴 가오즈[Paul W. Gaoz]와 스튜어트 화이트[Stuart C. White], C. V. 모스비 컴퍼니[C. V. Mosby Company]의 승인을 받고 「입안 방사선학(Oral Radiology)」에서 차용함)

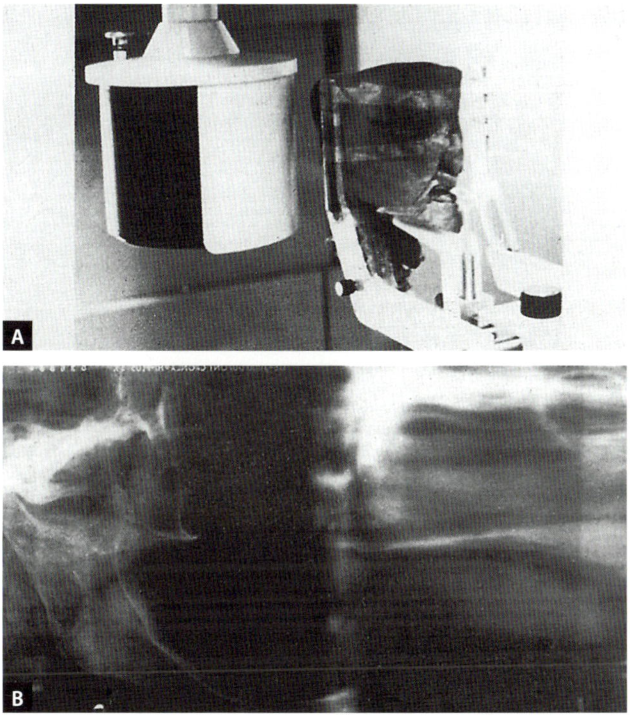

그림 13-18. A. 치과용파노라마 장비에 위치한 해부용 얼굴 반면(半面). B. A를 촬영한 방사선사진. 오른쪽에는 실제 뼈 조직과 연부조직의 음영을 보여주고 왼쪽에는 허상을 보여준다(폴 가오즈[Paul W. Gaoz]와 스튜어트 화이트[Stuart C. White], C. V. 모스비 컴퍼니[C. V. Mosby Company]의 승인을 받고 「입안 방사선학(Oral Radiology)」에서 차용함).

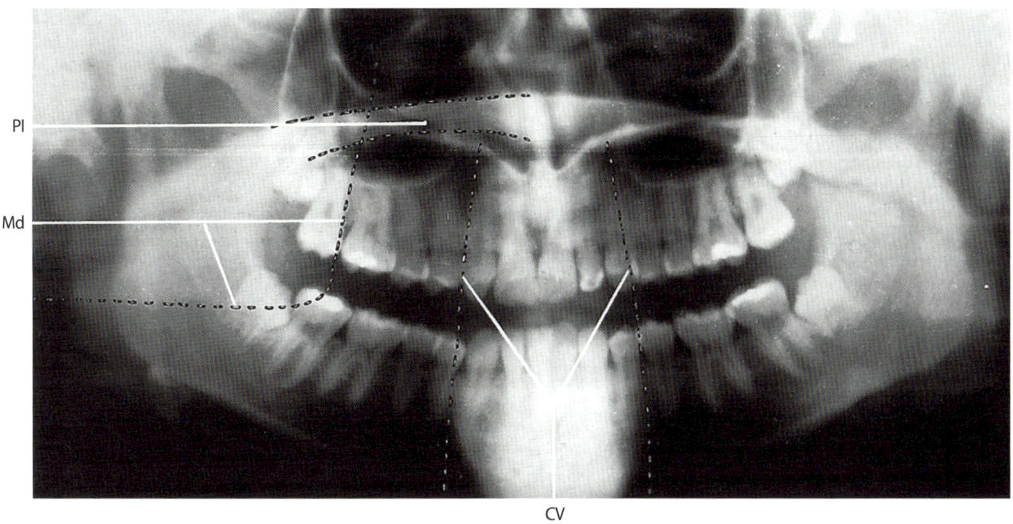

그림 13-19. 주요한 해부학적 허상을 보여주는 치과용파노라마촬영상. PI-입천장, Md-아래턱, CV-목뼈(cervical vertebrae)

허상 또는 Artifact 음영(그림 13-19 참조)

주로 나타나는 허상 음영에는 다음과 같은 것들이 있다.

- 목뼈 Cervical vertebrae
- 몸과 관절, 아래턱 양측면의 가지 Ramus
- 입천장 Palate

장점과 단점

장점

- 넓은 범위를 영상화하고 앞니를 포함해 초점단면에 들어 있는 조직들이 나타나며 환자가 입을 벌릴 수 없는 경우에도 촬영이 가능하다.
- 영상을 쉽게 이해할 수 있기 때문에 환자의 이해를 돕기 위한 유용한 도구로 활용할 수 있다.
- 환자가 몸을 수직 방향으로 움직인 경우에 한해서만 왜곡된다.
- 촬영자세가 비교적 용이하고 최소한의 전문성만 필요하다.
- 턱 jaws 의 상태를 전체적으로 검토함으로써 겉으로 드러나지 않는 질환도 조기에 확인할 수 있다.
- 한 장의 필름으로 아래턱뼈의 양쪽 측면을 모두 검사할 수 있기 때문에 골절 부위를 검사할 때 유용하고 환자를 보다 편안하게 해줄 수 있다.
- 전체적으로 볼 수 있기 때문에 이틀 상태의 확인과 치과교정에 유용하다.
- 공동 바닥과 미로벽, 후벽이 잘 보인다.
- 두 개의 아래턱 머리부위 condylar head 가 모두 한 장의 필름에 나타나므로 비교가 용이하다.
- 입안 전체를 검사하는 구강내촬영법에 비해 방사선량(유효선량)이 5분의 1 정도에 불과하다(3장 참조).
- 조사야 field 제한 기술이 발전함에 따라 방사선 양을 더욱 줄일 수 있다.

단점

- 단층촬영영상이 환자의 국소 부위만을 보여준다. 따라서 영상에 포함되지 않은 해부학적 구조나 이상 증상이 명확히 나타나지 않는다(그림 13-20 참조).
- 연부조직의 음영과 공기 음영이 확인하고자 하는 단단한 조직 부위의 해부학적 구조를 가릴 수 있다(그림 13-21 참조).

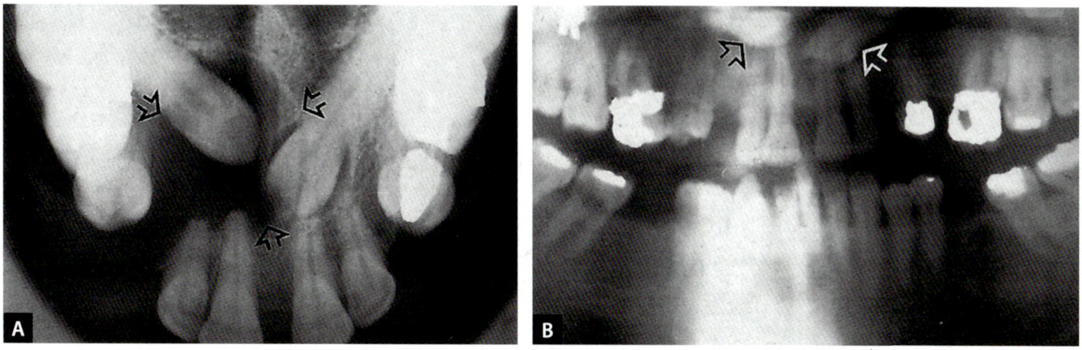

그림 13-20. A. 윗턱 좌우측 3번 송곳니의 미맹출과 윗턱 좌측 3번 송곳니와 관련하여 치아처럼 보이는 커다란 대상조직(화살표)을 보여주는 윗턱표준교합(upper standard occlusal). B. 초점에서 벗어난 두 개의 미맹출 송곳니(화살표)와 초점면의 바깥에 있기 때문에 대상조직으로 의심될 뿐인 음영을 보여주는 치과용파노라마단층영상.

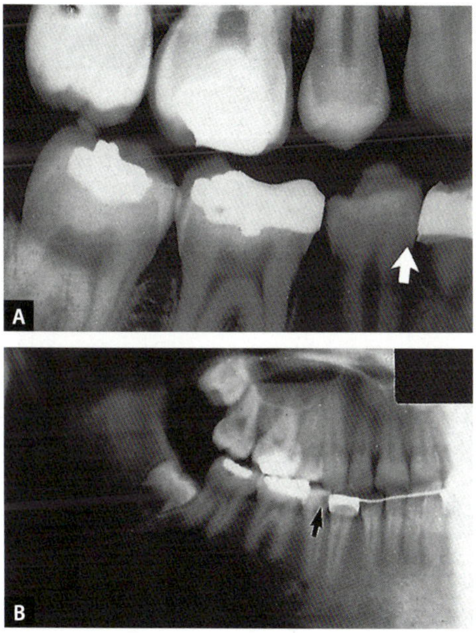

그림 13-21. A. 아래턱 좌측 $\overline{5|}$ 치아(화살표)의 근심면에 충치가 없음을 보여주는 올바른 교익(bitewing) 영상. B. 동일 치아(화살표)에 명백한 병변이 있는 것처럼 보여주는 치과용파노라마방사선영상. 입안 모서리 부위의 공기 음영이 겹쳐지면서 해당 영상이 생겼다.

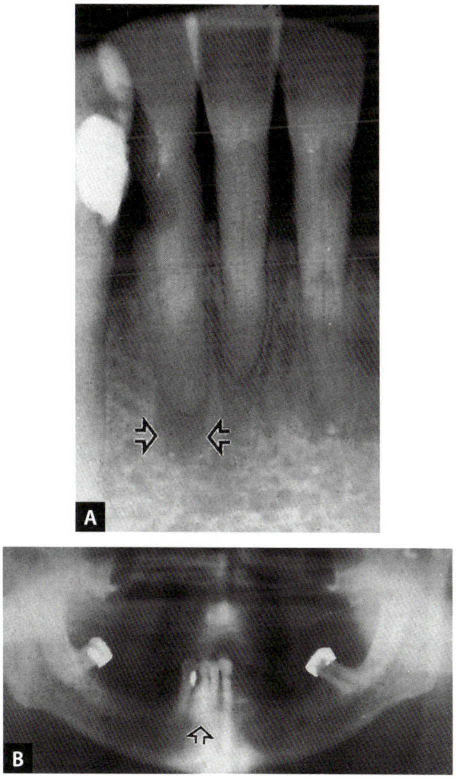

그림 13-22. A. 아래턱 좌측 $\overline{1|}$ 치아의 치아뿌리끝 부위(화살표)에 방사선투과상(radiolucency)을 보여주는 아래턱 좌우 $\overline{21|12}$ 부위의 치아뿌리끝영상(periapical). B. 목뼈 음영이 합쳐져서 해당 병변(화살표)을 보여주지 않는 치과용파노라마방사선영상.

- 허상 음영이나 Artifact 음영이 초점면의 구조 위에 겹칠 수 있다(그림 13-22 참조).
- 단층촬영 과정에서 장비가 움직이기 때문에 초점면과 영상수용기 사이에 거리변화가 생겨 최종적인 영상에 왜곡이나 확대 현상(대략 1.3배 정도)이 나타난다.
- 간접작용 필름과 증감지를 사용하면 화질이 약간 떨어지고, 반면에 디지털영상수용기를 사용하면 해상도를 개선할 수 있다.
- 촬영이 완료되기까지 일정한 시간이 걸리기 때문에 5세 이하의 아동이나 장애가 있는 환자에게는 적합하지 않다.
- 환자에 따라서는 초점면의 형태가 맞지 않아 촬영하고자 하는 구조의 일부가 초점에서 벗어날 수 있다.
- 촬영 중 환자가 움직일 경우 정확한 영상을 얻을 수 없다(그림 13-23 참조).

영상의 질적 image quality 평가

이전의 여러 장章에서 언급했듯이 다른 방사선사진과 마찬가지로 영상의 질적 평가는 다음의 세 단계로 이뤄진다.

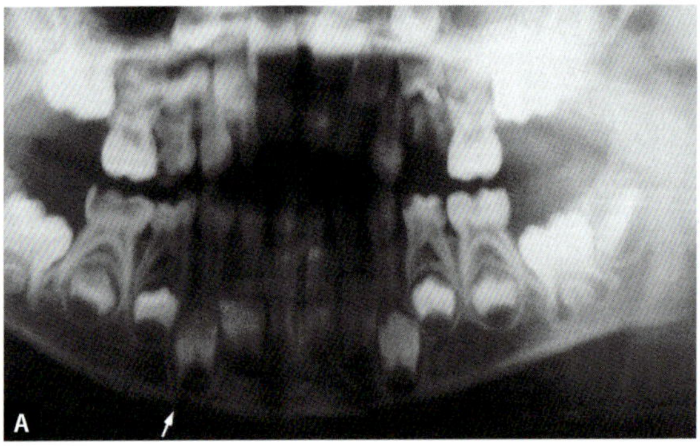

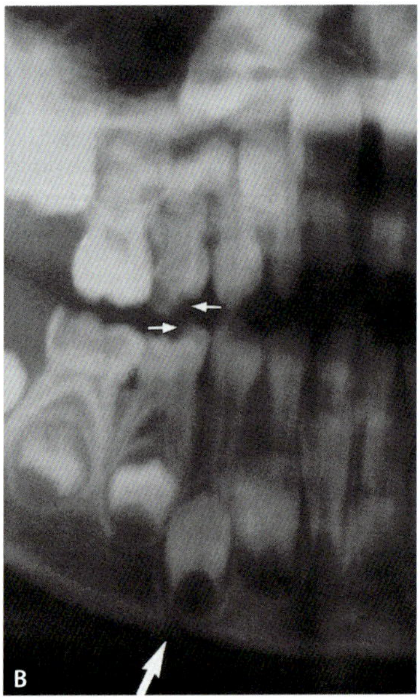

그림 13-23. **A. 넘어져서 턱을 다친 아동의 파노라마촬영상.** 화살표 부위는 하부 경계면 부근에 골절로 의심되는 계단변형(step deformity)을 보여준다. **B. 해당 계단변형을 확대해서 보여주는 동일한 영상.** 하지만 이 영상을 보면 위·아래턱 제1유구치(작은 화살표)에 있는 치아머리의 계단변형도 의심할 수 있다. 환자의 갑작스럽고 미세한 상하 움직임은 병변 진단을 어렵게 만든다.

- 이상적인 영상의 질을 보여주는 표준 영상과의 비교
- 영상 품질기준에 근거한 주관적인 평가
- 오류 원인을 파악하여 필름의 적절성 판단

양질의 영상기준

어떠한 종류의 영상수용기를 사용한 것과는 별도로 파노라마방사선영상의 관심 영역 field of view 에 대한 전형적인 양질기준은 다음과 같다.

- 윗 · 아래턱의 모든 치아와 치조뼈 alveolar bone 가 뚜렷하게 나타나야 한다.
- 아래턱뼈 전체가 나와야 한다.
- 수평 방향과 수직 방향의 확대 비율이 같아야 한다.
- 좌우측 큰어금니의 안쪽과 바깥쪽의 크기 mesiodistal dimension 가 같아야 한다.
- 윗턱의 치아뿌리 위에 (검은) 방사선투과상 밴드가 생기는 혀 윗부분의 영상 농도가 공기 음영이 전혀 없이 전부 동일해야 한다.
- 단단입천장 hard plate 영상이 윗턱 치아뿌리끝의 위쪽에 나타나야 한다.
- 아래턱각 angle of mandible 과 목뼈로 인한 Artifact가 없어야 한다.
- 의치나 귀걸이, 기타 장신구 등 Artifact로 인한 음영이 없어야 한다.
- 영상에는 환자의 이름과 촬영 날짜가 명확히 기록되어야 한다.
- 영상에는 좌우측이 분명하게 표시되어야 한다.

주관적인 양질의 영상 평가

2001년「치과 의료진을 위한 엑스선장비 안전 이용 안내서 Guidance Notes」에 발표된

표 13-1. 2001년「치과 의료진을 위한 엑스선장비 안전 이용 안내서(Guidance Notes for Dental Practitioners on the Safe Use of X-ray Equipment)」에 소개된 필름 영상의 주관적인 화질 평가기준

등급	품질	근거
1	훌륭함.	환자의 준비와 방사선 조사, 촬영자세, 사진 현상과 필름 취급 과정에 오류 없음.
2	진단용으로 사용 가능	환자의 준비와 방사선 조사, 촬영자세, 사진 현상과 필름 취급 과정에 약간의 오류가 있으나 진단하는 데 무리가 없음.
3	사용 불가능	환자의 준비와 방사선 조사, 촬영자세, 사진 현상과 필름 취급 과정의 오류로 인해 해당 방사선영상을 진단 목적으로 사용할 수 없음.

간단한 3등급제 three-point 평가기준이 8장에서 소개되었고 15장에서도 노출 인자 exposure factor 와 화학 용제를 이용한 현상처리 과정의 오류와 더불어 세부적으로 논의되었다. 파노라마촬영 과정에서 발생하는 환자의 준비와 촬영자세 오류에 대한 아래의 설명과 표 13-1을 참고하여 이해할 수 있다.

재진필름의 판정과 오류결정

환자의 준비 오류(그림 13-24)

- 장신구 미 제거
  - 귀걸이
  - 목걸이
  - 각종 피어싱
- 의치 미 제거
- 치과교정장치 미 제거
- 안경 미 제거
- 납 치마의 부적절한 사용

환자의 자세 오류(그림 13-25와 그림 13-26)

- 척추를 곧게 펴지 않음(허상 음영 오류).
- 환자가 바이트페그를 물 때 위 · 아래쪽 앞니의 끝과 끝을 맞추지 않음(전후면 오류).
- 조사야 표시기를 사용해서 정중시상면이 수직이 되고 환자의 머리가 비스듬하게 돌아감.
- 조사야 표시기로 프랑크포르트 면이 수평을 유지하지 못함(수직면 오류).
- 환자가 혀를 움직인 경우(공기 음영 오류)
- 촬영하는 동안 환자가 움직인 경우

장비의 위치 오류(그림 13-27)

- 적절한 높이로 장비를 조절하지 않음.
- 올바른 노출 조건을 설정하지 않음.
- 카세트를 정확히 사용하지 못함.

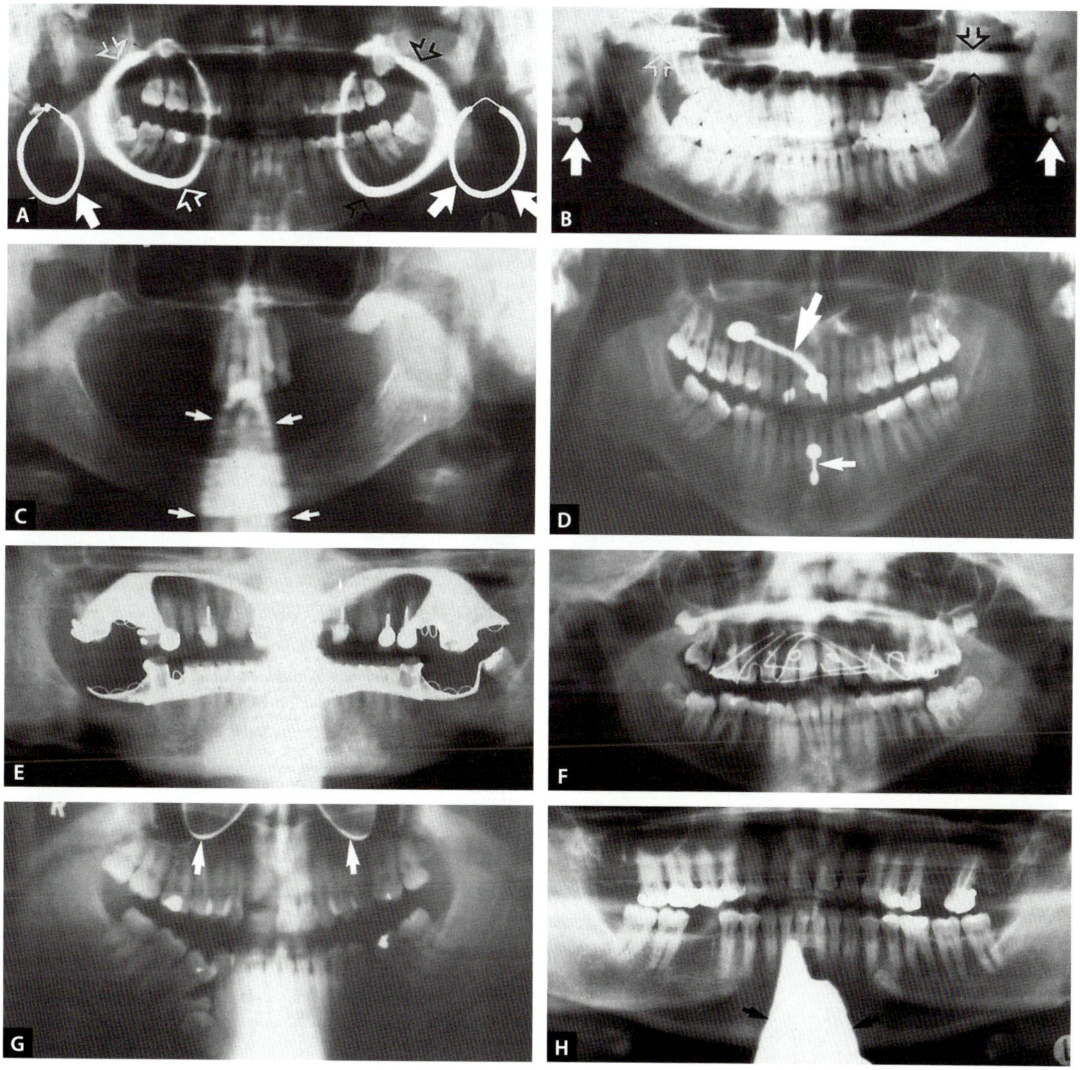

그림 13-24. **환자를 준비시키는 과정에서 발생하는 보편적인 오류의 예.** **A.** 커다란 원형 귀걸이를 제거하지 않고 촬영한 예-각각의 귀걸이는 두 개의 음영을 만든다는 점에 주목해야 한다. 하나는 초점 안에 포함된 실제 음영(흰색 화살표)이고, 흐릿하게 보이는 다른 하나는 허상 음영(검은색 선 화살표)이다. 좌측 귀걸이로 생긴 허상 음영은 흰색 선 화살표로, 우측 귀걸이로 생긴 허상 음영은 검은색 선 화살표로 표시되어 있다. **B.** 못 형태의 귀걸이를 제거하지 않고 촬영한 예-실제 음영은 흰색 화살표로, 허상 음영은 선 화살표로 표시되어 있다. **C.** 목걸이를 제거하지 않은 예-화살표로 표시된 것처럼 흐릿한 허상 음영이 나타난다. **D.** 혀(큰 화살표)와 아랫입술(작은 화살표)의 피어싱을 제거하지 않은 예. **E.** 윗·아래턱에 설치된 금속 의치를 제거하지 않은 예. **F.** 윗턱의 치과교정 장치를 제거하지 않은 예. **G.** 안경을 쓰고 촬영한 예(화살표). **H.** 납 방호복을 잘못 사용한 예-너무 높게 착용한 결과 아래턱의 앞니 부근에 짙은 방사선불투과상(radiopaque)이 생겼다.

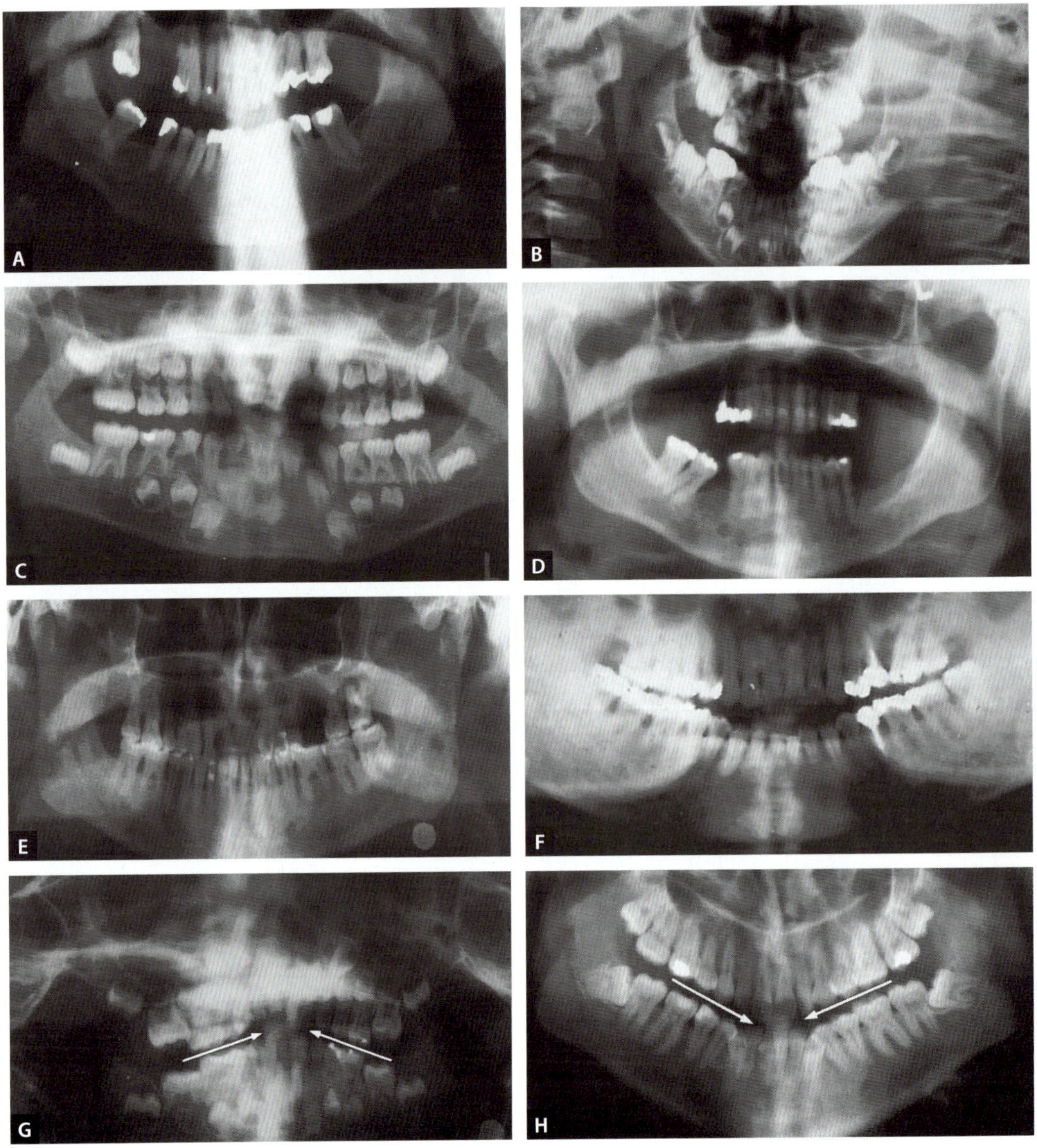

그림 13-25. **환자의 포지셔닝 과정에서 발생하는 일반적인 오류의 예.** A. 환자의 목을 올바르게 포지셔닝하지 못한 경우-목 부분이 확장되어 앞니 부근에 목뼈로 인한 과도한 허상 음영이 초래된 상태. B. 환자가 너무 앞쪽에 포지션되어 영상수용기와 너무 가까이 위치하게 된 전후면 오류와 환자의 턱이 한쪽으로 기울어 프랑크포르트 면이 수평이 되지 않은 수직면 오류로 인해 폭이 좁고, 앞니의 초점도 맞지 않으며, 소위 웃는 얼굴처럼 교합평면(occlusal plane)이 왜곡되고, 목뼈 끝부분의 음영이 과도하게 부각된 경우. C. 환자가 너무 뒤쪽에(영상수용기와 너무 멀리) 포지션되어 영상이 과도하게 넓게 확대되었으며 앞니가 초점에서 벗어나 있는 전후면 오류. D. 환자가 너무 앞쪽으로(영상수용기와 너무 가까이) 포지션되어 앞니가 너무 좁게 나타난 전후면 오류와 환자에게 혀를 입천장에 대고 있으라고 알려주지 않아 사진 전체에 방사선투과상 밴드가 생긴 경우. E. 환자가 비스듬히 우측을 향하고 있어서 생긴 수평면 오류. 우측의 큰어금니들은 영상수용기에 근접해 있었기 때문에 작게 나타나고 상대적으로 영상수용기에 멀리 떨어져 있던 좌측의 큰어금니들은 더 크게 보인다. F. 수직면 오류-프랑크포르트 면이 수평을 유지하지 못해(환자의 턱이 기울어져서) 아래턱 앞니들이 초점에서 벗어났고 양쪽 아래턱모서리로 인해 허상 음영이 과도하게 나타났다. G. 수직면 오류-프랑크포르트 면이 수평을 유지하지 못해(환자의 턱이 기울어져서) 윗턱 앞니들이 초점에서 벗어났으며 화살표처럼 교합평면이 왜곡되었다(울상인 얼굴이 되었다). H. 수직면 오류-프랑크포르트 면이 수평을 유지하지 못해(환자의 턱이 기울어져서) 아래턱 앞니들이 초점에서 벗어났고 교합평면(화살표)이 왜곡되었다(이른바 웃는 얼굴이 되었다).

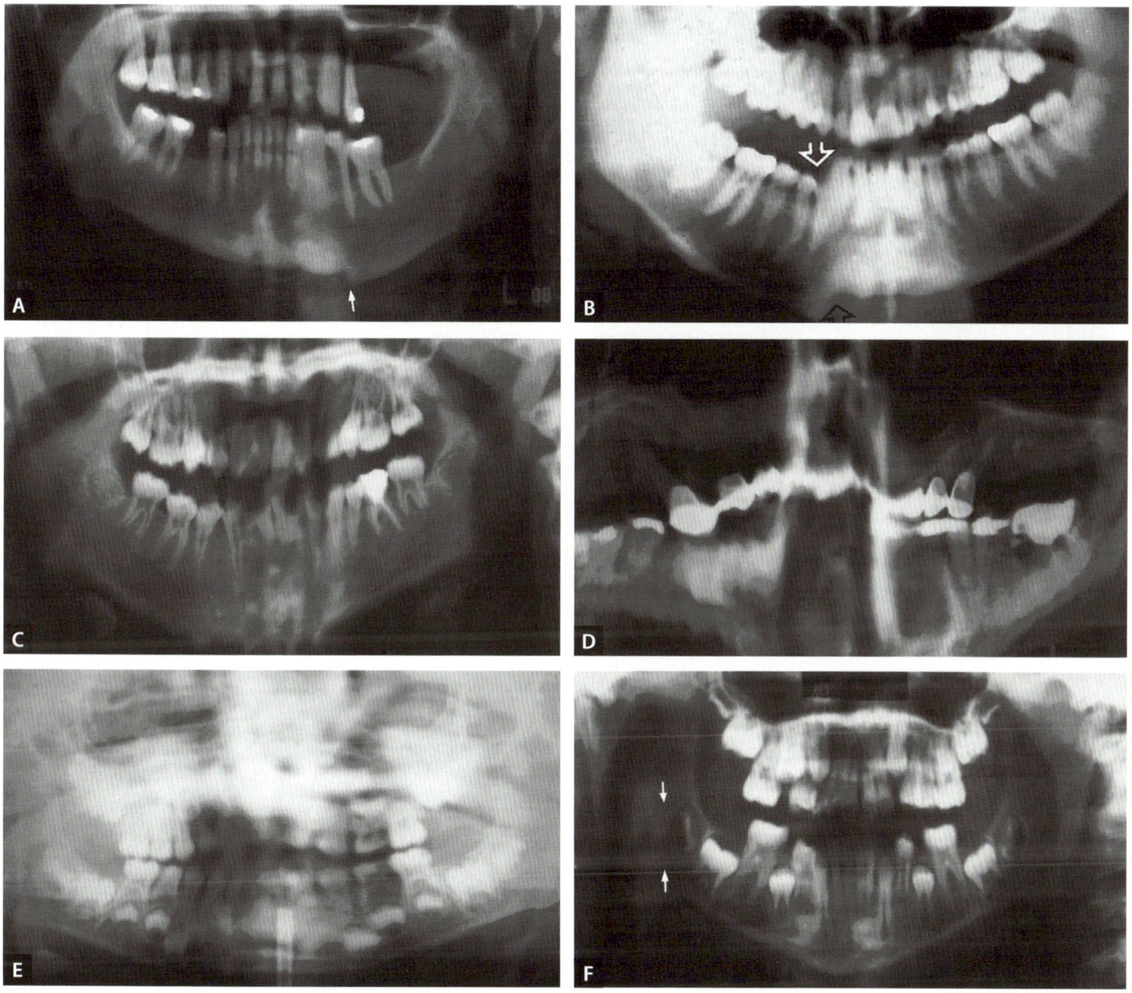

그림 13-26. 파노라마촬영이 종료되기 전에 환자가 움직인 경우. A. 갑작스런 수직 움직임 - 아래턱 우측 45 치아 부근의 영상이 왜곡되어 하부 경계면에 계단 변형이 있는 것처럼 보인다(그림 13-23도 참조). B. 환자가 입을 벌리면서 유발된 상하 움직임으로 인해 아래턱 좌측 43 치아 부근(화살표)에 왜곡이 생겼다. C. 앞니가 영상화되는 동안에 여러 차례의 수직 움직임이 발생한 경우. D. 촬영 내내 지속적인 몸 떨림이 있었던 경우. E. 앞니가 영상화되는 동안 발생한 갑작스런 수평면 움직임으로 영상이 흐려진 경우. F. 촬영 종료 직전에 수평 방향으로 움직여서 수평편이 확대되고 종료 직전에 영상화되는 아래턱 우측 제3 큰어금니(화살표)의 음영이 확대된 경우

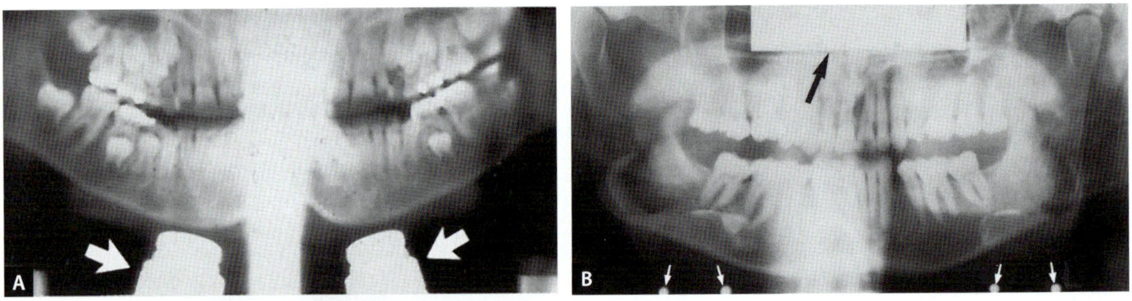
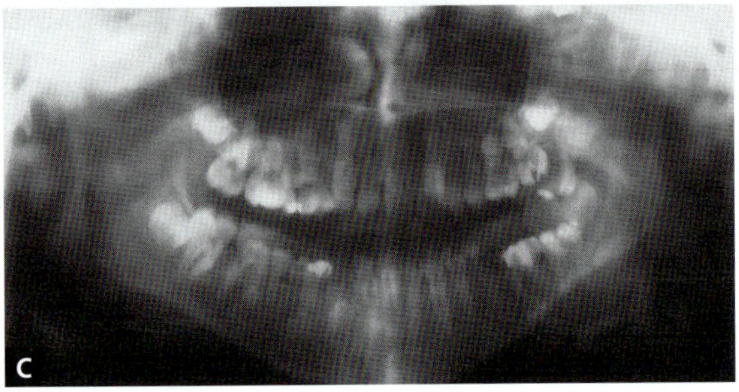

그림 13-27. 장비를 준비하는 과정에서 발생하는 오류. A. 엑스선관구와 영상수용기의 캐리지 어셈블리(carriage assembly)가 환자의 키에 비해서 너무 낮게 포지션되었다. 공동과 관절융기가 보이지 않으며 턱 받침대의 음영(화살표)이 명백하게 보인다. B. 카세트가 어셈블리 안에서 거꾸로 위치되어 촬영되었다. C. 카세트가 두 번 사용되어 촬영이 중복되었다.

주註

치과용파노라마방사선영상이 구강내촬영 intraoral radiograph 보다 해상도가 높을 수는 없다. 하지만 좌우 옆부분이나 사위면 사진 그리고 앞서 11장에서 언급된 바이몰러 프로젝션 bimolar projection 을 대신할 수는 있을 것으로 보이는데 이는 촬영자가 최소한의 전문지식만 있으면 진단 목적으로 사용할 파노라마영상을 촬영할 수 있기 때문이다. 현재에는 파노라마촬영 과정에 오류를 유발시킬 수 있는 다양한 요소들이 존재하기 때문에 장비나 영상수용기의 복잡함과는 별도로 방사선촬영은 촬영자에게 전적으로 일임되고 있는 실정이다. 간접 방식 필름과 증감지 조합으로 촬영한 사진과 비교했을 때 디지털센서(고체 solid-state 나 형광체판 phosphor plate)를 사용하면 파노라마영상의 해상도가 개선될 수 있다. 또한 디지털영상은 컴퓨터 소프트웨어를 이용해 얼마든지 확대하거나 조작할 수 있다(5장 참조). 사용한 영상수용기의 종류와는 관계 없이 완성된 영상이 하나의 단층촬영사진이라는 점을 임상 전문의들이 이해하고 그 한계를 충분히 인지한다면 진단을 위한 도구로서 파노라마영상의 중요성은 크게 증가할 것이다. 파노라마영상을 판독하는 체계적이고 포괄적인 접근법은 17장에서 소개하겠다.

14장. 방사선사진 판독과 미맹출 윗턱 송곳니의 위치 측정

방사선사진을 통한 미맹출 윗턱 송곳니의 진단

윗턱 송곳니는 잘못된 공간에 위치하게 되는 경우가 흔하다. 또한 맹출되기까지의 위치이동도 길고, 시간도 많이 걸리며, 윗턱활도 일반적으로 비좁기 때문에 맹출되지 않는 경우도 빈번하다. 방사선영상을 판독함으로써 이런 기형 anomaly 을 치료하는 데 영향을 주는 많은 요인들을 알 수 있다. 일반적으로 방사선사진 판독의 목적은 다음과 같다.

- 미맹출 송곳니의 크기와 형태, 관련 질환 진단
- 미맹출 송곳니의 위치 파악

송곳니의 크기와 형태, 주변 조직 surrounding tissues 진단

방사선영상 검토(그림 14-1 참조)

일반적으로 아래와 같은 방사선촬영술들이 사용된다.

- 치근단촬영 periapicals
- 윗턱표준교합촬영 upper standard occlusal
- 치과용파노라마촬영 dental panoramic radiograph

방사선사진 판독

주의깊게 관찰하여야 할 필요가 있는 구체적인 부분들은 아래와 같다.

- 치아머리
- 치아뿌리
- 주변구조 surrounding structures

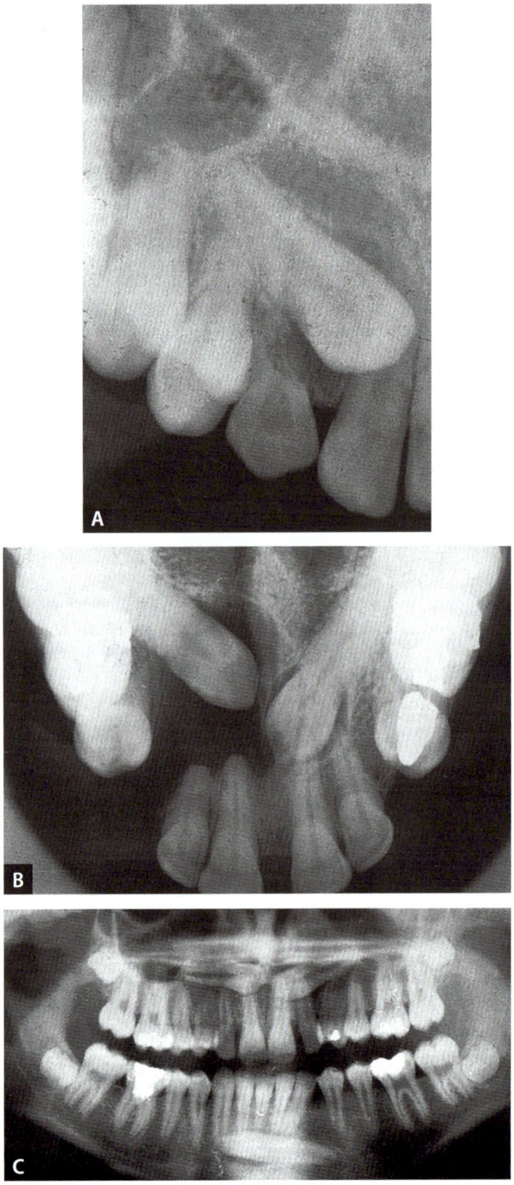

그림 14-1. 미맹출 송곳니와 주변 조직들을 파악하기 위해 사용된 방사선영상. A. 윗턱 좌측의 3| 미맹출 송곳니를 보여주는 치근단촬영상. B. 윗턱 송곳니의 미맹출, 윗턱의 좌측 3| 치아와 관련된 함치성낭종(dentigerous cyst), 치조뼈의 광범위한 붕괴, 윗턱 우측 |3 치아의 침식(resorption) 증상을 모두 보여주는 윗턱표준교합영상. C. 윗턱 좌우측 송곳니(3|3)와 아래턱 우측 송곳니(|3)의 미맹출을 보여주는 치과용 파노라마촬영상

참고: 이러한 영상들이 그 자체로 미맹출 송곳니의 위치에 대한 정보를 제공하지는 않는다.

치아머리

아래 요소들을 알 수 있다.

- 치아머리의 크기(이틀활의 여유 공간과 비교한 치아머리의 크기)
- 치아머리의 형태
- 침식 [충치, resorption] 의 유무와 심각성
  - 관련된 질병의 심각도(예. 치아 물혹)
  - 치아와 근접한 영향(예. 치아침식 [충치])

치아뿌리

아래 요소들을 알 수 있다.

- 치아뿌리의 크기
  - 치아뿌리의 길이
  - 치아뿌리의 각도
- 치아뿌리의 형태
- 발달 단계

주변구조

아래 요소들을 알 수 있다.

- 어린송곳니 deciduous canine
  - 치아뿌리의 길이
  - 침식 정도
- 치아종 odontome 또는 과잉치 supernumerary 의 유무
- 주위뼈 surrounding bone 의 상태

송곳니의 위치 진단-위치 탐색

미맹출된 송곳니의 위치를 탐색하는 방법에는 몇 가지가 있다. 이러한 방법들은 송곳니뿐 아니라 다른 미맹출 치아와 치아종, 과잉치를 찾을 때도 사용할 수 있다. 이 장에서는 주로 미맹출 송곳니를 다루지만 미맹출된 다른 기형 치아의 위치를 탐색하는 사례들도 소개된다.

주요 위치 탐색 방법

- 수평면에서의 시차 視差, Parallax
- 수직면에서의 시차
- 횡단면나선형단층촬영 Cross-sectional spiral tomography
- 콘빔 cone beam 형 컴퓨터단층촬영(16장 참조)

시차 視差 의 원리

시차는 관찰자의 위치 변화에 따른 객체의 명백한 변위로 정의된다. 다시 말해서, 만약 두 개의 독립된 평면에 존재하는 두 개의 다른 물체를 두 개의 다른 위치에서 관찰하는 경우 관찰자의 위치가 바뀜에 따라 그 두 개의 물체는 그림 14-2에서 보는 것처럼 서로 상대적으로 작용해서 각자 다른 방향으로 움직인 것처럼 보인다.

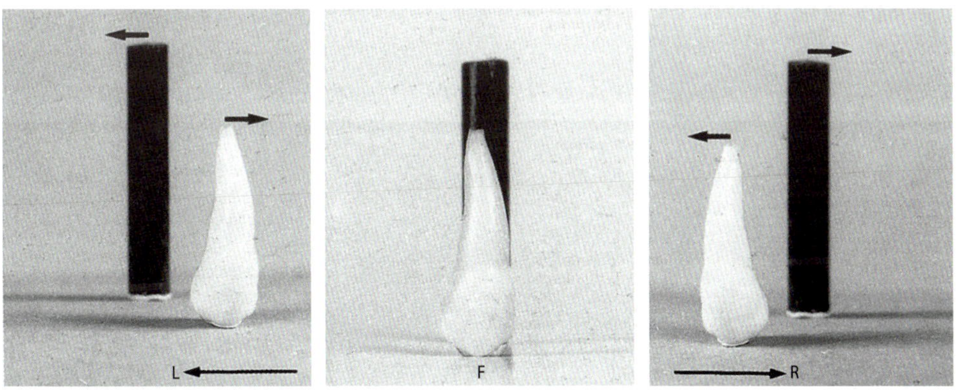

그림 14-2. **시차의 원리.** 치아의 뒤에 작은 검은색 원통이 위치한 사진. 정면(F)에서 보면 치아와 원통이 겹쳐 보인다. 카메라의 위치를 왼쪽(L)으로 옮기면 치아와 원통이 모두 나타나며 마치 그 두 개가 다른 방향으로 움직인 것처럼 보인다. 또한 카메라에서 더 멀리 떨어져 있는 원통은 카메라와 같은 방향으로, 즉 왼쪽으로 움직인 것처럼 보인다. 반면에 치아는 카메라와 반대 방향으로 움직인 것처럼 나타난다. 카메라의 위치가 오른쪽(R)으로 이동하면 카메라 위치의 변화에 따라 치아와 원통이 유사하고 명백한 움직임을 보인다. 이때에는 원통이 오른쪽으로 움직이고 치아가 왼쪽으로 움직인 것처럼 보인다는 점이 다르다.

시차의 원리를 바탕으로 하여 두 개의 서로 다른 지점에서 방사선으로 미맹출 송곳니를 촬영할 경우 촬영 결과로 얻은 방사선사진들은 앞니를 기준으로 미맹출 송곳니의 위치에 따라 아래와 같은 차이를 보여줄 것이다.

- 송곳니가 입천장측에 매복된 경우 해당 미맹출 송곳니는 엑스선관구가 진행하는 방향과 같은 방향으로 이동한다.
- 송곳니가 볼쪽에 위치한 경우 해당 미맹출 송곳니는 엑스선관구가 진행하는 방향과 반대로 이동한다.
- 미맹출 송곳니가 이틀활의 라인을 따라 앞니와 동일한 면에 있다면 전혀 움직이지 않은 것으로 나타난다.

시차의 움직임을 외울 때 움직임의 머리글자를 따서 'SLOB'이라고 외우면 편리하다. 각각의 머리글자는 다음을 의미한다.

Same (동일 방향)
Lingual (혀)
Opposite (반대 방향)
Buccal (볼쪽)

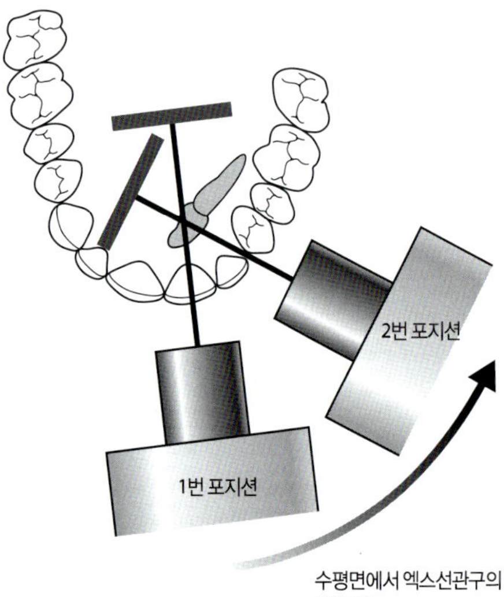

그림 14-3. **수평면에서 시차를 확인하기 위해 필요한 두 개의 다른 관구 위치를 보여주는 그림.** 1번 포지션은 윗턱 가운데 앞니(central incisor)에 중심을 위치시켰고 2번 포지션은 송곳니 부위에 중심을 위치시켰다.

수평면에서의 시차

엑스선관구가 수평 방향으로 진행한다. 예를 들면 아래와 같다.

- 두 장의 치아뿌리끝 방사선사진: 그림 14-3처럼 처음에는 윗턱 가운데 앞니 upper central incisor 에 카메라의 중심을 위치시키고 다음에는 다시 송곳니에 카메라의 중심을 위치시킨다.
- 윗턱표준교합 upper standard occlusal 사진은 정중선에 중심을 맞추고 치아뿌리끝 또는 윗턱의 측면교합 upper oblique occlusal 사진은 송곳니에 중심을 맞춘다.

그림 14-4~6은 관련 예이다.

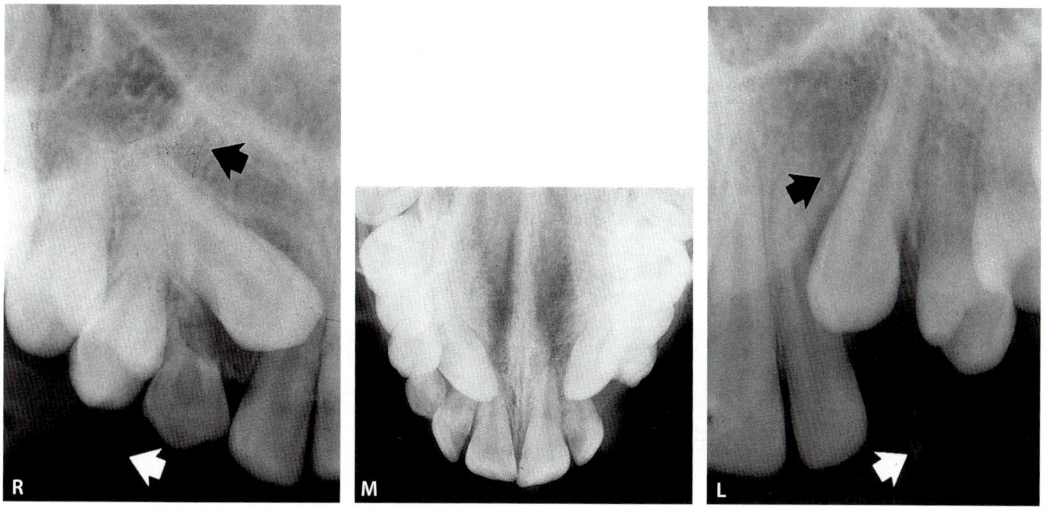

그림 14-4. 윗턱표준교합사진(정중선사진)과 좌우측의 미맹출 송곳니에 중심을 맞춘 두 개의 치아뿌리끝 방사선영상. 미맹출 치아의 위치는 다음과 같이 찾을 수 있다. **1.** 윗턱 가운데 앞니에 초점을 맞춘 정중선 방사선영상(M)을 살펴보면 우측 송곳니의 끝이 윗턱 좌측 1|치아의 맞은편에 나타나 있다. 좌측 송곳니의 끝은 윗턱 우측 |2 치아의 안쪽면 맞은편에 나타나 있다. **2.** 우측 송곳니의 치아뿌리끝 부위에 초점을 맞춘 방사선영상(R)을 관찰하면(즉 엑스선관구가 흰색 화살표로 표시된 방향으로 원심[遠心] 이동을 한 상태이다) 송곳니의 끝이 윗턱 좌측 2|치아의 근심면에 맞닿은 것처럼 보인다. 결과적으로 해당 송곳니는 검은색 화살표 방향으로, 즉 엑스선관구가 움직인 것과 동일한 방향으로 원심이동을 한 셈이다. **3.** 좌측 송곳니의 치아뿌리끝 부위에 초점을 맞춘 방사선영상(L)을 살펴보면 송곳니의 끝이 윗턱 우측 |2 치아의 머리부위에 맞닿아 있다. 역시 이번에도 엑스선관구(흰색 화살표)와 송곳니(검은색 화살표)가 동일한 방향으로 움직였다. 따라서 좌우측 미맹출 송곳니의 치아머리는 앞니를 기준으로 봤을 때 입천장측에 위치해 있다는 사실을 알 수 있다.

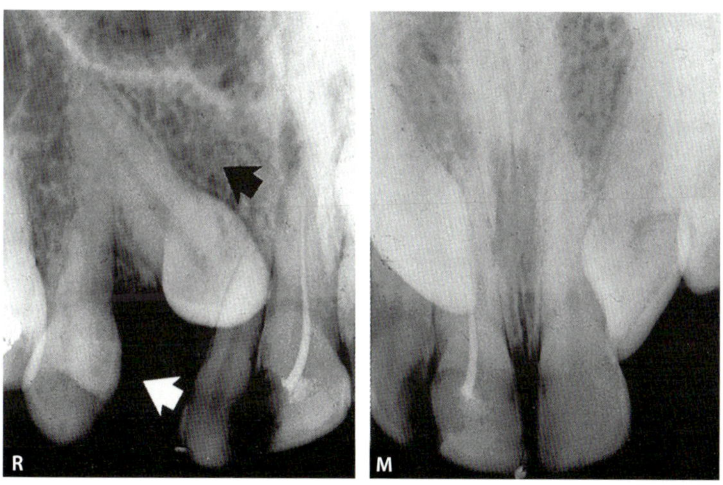

그림 14-5. 가운데 앞니를 기준으로 미맹출된 윗턱 좌측 3| 치아의 상대적인 위치를 보여주는 두 장의 치아뿌리끝 방사선영상. 정중선 영상(M)과 오른쪽에서 촬영한사진(R). 엑스선관구(흰색 화살표)와 송곳니(검은색 화살표)가 동일한 방향으로 이동한 것처럼 보인다. 즉 미맹출 송곳니의 위치는 입천장측이다.

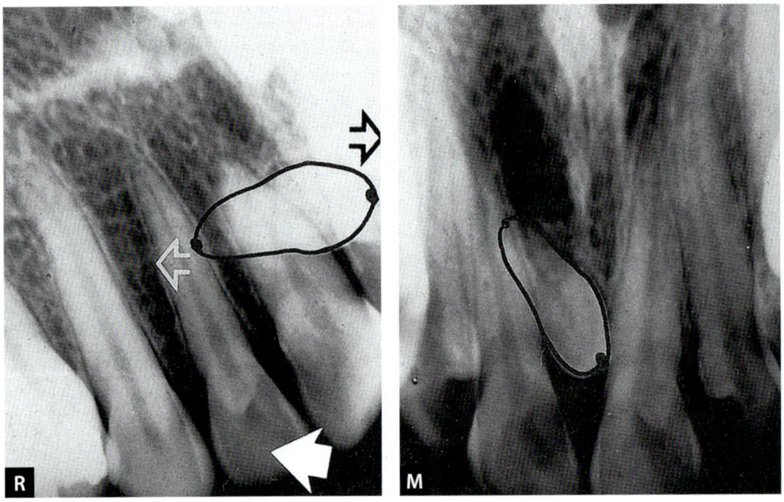

그림 14–6. **미맹출된 정중과잉치(unerupted mesiodens)를 보여주는 두 장의 치근단촬영상.** 해당 미맹출 치아의 위치는 다음과 같이 찾을 수 있다. **1.** 정중선 방사선영상(M)을 살펴보면 정중과잉치 치아머리의 끝이 윗턱 우측⌊1 치아의 근심면에 맞닿아 있고 해당 치아의 반대쪽 끝부분은 윗턱 좌측 1⌋치아의 머리 부위에 맞닿아 있는 것으로 보인다. **2.** 오른쪽 송곳니 부위에 초점을 맞춘 치아뿌리끝 방사선영상(R)을 살펴보면 정중과잉치 치아머리의 끝이 윗턱 우측⌊1 치아의 도관에 맞닿아 있고 반대쪽 끝이 윗턱 좌측 2⌋치아의 근심면에 맞닿아 있는 것으로 나타난다. **3.** 엑스선관구는 흰색 큰 화살표 방향으로 원심이동했다. **4.** 정중과잉치의 치아머리는 엑스선관구가 움직인 방향과 반대로 정중앙(검은색 선 화살표)으로 이동했다. 따라서 미맹출 정중과잉치의 치아머리 위치는 볼쪽이다. **5.** 정중과잉치의 치아뿌리는 엑스선관구와 동일한 방향(흰색 선 화살표)으로 움직였기 때문에 입천장측에 위치해 있음을 알 수 있다.

참고: 윗턱표준교합사진을 먼저 촬영한다. 이는 해당 영상이 이틀활의 양쪽 측면을 모두 보여준다는 장점이 있다. 일반적으로 좌측이든 우측이든 한 쪽의 송곳니가 미맹출된 경우 나머지 다른 한 쪽의 송곳니도 미맹출될 확률이 높기 때문이다.

수직면에서의 시차

엑스선관구가 수직 방향으로 움직인다. 예를 들면, 아래와 같다.

- 치과용파노라마방사선영상: 방사선이 수평면을 기준으로 상향 8°를 향한다.
- 윗턱표준교합평면: 그림 14–7, 14–8에서 보듯이 방사선이 수평면을 기준으로 하향 65~70°로 입사한다.

참고: 이 사진은 치과교정학 분야에서 환자에게 미맹출 송곳니가 있다고 판단될 때 주로 사용된다. 이 영상자료를 적절히 활용하면 단순히 미맹출 송곳니의 위치를 파악하고자 별도의 영상을 얻지 않아도 된다.

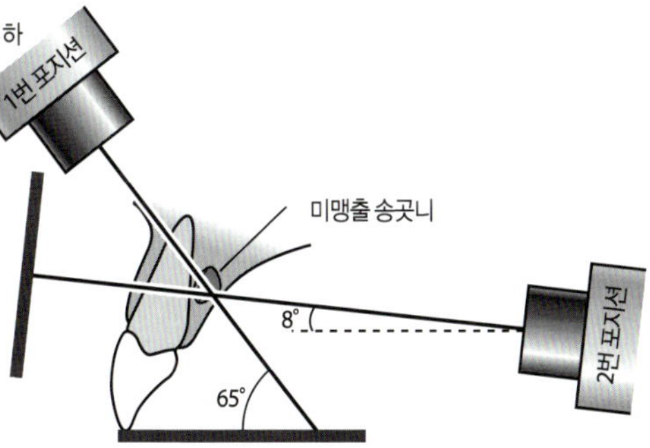

그림 14-7. 치과용파노라마촬영으로 윗턱표준교합사진을 촬영하면서 두 개의 다른 관구 포지션을 이용해 시차(parallax)를 발생시키는 원리를 보여주는 그림

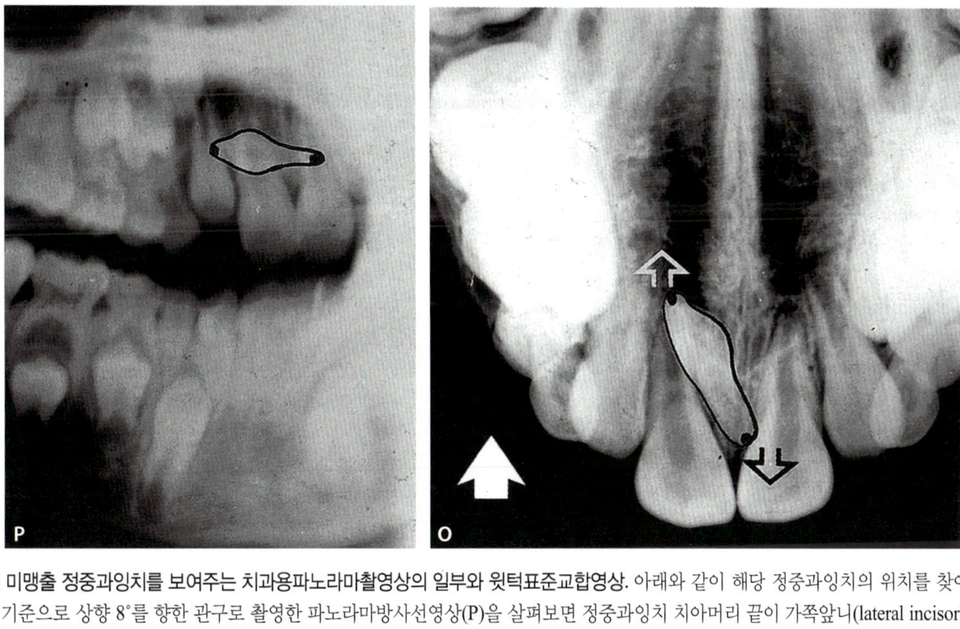

그림 14-8. **미맹출 정중과잉치를 보여주는 치과용파노라마촬영상의 일부와 윗턱표준교합영상.** 아래와 같이 해당 정중과잉치의 위치를 찾아낼 수 있다. **1.** 수평면을 기준으로 상향 8°를 향한 관구로 촬영한 파노라마방사선영상(P)을 살펴보면 정중과잉치 치아머리 끝이 가쪽앞니(lateral incisor)의 목부분에 맞닿아 있고 반대쪽 끝은 윗턱 우측 1| 치아의 치아뿌리에 맞닿아 있다. **2.** 수평면을 기준으로 하향 65°를 향한 관구로 촬영한 교합 방사선사진(O)을 보면 정중과잉치의 치아머리끝이 이제는 윗턱 좌측 |2 치아뿌리끝을 지나서 위치해 있고 반대쪽 끝이 윗턱 우측 1| 치아의 치아머리에 맞닿아 있다. **3.** 엑스선관구가 흰색 큰 화살표 방향으로, 즉 사진 P의 위치에서 O의 위치까지 위쪽으로 수직 이동했다. **4.** 정중과잉치의 치아머리가 동일한 방향(흰색 선 화살표 방향)으로 움직인 것처럼 보이므로 해당 미맹출 치아는 입천장측에 위치해 있는 셈이다. **5.** 정중과잉치의 치아뿌리끝 부위는 반대 방향(검은색 선 화살표 방향)으로 움직였으므로 볼쪽에 있는 것이다. 결과적으로 해당 정중과잉치는 가운데앞니 사이의 이틀활에 잠복해 있는데 치아머리는 입천장측에, 치아뿌리끝은 볼쪽에 위치해 있다.

횡단면나선형단층촬영과 콘빔형 컴퓨터단층촬영 CBCT 을 이용한 위치 추적(16장 참조)

적절한 장비만 준비되어 있다면 오늘날 보다 발전된 영상화 방식을 이용해서 미맹출 이상 발육 치아를 찾아내는 작업은 비교적 간단하게 이뤄질 수 있다. 시차의 원리를 이용할 필요 없이 발전된 장비들은 다양한 부위에 잠복해 있는 미맹출 기형치아를 찾을 수 있게 도와준다. 그림 14-9와 그림 14-10은 관련한 두 가지 사례를 보여준다.

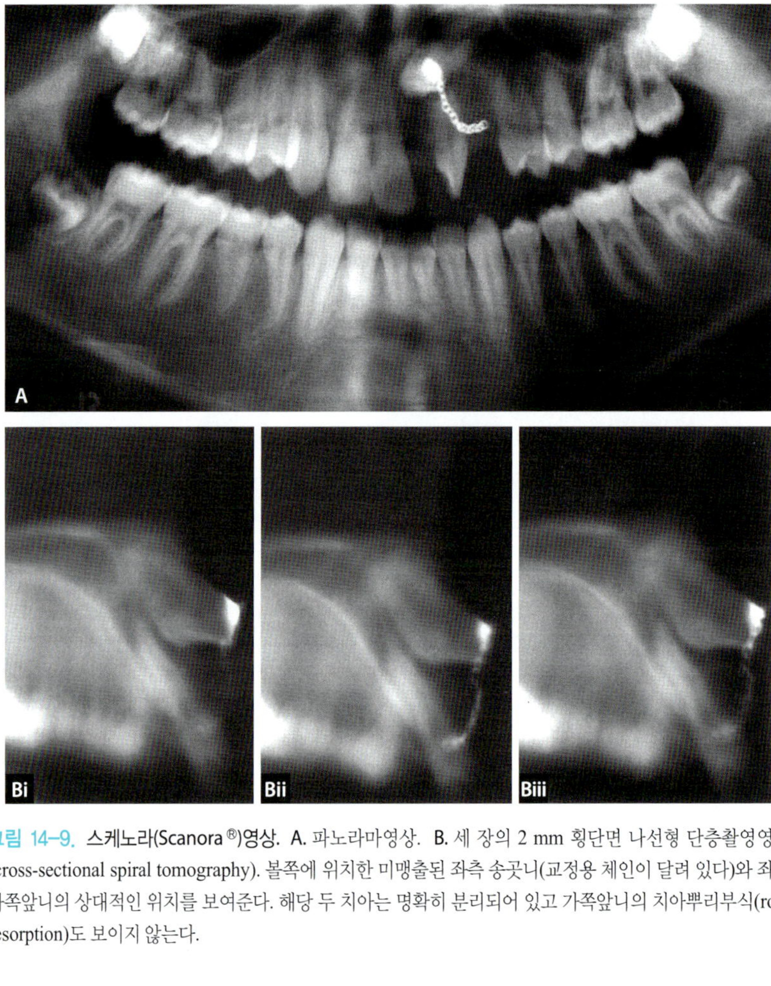

그림 14-9. 스케노라(Scanora®)영상. A. 파노라마영상. B. 세 장의 2 mm 횡단면 나선형 단층촬영영상(cross-sectional spiral tomography). 볼쪽에 위치한 미맹출된 좌측 송곳니(교정용 체인이 달려 있다)와 좌측 가쪽앞니의 상대적인 위치를 보여준다. 해당 두 치아는 명확히 분리되어 있고 가쪽앞니의 치아뿌리부식(root resorption)도 보이지 않는다.

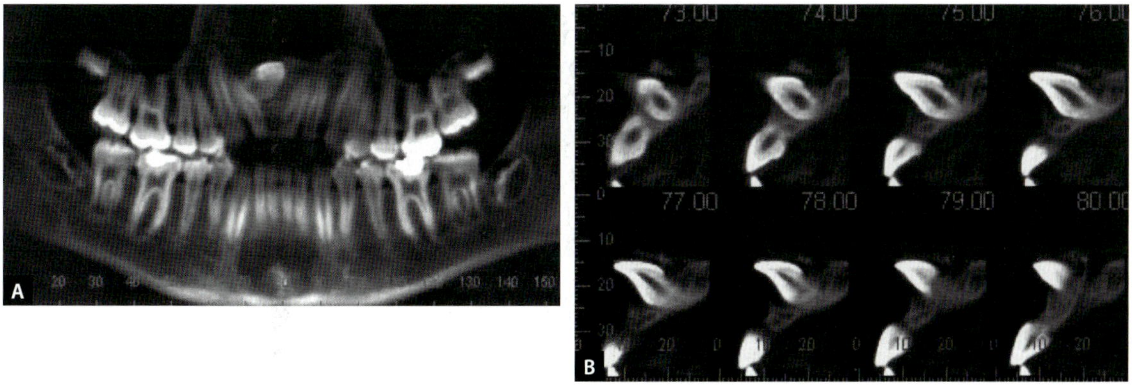

그림 14-10. 만곡된 우측 가운데 앞니를 보여주는 I-CAT™ 콘빔형 컴퓨터단층촬영(CBCT) 영상. A. 파노라마 사진. B. 만곡된 가운데 앞니를 투과한 일련의 횡단면 영상들. 만곡의 정도와 위치를 명확하게 보여준다(사진은 이미징 사이언스 인터내셔널(Imaging Sciences International, Inc.)의 승인을 받아 사용함).

15장. 방사선영상의 질과 QA (품질보증 quality assurance)

서문

방사선영상의 질적 요인에 영향을 미칠 수 있는 것은 다음과 같다.

- 영상이 어떻게 촬영되었는가(방사선촬영 기술)
- 어떠한 영상수용기가 사용되었는가(필름 또는 디지털영상수용기)
- 어떻게 영상화되었는가
  - 화학적 현상처리(필름 방식)
  - 컴퓨터를 이용한 영상화(디지털방식)

최신의 장비를 사용하더라도 방사선촬영기술이 부족한 경우에는 적합한 영상을 얻을 수 없다. 치과에서 사용되는 세 가지 주요 촬영법과 관련한 기술적 오류에 대해서는 이미 앞에서 세부적으로 다루었다. 8장에서는 치아뿌리끝 방사선사진 periapical 을, 9장에서는 교익 사진 bitewing 을, 13장에서는 파노라마방사선사진을 다루었다.

5장에서는 디지털시각영상을 만드는 과정이 컴퓨터 소프트웨어를 이용해 디지털 영상의 대조도 contrast 와 밝기(흑화도), 확대, 반전 inversion, 영상 강조 enhancement, 임의로 색채를 조정 pseudocolourization 하고 조작하는 방법과 함께 설명되었다.

화학적 현상처리를 통해 필름에 검정색/흰색/회색 영상을 만들어내는 과정도 마찬가지로 5장에서 설명되었다. 하지만 그 외에도 다양한 요인들이 필름 영상에 영향을 줄 수 있다. 따라서 이 장에서는 앞선 여러 장에서 다룬 다양한 요인들을 재검토하고 종합하고 정리할 것이다. 아울러 간단히 필름 영상의 오류를 찾는 데 참고할 수 있도록 별도의 세션을 두어 도움이 되도록 하였다. 해당 섹션에서는 필름 영상에 나타나는 다양한 오류들을 잠재적인 원인과 함께 기술한다. 이 장 章 의 후반부에서는 QA에 관한 사항을 다루고 품질관리를 위한 방법을 제안한다.

필름방식영상의 질

1장에서 언급했듯이 방사선사진에 나타나는 질적 우수성과 세밀함의 정도는 다음과 같은 몇 가지 요인의 영향을 받는다.

- 대조도
- 기하학적 영상 image geometry
- 방사선속의 특성
- 영상의 선예도와 해상도

대조도

방사선영상의 대조도 즉 검정색과 흰색, 회색으로 나타나는 최종적인 시각적 차이는 다음과 같은 요인의 영향을 받는다.

- 피사체의 대조도 subject contrast
- 필름의 대조도 film contrast
- 포그 fog 와 산란선 scatter 영향

피사체의 대조도

피사체 대조도란 방사선이 환자의 몸을 투과할 때 조직에 따라 감약되는 방사선의 양이 달라지기 때문에 나타나는 것이다. 이러한 차이를 만들어내는 요소에는 다음과 같은 것들이 있다.

- 조직의 두께 차이
- 조직의 밀도 차이
- 조직의 원자번호 차이(광전흡수 photoelectric absorption $\propto Z^3$ [2장 참조])
- 방사선의 선질(전압[kV]) 또는 투과력 penetrating power

필름 대조도

필름의 대조도는 필름 자체의 고유한 성질에서 비롯되는 현상이다(5장 참조).

환자를 투과한 다음 각기 다른 강도로 조사되는 방사선에 필름이 어떻게 반응하는가에 의해 결정된다. 필름의 대조도를 결정짓는 요인들은 다음과 같은 것들이 있다.

- 필름특성곡선 curve
- 필름의 감도와 흑화도
- 필름 유형 – 직접 또는 간접 방식
- 현상처리 processing 과정

포그와 산란현상

포그나 환자에 의한 산란선의 결과 발생하는 방사선 Stray radiation 은 필름에 적합하지 않은 음영(흑화)을 초래하고 결과적으로 방사선사진의 대조도를 저하시킨다.

기하학적 영상

1장에서 언급하고 설명한 것처럼 기하학적 영상의 정밀도 geometric accuracy 는 방사선과 피사체, 영상수용기(필름이든 디지털이든)의 위치에 의해 좌우된다. 정밀도를 높이기 위해서는 아래와 같은 조건들이 충족되어야 한다.

- 피사체와 영상수용기가 완전히 밀착되어야 한다.
- 피사체와 영상수용기가 서로 평행을 유지해야 한다.
- 엑스선관구가 올바른 각도로 피사체와 영상수용기에 입사될 수 있는 위치에 있어야 한다.

방사선속의 특성

이상적인 방사선속은 다음과 같은 조건을 충족시켜야 한다.

- 환자의 신체조직에 따라 각기 다른 수준으로 충분히 투과되어야 하고, 검은색과 흰색, 회색 음영으로 다양하고 선명한 대조도를 보일 수 있을 만큼 필름의 감광 유제와 잘 반응해야 한다.
- 빛이 확산되지 않고 평행하게 입사되어 영상이 확대되지 않아야 한다(5장 참조).

- 영상 가장자리가 흐릿해지지 않도록 그리고 반음영 효과 penumbra effect 를 줄이기 위해 최대한 작은 굴점을 통해 투사되어야 한다.

영상의 선예도와 해상도

선예도는 윤곽을 뚜렷하게 보여주는 것으로 정의된다. 윤곽선이 뚜렷하게 나타나지 않는 데는 다음과 같은 원인이 있다.

- 기하학적 불선예도를 유발하는 반음영 영향
- 촬영 중 환자가 움직임으로써 초래된 불선예도
- 흡수 불선예도 absorption unsharpness: 목뼈로 인한 번짐현상 cervical burn-out 처럼 피사체의 다양한 외형이 원인이 되어 나타남(9장 18장 참조).
- 증감지에서 방출되는 발광빛의 산란과 확산으로 유발되는 증감지 불선예도(5장 참조)
- 낮은 해상도: 해상도 또는 필름의 해상력은 다양한 구조물을 다르게 표현해내고 근접한 거리 사이에 밀집된 작은 피사체들을 뚜렷하고 세밀하게 담아내는 것으로 알 수 있으며 필름의 특징을 가름하는 주된 요소들은 다음과 같은 것들이 있다.
  - 필름 유형: 직접 또는 간접방식
  - 감도 speed
  - 할로겐화은 化銀 유제 silver halide emulsion 의 결정 크기

영상의 질에 영향을 미치는 실제 요인들

실제적으로, 전반적인 영상의 질에 영향을 미치는 다양한 요인들은 다음과 같이 나뉜다.

- 방사선 장비
- 영상수용기 – 필름 또는 필름과 디지털조합
- 현상처리
- 환자
- 방사선사와 방사선촬영술

이 모든 변수 때문에 필름으로 인한 오류나 영상의 질적 변화는 피할 수 없다. 하지만 진단의 성공 여부는 영상의 질적 요건과 직접적인 연관이 있으므로 다양한 변수에 대한 지속적인 확인과 검토만이 방사선영상의 질을 유지할 수 있다. 또한 지속적인 확인을 통해서 나중에 언급될 품질보증[QA] 프로그램의 토대가 만들어진다. 치과치료 전문가는 필름에 나타나는 다양한 오류의 원인을 알아내고 적절한 조치를 취할 수 있어야 한다.

전형적인 필름 오류

이 뒤에 제시한 표 15-1은 전형적인 필름 오류의 예를 보여준다.

노출과다 필름(그림 15-1, 2)

예상할 수 있는 원인

- 방사선의 과잉노출 overexposure
  - 타이머 같은 방사선 장비의 오류
  - 촬영자에 의한 잘못된 조사 시간 설정

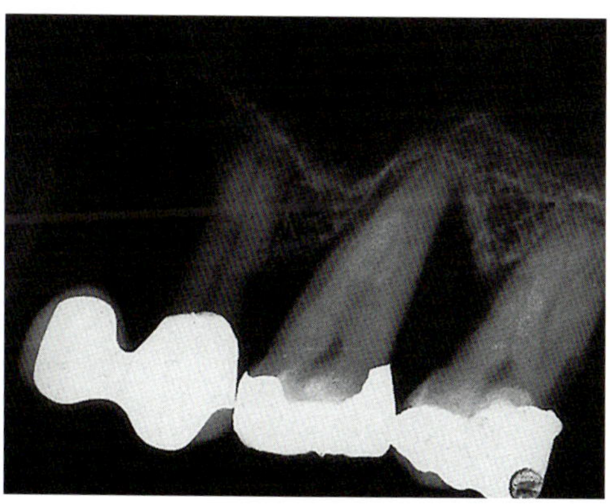

그림 15-1. 대조도가 낮아 너무 어둡게 보이는 치근단촬영영상

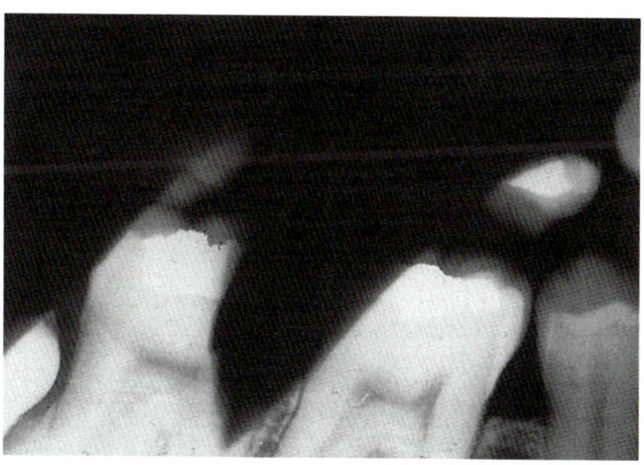

그림 15-2. 검은색 포그현상이 발생한 필름의 예. 암실에서 현상처리(processing) 중 부주의로 필름 상단에 노광에 의한 포그현상이 생긴 교익사진. 사진의 하단은 촬영자의 손가락 덕분에 그나마 영상이 보존되었다.

표 15-1. 필름에 생기는 일반적인 결점과 잠재적인 원인 요약.(호너[K. Horner]교수와 조지 워먼[George Warman] 출판사의 승인을 받아 「덴탈 업데이트[Dental Update]」에 소개된 내용을 수정해서 차용함)

폐기 이유	잠재 원인		각각의 세부 오류에 대한 개선책
	일반 원인	세부 오류	
필름이 너무 어둡게 보이는 경우	현상과정의 오류(과다 현상)	현상액의 농도가 너무 진한 경우	화학제를 희석
		현상 시간이 너무 긴 경우	필요한 만큼 조정
		현상 온도가 너무 높은 경우	필요한 만큼 조정
	방사선의 과도한 조사	잘못된 조사 설정	조정 후 재촬영
		방사선 장비의 타이머 이상	서비스 기관에 의뢰해 방사선 장비 수리
		환자의 얇은 조직이 문제인 경우	조사 시간을 줄여 재촬영
	포그현상	암실에서의 빛 노출	점검 후 개선
		안전광 이상	육안 검사와 동전 테스트(coin test) 후 확인된 오류 수정
		오래된 필름으로 인한 경우	필름 폐기
		필름의 잘못된 보관으로 인한 경우	필름을 폐기 후 저장 시설 점검
		카세트 내부의 빛 노출	힌지(hinge)와 캐치(catch) 점검 후 수리 또는 교체
필름이 너무 하얗게 보이는 경우	현상과정의 오류	현상액의 농도가 옅은 경우	현상액 교체
		현상 시간의 부족	필요한 만큼 조정
		현상액 온도가 너무 낮은 경우	필요한 만큼 조정
		현상액 부족	현상액 교체
		현상액이 정착액으로 오염된 경우	현상액 교체
	방사선의 불충분한 조사	잘못된 조사 시간 설정	수정 후 재촬영
		방사선 장비의 타이머 이상	서비스 기관에 의뢰해 수리
		환자의 조직이 너무 두꺼운 경우	조사 시간을 늘려 재촬영
필름의 대조도가 약한 경우	기술적인 오류	필름을 거꾸로 사용한 경우	조정 후 재촬영
	현상과정의 오류	현상과다(필름이 어두운 경우)	현상 장비와 시간, 온도에 대한 전체 점검
		현상부족(필름이 하얗게 보이는 경우)	상동(上同)

		정착액에 의해 현상액이 오염된 경우	현상액 교체
		불충분한 정착 시간(사진이 흐릿하고 뿌옇게 보임)	필요한 만큼 수정
		정착액 부족(사진이 흐릿하고 뿌옇게 보임)	정착액 교체
	포그현상	위 참조	위 참조
불선명한 영상	기술적인 오류	환자의 움직임	확인 후 환자에게 세심한 주의를 줄 것
		촬영 중 필름 패킷의 과도한 휨	조정 후 재촬영
		파노라마방사선촬영 중 환자의 잘못된 포지셔닝	포지셔닝에 보다 세심한 주의를 기울이고 보조 포지셔닝 장치들을 적극 활용할 것
	카세트 오류	필름/증감지 밀착이 불량한 경우	카세트 확인 후 수리하거나 필요한 경우 교체
		부적절한 증감지의 감도	증감지 교체
	방사선의 과도한 조사	두께가 얇은 피사체를 촬영할 때 잘못된 조사 시간 설정으로 번아웃(burn-out) 현상이 초래되는 경우	조사 시간을 줄여서 재촬영
필름 얼룩	취급 오류	필름 패킷의 휨	세심한 취급
		암실에서의 부주의한 취급	상동(上同)
	현상과정의 오류	현상액으로 인한 점오염	현상액의 세심한 취급
		화학제 부족으로 필름이 완전히 잠기지 않음	화학제가 든 탱크의 확인 후 조정
		자연 발생적인 롤러 마크(roller mark)	현상장비 세척
		환자가 필름을 너무 꽉 문 경우	환자에게 주의를 준 뒤 재촬영
		증감지에 먼지가 낀 경우	증감지를 정기적으로 세척
잘못된 포지셔닝	필름 패킷의 잘못된 포지션	필름이 거꾸로 장착된 경우(사진이 하얗게 보인다)	입안촬영법의 경우 가능하면 필름 홀더를 사용할 것
		촬영하고자 하는 부위가 촬영되지 않은 경우	위 참조
		필름을 두 번 사용한 경우(사진이 어둡게 보인다)	필름 취급에 세심한 주의를 기울일 것
	엑스선관구의 잘못된 포지션	각이 너무 커서 영상이 축소되는 경우	가능하면 빔조준장치를 활용할 것
		각이 너무 작아서 영상이 확대되는 경우	위 참조
	환자가 잘못 포지션된 경우	환자가 파노라마 장비 안에 잘못 포지션된 경우	포지셔닝에 보다 세심한 주의를 기울이고 보조 포지셔닝 장치들을 적극 활용할 것

- 사진 현상과정의 오류
  - 현상액에 너무 오래 담가둔 경우
  - 현상액 온도가 너무 높은 경우
  - 현상액 농도가 너무 진한 경우
- 포그현상
  - 보관상의 과실
    - ※ 자연방사선 stray radiation 에 필름이 노출되는 경우
    - ※ 보관 온도가 너무 높은 경우
  - 유효기간이 지난 오래된 필름
  - 필름 카세트 결함으로 인한 필름노광
  - 암실이나 현상장비 오류
    - ※ 스며든 빛에 의한 노광
    - ※ 안전광 safe-light 오류
- 환자의 조직 자체가 너무 얇은 경우

너무 하얗게 보이는 필름(그림 15-3)

예상할 수 있는 원인

- 방사선의 조사 부족
  - 타이머 같은 방사선 장비의 오류
  - 촬영자에 의한 잘못된 조사 시간 설정
  - 타이머 스위치가 눌려지지 않은 상태에서 촬영된 경우

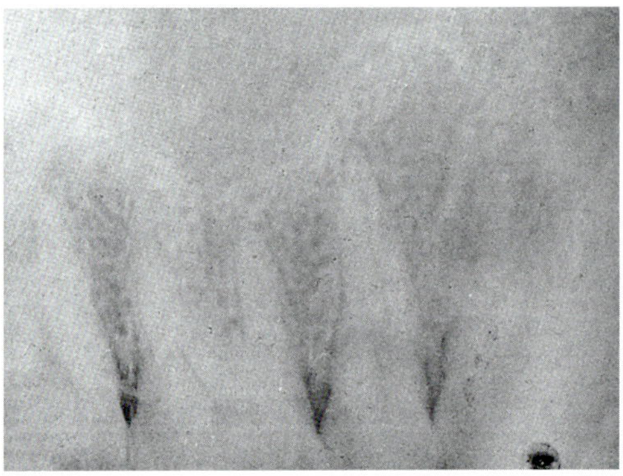

그림 15-3. 대조도가 낮아서 너무 하얗게 나온 치아뿌리끝 영상의 예

- 사진 현상과정의 오류
  - 현상액에 충분히 담가두지 않은 경우
  - 현상액 온도가 너무 낮은 경우
  - 현상액 농도가 너무 묽은 경우
  - 현상액이 부족한 경우
  - 정착제로 인한 현상액 오염
- 환자의 조직 자체가 너무 두꺼운 경우
- 필름 패킷을 거꾸로 장착한 경우(필름에 얼룩이 생긴다)

부적당하거나 대조도가 낮은 필름(그림 15-1~3)

예상할 수 있는 원인

- 사진 현상과정의 오류
  - 현상부족(필름이 하얗게 보인다)
  - 현상과다(필름이 어둡게 보인다)
  - 정착액에 의한 현상액의 오염
  - 부적당한 정착 시간 fixation time
  - 정착액 부족
- 포그현상
  - 보관 오류
    - ※ 자연방사선에 의한 노광
    - ※ 보관 온도가 너무 높음.
  - 재고관리가 부실하거나 유효일이 지난 필름을 사용한 경우
  - 카세트의 마모로 스며든 빛에 노출된 경우
  - 암실이나 현상장비 오류

선명하지 않거나 반음영이 생긴 영상(그림 15-4)

예상할 수 있는 원인

- 촬영 중 환자가 움직인 경우(8장, 9장, 13장 참조)
- 필름 패킷이 과도하게 휜 상태 excessive bending 에서 촬영이 진행된 경우(8장 참조)

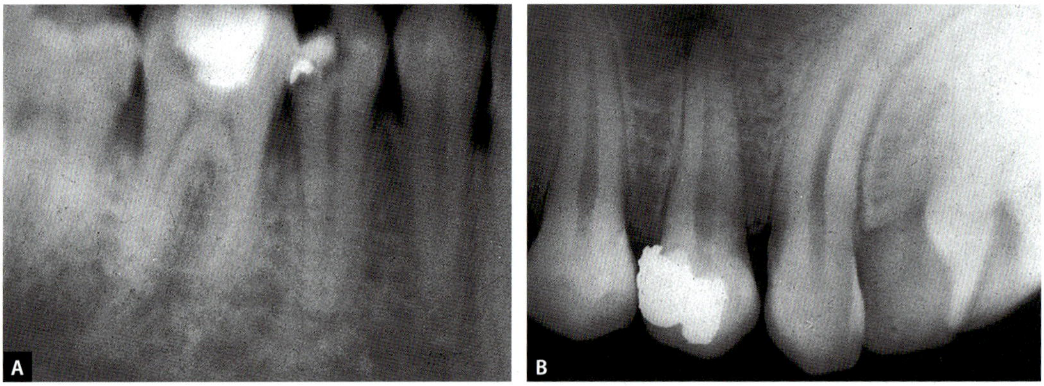

그림 15-4. 영상이 선명하지 않고 흐릿하게 나온 경우의 예. A. 환자가 움직인 경우. B. 필름 패킷이 휜 채로 촬영된 경우

- 카세트 내부에 있는 필름/증감지의 접촉 불량
- 필름 유형 – 간접 작용 필름이 직접 작용 필름보다 영상의 명료도가 떨어진다.
- 증감지의 감도 – 고감도증감지일수록 선예도가 저하된다.
- 과도한 조사 – 얇은 피사체의 가장자리에 빛퍼짐 burn-out 현상을 초래한다.
- 파노라마방사선촬영 과정의 잘못된 자세(13장 참조)

필름 얼룩(그림 15-5)

예상할 수 있는 원인

- 촬영자에 의해 필름 패킷이 휜 경우
- 암실에서의 부주의로 필름에 생기는 얼룩
  - 지문
  - 손톱자국
  - 휨
  - 정전기 Static discharge
- 현상과정의 오류
  - 화학 물질에 의한 점오염
  - 정착 fixation 부족 - 할로겐화은 化銀 유제 silver halide emulsion 의 잔여물이 남아 있는 경우
  - 롤러 마크 roller mark

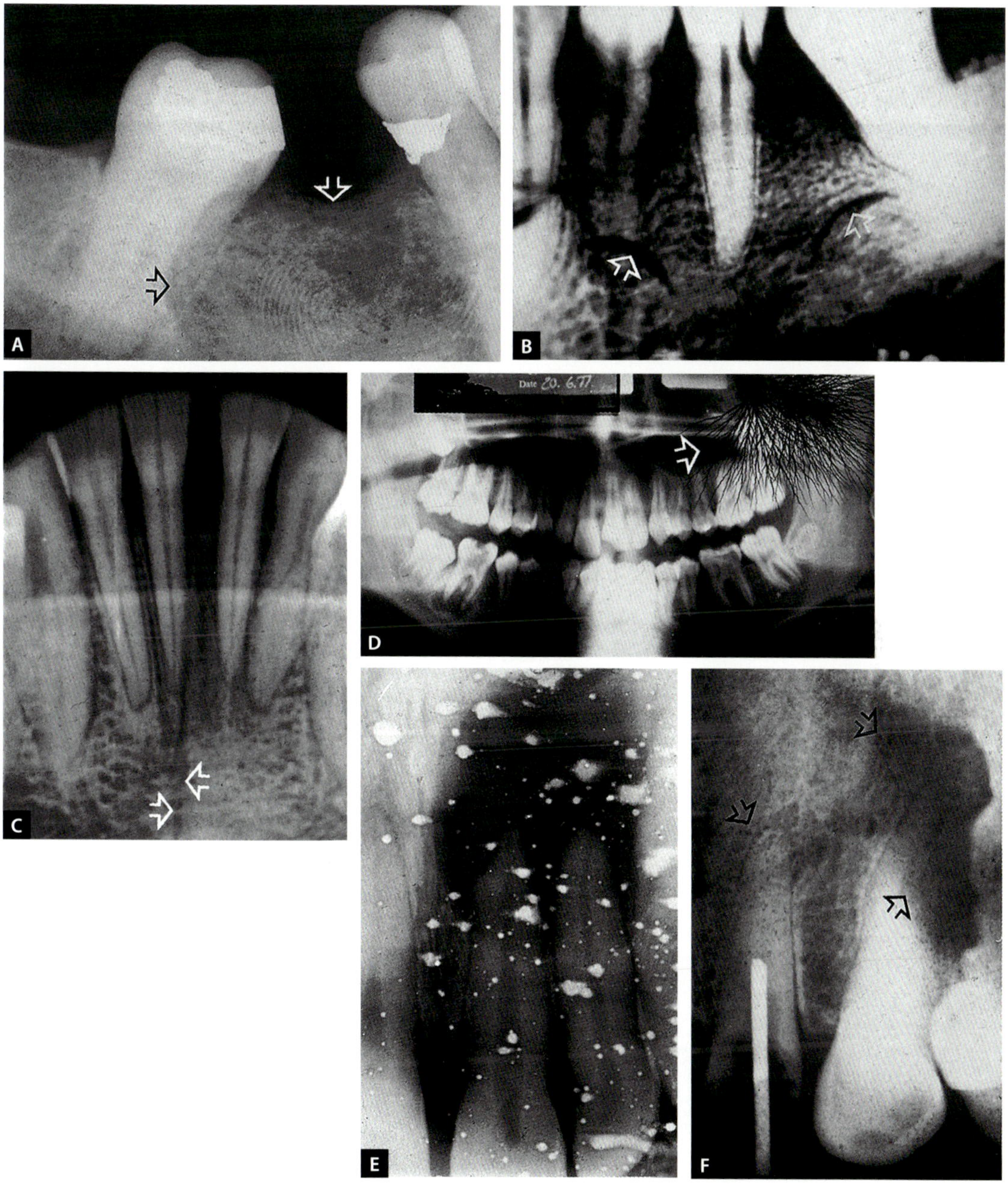

그림 15-5. **필름에 얼룩이 생긴 예.** **A.** 유제에 지문이 촬영된 경우(화살표). **B.** 손톱자국(화살표). **C.** 필름이 꺾여서(화살표) 유제에 손상을 입힌 상태. **D.** 정전기 자국(화살표). **E.** 필름이 현상되기 전에 정착제가 유제에 흩뿌려진 경우. **F.** 충분히 고착되지 않은 채 유제의 잔여물에 의해 초래된 표시들(화살표). 보통은 갈색으로 나타난다.

- 보호용 검은색 종이가 필름에 들러붙은 경우
- 화학제의 양이 부족해서 필름이 완전히 잠기지 않은 경우

- 환자가 필름 패킷을 너무 꽉 문 경우
- 카세트에 장착된 증감지가 더러운 경우

환자측 준비와 포지션(방사선촬영 기술) 오류(그림 15-6)

이 오류는 사용된 영상수용기와 관계없이 발생할 수 있으며 이미 8장과 9장, 13장에서 자세하게 설명되었다. 해당 오류와 관련한 세부적인 내용은 아래와 같이 입안촬영법과 파노라마촬영법의 기술 오류로 나뉘어 요약될 수 있다.

구강내촬영 과정의 기술적 오류

세부적인 내용은 아래와 같다.

- 영상수용기의 부적절한 포지션으로 관심 영역이 사진에 정확히 나타나지 않음.
- 영상수용기의 부적절한 포지션으로 휨 현상이 발생해서(영상수용기가 구부러지는 소재인 경우) 영상 외형에 왜곡이 발생함.
- 영상수용기의 방향을 제대로 정렬하지 못하고 거꾸로 사용함.
- 엑스선관구를 수평으로 정확히 정렬시키지 못해 다음과 같은 현상이 초래됨.

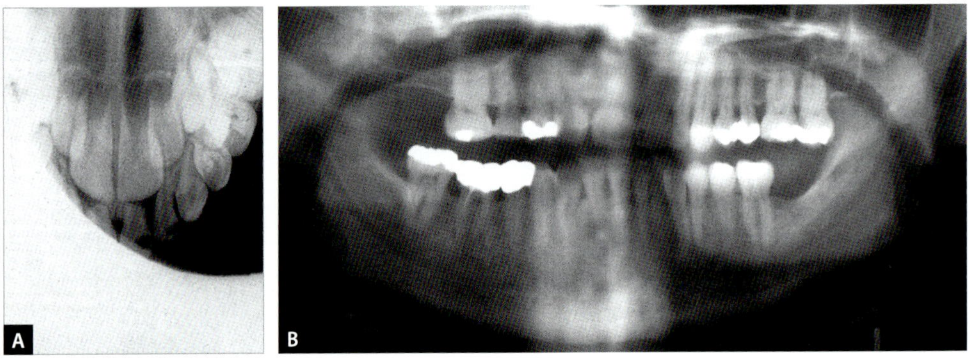

그림 15-6. 촬영자세 오류를 보여주는 두 장의 사진. A. 입안촬영법-코닝오프(coning off) 또는 콘커팅(cone cutting)-엑스선관구가 부적절하게 위치되어 방사선이 영상수용기의 앞부분에 조사되지 않았다. B. 파노라마촬영법-환자가 영상수용기로부터 너무 멀리 떨어져 있어서 앞니가 확대되었고(전후면 오류), 환자가 왼쪽으로 비대칭으로 서있기 때문에 좌측의 큰어금니는 좁게 보이는 반면 우측의 큰어금니는 넓게 보인다(수평면 오류).

- 코닝오프 coning off 또는 콘커팅 cone cutting
- 영상중복과 기하학적 왜곡
- 중첩 superimposition

- 엑스선관구를 수직으로 정확히 정렬시키지 못해 다음과 같은 현상이 초래됨.
  - 코닝오프 coning off 또는 콘커팅 cone cutting
  - 축소와 외형 왜곡
  - 확대와 외형 왜곡
- 촬영 중 움직이지 말라고 주지하지 않아 환자가 움직여서 사진이 흐리게 나옴.
- 잘못된 조사 설정(영상이 너무 어둡거나 하얗게 나옴 – 이전 부분 참조)
- 부주의로 인한 영상수용기의 중복 사용

파노라마촬영 과정의 기술적 오류

세부적인 내용은 아래와 같다.

- 장신구를 완전히 제거하지 않음.
- 의치를 제거하지 않음.
- 교정 장치를 제거하지 않음.
- 안경을 제거하지 않음.
- 납 방호복의 부적절한 사용
- 등을 똑바로 펴지 않음.
- 바이트페그 bite–peg 를 앞니로 똑바로 물지 않음(전후면 오류).
- 정중시상면이 수직이 되고 프랑크 포르트 면이 수평이 되도록 레이저 지시기를 제대로 사용하지 못함(수평 수직면 오류).
- 환자가 촬영 시 혀를 움직인 경우
- 환자가 촬영 시 움직인 경우
- 촬영 장비의 높이를 올바르게 설정하지 못함.
- 조사 설정을 제대로 하지 못함(영상이 지나치게 어둡거나 밝게 보임 – 이전 부분 참조).
- 카세트/영상수용기를 올바르게 사용하지 않음.

치과방사선의 QA

세계보건기구 WHO 는 방사선사진 분야에서 품질보증이란 '가능한 한 낮은 비용으로, 환자에게 최소한의 방사선만을 조사하되 양질의 영상을 획득하여 진단 정보를 일관성 있게 제공하게 하려는 종사자의 체계적인 노력'이라고 정의한다.
따라서 일반적인 치과 시술 장비의 경우와 마찬가지로 방사선촬영술 분야에 특화된 품질관리 대책 역시 매우 중요하다. 이 품질 문제는 1999년 영국이 '전리 방사선 규정 Ionising Radiations Regulations'을 발표하고 치과방사선촬영술 분야의 품질보증을 의무사항으로 규정할 정도로 중요하게 인식되고 있다(6장 참조). 2001년「치과 의료진을 위한 엑스선장비 안전 이용 안내서 Guidance Noteds for Dental Practitioners on the Safe Use of X-ray Equipment」는 일정 지면을 할애해서 품질보증 문제를 다루었는데 치과 치료 분야에 종사하는 사람이라면 꼭 읽어봐야 할 내용이다. 이 장은 주로 이 2001년「치과 의료진을 위한 엑스선장비 안전 이용 안내서」에 소개된 권고안을 기초로 하고 있다.

용어

품질 절차와 관련해 주로 사용되는 용어에는 다음과 같은 것들이 있다.

- **품질관리** QC, quality control | 촬영된 방사선사진의 품질을 보증하고 검증하는 구체적인 방법
- **품질보증** QA, quality assurance | 품질관리 절차가 효력을 발휘하고 그 결과 변화와 개선을 이끌어내도록 하는 제도
- **품질평가** quality audit | 품질관리와 품질보증구조가 만족스럽고 효과적으로 작용하고 있는지 외부 기관이 재차 보증하고 평가하는 절차

품질보증 프로그램

품질보증의 기본 원칙에 따르면 다음과 같은 사항들을 포함하여 전체적인 품질보증 프로그램과 관련한 절차들이 문서화되어 있어야 한다.

- 방사선촬영을 전담하는 책임자가 정해져 있어야 한다.
- 구동 주파수 frequency of operations 가 정해져 있어야 한다.
- 중요한 보조 기록들의 내용과 그 기록들을 확인하는 주기가 정해져 있어야 한다.

2001년 「치과 의료진을 위한 엑스선장비 안전 이용 안내서」에 언급되고 세계보건기구의 정의가 암시하듯이 잘 설계된 품질보증 프로그램은 포괄적이며 운용과 유지에 많은 비용이 들지 않아야 한다. 불량 여부를 판정하기까지는 충분히 조사하되 일단 불량이라고 판정되면 판정기준을 검증하기 위한 절차는 간소화하고 판정기준을 수정하는 횟수도 줄여야 한다. 절차서는 '상식적인 내용을 문서화한 것'이어야 한다. 품질보증 프로그램의 목적은 다음과 같이 요약할 수 있다.

- 일관성 있는 높은 기준에 맞춰 진단용 방사선사진을 얻기 위함이다.
- 방사선사진의 재촬영 횟수를 줄이기 위함이다.
- 오류를 발생시키는 모든 원인들을 파악해 개선해 나가기 위함이다.
- 효율성 제고
- 비용 축소
- 환자와 촬영자에게 조사되는 방사선량을 합리적으로 실행될 수 있는 범위 내에서 가능한 낮게 ALARP 유지하기 위함이다.

필름을 사용하는 방사선촬영술에서의 품질관리 절차

품질관리에서 가장 중요한 절차에는 다음과 같은 내용이 포함된다.

- 영상의 질과 필름의 불량 여부 분석
- 환자선량 patient dose 과 방사선 장비에 관한 내용
- 암실과 영상수용기, 현상과정
- 작업 절차
- 종사자의 주기적인 교육과 업데이트
- 평가

영상의 질과 필름의 불량 여부 분석

영상의 질적 평가는 전체 품질보증 프로그램에서 가장 중요한 테스트 중 하나이다. 따라서 앞에서 설명했듯이 임상전문의는 영상의 질적 변화에 영향을 미치는 다양한 요인들을 제대로 알고 정기적으로 확인해야 한다. 영상의 질적 평가에는 다음과 같은 사항들이 포함된다.

- 매일 새로운 방사선사진을 촬영할 때마다 해당 영상을 스크린에 비치된 양질의 참고용 필름과 비교하고 품질 저하는 없는지 검토한다.
- 6개월 정도를 기준으로 6개월마다 이전에 촬영했거나 앞으로 촬영할 필름의 품질에 대한 공식적인 분석을 실시한다. 2001년 「치과 의료진을 위한 엑스선장비 안전 이용 안내서」는 필름을 사용하는 구강 내 또는 구강 외 치과용방사선촬영술에 표 15-2와 이전의 8장과 9장, 13장에서 소개된 간단하고 주관적인 3등급제 three-point 평가기준을 사용하도록 추천한다.
- 이 품질평가제를 바탕으로 해서 양질의 영상기준값을 설정할 수 있다. 「치과 의료진을 위한 엑스선장비 안전 이용 안내서」는 표 15-3처럼 적절한 목표를 제시하면서 품질보증 프로그램을 실행하고 3년 안에 해당 목표를 달성해야 한다고 조언한다. '중간목표'는 단기간에 달성 가능한 최소한의 기준을 의미한다.
- 3등급을 받아 사용 불가능하게 된 필름을 분석하는 과정은 필름 불량 분석이라고 불리기도 한다(아래 참조).

표 15-2. 2001년 「치과 의료진을 위한 엑스선장비 안전 이용 안내서(Guidance Noteds for Dental Practitioners on the Safe Use of X-ray Equipment)」에 발표된 주관적인 상질 등급 판정기준

등급	품질	근거
1	훌륭함.	환자의 준비와 방사선노출, 자세, 사진 현상과 필름 취급 과정에 오류 없음.
2	진단용으로 사용 가능	환자의 준비와 방사선노출, 자세, 사진 현상과 필름 취급 과정에 약간의 오류가 있으나 진단하는 데 무리가 없음.
3	사용 불가능	환자의 준비와 방사선노출, 자세, 사진 현상과 필름 취급 과정의 오류로 인해 해당 방사선사진을 진단 목적으로 사용할 수 없음.

표 15-3. 방사선사진의 품질 관련하여 2001년「치과 의료진을 위한 엑스선장비 안전 이용 안내서」에 발표된 최소한의 중간목표

촬영된 방사선사진의 백분율		
등급	품질	중간목표
1	70% 이상	50% 이상
2	20% 이하	40% 이상
3	10% 이하	10% 이하

필름 불량 분석

이 분석은 필름의 오류와 오류의 원인을 찾아내는 간단한 방법이며 불량 방사선사진을 등록하는 과정으로 이어진다. 해당 과정에서는 불량으로 처리된(3등급을 받은) 모든 방사선사진들이 취합되고 다음과 같은 사항들이 기록된다.

- 날짜
- 아래와 같은 오류나 결점의 종류(앞부분에 설명함)
  - 너무 어둡게 나온 필름
  - 너무 밝게 나온 필름
  - 낮거나 약한 대조도
  - 불선명한 영상
  - 잘못된 촬영자세
- 오류나 결점 관련하여 확인되었거나 의심되는 원인과 해당 원인을 개선하기 위해 취해진 조치(표 15-1 참조)
- 방사선을 반복 촬영한 횟수(해당되는 경우에만)
- 동일 기간 동안 전체 방사선촬영 건수. 이 수치를 바탕으로 해서 불량 필름의 비율을 산출할 수 있다.

불량 필름의 분석 기록을 정기적으로 검토하는 것은 장비의 유지관리와 종사자에 대한 추가 교육의 필요성, 자칫 환자와 촬영자에게 불필요한 방사선노출을 야기할 수 있는 전체 진행과정상의 오류 등을 포함해 광범위한 문제들을 알아내는 데 큰 도움이 된다.

환자선량과 방사선 장비

앞에서 언급된 품질보증의 목적 가운데 하나는 합리적으로 실행될 수 있는 범위 내에서 방사선량을 가능한 낮게 유지하기 위함이다. 방사선 장비는 일반적인 권고안에 반드시 부합하는 것이어야 한다(6장 참조). 치과치료 전문가들은 방사선 장비는 물론이고 관련 문서작업에 능숙해야 한다. 이와 관련하여 다음과 같은 점을 알아야 한다.

- 초기 검사자료와 보고서 – 방사선 장비를 설치하는 사람이 작성
- 적합성 테스트 acceptance test – 장비가 임상 용도로 사용되기 전 방사선 안전관리자가 시행하고 그 과정에서 환자선량도 측정한다.
- 방사선방호 문제와 직결될 수 있는 장비의 위치 변경이나 수리, 재조정에 따른 2차 검토 보고서
- 방사선방호에 영향을 줄 수 있는 주요 사항들에 대한 일상적인 점검
  - 경고등과 알람 소리의 정상적인 작동 여부
  - 안전장치의 정상적인 작동 여부
  - 엑스선관구의 위치를 올바르게 유지하는 평형추 counterbalance 가 정상적으로 기능하는지 여부
- 장비의 기록과 사용일지는 다음의 내용들을 포함해 문서로 기록 유지되어야 한다.
  - 설치자가 점검한 내용과 얻어진 결과, 취해진 조치 등을 문서로 작성한 공식 보고서
  - 시간 순서로 기록한 장비의 점검 결과
  - 유지보수와 관련한 일상적이거나 특별한 모든 세부적인 사건
- '2000년 전리방사선(의료 피폭) 규정 Ionising Radiations Regulations'은 방사선 장비의 부품목록을 업데이트해서 유지 및 비치하고 다음과 같은 사항들을 기록하도록 규정하고 있다.
  - 제조사명
  - 모델 번호
  - 일련번호 또는 기타 고유 식별자
  - 제조연도
  - 설치연도
- 9장에서 소개한 「진단용 방사선영상 시스템의 일상적인 성능 테스트에 대한 표준 권고안 Recommended Standards for the Routine Performance Testing of Diagnostic X-ray Imaging Systems」에 의거 의학

분야의 물리와 엔지니어링 기구 Institute of Physics and Engineering in Medicine, IPEM 는 2005년에 '리포트 91 Report 91'을 발표했다.

암실과 영상수용기, 현상과정

암실

품질보증 프로그램에는 얼마나 자주 정기 점검이 실시되고 그 결과가 사용일지에 기록되어야 하는지와 관련한 지침이 포함되어 있어야 한다. 주요 내용들을 살펴보면 다음과 같다.

- 전체적인 청결 상태, 특히 작업대 표면과 필름 걸이(사용된 경우)
- 빛 차단 상태 검사(연 1회). 문을 닫고 안전광도 꺼서 암실을 완전히 어둡게 한 상태에서 빛이 새어드는 곳이 있는지 육안으로 검사한다.
- 필름에 포그현상이 유발되지 않도록 안전광을 검사(연 1회). 아래의 요소들을 확인한다.
  - 필터의 유형: 필터의 유형은 파란색이나 초록색, 자외선처럼 사용된 필름의 색감성 colour sensitivity 과 맞는 필터를 사용해야 한다(5장 참조).
  - 필터의 상태: 긁힘이 생긴 필터는 교체한다.
  - 전구의 전력량: 25 W를 넘지 않도록 한다.
  - 안전광과 작업대의 거리: 최소한 1.2 m 거리를 유지한다.
  - 전반적인 안전성(필름에 포그현상을 유발하는 등의 위험요소로부터): 전반적인 안전성을 테스트하는 간단한 품질관리 방법으로는 동전 테스트 coin test 가 있다.
    1. 한 장의 스크린 필름을 카세트에 장착하고 극소량의 방사선을 균일하게 조사하는 이른바 플래시노출 flash exposure 을 실행한다. 유제는 빛 노출에 민감하게 작용한다.
    2. 암실에서 필름을 카세트로부터 분리해 불이 꺼진 안전광 아래에 위치한 작업대 위에 올려놓는다.
    3. 7개 정도의 동전을 일렬로 필름 위에 올려놓고 한 장의 카드로 동전들을 모두 덮는다.
    4. 안전광을 켜고 카드를 약간만 움직여서 첫 번째 동전이 대략 30초 동안 안전광에 노출되도록 유지시킨다.

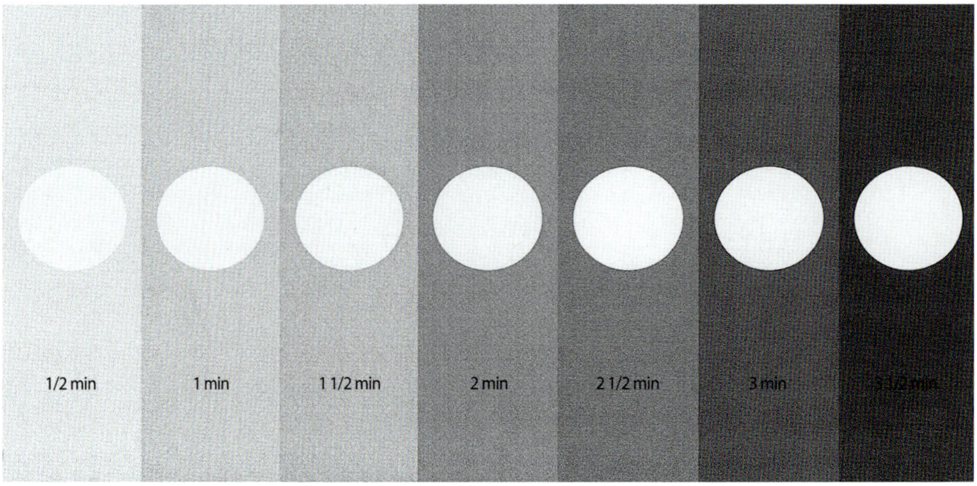

그림 15–7. 동전 테스트의 결과를 보여주는 그림. 7개의 동전을 올려놓은 필름을 각각 30초의 간격을 두고 점차적으로 빛에 노출시켰다. 동전이 덮여 있던 부분은 하얗게 남은 반면 그 주변은 흑화 또는 포그현상이 발생한다. 안전광에 오래 노출될수록 필름은 더욱 짙은 색으로 변한다(사진은 드레그「N. Drage」제공).

5. 다시 카드를 움직여서 두 번째 동전이 대략 30초 동안 안전광에 노출되도록 유지시킨다.
6. 동일한 방식으로 7개의 동전이 전부 안전광에 노출될 때까지 반복한다.
7. 평소와 마찬가지로 필름을 현상한다.

그림 15-7은 이 실험의 결과를 보여준다. 동전으로 보호되어 투명하게 보이는 부분과 비교하면 안전광 때문에 생긴 필름의 포그현상(흑화현상)이 명백하게 보인다. 첫 번째 동전이 위치한 필름 부분은 안전광에 가장 오랫동안 노출되었고 따라서 가장 짙은 색이다. 실제로 일반적인 조건에서라면 필름이 일마나 오랜 시간 안전광에 노출되었는지, 안전광 때문에 포그가 발생했는지 확인할 수 있다.

참고: 일반적으로 일광에 노출된 상황에서 안전유리로 보호된 처리기 내부에서 테스트를 실시하는 경우 자동현상처리장치 automatic processor 의 안전유리를 통과하는 광량을 측정하기 위해 동전 테스트를 활용할 수도 있다.

영상수용기

품질보증 프로그램에 따르면 필름의 감도와 만료일자, 보관 조건 말고도 카세트나 디지털영상수용기의 유지관리와 클리닝 지침처럼 세부적인 사항들에 관한 문서화된 정보가 필요하다. 일반적으로 이러한 정보들은 납품업자에 의해 제공된다. 대표적으로 필요한 정보들은 아래와 같다.

방사선 필름의 경우:

- 제조업체에서 추천하는 이상적인 보관 조건: 서늘하고 건조하며 이온화방사선 ionizing radiation 을 방출할 수 있는 장소에서 멀리 떨어질 것
- 필름을 만료일자 전에 사용할 수 있도록 기록을 통한 엄격한 재고 관리
- 세심한 취급

카세트의 경우:

- 전용 클리너를 이용한 정기적인 증감지 세척
- 아래와 같은 방법을 통한 빛 차단 상태의 정기적인 점검
  1. 빛에 노출된 적이 없는 한 장의 필름을 카세트에 장착하고 해당 카세트를 일광이 비치는 창가에 2~3분 동안 놓아둔다.
  2. 만약 빛이 조금이라도 카세트 안으로 유입되었다면 그 안의 필름을 현상했을 때 포그현상이 나타난다(그림 15-8 (i) 참조).
- 아래와 같은 방법을 통한 정기적인 필름이나 스크린의 접촉 상태 점검
  1. 빛에 노출된 적이 없는 필름과 유사한 크기의 방안지를 한 장씩 카세트에 장착한다.
  2. 해당 카세트에 아주 잠깐 동안 방사선을 노출한다.
  3. 필름이나 스크린에 접촉 불량 부위가 있는 경우 필름을 현상했을 때 방안지의 무늬가 선명하지 않은 부분이 생긴다(그림 15-8 (ii) 참조).
- 한쪽 스크린에 레트라셋 Latraset (인쇄용 사식 문자-하나씩 따로 붙이게 되어 있음/옮긴이) 같은 것으로 글자를 붙여두면 카세트가 비슷하게 생겼어도 그 안에 들어 있는 각각의 필름을 간단하게 구분할 수 있다.

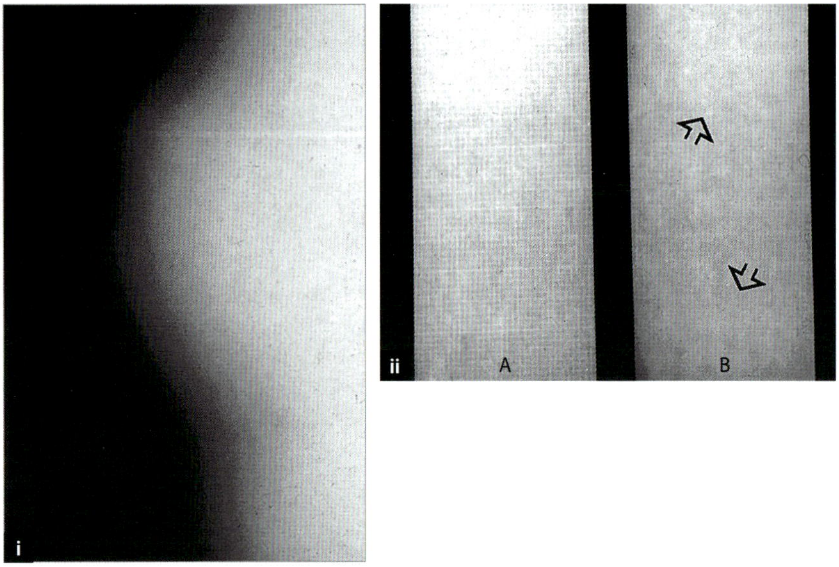

그림 15–8. **(i) 카세트의 빛 차단 상태가 제대로 확인되지 않은 방사선영상.** 카세트 내부로 유입된 빛이 필름의 한쪽을 검게 만들었다. **(ii) 필름 또는 스크린의 접촉 상태를 확인하기 위한 방안지 테스트의 결과를 보여주는 방사선영상의 예. A.** 필름/증감지 접촉양호-필름 전반에 걸쳐서 방안지의 선들이 자세하게 잘 보인다. **B.** 필름/증감지 접촉불량-몇몇 부위에서 방안지 무늬가 자세히 보이지 않는다.

디지털형광체판의 경우

- 정기적인 세척
- 긁힘이나 그 외의 결함에 대한 정기적인 육안 검사

현상처리 *processing*

품질보증 프로그램에 따르면 다음과 같은 요소에 대한 지침이 문서화되어 있어야 한다.

화학 용제. 다음과 같이 취급되어야 한다.

- 항상 제조업체의 지침에 따라야 하며, 예를 들면 현상액 탱크에 정착제가 묻더라도 현상액 탱크가 채워지기 전에 씻겨나갈 수 있도록 언제나 정착제 탱크를 먼저 채우는 등 현상액에 정착제로 인한 미세한 오염도 생기지 않도록 특별한 주의를 기울여야 한다.
- 항상 적정 온도를 유지한다.
- 정기적–이상적으로는 2주일에 한 번–으로 교체하거나 보충하고 관리와 확인을 위해 해당 기록을 보관해야 한다.

- 언제 약품을 교체해야 하는지 관찰한다. 이러한 관찰은 스텝웨지팬텀 step–wedge phantom 방사선사진을 이용하면 수월하다.
  1. 그림 15-9 (i)에서 보듯이 입안 촬영용 필름의 패킷 내부에 있는 연박 lead foil 을 이용해서 간단한 스텝웨지팬텀을 만든다.
  2. 알려진 노출 인자들을 이용해서 스텝웨지를 방사선으로 촬영한다.
  3. 처음 사용하는 용제로 현상된 필름을 참고용 표준 필름으로 정해둔다.
  4. 동일한 노출 인자를 이용해서 용제가 다 소진될 때까지 매일 촬영을 반복한다.
  5. 매일 촬영된 필름들을 참고용 표준 필름과 대조해서 현상된 필름의 흑화가 어떻게 감소하는지 객관적으로 비교한다. 흑화의 감소 정도를 확인하면 언제 현상액을 교체해야 하는지 알 수 있다(그림 15-9 (ii) 참조).
  6. 결과들을 기록한다.

현상 장비

- 수동으로 현상할 경우 정교한 타이머와 온도계, 투입히터 immersion heater 를 사용할 필요가 있다. 해당 도구들을 올바르게 사용할 수 있도록 시침이 있어야 한다.
- 자동으로 현상할 경우 화학 용제들을 정기적으로 보충해야 하고, 특히 롤러에 주의

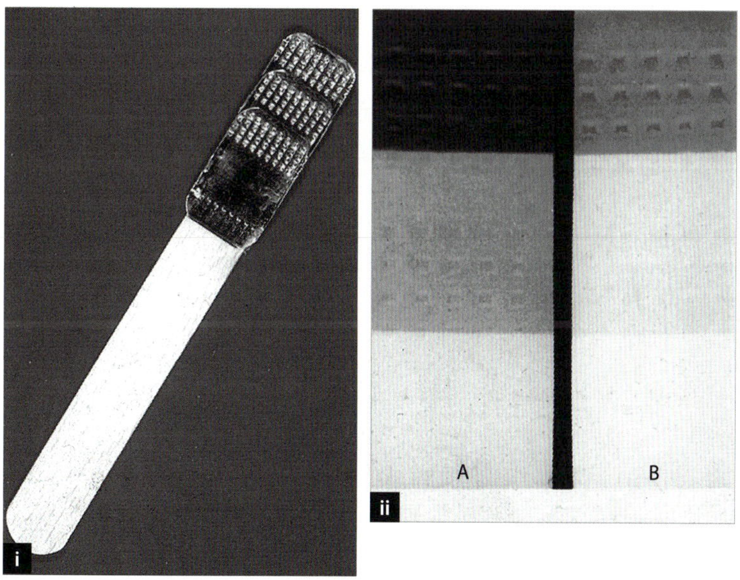

그림 15–9. (i) 설압자(tongue spatula)에 붙인 연박을 이용해서 만든 간단한 스텝웨지팬텀. (ii) A. 현상액이 새롭게 채워진 첫 날 현상된 참고용 표준 스텝웨지 필름. B. 일주일이 지난 현상액으로 현상한 테스트 필름-현상액의 작용이 약해져서 두 번째 필름의 흑화가 감소된 것을 알 수 있다.

해서 정기적으로 세척을 해야 한다. 세척 주기를 포함해서 세척과 관련한 모든 절차가 문서화되어 있어야 한다.

- 세척과 관련된 모든 절차가 빠짐없이 수행되고 있음을 보여주는 기록이 보관되어야 한다.

작업 절차

작업절차에는 다음과 같은 사항들이 포함된다.

- 병원 규정 Local rules – 1999년 '이온화방사선 규정 Ionising Radiations Regulations'에 의해 만들어졌다(6장 참조). 병원 규정에는 방사선 조사 시간에 대한 지침은 물론이고 방사선 장비의 안전한 사용을 위한 절차와 운영 규정이 포함되어야 하며, 우수한 품질보증 기준을 유지하기 위한 규정도 세부적으로 포함되어 있어야 한다.
- 직원들을 위한 문서화된 절차서 – '2000년 전리방사선(의료 피폭) 규정 Ionising Radiations Regulations'에 의해 의무화되었다(6장 참조).
- 운영 절차 또는 작업 시스템 – 문서화된 절차서가 있어야 하며 해당 절차서는 방사선의 안전한 사용과 진단용 사진의 품질 문제에 직접적으로 영향을 끼칠 수 있는 모든 행위에 적용된다. 이를테면 앞에서 이미 설명했듯이 올바른 준비 과정과 그에 따른 현상용 화학 용제의 적절한 사용 규정 등이 있다.
- 절차 일지 procedure log – 품질보증 프로그램에 따르면 적절한 병원 규정과 직원들을 위한 문서화된 절차서가 있어야 하고 더불어 해당 절차를 정기적으로(이상적으로는 연 1회) 검토하고 개선하고 있음을 보여주는 절차 일지를 기록 유지해야 한다.

종사자의 주기적인 교육

6장에서 언급한 것처럼 치과협회 General Dental Council 의 권고를 받아들여 '2000년 전리방사선(의료 피폭) 규정 Ionising Radiations Regulations'에 의거 모든 전문의(치과치료 전문가)와 종사자(촬영자)의 적절한 교육과 지속적인 직업능력 개발 CPD 을 법적으로 의무화했다. 세부적인 교육 내용은 6장에서 소개되었다. 품질보증 프로그램은 방사선촬영과 관련된 업무에 종사하는 모든 직원들에 대해 아래에 나와 있는 사항들을 빠짐없이 등록하는 일과 병행되어야 한다.

• 이름
• 책무
• 교육받은 날짜와 교육의 종류 및 세부적인 내용
• 추가적인 교육의 필요성을 검토할 추천 날짜

평가

품질보증 프로그램의 모든 절차는 다양한 시간적 간격을 두고 책임자가 작성한 문서화된 기록을 전제로 한다. 더불어 품질보증 프로그램의 총괄책임을 맡은 사람은 전체 프로그램을 최소한 12개월에 한 번씩 확인해야 하는데 품질보증 프로그램을 효과적으로 실행하는 데 있어서 매우 중요한 부분이다. 진료평가에는 다음과 같은 것들이 포함될 수 있다.

• 품질보증 프로그램과 관련 기록
• 방사선촬영의 정당화 justification 와 허가 authorisation
• 요구/검사의 타당성
• 방사선사진의 진료 평가

디지털방사선촬영술의 품질관리 절차

디지털방사선촬영술의 전반적인 품질관리 절차는 필름을 기본으로 하는 방사선촬영술의 품질관리 절차와 유사하다.

• 영상의 질적 평가
• 환자선량과 방사선 장비
• 영상처리와 복사
• 작업 절차
• 종사자의 교육과 업데이트
• 평가

비록 앞에서 언급한 것처럼 2005년 의학 분야의 물리와 엔지니어링 기구 IPEM 의 '리포트 91'에 나와 있는 일부 권고안이 치과용 디지털영상화 작업에 적용되고 있기는 하지만 대체로 디지털영상의 질적 평가나 영상처리와 복사 관련한 품질 관리 절차는 아직까지 명확히 규정되지도, 문서화되지도 않은 상태이다. 이론적으로는 다음과 같은 이유로 인해 전반적인 영상의 질이 개선되었다고 본다.

- 화학처리 과정에서 발생하는 오류가 제거된다.
- 특히 넓은 관용도 latitude 를 가진 형광체판을 이용하는 경우 컴퓨터 소프트웨어로 조사 과정에 생기는 대부분의 오류를 보정할 수 있다. 그렇지만 고체 센서들의 과도 노출로 인해 블루밍 blooming 현상이 발생할 수 있다(5장과 그림 5-37 참조).

하지만 방사선촬영 기술의 부족으로 인한 오류는 필름을 기본으로 하는 방사선촬영술의 경우와 마찬가지로 치명적이며 따라서 모니터링이 필요하다. 디지털 방사선촬영술을 사용하는 치과의사와 치과치료 전문가에게도 품질보증 프로그램이 필요하다. 2001년 「치과 의료진을 위한 엑스선장비 안전 이용 안내서」에는 추가적인 권고안이 발표되었는데 디지털방사선사진은 쉽게 재촬영될 수 있는 만큼 재촬영된 사진들은 모두 타당한 이유와 함께 기록되고 품질보증을 위한 통계 작업에 반영되어야 한다는 내용이었다.

주 註

치과 치료의 품질보증과 품질관리를 위한 일반적인 요건들은 특화된 방사선촬영술 분야에도 동일하게 적용된다. 하지만 비용측면을 고려하면 정교한 품질보증 평가와 방사선 장비에 대한 정확한 모니터링을 위해 비싸고 복잡한 장비들을 도입하는 것은 보편적인 관행에 맞지 않다. 2001년 「치과 의료진을 위한 엑스선 장비 안전 이용 안내서」에 근거한 이 장章의 실질적인 제안들은 현실적인 측면에서 품질보증에 객관성을 부여하고 더불어 간단하고 손쉬우며 저렴한 방법을 도입함으로써 세계보건기구의 규정을 만족시킬 수 있도록 제안되었다.

16장. 콘빔형컴퓨터단층촬영

저선량 콘빔 cone beam 컴퓨터단층촬영 기기는 최근에 치아와 악안면 부위를 촬영하는 것으로 특별히 고안되어 개발되었고 다양한 임상환경에서 양질의 영상을 획득하는 데 도움을 주고 있다. 이는 디지털입체단층촬영법 digital volume tomography 이라고도 불린다. 각각의 치과 병원에서 이러한 의료영상기기의 사용이 점차적으로 늘어나고 있는 추세이기 때문에 치과병 · 의원 등에서 해당 기기를 사용하여 영상을 획득할 가능성은 더욱 늘어날 것이다. 따라서 이 장에서는 최신장비를 소개하고 영상기술에 대해 개략적으로 살펴본다.

장비와 이론

현재 사용 중인 몇 개의 치과용방사선 발생장치는 대부분 기존의 장비를 생산하는 제조업체들에 의해 설계되고 개발된 것이다. 그림 16-1에서 보듯이 장치의 디자인은 파노라마 장비와 흡사한 것부터 의료용 CT 장비와 유사한 것까지 다양하다.

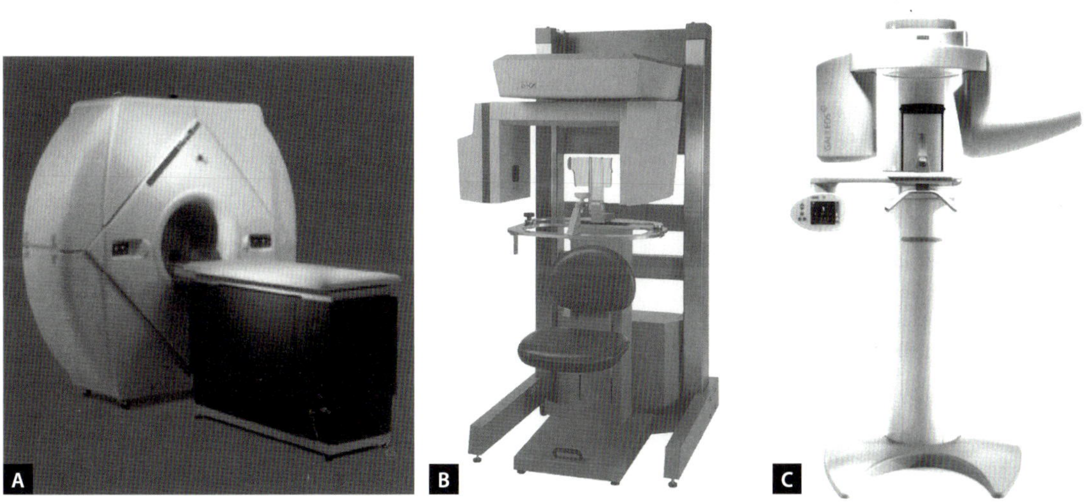

그림 16-1. 턱 · 얼굴뼈의 영상을 촬영하기 위해 특수 고안된 세 가지 형태의 콘빔형컴퓨터단층촬영(CBCT) 기계. A. NewTom® 3G(NIM s.r.l. Italy). B. I-CAT™ (이미징 사이언스 인터내셔널[Imaging Sciences International, Inc.] USA). C. 독일의 시로나(sirona) 사에서 생산한 갈릴레오(Galileos)
(그림 C는 요센 쿠스치[Jochen Kusch]와 siCAT에서 제공)

이 장비에는 전통적인 단층촬영에 사용되는 평평한 부채꼴 형태의 방사선 대신 원추 형태의 방사선이 사용되며 특수 검출기(예. 영상증배관 image intensifier 이나 실리콘평판형검출기 amorphous silicon flat panel)가 이용된다. 장비의 엑스선관은 환자 주위를 대략 20~40초에 걸쳐 회전하고, 한 번의 스캔으로 원통형이나 구 형태의 입체 공간을 구현한다(관측시야 Field of View, FOV 부분 참고). 한 번의 스캔으로 모든 정보가 나타나기 때문에 환자는 촬영이 진행되는 동안 가능한 몸을 고정하여 움직임을 최소화하도록 한다.

원통형이나 구 형태를 띤 FOV의 크기는 장비마다 다르다. 직경이 보통 15 cm 정도 되는 큰 관측시야를 이용하면 대부분의 턱 · 얼굴뼈가 해당 원통형 또는 구 형태의 관측시야에 들어가며 한 번의 스캔으로 그림 16-2에서 보여주는 영상이 구현된다. 한 번의 스캔으로 데이터가 입력되면 컴퓨터가 해당 정보를 일반적으로 0.4 mm × 0.4 mm × 0.4 mm 크기의 작은 입방체 또는 복셀 voxel (화소의 개념을 3차원으로 확장한 것)로 수집하여 분석한다. 이 과정을 1차 재구성 primary reconstruction 이라고 한다. 최신 장비일수록 복셀 크기는 더 작아져서(0.15 cm × 0.15 cm × 0.15 cm) 영상의 해상도가 더 개선되었다. 일반적으로 한 번의 스캔으로 1억 개 이상의 복셀이 생긴다. 그림 16-2에서 보듯이 컴퓨터 소프트웨어를 이용해서 특정 복셀을 시상면 sagittal plane 이나 관상면 coronal plane, 축상면 axial plane 에 위치시킬 것인지 선택할 수 있다. 이 과정을 2차 또는 다평면재구성 secondary (or multi-planar) reconstruction 이라고 한다.

그림 16-3에서 보듯이 컴퓨터 화면에 시상면과 관상면, 축상면 영상이 동시에 나타난다. 하나의 영상 이를테면 시상면 영상 위에 있는 커서라인 cursor line 을 선택해서 움직이면 나머지 다른 두 개의 재구성된 관상면과 축상면의 얇은 슬라이스 영상도 자동으로 바뀌기 때문에 영상들을 실시간으로 관찰할 수 있다.

또한 다평면재구성을 할 때도 다른 면에 있는 복셀을 선택할 수 있다. 예를 들어, 이틀활의 만곡 부분과 형태를 정해놓으면 컴퓨터는 정해진 이틀활의 형태에 맞춰 복셀로 이루어진 파노라마영상을 구현할 수 있다(그림 16-4A와 B 참조). 더욱이, 턱의 어느 부분이든 해당 부분의 횡단면(또는 단층 transaxial 이라고도 불리는) 영상을 재구성하여 얻을 수 있으며 소프트웨어의 사양에 따라 3차원 영상으로 재구성할 수도 있다(그림 16-5 참조).

이런 장비에는 연부조직의 흡수 현상을 최소화하기 위해 일반적으로 높은 전압(90~110 kV)의 엑스선(펄스형엑스선)이 사용된다. 다시 말해, 스캔이 진행되는

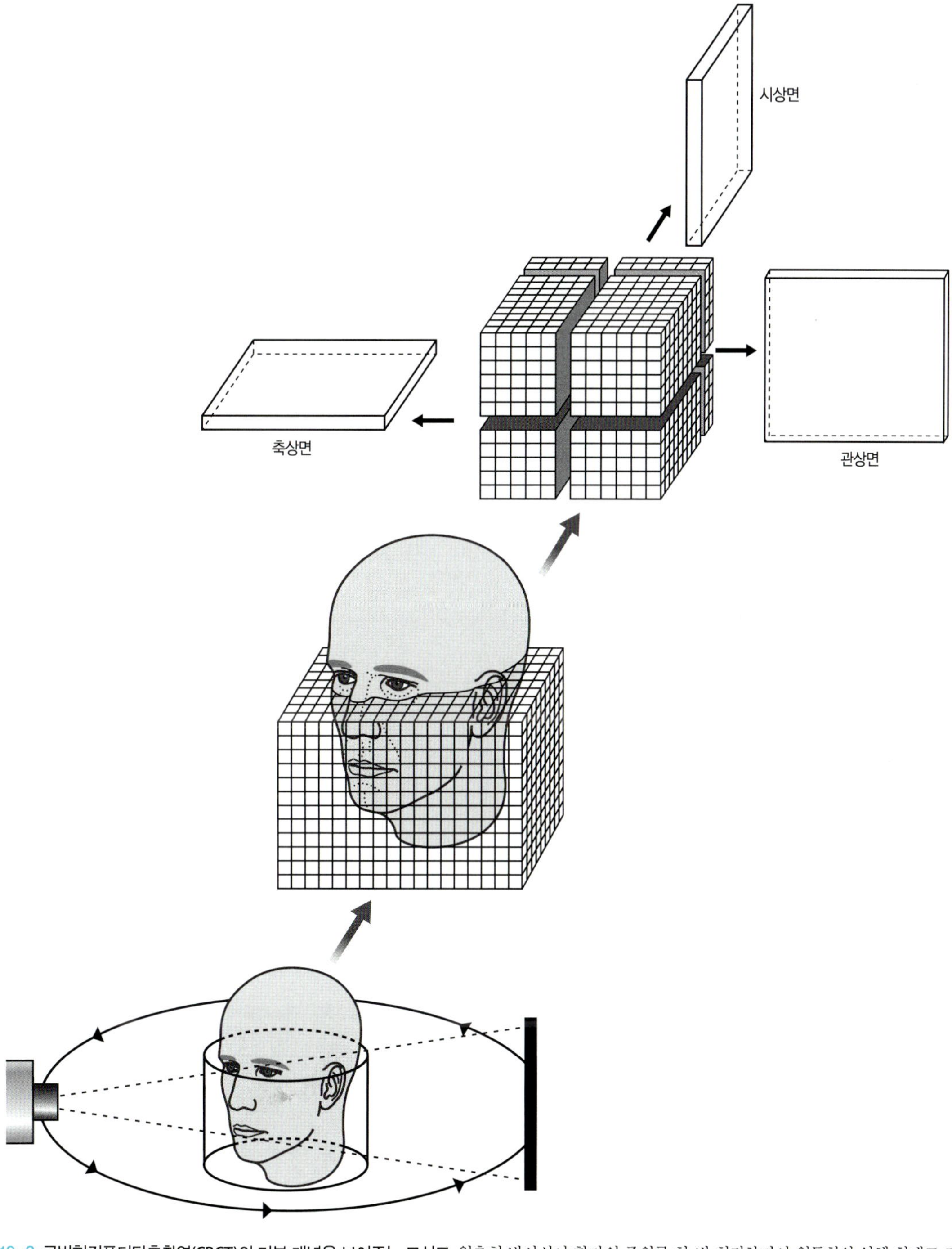

그림 16-2. **콘빔형컴퓨터단층촬영(CBCT)의 기본 개념을 보여주는 모식도.** 원추형 방사선이 환자의 주위를 한 번 회전하면서 원통형의 입체 형태로 정보를 수집한다. 환자의 턱 · 얼굴뼈(maxillofacial skeleton)는 원통의 내부에 위치되고 작은 입방체인 '복셀'로 나뉘어진다. 수집된 데이터의 컴퓨터 처리(다평면 재구성)를 통해 영상들이 시상면과 관상면, 축상면(軸面)으로 분리될 수 있다.

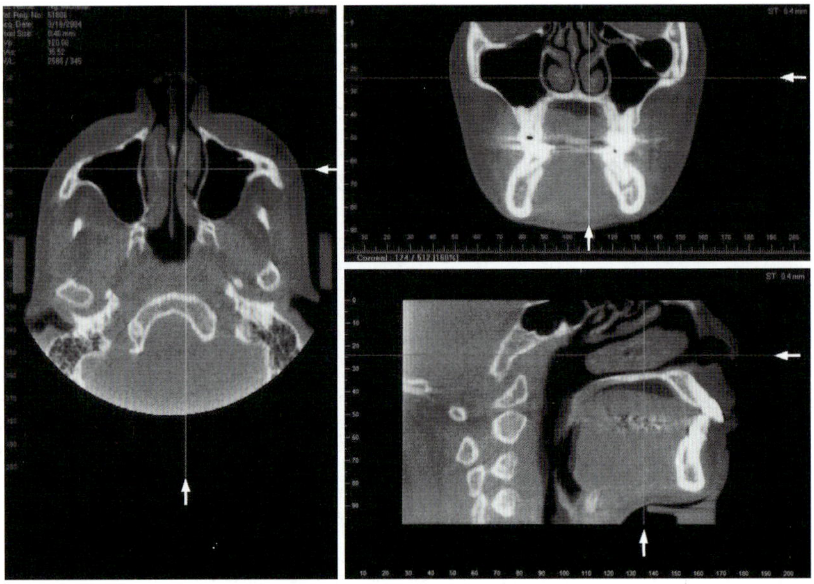

그림 16-3. **축상면과 시상면, 관상면 영상을 동시에 보여주는 i-CAT 모니터스크린.** 각각의 영상에는 두 개의 커서라인이 있어서 선택된 면(plane)의 영상을 실시간으로 스크롤할 수 있다(이미징 사이언스 인터내셔널[Imaging Sciences International, Inc.]의 승인을 받아 사용함).

20초 동안 환자는 대략 3.5초 동안에만 방사선에 노출된다. 전체 유효선량은 스캔이 지속되는 시간과 관심영역의 크기, 사용되는 장비의 유형에 따라 다르지만 (국제방사선방호위원회가 2007년에 제안한 조직 가중치 tissue weighting factor 를 적용

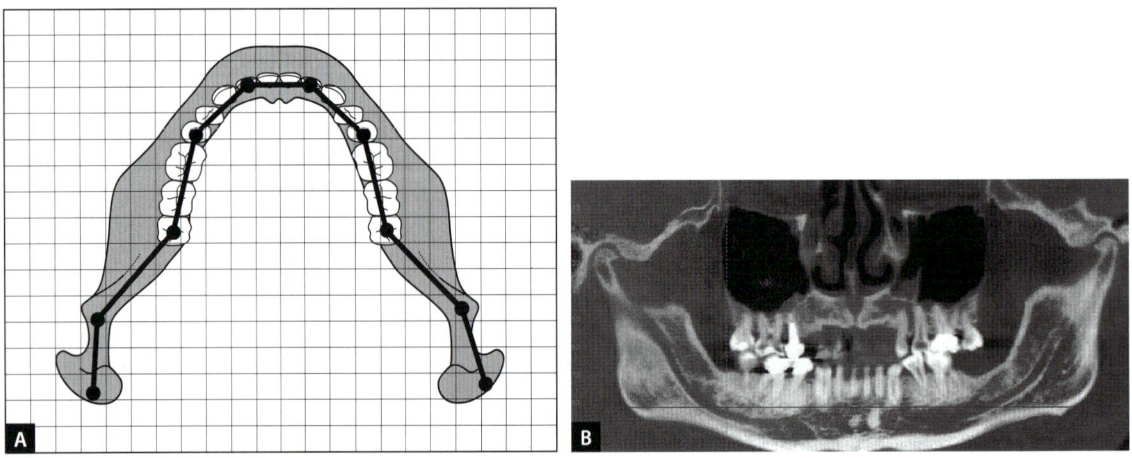

그림 16-4. A. 이틀활의 형태를 지정해 둠으로써 컴퓨터로 파노라마영상을 생성하는 데 필요한 입방체 또는 복셀을 확인하는 방법을 보여주는 그림. B. 컴퓨터로 생성한 콘빔형컴퓨터단층촬영(CBCT) 파노라마영상의 예(B 영상은 이미징 사이언스 인터내셔널[Imaging Sciences International, Inc.]의 승인을 받아 사용)

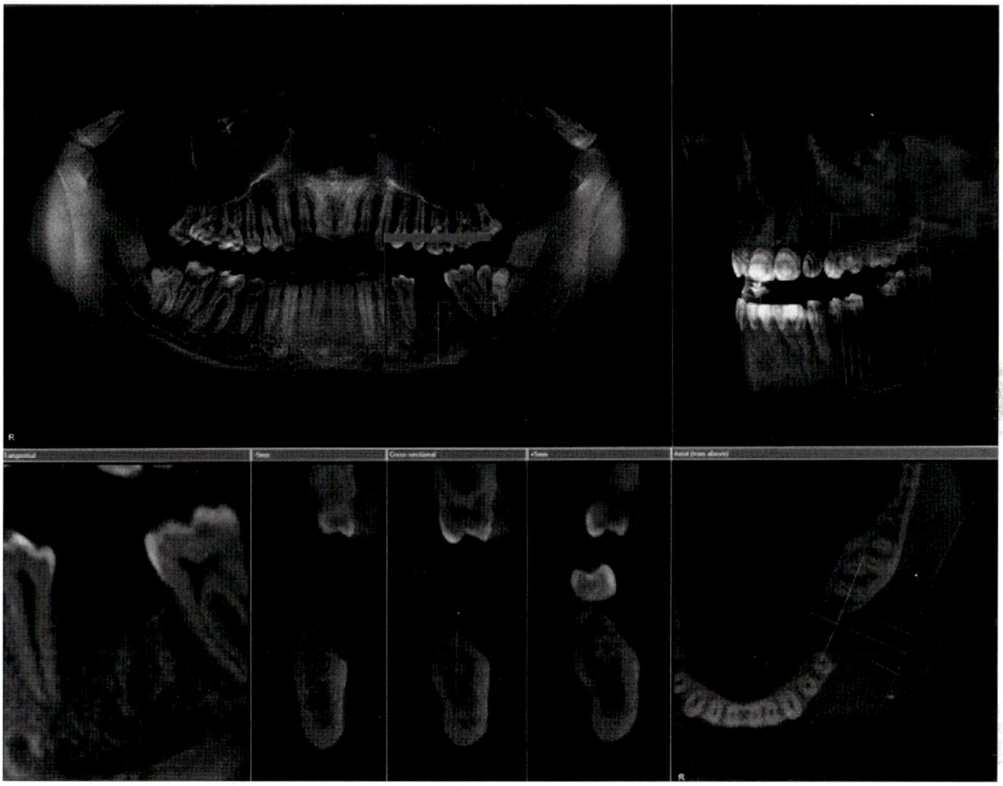

그림 16-5. 머리뼈의 모습을 시상면과 단층(transaxial), 축상면 영상은 물론이고 3차원 파노라마 형태로 보여주는 독일의 시로나(sirona) 사에서 생산한 갈릴레오(Galileos) 모니터 스크린(요센 쿠스치[Jochen Kusch]]와 siCAT에서 제공)

했을 때 [3장 참조]) 대략 0.035~0.10 mSv 정도로 측정된다. 이 같은 유효선량은 기존의 파노라마방사선사진으로 환산하면 대략 2-8장의 수치와 비슷하다. 이 수치는 의료용 CT로 아래턱과 윗턱을 촬영하는 경우 유효선량이 기존의 파노라마방사선사진 200~300장과 비슷하다는 점을 감안할 때 상당히 적은 양이다. 콘빔형컴퓨터단층촬영 CBCT 을 이용할 경우 치아나 뼈 같은 경질조직의 영상은 뚜렷하게 나타나는 반면 연질조직의 세부적인 영상은 거의 나타나지 않는다.

그림 16-6에 소개된 3D 아키토모 Accuitomo 모델은 직경 4 cm에 높이 4 cm인 매우 작은 원통 형태의 정보만을 스캔하도록 개발되었다. 그 결과 그림 16-7에서 보듯이 전체적인 턱 · 얼굴뼈가 아닌 구체적으로 필요한 치아에 대해서만 해상도가 높은 영상을 얻을 수 있게 되었다. 복셀의 크기도

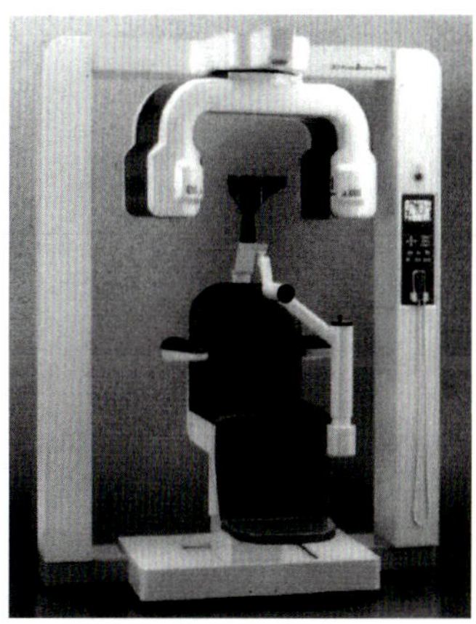

그림 16-6. 일본의 제이 모리타(J. Morita)사에서 제작한 소형 입체 콘빔형컴퓨터단층촬영(CBCT) 기계 3D 아키토모(Accuitomo)

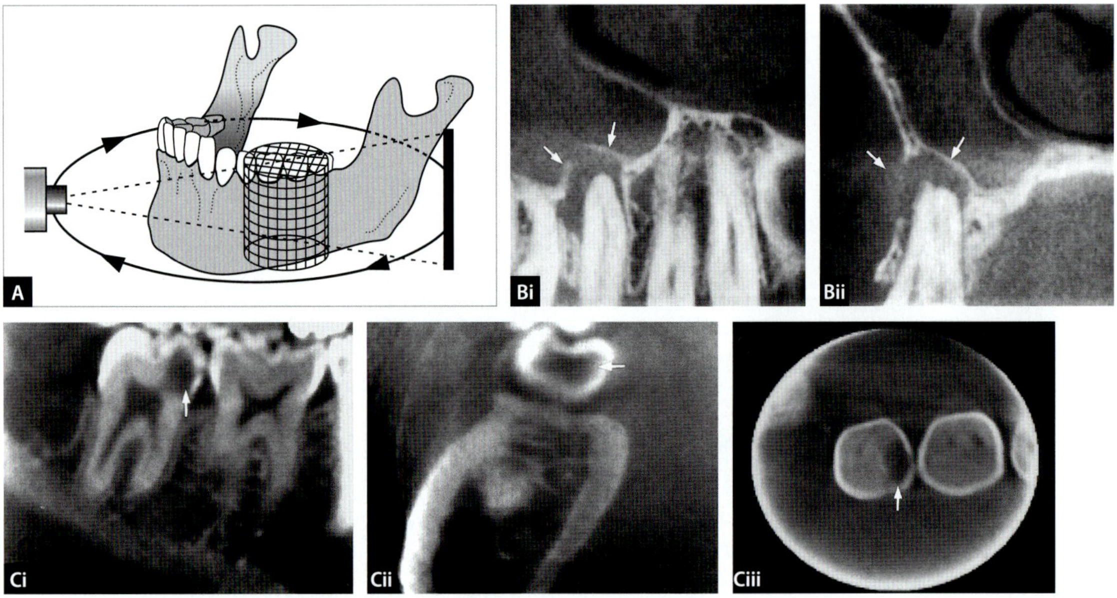

그림 16–7. **A. 저선량 3D 아키토모(J. 모리타, 일본)의 기본 개념을 보여주는 그림.** 이 장비는 치아의 고해상도 다평면 영상을 생성하기 위해 작은 원통형 입체 공간(직경 4 cm × 높이 4 cm)을 만든다. **B. 윗턱 좌측 5⌋치아에 인접한 치아뿌리끝의 방사선투과상(화살표)을 보여주는 시상면(i)과 관상면(ii)의 고해상도 영상.** 윗턱굴의 점막비후(mucosal thickening)도 뚜렷하게 보인다. **C. 아래턱 좌측 7⌉치아의 근심면에 치아부식증으로 생긴 빈공간(화살표)을 보여주는 고해상도 시상면(i), 관상면(ii), 축상면(iii) 영상**(그림 B와 C는 벤[D. Benn]교수 제공)

0.125 × 0.125 × 0.125 mm로 매우 작다. 해당 장비에서 방출되는 선량도 매우 적어서 대략 3~4장의 치아뿌리끝 방사선사진 정도의 방사선량으로 평가된다.

머리와 목에서 나타나는 주요 증상

콘빔형컴퓨터단층촬영은 치과와 악안면 방사선과 관련한 진단영역에서 폭넓게 사용되고 있으며 특히 다음의 분야에서는 이미 그 진단능력이 입증되었다.

- 물혹 cysts 이나 종양 tumours, 거대세포병변 giant cell lesions, 골성이형성증 osseous dysplasias 등을 포함해 아래턱이나 윗턱에 발생하는 모든 질병 검사
- 윗턱굴 maxillary antra 검사
- 턱관절 TMJ 검사
- 임플란트 진단

- 턱교정 진단
- 미맹출 치아나 치아종의 위치 추적(그림 14-10 참조)
- 아래턱 제3큰어금니 진단과 ID 관 canal 의 관련성 확인
- 아래턱뼈이나 얼굴뼈 중앙 3분점의 골절 검사
- 고해상도 스캐너를 이용한 치아와 치아뿌리끝, 치주 조직의 다평면 multiplanar 영상화

장점

- 여러 가지 영상재구성의 효과 manipulation 덕분에 다양한 측면에서 해부학적 구조와 병리학적 질병을 검사할 수 있다.
- 방사선량이 적다.
- 매우 빠른 검사 시간
- 의료용 CT와 비교할 때 상대적으로 가격이 저렴하다.
- 임플란트나 가쪽머리뼈 cephalometric 와 관련한 시술 계획 시 소프트웨어와의 호환이 가능하다.

단점

- 환자는 움직이지 않아야 한다.
- 연부조직의 영상화 능력이 낮다.
- 컴퓨터로 재구성한 파노라마영상은 기존의 방식으로 촬영된 파노라마영상과 일치하지 않기 때문에 컴퓨터로 재구성된 영상을 판독할 때는 특별한 주의가 필요하다.
- 치아충진물 filling 같은 금속 피사체로 인하여 줄무늬나 별모양의 인공물 Artifact 이 나타난다.
- 아직 대중화되지 않았다.

방사선학

(Radiology)

Part

5

17장. 방사선판독법의 개요

방사선영상에 검정색과 흰색, 회색으로 나타난 영상들을 보고 필요한 모든 정보를 얻어내야 하기 때문에 영상을 판독하는 것은 복잡하게 얽혀 있는 실타래를 풀어가는 과정이라고 할 수 있다. 방사선사진을 판독하는 주된 목표는 다음과 같다.

- 질병의 유무 확인
- 질병의 종류와 범위에 대한 정보 제공
- 진단의 차별화

위의 목표를 달성하고 진단율 diagnostic yield 을 극대화하기 위해서는 전문적인 환경에서 정연하고 체계적인 지침을 가지고 판독 작업이 이뤄져야 한다.

하지만 부적절한 환경에서 성급하게 판독작업이 이뤄지는 경우도 비일비재하다. 그 같은 경우 성급한 진단 결과에 따른 여러 문제와 위험이 초래될 수 있다. 이러한 문제는 방사선사진이 일반적으로 진단을 위한 중요한 도구라는 사실과는 별개의 문제이다.

이 장에서는 바람직한 관찰 조건을 소개하고 체계적인 지침을 제안하면서 개략적인 접근법을 통해 방사선사진 판독이 어떻게 이루어지는지 살펴본다.

판독을 위한 기본 요건

치과용 방사선사진을 판독하기 위한 기본 요건은 아래와 같이 요약된다.

- 최적의 관찰 조건 viewing conditions
- 방사선영상에 검은색과 흰색, 회색으로 나타나는 영상의 특성과 한계에 대한 이해
- 치의학에서 사용되는 방사선영상의 기준과 해당 기준에 근거해서 개별적인 방사선영상의 상질을 평가할 수 있는 지식
- 정상적인 해부학적 구조가 방사선사진에서 어떻게 나타나는지에 대한 세부적인 지식

- 머리와 목에 발생하는 병리성 질환들이 방사선사진에서 어떻게 보이는지에 대한 세부적인 지식
- 방사선사진을 전체적으로 먼저 관찰하고 그 다음에 구체적으로 각각의 병변을 관찰하고 평가하는 체계적인 접근법
- 이전 영상들과 비교를 통한 평가

최적의 관찰 조건

필름 영상의 경우 다음과 같은 조건이 포함된다.

- 밝고 균일하며 고른 빛을 내는 관찰 스크린 viewing screen: 관찰 스크린은 다양한 농도의 필름을 볼 수 있도록 빛의 강도를 조절할 수 있는 것이 좋다(그림 17-1).
- 조용하고 조명을 어둡게 한 관찰실 viewing room
- 필름에만 빛이 투과될 수 있도록 방사선영상의 주위를 짙은 색으로 가려야 한다.
- 확대경을 구비해서 구강내촬영법으로 촬영된 필름의 세세한 영상들을 보다 뚜렷하게 볼 수 있도록 해야 한다.
- 방사선사진들이 건조하게 유지되어야 한다.

이러한 이상적인 관찰 조건들이 갖춰졌을 때 관찰자는 방사선사진의 영상에 나타난 모든 세부적인 내용들을 잘 인지할 수 있다. 반대로 외부에서 유입되는 빛이나 부적절한 관찰 조건 등 관찰 시점에 존재하는 수많은 외부 요소들 때문에 방사선사진에서 얻을 수 있는 정보의 양이 적어지기도 한다(그림 17-2 참조). 방사선사진은 완전히 건조된 후에 관찰되어야 한다. 그렇지 않고 현상 직후에 필름이 젖어 있는 상태에서 관찰할 경우 영상이 왜곡되어 보일 수 있다. 디지털영상은 적절한 광도의 조명 아래에서 밝고 해상도가 높은 모니터를 통해 관찰해야 한다.

방사선사진 영상의 특성과 한계

서로 다른 유형의 방사선사진 영상-필름 영상이나 디지털영상(사용된 영상수용기의 유형에 따라)-의 특성과 구체적인 한계를 이해하는 것의 중요성에 대해서는 1장에서 설명했다. 현상이나 처리 방법-화학 용제 또는 컴퓨터-에 따라 어떻게

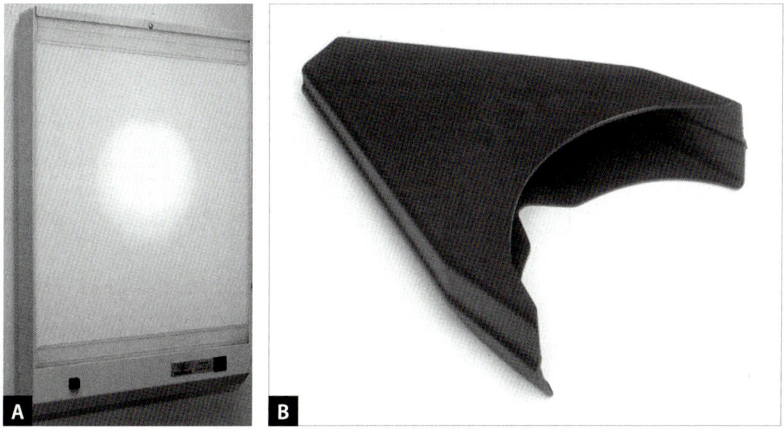

그림 17-1. A. 방사선에 과다 노출되어 어둡게 보이는 필름을 관찰하기 위해 중앙부분에 밝은 광원을 추가한 워드레이(Wardray) 관찰 박스. B. SDI 방사선 판독기 - 외부의 빛을 차단하고 확대경이 내장된 필름 뷰어, 구강내촬영법으로 촬영된 필름을 관찰할 때 사용된다.

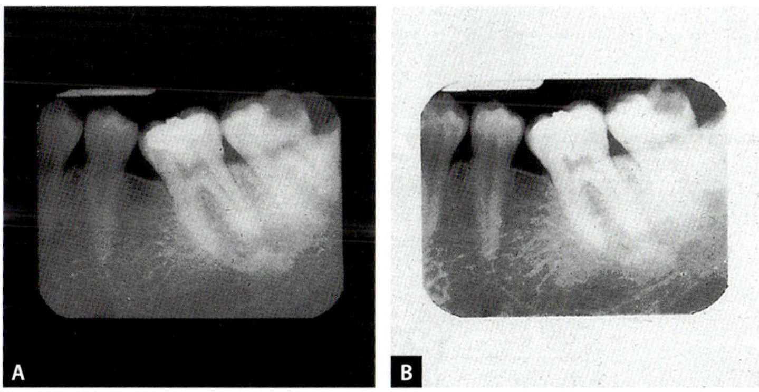

그림 17-2. 각기 다른 관찰 조건에 따른 차이를 보여주는 동일한 치근단촬영상. A. 배경을 검은색으로 했을 때. B. 배경을 흰색으로 했을 때. 특히 A 사진에서 큰어금니 부근이 보다 세부적으로 보이는 점을 주의깊게 관찰한다.

시각적인 영상이 생성되는지에 대해서도 5장에서 설명했다. 이 두 장章에 대한 이론을 검토해 볼 필요가 있다. 다시 말하자면, 방사선사진에 나타나는 최종적인 영상은 필름 현상 방식이든 디지털처리방식이든 모두 3차원으로 된 구조물이 서로 겹쳐진 상태로 다양한 검은색과 흰색, 회색을 통해 2차원 상에 표현된 영상이다.

방사선사진의 품질 평가

치과치료전문가들이 방사선영상을 정확히 평가하고 판독하기 위해선 해당 방사선영상이 무엇을 보여주고 어떤 구조가 나타나야 하는지 알아야 한다. 바로 이러한 이유 때문에 방사선촬영술을 다루는 글에서는 다음과 같은 내용이 포함된다.

1. 각각의 영상이 촬영되는 이유
2. 각각의 영상이 촬영되는 방법
3. 촬영된 방사선영상에서 관찰되는 해부학적 특징과 촬영부위

방사선촬영술에 관한 이런 실질적인 지식을 갖춘 치과치료전문가들만이 필름으로 현상되었거나 디지털방식으로 처리된 개별적인 영상들에 대해 전반적인 평가를 내릴 수 있다.

필름 영상

상질에 영향을 끼칠 수 있는 실질적인 요인들은 15장에서 이미 논의되었으며 요약하면 다음과 같다.

- 방사선 장비
- 영상수용기 – 필름 또는 필름과 증감지 혼합
- 현상처리 processing
- 환자
- 촬영자의 방사선촬영 기술

필름 영상은 위의 요인들을 종합해서 그리고 최종적으로 생성된 영상에 대한 몇 가지 질문을 통해 평가될 수 있다. 평가를 위한 질문 사항은 다음과 같다.

- 방사선촬영 기술
- 노출 인자와 필름의 농도
- 현상처리 processing

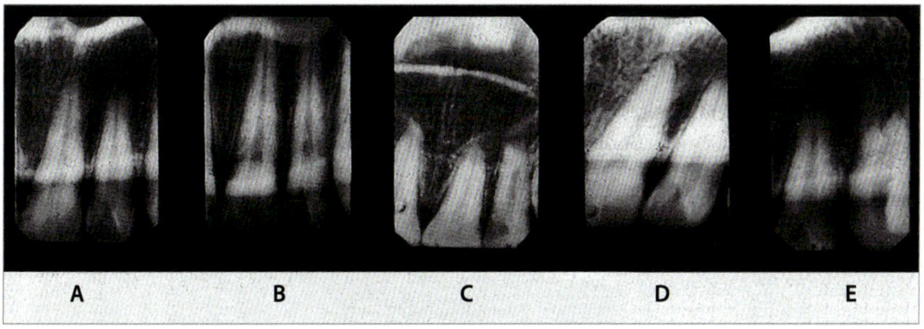

그림 17-3. 방사선촬영 기술에 따라 동일 피사체의 영상-필름 영상이든 디지털영상이든-이 어떻게 달라질 수 있는지를 보여주는 예. A. 올바른 촬영. B. 잘못된 수직 각도화(angulation)으로 인해 영상이 확대된 경우. C. 잘못된 수직 각도화로 인해 영상이 축소된 경우. D, E는 잘못된 수평편 각도화로 인해 이미지가 왜곡된 예를 보여준다.

다음의 질문은 평가를 위한 질문 예시이다.

기술(그림 17-3 참조)

- 어떤 촬영 기술이 적용되었는가?
- 환자와 필름, 엑스선관구는 어떻게 위치되었는가?
- 동일한 유형의 방사선사진들과 비교했을 때 해당 촬영은 잘 된 경우에 해당하는가?
- 어느 정도의 왜곡이 발생했는가?
- 영상이 축소 또는 확대되지는 않았는가?
- 회전 rotation 이나 비대칭은 없는가?
- 영상의 해상도와 선예도는 어느 정도인가?
- 필름에 포그 현상이 생기지는 않았는가?
- 인공구조물의 음영이 나타나지는 않았는가?
- 기술적 변수들이 최종적인 방사선영상에 어떻게 영향을 끼쳤는가?

노출 인자(그림 17-4 참조)

- 방사선영상이 촬영자가 의도한 목적에 맞게 정확히 촬영되었는가?
- 방사선의 과도한 조사로 사진이 지나치게 어둡지는 않은가?
- 방사선의 조사 부족으로 사진이 너무 밝게 나오지는 않았는가?
- 대조도는 어떤가?
- 노출 인자의 변수가 검사하고자 하는 부위에 어떤 영향을 끼칠 것인가?

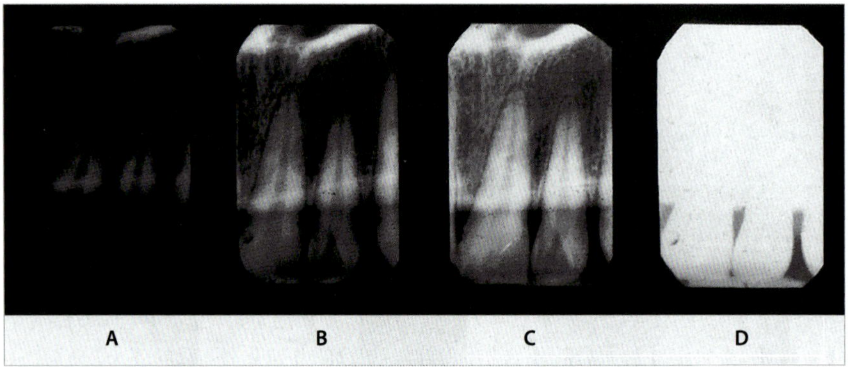

그림 17-4. 필름에 현상되는 영상의 조사 조건(관전류량[mAs] - 관전류[tube current] 또는 조사 시간[exposure time])의 조정에 따른, 또는 디지털영상의 밝기 조정에 따른 흑화의 차이

현상

- 방사선사진이 올바르게 현상되었는가?
- 현상 과다 overdevelopment 로 인해 사진이 너무 어둡지 않은가?
- 현상 부족 underdevelopment 으로 인해 사진이 너무 밝지는 않은가?
- 유제가 오염되어 방사선사진이 덜 정착되지는 않았는가?
- 필름의 건조 상태는 어떤가?

디지털영상

디지털영상에 영향을 줄 수 있는 실질적인 요인들은 무엇이고, 디지털영상은 어떻게 생성되며, 해당 영상을 컴퓨터 소프트웨어로 어떻게 수정할 수 있는지 5장에서 설명했으며 요약하자면 다음과 같다.

- 영상수용기 – 고체 형광체판 또는 광자극 형광체판 photostimulable phosphor plate
- 컴퓨터 영상처리 processing 와 영상 강조 enhancement
- 환자
- 촬영자와 방사선촬영 기술

필름 영상의 경우와 마찬가지로 디지털영상 역시 위에 언급된 요인들을 종합해서 그리고 최종적으로 생성된 영상에 대한 몇 가지 질문을 통해서 평가될 수 있다. 평가를 위한 질문 사항은 다음과 같다.

- 방사선촬영 기술
- 영상처리 processing

기술

- 어떤 촬영 기술이 적용되었는가?
- 환자와 디지털수용기, 엑스선관구는 어떻게 위치되었는가?
- 동일한 유형의 방사선사진들과 비교했을 때 해당 촬영은 잘 된 경우에 해당하는가?
- 어느 정도의 왜곡이 발생했는가?
- 관심영역이 모두 잘 포함되어 있는가?
- 영상이 축소 또는 확대되지는 않았는가?
- 회전 rotation 이나 비대칭은 없는가?
- 영상의 해상도와 선예도는 어떤가?
- 인공구조물의 음영이 나타나지는 않았는가?
- 기술적 변수들이 최종적인 방사선사진의 영상에 어떻게 영향을 끼쳤는가?

참고: 기술적인 측면의 질문 내용은 필름 영상의 경우와 거의 동일하다. 방사선사진의 상질은 영상수용기로 무엇을 사용하든 상관없이 전적으로 높은 품질의 실질적인 방사선촬영 기술에 의해 좌우된다.

영상처리

- 대조도는 최적의 상태인가?
- 밝기는 최적의 상태인가?
- 영상의 질은 최적의 상태로 증강되었는가?
- 확대는 최적의 상태인가?

경험상, 영상의 질 평가는 장황한 설명이 필요한 분야는 아니지만 그렇다고 절대 간과될 수도 없는 부분이다. 방사선사진의 질적 요인은 진단을 위한 도구로서 제대로 된 역할을 수행하지 못하며 경우에 따라서는 진단적 가치를 확보하지 못할 수도 있다. 비록 필름 영상을 사용하는 데 익숙한 치과치료전문가일지라도 함께 일하는 치과 의사가 '디지털방식을 채택'하기로 결정한다면 시간을 투자해 디지털영상의 특성을 이해하고 컴퓨터 소프트웨어의 강력한 기능을 통해 생성되는 디지털영상의 활용도를 이해하기 위해 노력해야 한다.

정상적인 해부학적 구조에 대한 세부적인 지식

치과치료 전문가가 턱에 발생하는 수많은 질환의 비정상적인 병변을 구분할 수 있으려면 먼저 정상적인 해부학적 구조가 방사선영상에서 어떻게 나타나는지 자세하게 알아야 한다. 경 · 연질 조직의 해부학적 구조를 포괄적으로 알고 있어야 하고 다음과 같은 사항에 대해서도 충분히 숙지하고 있어야 한다.

- 판독하고 있는 방사선사진의 유형(예, 일반적인 촬영법으로 얻은 방사선영상인지 또는 단층촬영 영상인지)
- 환자와 영상수용기, 엑스선관구의 위치

이 모든 정보들을 숙지하여야만 관찰자는 방사선영상에서 다양한 해부학적 구조를 알 수 있다.

병리성 질환에 대한 세부적인 지식

방사선사진의 판독은 다양한 질환에서 나타나는 각각의 전형적인 패턴과 시각적인 특성을 얼마나 정확히 숙지하고 있는가에 의해 좌우된다. 치과치료전문가들이 가장 빈번하게 마주칠 뿐 아니라 확실히 구분할 수 있어야 하는 주요 질환들이 방사선영상에서 어떻게 보이는지 18~22장에서 소개된다.

체계적인 접근법

중요한 정보를 하나라도 놓치지 않기 위해서는 영상을 관찰할 때 체계적인 접근법이 필요하다. 이 체계적인 접근법은 아래와 같이 적용된다.

- 전체적인 방사선영상
- 구체적인 병변 부위

전체적인 방사선사진

체계적인 접근법을 가지고 논리적이고 순차적으로 분석하면 획득된 영상에 대해 충분히 분석할 수 있다. 뒤에 이어지는 여러 장章에서 몇몇 체계적인 접근법이 제안된다. 그림 17-5는 치과용 파노라마방사선사진(13장 참조)을 전체적으로 판독하는 바람직한 체계적인 접근법의 예를 보여준다. 그림에서 소개된 것처럼 순차적인 절차에 입각해서 방사선사진을 판독하려면 그에 걸맞는 훈련이 필요하다. 체계적인 접근법이 없이는 판독 중에 특이하거나 비정상적인 것을 발견하더라도 누락될 수 있다.

구체적인 병변 부위

체계적인 병변 부위를 묘사하려면 아래의 사항들이 포함되어야 한다.

- 해부학적 위치
- 크기
- 형태
- 윤곽/가장자리 또는 주변 periphery
- 관련 방사밀도 radiodensity 와 내부 구조
- 주변 인접 구조에 미치는 영향
- 해당 병변이 생긴 날짜(알 수 있는 경우)

이런 체계적인 접근법은 방사선을 이용한 병변 진단을 원활히 할 수 있다.

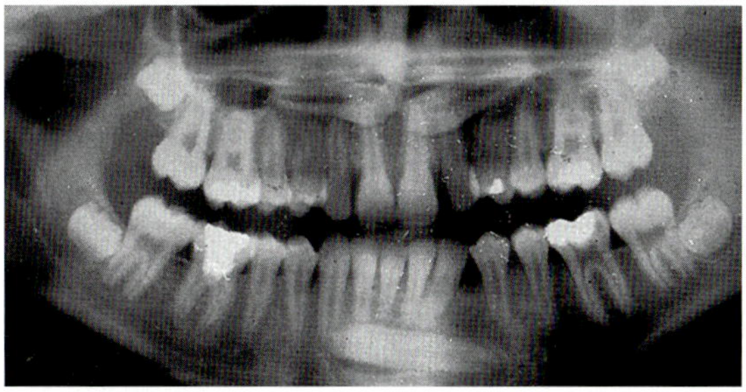

전체 필름의 포괄적인 검토

1. 환자의 역연령(chronological age)에 주목한다.
2. 정상적인 모든 해부학적 음영들의 윤곽선을 확인하고 각각의 형태와 음영밀도를 비교한다.

치아

3. 특히 다음에 주목한다.
   a. 치아의 숫자
   b. 발달 단계
   c. 포지션
   d. 치아머리 상태
      (i) 충치
      (ii) 수복물
   e. 치아뿌리상태
      (i) 길이
      (ii) 봉(filling)
      (iii) 수복물
      (iv) 치아머리와 치아뿌리의 비율

치아뿌리끝 조직

4. 특히 다음에 주목한다.
   a. 치조경선(lamina dura)의 보전 상태
   b. 치아뿌리끝 주변의 방사선투과상이나 불투명체 유무

치주 조직

5. 특히 다음에 주목한다.
   a. 치주 인대(periodontal ligament)의 넓이
   b. 능선뼈(crestal bone)의 수평과 영상의 질(quality)
   c. 수직 또는 수평 방향의 뼈 손실
   d. 치아뿌리이개부 병소(furcation involvement) 유무
   e. 치석(calculus) 유무

아래턱뼈 몸통(body of the mandible)과 아래턱가지(ramus of the mandible)

6. 주목할 점
   a. 형태
   b. 윤곽선
   c. 하경계면(lower border)의 두께
   d. 지주(trabeculae)의 패턴
   e. 방사선투과성 또는 방사선불투과성을 보이는 부위
   f. 아래턱 머리부위(condylar heads)의 형태

기타 구조

7. 다음과 같은 것들이 포함된다.
   a. 공동(antra)
      (i) 바닥과 전벽, 후벽의 윤곽
      (ii) 음영밀도
   b. 코안 공간(nasal cavity)
   c. 붓돌기(styloid processes)

그림 17-5. 치과용파노라마 샘플과 해당 유형의 필름을 관찰하는 체계적인 순서의 예

이전 영상과의 비교

비교를 위해 이전에 촬영된 영상들을 활용할 수 있다면 방사선사진을 판독하는데 커다란 도움이 된다. 진행이나 성장 속도, 또는 회복 정도를 확인하기 위해 해당 병변의 실재와 크기, 특징 등을 비교할 수 있다.

참고: 비교하려는 사진들이 유사한 기술로 촬영되었고 농도도 비슷한지 세심한 주의를 기울여야 한다.

결론

화질의 좋고 나쁨을 떠나서 방사선사진 판독의 성공 여부는 궁극적으로 관찰자가 방사선사진에 나타난 영상들을 얼마나 잘 이해하고, 정상적인 해부학적 구조의 형태뿐 아니라 관련된 병리성 질환의 두드러진 특징을 얼마나 잘 구분할 수 있는지에 달려 있다.
다음에 이어지는 장들에서는 이런 능력이 필요함을 강조하고 이전에 대략적으로 설명했던 해석 방법의 기초를 보강할 것이다.

18장. 치아우식(부식)증과 수복물에 대한 평가

서문

우식증 caries 라는 단어를 사용할 때는 보이지 않는 우식과정 caries process 과 우식병소 caries lesion 를 둘 다 묘사하곤 한다. 방사선촬영술 radiography 의 역할과 가치를 이해한다면 우식과정과 우식병소의 차이를 이해하는 것은 매우 중요하다.

우식과정은 치태 plaque 의 세균막 biofilm 과 치아 경조직 사이의 상호작용이다. 세균막 biofilm 은 왕성한 신진대사를 하는 미생물의 집합체로서, 미생물은 당(예, 자당 또는 포도당)을 발효시킬 수 있어서 산을 만들어내기 때문에, 1~3분 안에 pH를 5까지 내릴 수 있고 치아 경조직의 탈회 demineralization 를 일으킨다. 산은 타액과 섭취된 미네랄에 의해서 중화될 수 있어서 재광화 remineralization 된다. 이런 과정들이 모두 우식병소 caries lesion 를 만들고, 우식병소는 임상적으로 또는 방사선촬영으로 보일 수도 있고 보이지 않을 수도 있다. 병소를 볼 수 있는지의 여부는 탈회와 재광화 사이의 정도와 균형에 달려 있다.

이번 장의 전반부는 교익촬영법 bitewing radiograph 으로부터 구치 posterior teeth 안에 있는 우식증을 발견하는 것에 중점을 둔다. 후반부는 수복물 restorations 을 평가할 때 살펴봐야 할 중요한 측면들을 요약하고 교익촬영상을 해석하는 체계적인 방법을 대략적으로 설명한다.

우식증의 분류

우식증의 병소 lesions of caries 는 대개 손상된 치아의 해부학적인 면으로 분류되고 기술된다. 사용되는 전문용어는 다음과 같다.

- 오목우식 pit caries 또는 틈새우식 fissure caries
- 평활면우식 smooth surface caries

- 사기질우식 enamel caries
- 치아뿌리우식 root caries
- 초기우식 primary caries –수복되지 않은 표면에서 발달하는 우식증
- 이차우식 또는 재발성우식 secondary or recurrent caries – 수복물에 인접하여 발달하는 우식증
- 잔여우식 residual caries – 치아를 채우기 전에 남아 있던 탈회 조직

또한 우식병소 lesions of caries 는 우식과정 caries process 의 활성도에 따라 분류되고 기술된다. 사용되는 전문용어는 다음과 같다.

- 활성우식증 active caries
  - 다발성치아우식증 rampant caries - 동일한 환자에게 여러 가지 우식증이 활성화된 상태. 대개 우식증이 없는 표면에 생긴다. 매우 어린 아이들에게 생기는 우식증은 종종 우유병치아우식증 bottle caries, nursing caries 이라고 불린다.
  - 유아기우식증 early childhood caries
- 정체우식증 arrested caries 또는 비활성우식증 inactive caries

질병의 정도

우식증은 병소의 정도나 크기에 따라 기술된다. 일반적으로 질병이 4단계로 분류된다.

- D1 – 치아 표면이 손상되지 않았고 임상적으로 사기질 enamel 병소를 발견할 수 있다.
- D2 – 임상적으로 사기질 enamel 에서 빈공간 cavity 을 발견할 수 있다.
- D3 – 임상적으로 상아질 dentine 에서 병소를 발견할 수 있다.
- D4 – 속질 pulp 로 들어간 병소

이 차이는 관리 면에서 중요하다. D1과 D2 수준에 있는 병소들은 일반적으로 예방조치 preventative measures 를 하여 관리가 되지만, D3와 D4 수준에 있는 병소들은 수복치료 restorative treatment 가 필요하다. 따라서 우식증의 병소를 발견하고 질병의 수준을 평가하는 능력은 임상 치료를 결정하는 데 가장 중요하다.

우식증의 진단과 발견

진단은 질병의 징후 sign 와 증상 symptom 으로부터 질병을 판단하는 것으로 정의되었다. 우식증 진단에서 진단은 병소를 발견하고 질병의 진행 정도를 결정하는 것을 모두 포함한다. 치과의 방사선촬영은 병소를 찾는 데 사용되는 하나의 방법이지만 진행의 활성도에 대한 정보는 주지 않는다. 병소를 발견하는 여러 가지 방법들은 여러 다른 부위에도 이용될 수 있다.

교합면우식증 Occlusal caries

- 깨끗하고 건조한 치아를 직접적으로 보는 임상검사
- 교익촬영법 Bitewing radiography
- 레이저 형광법 laser fluorescence (충치진단기 DIAGNOdent [KaVo, Germany])
- 전기전도도 측정 Electrical conductance measurements, ECM

인접면우식증 approximal caries

- 깨끗하고 건조한 치아를 직접적으로 보는 임상검사
- 조심스럽게 탐지하기 gentle probing
- 성인과 어린이 대상의 교익촬영법 Bitewing radiography (구치 posterior teeth)
- 치근단평행촬영법 paralleling technique periapical radiography (앞니 anterior teeth)
- 섬유광학적 투조 fibreoptic transillumination, FOTI
- 초기우식증 탐지장비 light fluorescence, QLF
- 선택적이고 일시적인 치간이개 elective temporary tooth separation
- 초음파검사 ultrasound

이차우식증 또는 재발성우식증 (수복물 restoration 에 인접하여 발달하는 우식증)

- 깨끗하고 건조한 치아를 직접적으로 보는 임상검사
- 조심스럽게 탐지하기 gentle probing

• 교익촬영법 Bitewing radiography

우식증 병소의 방사선촬영

필름 패킷 film packet 과 디지털검출기(솔리드 스테이트와 영상판)를 영상수용기 image receptor 로 사용하는 교익촬영법은 9장에서 설명하였다. 우식증 검사를 하는 경우, 필름 패킷과 영상판이 선호되는데, 같은 크기일 경우 고체검출기의 이미지 영역이 더 작기 때문이다. 연구 보고에 따르면 한 영상당 인접치 표면이 평균적으로 세 개 정도 덜 보인다. 인접면우식증 병소는 30~40% 정도의 탈회가 이루어졌을 때 방사선사진상으로 발견되기 때문에, 병소가 정상적인 사기질 및 상아질과 구별되어 보인다. 초기의 미묘한 변화를 살펴보고자 할 때, 필름과 디지털 이미지의 경우 양질의 영상의 중요성은 17장에 설명되어 있는 것처럼 아무리 강조해도 지나치지 않다. 확대는 그림 18-1에 보이는 것처럼 특별히 중요하다.

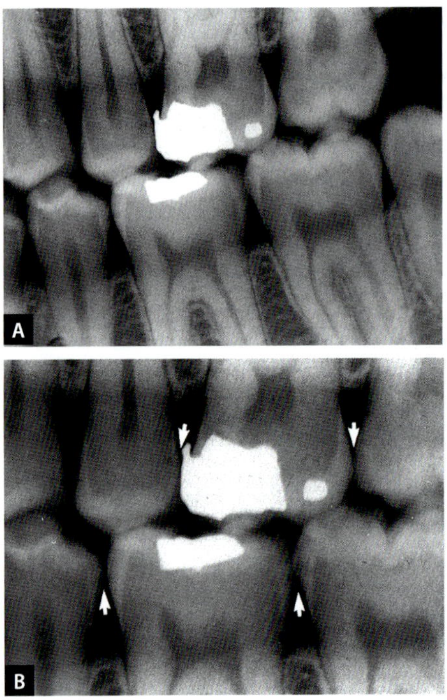

그림 18-1. **확대 효과.** **A.** 큰어금니와 작은어금니 안에 있는, 거의 보이지 않을 정도로 매우 작은 인접면 병소를 보여주는 교익촬영상. **B.** 같은 교익의 확대된 중앙 부분. 인접면 병소(화살표)를 더 분명하게 보여준다.

우식증 활성의 방사선사진 평가

단일 교익촬영상은 하나 이상의 우식증 병소를 실제로 보여주지만 우식증의 활성도에 관한 정보를 주지 않는다. 우식증은 느리게 진행하는 질병이기 때문에, 질병의 진행과정과 우식증 활성은 오랜 시간에 걸쳐 주기적인 방사선사진 검사를 해야만 평가될 수 있다.

「치과용방사선촬영술의 선정기준 Selection Criteria in Dental Radiography」 책자의 권고안에 따르면 후속 방사선촬영의 빈도는 환자의 우식증 위험도 caries risk 와 관련되어 있다(6장 표 6-1 참조). 책자에는 아동과 성인의 우식증 위험도에 따른 방사선촬영술의 선정기준 Selection Criteria for Radiographs According to Caries Risk Status for Children and Adults 이라는 제목의 매우 유용한 요약표가 들어 있다. 그 표는 협회의 승인을 얻어 표 18-1에 복사해 놓았다. 이 표에서 볼 수 있는 것처럼, 치아우식증 고위험군 아동과 성인 환자의 경우 6개월을 주기로 방사선촬영을 권고한다. 중위험군 환자의 경우 12개월을 주기로, 저위험군 환자군에서는 성인의 경우 2년, 초기 치아 상태에 있는 아동의 경우 12~18개월을 주기로 방사선촬영을 권고한다.

우식증 병소의 진행을 감시하기 위해 사용되는 방사선사진은 기하학적으로 동일해야 한다. 그래서 영상수용기 유지장치 image receptor holder 와 빔조준장치 beam-aiming device 가 필요하다(9장 참조). 방사선사진은 또한 비교할 만한 뚜렷한 차이와 농도를 획득할 수 있도록 방사선의 노출량을 조절해야 한다. 디지털 영상은 같은 비율로 복제해서 겹쳐 놓을 수 있고 한 영상에 있는 정보를 다른 영상에서 빼내 비교영상을 만들 수 있다. 이 비교 영상은 두 번의 검사에서 일어난 변화를 보여준다.

우식증 병소를 보여주는 방사선사진의 모습

우식증의 병소가 진행되고 커져감에 따라, 치아머리나 치경부에서 방사선투과성의 영역이 다른 모양으로 나타난다. 이 모양들은 상당히 특징적이고 병소의 위치와 크기에 따라 다양하다. 이 모양들은 그림 18-2에서 도해하여 나타냈고 예는 그림 18-3에 있다.

기타 중요한 방사선사진 모양

방사선사진으로 우식증 병소를 발견하는 것이 언제나 간단하진 않다. 다음과 같은 이유로 복잡해질 수 있다.

- 잔여우식증
- 접착 수복물 adhesive restoration 의 방사밀도
- 치경부소환 cervical burn-out 또는 치경부투광도 cervical translucency
- 아말감 수복물 아래 상아질의 변화

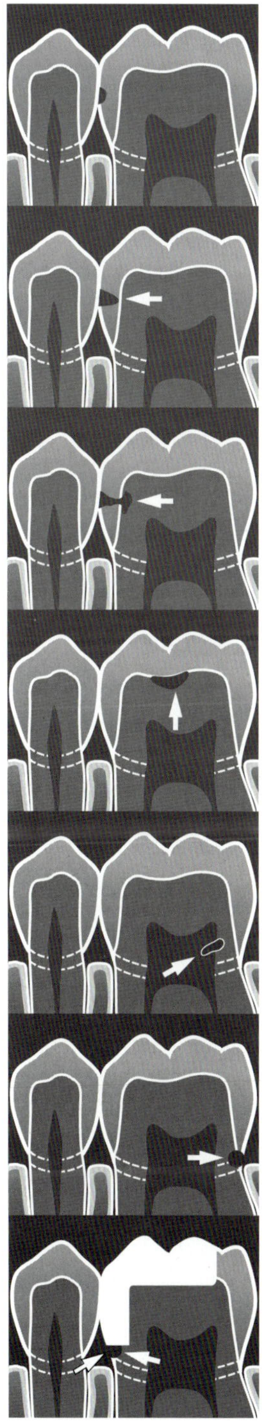

인접면우식증이 사기질에만 있다.

상아·사기질 경계(EDJ)로 확장된 인접면우식증

상아질 속으로 확장된 인접면 우식증

상아질 속으로 확장된 교합면 우식증. 사기질 음영을 눈으로 볼 수 없다.

볼쪽(buccal)/혀쪽(lingual) 우식증

치아뿌리우식증

수복물에 접하여 생긴 우식증 (이차적 또는 재발성)

그림 18-2. 여러 가지 우식증의 병소들의 모양과 방사선사진을 보여주는 도해

표 18-1. 아동과 성인의 우식증 위험도에 따른 방사선촬영술의 선정기준(Selection Criteria for Radiographs According to Caries Risk Status for Children and Adults)의 요약.

출처: 「치과용방사선촬영술의 선정기준[Selection Criteria in Dental Radiography, 2004]」(영국 로얄 외과 대학의 영국치과협회(Faculty of General Dental Practice)[UK]의 승인을 받았음)

아동과 성인의 우식증 위험도에 따른 방사선촬영의 선정기준								
위험분류	방사선사진지침	우식증 위험 요인들						
		사회적 영향	병력	식습관	불소의 사용	치석 관리	침	임상적인 증거
우식증 고위험	새로운 병소나 활성화된 병소가 보이지 않고 환자가 다른 위험 분류에 들어가기 전까지 6개월 간격*으로 후방 교익방사선촬영 * 교익은 더 자주 해선 안 되고 이 간격을 정당하게 재사용하려면 우식증 위험도를 반드시 재측정해야 한다.	* 사회적으로 불우함. * 형제 간에 높은 우식증 발병율 * 치과 질환에 대한 낮은 지식 * 비정기적인 치과 방문 * 간식을 쉽게 먹을 수 있는 환경 * 치아에 대한 낮은 관심	* 의학적으로 면역력이 떨어짐 * 장애가 있음 * 입안 건조증 * 장기 우식원성 약물	* 잦은 설탕 섭취	* 음료수에 불소가 함유되어 있지 않음. * 불소가 보충되지 않음. * 불소가 함유되어 있지 않은 치약	* 드물고 비효과적인 양치 * 지침을 따르지 않는 관리	* 낮은 분비율 * 낮은 완충능력 * 충치원인균과 젖산이 많다.	* 새로운 병소, 정상보다 이른 발치, 전방 우식증 또는 수복물, 많은 수복물 * 치아의 홈을 메우지 않음. * 고정 교정틀(appli-ance) * 부분적 의치
우식증 중위험	위험도가 변하지 않는다면 1년에 한 번씩 후방교익방사선촬영	고위험 또는 저위험 우식증 분류에 분명하게 들어가지 않는 사람들은 중위험 우식증에 있다고 간주된다.						
우식증 저위험	초기 치아 상태에서 약 12~18개월 간격으로 후방 교익방사선촬영, 영구치아상태에서 2년 간격. 계속적으로 저위험 우식증의 증거가 보인다면 방사선촬영 간격을 더 연장할 수 있다.	* 사회적으로 유복함. * 형제 간에 낮은 우식증 발병율 * 치과질환에 대한 지식이 있음. * 일을 하기 때문에 정기적인 간식을 먹을 수 없음. * 치아에 대한 높은 관심	* 의학적인 문제가 없음. * 신체적인 문제가 없음. * 정상적인 침 분비 * 장기간 약물 복용하지 않음.	* 설탕 섭취가 드뭄.	* 음료수에 불소가 함유되어 있음. * 불소 보충물이 사용됨. * 불소가 함유된 치약이 사용됨.	* 빈번하고 효과적인 양치 * 지침을 엄수함.	* 정상적인 분비율 * 높은 완충능력 * 충치원인균과 젖산균이 적다.	* 새로운 병소가 없음 * 충치 때문에 발치한 적 없음. * 건강한 앞니 * 수복물이 없거나 적다. * 수년 전에 수복물이 삽입되었다. * 치아의 홈을 메웠음. * 교정틀을 하지 않음.

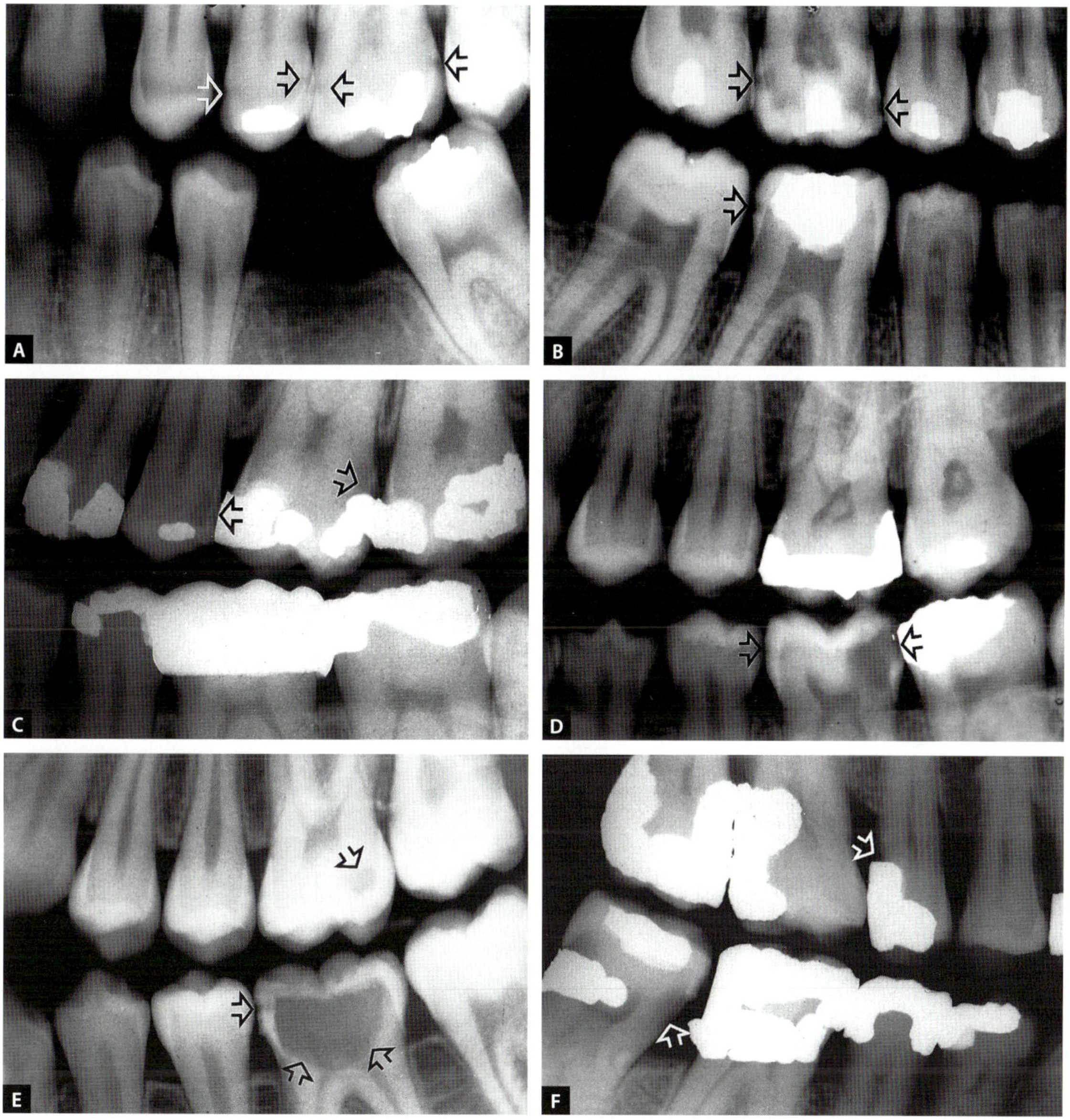

그림 18-3. 전형적인 우식증 병소(화살표)의 예를 보여주는 교익촬영상. A. 작은 인접면 병소 ⌊56. B. 상아질에 광범위하게 발생한 큰 인접면 병소(6⌋) 와 상아질에 발생한 작은 병소 6⌉. C. 상아질 속으로 번진 인접면 병소 ⌊5 와 ⌊6 에 발생한 재발성우식증. D. 작고 광범위한 인접면 병소 ⌈6. E. 작은 교합면 병소 ⌊6 와 ⌈6 의 광범위한 교합면 병소. 작은 인접면 사기질 병소와는 별개이다. 사기질 모자(cap)는 전혀 손상되지 않은 것으로 보인다. F. 7⌉의 치아뿌리우식증과 5⌋의 재발성우식증

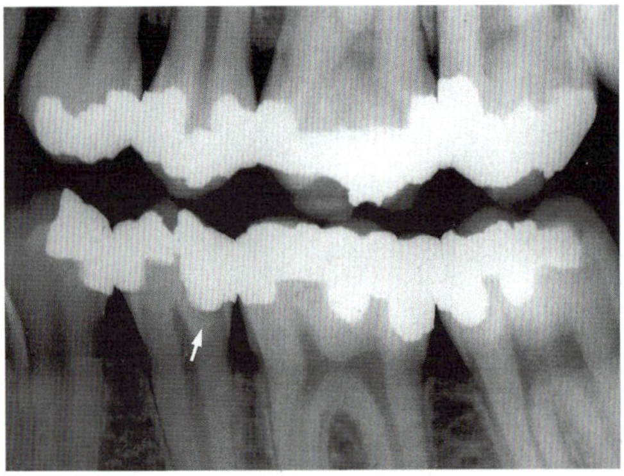

그림 18-4. |5 에 있는 수복물 아래에 있는 잔여우식증(화살표)의 방사선투과성을 보여주는 교익. 병소가 활성인지 비활성인지 평가하는 것은 불가능하다.

잔여우식증

우식증 제거의 근거가 지난 몇 년간 변화하였다. 요즘 상아질우식증을 파낼 때 주목표는 심하게 감염되고, 회복 불가능하게 탈회된 상아질만을 제거하는 것이다. 충치와 치아의 표면 구조를 효과적으로 수복하고 질병의 진행을 막기 위해서이다. 다른 말로 하면, 탈회된 조직(잔여 충치)이 충치와 수복된 치아의 바닥에 남아 있다는 것이다. 방사선사진술로, 이 비활성화된 충치는 수복물 아래 방사선투과성 영역을 보여줄 수 있다. 이런 양상은 수복물 아래 활성화된 우식증 병소의 영역과 동일하다(그림 18-4 참조).

접착 수복물의 방사밀도

상아질접착제 dentine bonding agents 와 글라스이오노머시멘트 glass ionomer cements 를 비롯하여, 최근 몇 년간 잘 접착되는 수복물 재료가 개발되어 많은 치아에 비금속충전재 non-metallic fillings 가 채워졌다. 이런 다양한 접착 재료는 방사밀도가 상당히 다양하고, 기존의 아말감처럼 방사선사진 영상에서 하얗게 보이지 않는다. 이것은 그림 18-5에서 볼 수 있다. 이런 재료들에 옆에 있는 우식증 병소는 미세하게 방사선이 투과되어 찾아내는 것이 불가능하지는 않지만 매우 어려울 수 있다.

치경부소환 또는 치경부투광도

방사선 투과음영이 그림 18-6에 있는 도해처럼 종종 치경부에서 눈에 띈다. 이것은 치아의 (해부학적) 구조와 엑스선속의 다양한 투과에 의해 만들어진 인위적인 허상이다. 치경부소환은 치아의 모든 다른 부분들과 골을 지지하는 조직을 고려하면 설명될 수 있다. 둘 다 같은 엑스선빔이 투과해야 한다.

- 치아머리에서 – 밀도가 높은 사기질 표면과 상아질
- 치경부에서 – 상아질만
- 치아뿌리에서 – 상아질과 치조뼈의 볼쪽면과 혀쪽면(그림 18-7 참조)

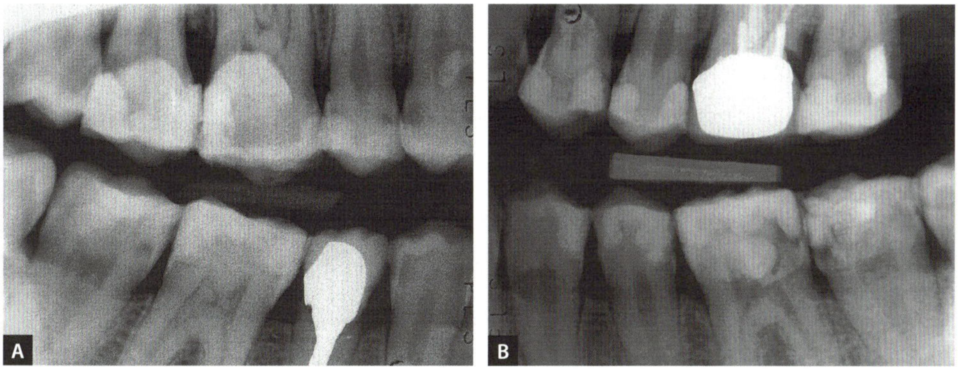

그림 18–5. A. 접착 수복물로 채워진 많은 구치들을 보여주는 오른쪽 교익. B. 접착 수복물로 채워진 많은 구치들을 보여주는 왼쪽 교익(참고: 충전재가 아말감보다 방사선을 더 투과하는 것처럼 보인다. 결과적으로 상아질과 수복물 사이의 차이가 줄어들어 인접면 방사선투과성우식증을 발견하기 어렵게 만든다)(A. Banerjee 박사가 제공)

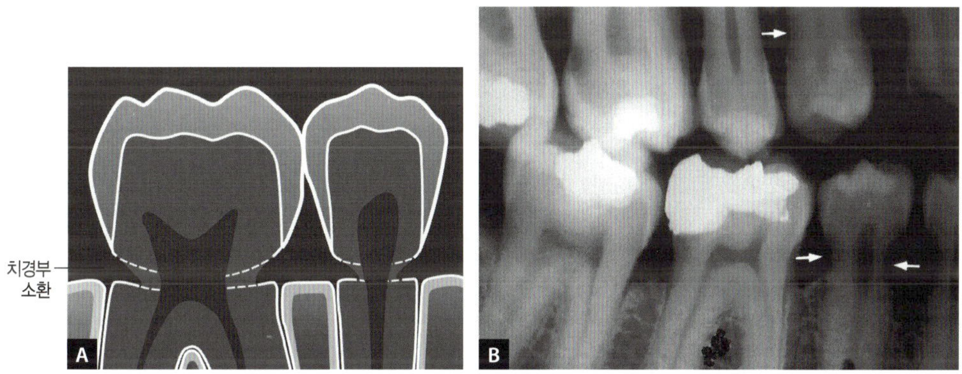

그림 18–6. **치경부소환(Cervical burn-out).** **A.** 치경부소환의 방사선사진 모양을 설명하는 도해. **B.** 작은 어금니의 광범위한 치경부소환(화살표)을 보여주는 교익촬영상. 6|의 원심면에 치경부우식증을 모양과 비교하라.

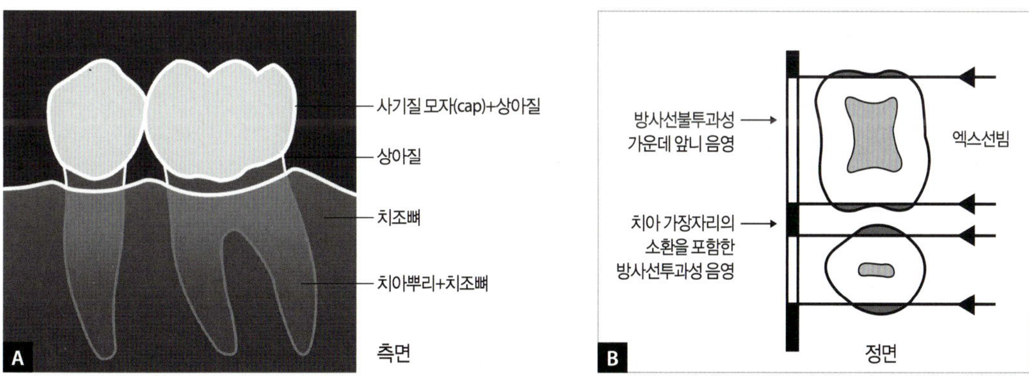

그림 18–7. **A. |56 을 측면에서 나타낸 도해.** 방사선사진 영상을 형성하는 3차원구조를 보여준다. 치경부 부근에 조직이 적은 것에 주목하라. **B. 치경부의 높이에서 본 평면 보기.** 치아의 중앙을 통과하며 볼 때 엑스선빔을 흡수할 만큼 많은 양의 상아질이 있지만, 가장자리에는 적은 양만이 있다. 그래서 치경부의 가장자리는 엑스선빔을 막을 만큼 치밀하지 않아서, 정상적 불투과성 음영은 마지막 방사선사진에서 보이지 않는다.

따라서, 치경부에 있는 치아의 가장자리에, 엑스선빔이 통과할 수 있는 조직이 적다. 따라서 감쇠가 적게 일어나고, 실제적으로 방사선사진상에서 방사선 비투과 음영은 이 영역에 나타나지 않는다. 그래서 이것은 마치 일부 치경부 치아 조직이 존재하지 않는 것처럼, 또는 소환되어 버린 것처럼, 방사선투과성으로 보인다. 치경부소환은 진단상으로 중요하다. 왜냐하면 치경부 충치와 재발성 충치의 방사선투과성 음영과 비슷하기 때문이다. 그러나 치경부소환은 대개 다음의 특징적인 양상들에 의해 구별될 수 있다.

- 치경부소환은 치경부에 위치하고, 위쪽으로 사기질 표면이나 수복물, 아래쪽으로 치조뼈를 경계로 한다.
- 모양이 삼각형이고, 점진적으로 치아의 중앙으로 향하여 잘 보이지 않는다.
- 대개 방사선사진상에 있는 모든 치아들에서 발생하고, 특히 더 작은 작은어금니들에서 발생한다.

그와 반대로 치아뿌리와 재발성우식증 병소들은, 종종 치경부 영역에서 발생하기도 하지만, 분명하게 위와 아래로 표시되는 경계가 없다. 이 병소들은 접시모양 saucer-shaped 이고, 그림 18-2에서 보는 것처럼 지엽적이기 쉽다. 영상으로 확진이 어렵다면, 그 영역을 깨끗하게 물기 없이 닦고 직접적으로 보거나 조심스럽게 탐지 gentle probing 하며 임상진단을 해야 한다.

주목해야 할 점들

- 방사선촬영을 하는 요소들이 더 늘어날 때 소환이 더 분명해진다. 인접면우식증을 발견하는 데 이상적으로 필요하다.
- 대조도를 이용하여 구분할 경우 더 분명해진다. 치아가 금속수복물 metalic restoration 을 포함하고 있다면, 이것은 치경부음영 cervical shadow 위의 영역을 완전히 방사선비투과성 radiopaque 으로 만들 수 있다(그림 18-8과 1장 그림

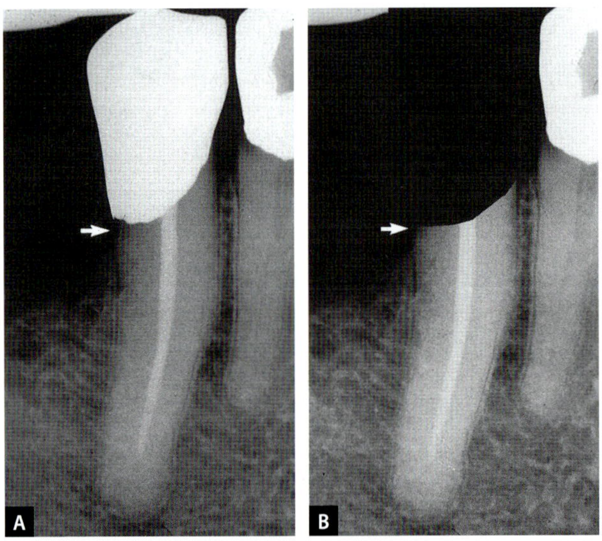

그림 18-8. 대조를 할 때 시각적 지각의 문제. A. 원심 치경부 변인 영역(화살표), 하얀 금속성 수복물 음영의 바로 밑이다. 5|의 방사선투과성처럼 보인다. B. 같은 영상이지만 하얀색 수복물을 까맣게 만들었다. 수복물 아래의 영역(화살표)이 이제 방사선투과성으로 보이는 것이 덜하다.

1-16 참조). 이 영역이 또한 우식증이 재발하는 주요한 자리이므로 진단이 더 복잡해진다.

아말감 수복물 아래 상아질의 변화

우식증에 이어서, 구치 posterior teeth 는 수복할 때 여전히 치과 아말감 dental amalgam 을 사용하여 가장 일반적으로 사용한다. 아말감 amalgam 은 다른 금속과 수은의 합금으로 정의된다. 치과용 아말감에서 수은은 합금 분말과 혼합된다. 합금 분말은 기본적으로 은, 주석, 구리와 아주 소량의 아연을 포함한다. 시간이 흐름에 따라 주석과 아연 이온들은 아래에 있는 탈회된(그러나 반드시 감염된 것은 아닌) 상아질에 방출된다는 것이 보인다. 상아질은 아래 있는 가는 관의 S 모양의 곡선이 생긴다(그림 18-9 참조). 정상 상아질을 만들 수 있는 이 영역은 방사선비투과성 radiopacity 의 성질을 가지고 있어 상대적으로 방사선이 더 투과되는 것으로 보인다. 방사선이 약간 더 투과되는 것으로 보이는 이 정상 상아질은 우식증의 방사선투과성의 음영인 것처럼 보일 수 있어서 진단을 어렵게 만든다.

게다가, 속질 pulp 도 우식증과 이어진 수복 치료에 반응할 수 있는데, 속질 공간의 크기로 줄어든 수복된 이차 상아질을 내려가게 한다.

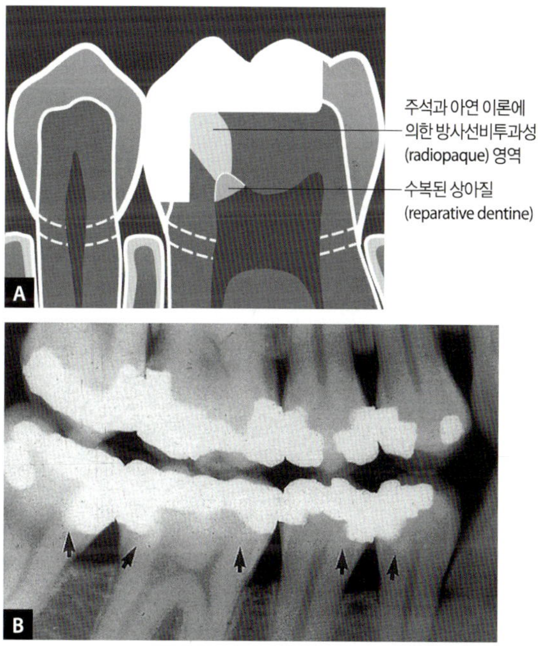

그림 18-9. A. 아말감 수복물 아래 탈회된 상아질로 방출된 주석과 아연 이온에 의해 생긴 S 모양의 방사선비투과성(radiopaque) 영역과 수복된 상아질의 형태를 보여주는 도해. B. 많이 수복된 아래 치아 속 S 모양의 방사선비투과성 음영(radiopaque shadows)(화살표)을 보여주는 교익촬영상(bitewing radiograph)

방사선촬영에 의한 우식증 진단의 한계

이미 설명한 방사선투과성 음영과 방사선비투과성 음영에 의한 진단의 문제들 이외에, 방사선 사진 영상이 가지는 한계점들이 더 있다. 주요 문제들은 다음과 같다.

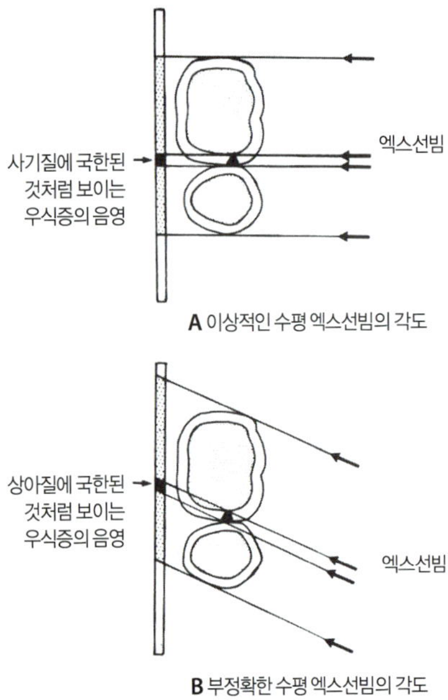

그림 18-10. 사기질에 국한된 우식증 병소의 모양과 정도가 수평 엑스선빔 각도가 변할 때마다 어떻게 달라지는지를 보여주는 도해

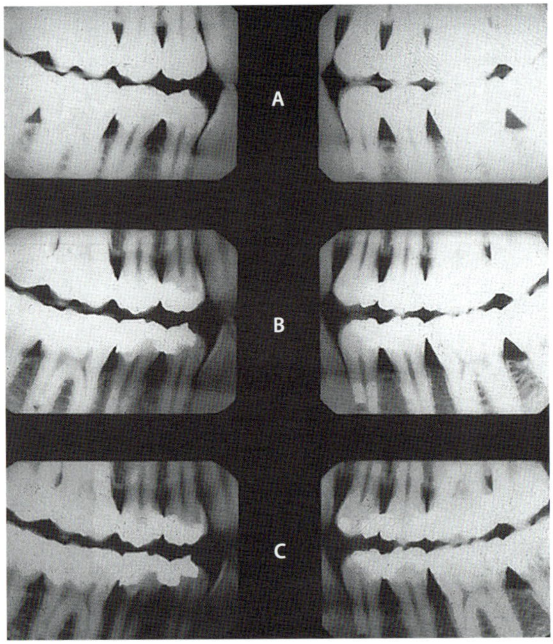

그림 18-11. 세 쌍의 교익촬영상. 같은 환자를 촬영하였지만 피폭 요인들이 다르다. A. 상당히 감소시킨 피폭. B. 약간 감소시킨 피폭. C. 약간 증가시킨 피폭. 사기질, 상아질, 치수 사이의 다양한 차이들에 주목하라.

- 우식증 병소는 대개 방사선사진상으로 보이는 것보다 임상적으로 더 크고, 아주 초기 병소들은 전혀 눈에 띄지 않는다.
- 영상수용기 image receptor 기술의 변화와 엑스선빔의 위치는 우식증 병소의 영상에 상당히 영향을 줄 수 있다. – 수평 관구의 각 horizontal tubehead angulation 을 다르게 하면 사기질에 국한되어 있는 병소가 상아질로 진행된 것처럼 보이게 만들 수 있다(그림 18-10 참조). 그래서 9장에서 설명한 것처럼 정확하고 재현성 있는 기술이 필요하다.
- 피폭 요인들은 필름으로 얻어낸 영상에서 전반적으로 방사선사진을 비교할 때 뚜렷한 영향을 줄 수 있으므로(그림 18-11 참조), 방사선사진상에서 우식증의 병소의 모양이나 크기에 영향을 줄 수 있다.
- 합성과 2차원 영상(필름 또는 디지털)은 다음의 특징들이 언제나 밝혀질 수 없다는 것을 의미한다.
  - 우식증 병소의 정확한 위치 예, 볼쪽 또는 혀쪽
  - 볼쪽, 혀쪽 병소의 정도

- 우식증 병소와 속질 각 pulp horn 사이의 거리. 이 두 음영들은 서로 가깝거나 붙어 있는 것처럼 보일 수 있지만, 둘은 같은 평면에 있지 않을지도 모른다.
- 사기질에 병소가 있다. 덮고 있는 사기질의 밀도가 탈회된 영역을 알아보기 어렵게 만들 수 있다.
- 수복물에 인접하여 생긴 우식증은 수복물 때문에 알아보기 불가능할 수 있다 (그림 18-12 참조).

수복물에 대한 방사선영상의 평가

수복물에 대한 임상 평가

- 언급해야 할 중요한 특징들은 다음과 같다.
- 수복재료의 유형과 방사선밀도, 예를 들면
  - 아말감
  - 주조된 금속
  - 합성물 또는 글래스 아이오노머 같은 치아 색의 재료들(그림 18-5 참조)
- 과형성 overcontouring
- 돌출된 가장자리 overhanging ledge
- 저형성 undercontouring
- Negative ledge 또는 reverse ledge
- 접촉점의 존재
- 와동의 바닥에 수복재료의 적응도
- 주조된 수복물의 변연적합도
- 마찰재 lining material 의 유무
- 마찰재의 방사선 밀도

아래에 있는 치아에 대한 평가

주목해야 할 중요한 특징들은 다음과 같다.

- 재발성우식증

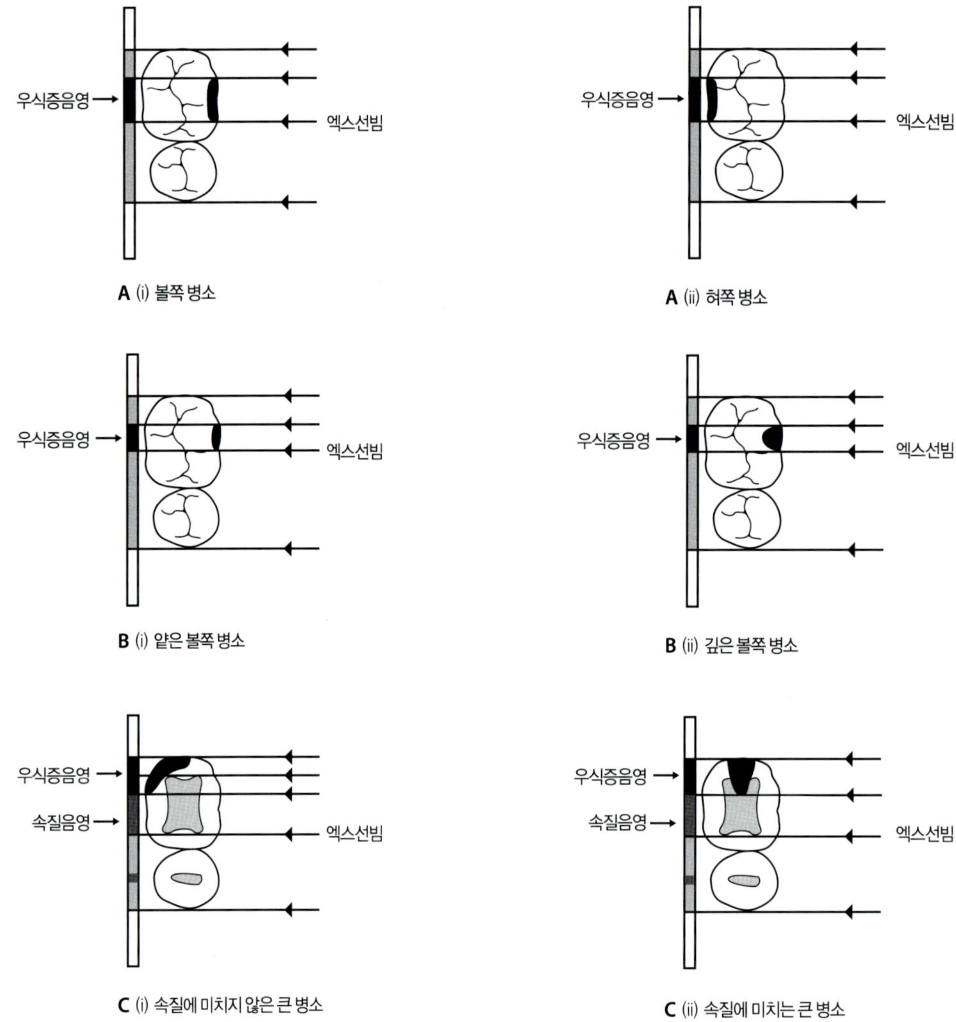

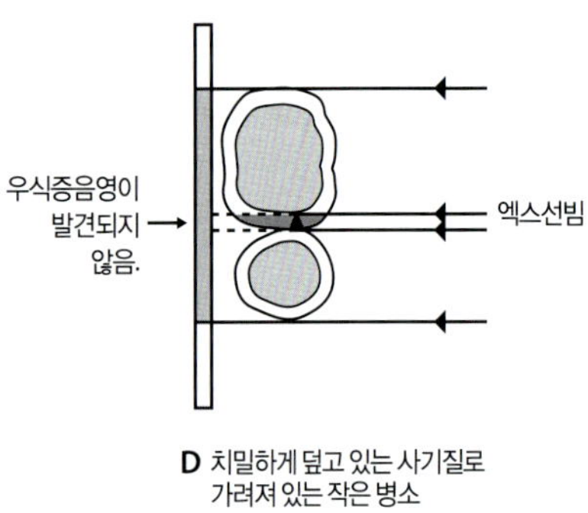

그림 18-12. A. 다른 위치에 있는 볼쪽우식증 병소(i)와 혀쪽우식증 병소(ii)를 보여주는 그림. 비슷한 방사선 음영을 만든다. B. 크기가 다른 얕은 볼쪽 병소(i)와 깊은 볼쪽 병소(ii)를 보여주는 그림. 비슷한 방사선 음영을 만든다. C. (i)은 큰 인접면 병소가 겹쳐져 있지만 치수에 미치지 않았음을 보여주는 그림. (ii) 속질에 미치는 커다란 인접면 병소. 둘 다 비슷한 음영을 만든다. D. 사기질 음영이 겹쳐질 때 방사선이 투과되지 않아 작은 병소가 영상에서 발견되지 않을 수 있는지를 보여주는 그림

- 잔여우식증(그림 18-4 참조)
- 방출된 주석과 아연의 방사선불투과성음영(그림 18-9 참조)
- 속질공간의 크기
- 내흡수 internal resorption
- 속질공간에 치아뿌리 충진재가 있음.
- 핀 pin 이나 포스트 post 의 존재와 위치

이런 특징들 중에 몇 가지를 보여주는 예들은 그림 18-13에 있다.

방사선영상의 한계

다시 한 번 말하면, 방사선영상은 수복을 평가할 때 제한된 정보만을 제공한다. 주요 문제는 다음과 같다.

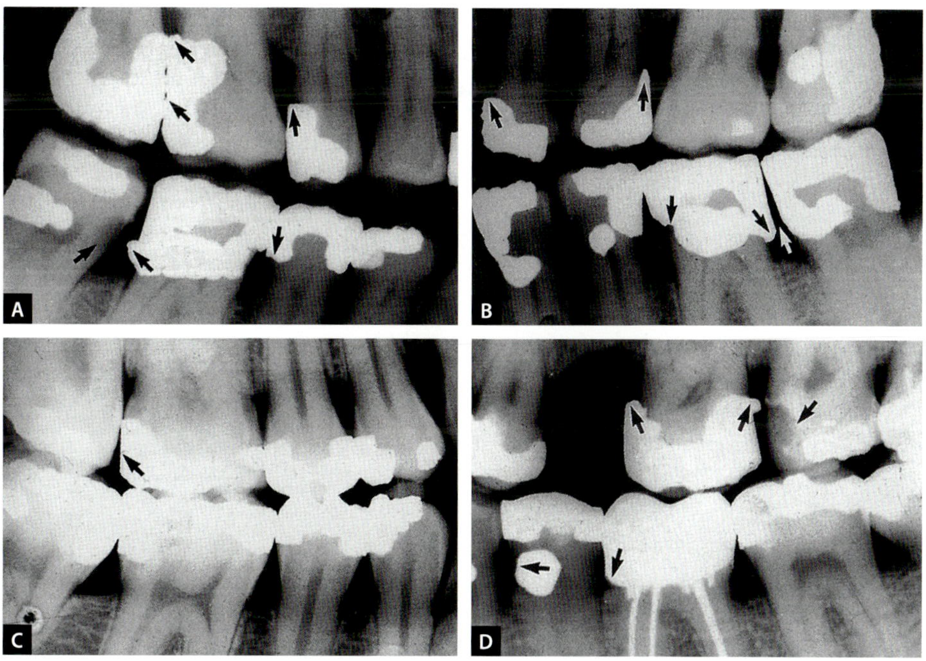

그림 18-13. 심하게 흡수된 치아의 예를 보여주는 교익촬영상. 우려되는 주요 영역들, 즉 돌출된 가장자리, 저형성, 결함이 있는 접촉점과 재발성우식증이 화살표로 표시되어 있다.

- 엑스선관구 위치에서 기술을 다르게 하면 재발성우식증 병소를 알아볼 수 없게 될 수 있다(그림 18–14 참조).
- 치경부소환 음영이 더 뚜렷하게 보이기 쉽다. 위쪽 가장자리에 치밀하고 하얀 수복물이 경계 표시를 하여 대조가 더 차이나기 때문이다(그림 18–8 참조).
- 합성과 2차원 영상이 의미하는 바는 다음과 같다.

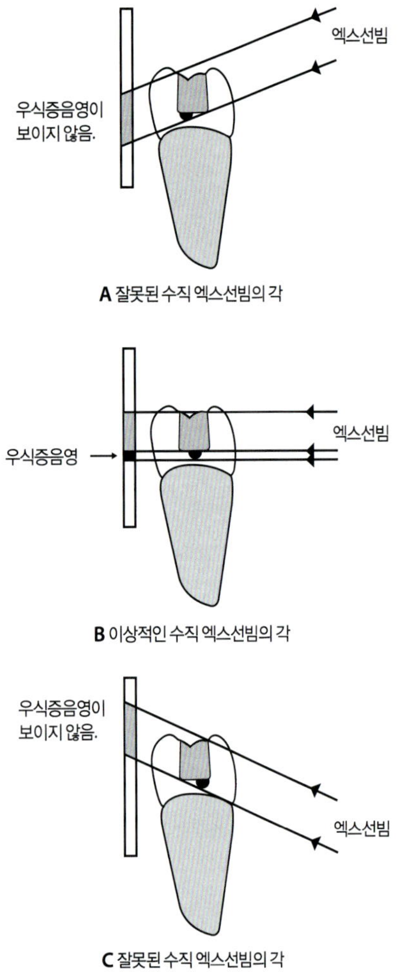

그림 18–14. 잘못된 수직 엑스선빔의 각이 수복물(restoration box)의 바닥에 있는 재발성 병소를 진단하는 데 영향을 준다는 것을 설명하는 그림

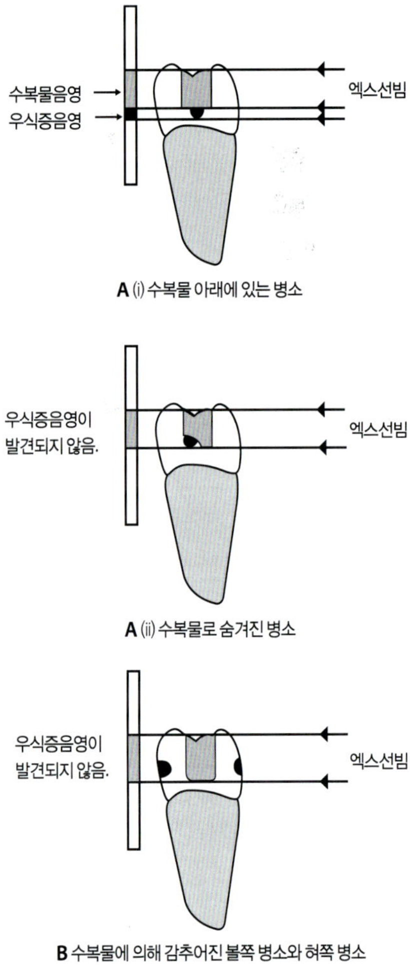

그림 18–15. A. 수복물 아래에 있는 우식증 평가의 어려움을 설명하는 그림. B. 수복 치아에서 혀쪽 병소와 볼쪽 병소를 평가하기 어려움을 보여주는 그림

- 수복물의 일부만이 방사선사진상으로 평가될 수 있다.
- 치밀한 방사선불투과성 수복은 치아의 다른 부분에 있는 우식증 병소를 완전히 알아볼 수 없게 만들 수 있다.
- 인접치간 상자의 바닥에 있는 재발성우식증은 발견되지 않을 수 있다(그림 18-15 참조).

교익방사선사진 해석을 위한 지침

전반적인 비판적 평가

9장에서 설명한「이상적인 품질기준 ideal quality criteria」에 의거하여 교익영상의 질에 대하여 제기되어야 하는 전형적인 질문들은 다음과 같다.

기술(필름 또는 디지털로 얻은 영상들)

- 가지고 있는 치아 required teeth 가 모두 보이는가?
- 위 아래 치아의 치아머리가 보이는가?
- 교합면 occlusal plane 이 수평인가?
- 접촉 면적이 겹쳐졌는가?
- Coning off나 cone cutting이 있었는가?
- 볼쪽과 혀쪽의 끝이 겹쳐졌는가?
- 기하학적으로 이전의 필름과 비교할 만한가?

피폭 요인들(필름으로 얻은 영상들)

- 영상이 너무 어두운가 – 혹시 과도하게 피폭되었는가?
- 영상이 너무 밝은가 – 혹시 피폭이 부족했는가?
- 상아 – 사기 경계를 볼 수 있을 만큼 충분히 피폭되었는가?
- 피폭요인들이 보이는 구조에 어떤 영향을 주는가?
- 치경부소환이 얼마나 잘 보이는가?

시작

윗턱 어금니부위의 원심면 → 윗턱 치아를 각각 자세히 살펴본다. → 윗턱 송곳니의 원심면
↓
아래턱 송곳니의 원심면 → 아래턱 치아를 각각 자세히 살펴본다. → 아래턱 어금니부위의 원심면

끝

그림 18–16. 오른쪽 교익방사선사진 검토 순서

진행 과정(필름으로 얻은 영상)

- 방사선촬영이 올바르게 진행되었는가?
- 과다하게 현상했는가?
- 현상이 부족한가?
- 올바르게 정착했는가?
- 적절하게 세척했는가?

영상처리(디지털방식으로 얻는 영상)

- 대조도 contrast 가 최적인가?
- 밝기가 최적인가?
- 영상 개선 image enhancement 이 최적인가?
- 확대가 최적인가?

체계적인 관찰 systematic viewing

교익방사선사진에 대한 체계적인 관찰 방법은 그림 18-16과 그림 18-17에서 볼 수 있다.

치아머리

1. 사기질 모자(enamel cap)의 가장자리를 따라가라.
2. 상아-사기질경계의 가장자리를 따라가라.
3. 윤곽의 모양에서 변한 점이 있는지 주목한다. 예를 들어 공동현상(cavitation)이 있는지 보라.
4. 인접치아사이 사기질 밀도에 변화가 있는지 주목한다. 예, 우식증이 원인이 된 방사선투과성 삼각형 음영
5. 상아질 밀도에 어떤 변화가 있는지 주목한다. 예를 들어
   * (i) 인접면 치아부식증의 방사선투과성 접시모양 음영
     (ii) 교합면 치아부식증의 방사선투과성 접시모양 음영
   * 합성된 평활면 볼쪽/혀쪽우식증의 방사선투과성 타원형/둥근 음영
   * 아연과 주석 이온에 의한 방사선불투과성 영역
6. 현재 수복물의 존재와 상태를 주목하라. 예를 들어
   * 과형성
   * 저형성
   * 적응
   * 가장자리/돌출(ledges/overhangs)
   * 재발성우식증
7. 치수강의 가장자리/모양을 따라 보며 다음 사항을 주목한다.
   * 치수강의 크기
   * 반응 상아질(reactionary dentine)의 존재
   * 치수석의 존재와 수

치경부/치아뿌리

8. 치경부와 치아뿌리의 치경부부분 1/3의 가장자리를 따라가라.
9. 윤곽에서 달라진 점이 있는지 주목하라. 예, 치아뿌리우식증에 의한 공동현상이 있는가.
10. 치아뿌리상아질의 밀도에 달라진 점이 있는지 주목하라. 예를 들어,
   * 치아뿌리우식증의 방사선투과성 접시모양 음영
   * 치경부소환의 방사선투과성 삼각형 음영 또는 치경의 반투명 음영

그림 18–17. 각각의 치아를 검토하는 순서

19장. 치아뿌리끝주위조직 periapical tissue

서문

이번 장은 뿌리끝주위조직의 영상을 해석하는 방법을 설명한다. 여러 가지 정상 모양을 보여주고, 뿌리끝감염 apical infection 과 관련된 전형적인 변화와 치수괴사 pulpal necrosis 에 따른 감염을 자세하게 기술한다. 다른 방사선사진의 형태를 설명하는 것을 돕기 위해 방사선사진의 형태들은 다양한 근원적인 병적인 과정과 상관관계가 있다.

게다가 종종 해롭기도 한 다른 병소, 즉 치아뿌리조직에서 발생할 수 있고 간단한 감염 변화처럼 보일 수 있는 병소들에 대해서도 요약하였다.

정상적인 방사선영상의 형태

그림 19-1은 윗턱 maxilla 과 아래턱 mandible 의 치아주위경조직의 3차원 해부학적인 구조를 생각나게 하는 그림과 2차원 치근단 방사선영상이다.

정상 치아뿌리조직의 형태는 환자마다, 입 안의 부위마다, 치아 상태 발달의 여러 단계에 따라 다르다. 이런 여러 가지 정상 형태들이 아래에 설명되어 있다.

영구치의 뿌리끝주위조직 periapical tissue of permanent teeth (그림 19–2)

아래의 세 가지 중요한 점을 중심으로 관찰해야 한다.

- 치주인대공간 periodontal ligament space 을 보여주고 치아뿌리 둘레로 가늘고 연속적인 검은 선을 형성하는 방사선투과선 radiolucent line
- 이틀뼈 bony socket 의 치조경선 lamina dura 을 나타내고, 검은 선에 인접하여 가늘고, 연속적인 하얀 선을 형성하는 방사선불투과선 radiopaque line
- 지주 패턴 trabecular pattern 과 주위골 surrounding bone 의 밀도
  - 아래턱에서 뼈소주 trabeculae 는 상당히 두껍고 가까이 붙어 있는 경향이 있다. 그리고 종종 수평으로 가지런하게 배열되어 있다.

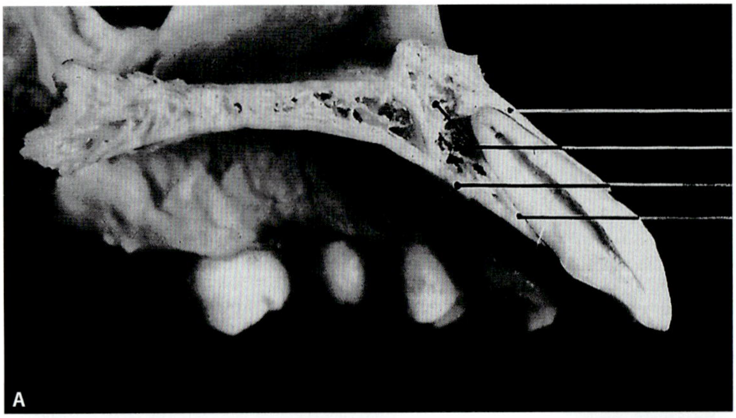

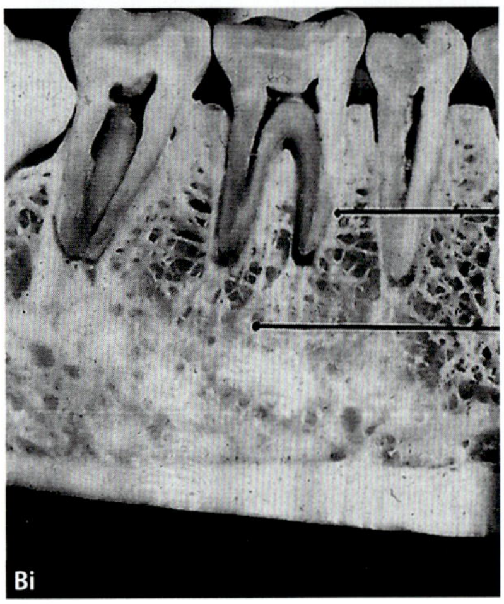

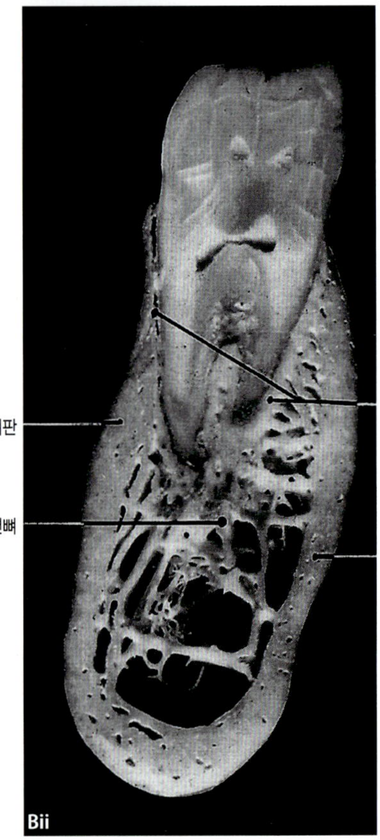

그림 19-1. **A. 윗턱과 중앙 앞니를 관통하는 시상면.** 경조직 해부학적 구조를 보여준다. **B. (i) 아래턱 큰어금니를 통과하는 시상면(sagittal section).** 경조직의 해부학적 구조를 보여준다. **(ii) 아래턱 큰어금니를 통과하는 관상면(coronal section).** 경조직의 해부학적 구조를 보여준다.

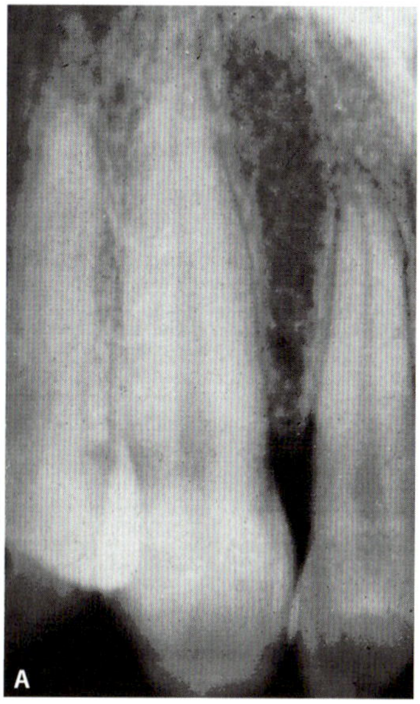

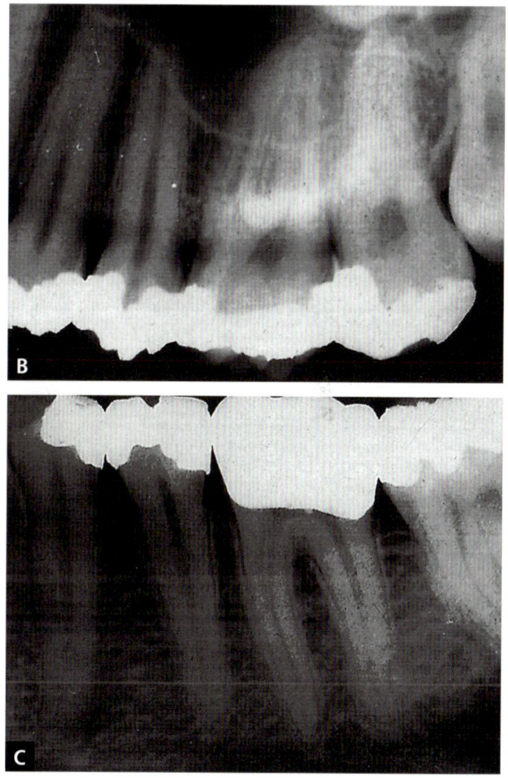

그림 19-2. A. 32|의 치아뿌리끝촬영상(periapical radiography). B. |4567의 치아뿌리끝촬영상(periapical radiography). C. |456의 치아뿌리끝촬영상(periapical radiography). 턱의 여러 부분들에 있는 치아뿌리끝조직의 정상적인 해부학적 구조를 보여주는 방사선사진이다. 치아뿌리끝인대의 연속적인 방사선투과선 음영과 치아뿌리를 둘러싼 이틀경선(lamina dura)의 방사선비투과선을 주의깊게 관찰한다.

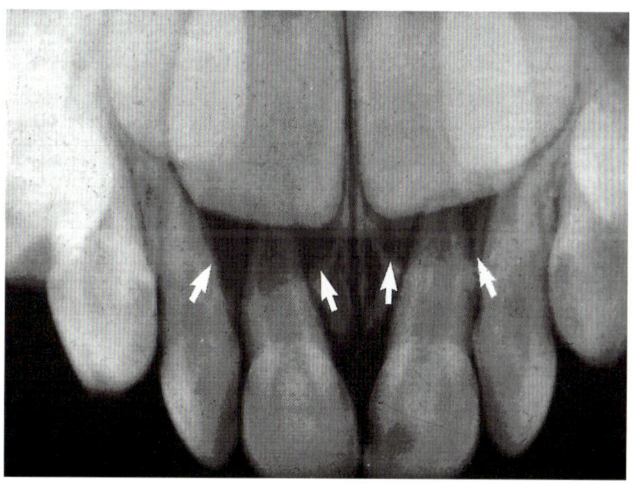

그림 19-3. 4세 아동의 BA|AB의 치아뿌리끝방사선사진. 정상적인 치아뿌리조직을 보여준다. 자라나는 영구 앞니의 방사선투과성 음영(radiolucent crypts)(화살표)과 방사선비투과성 치아머리 때문에 생겨난 음영이 서로 겹쳐 잘 관찰되지 않는다.

- 윗턱에서 뼈소주 trabeculae 는 가늘고, 더 넓게 간격을 두고 있다. 정렬되어 있는 패턴이 뚜렷하게 보이지 않는다.

이런 특징들이 치아뿌리끝 방사선영상 해석의 열쇠를 가지고 있다. 두께, 연속성, 방사선 밀도에서 변화가 있다면 잠재적으로 질병이 있음을 반영하기 때문이다. 설명은 다음과 같다

주목할 점

- 이런 특징들의 정의와 패턴은 환자에 따라, 턱의 부위에 따라, 주위뼈의 밀도, 모양, 두께가 각기 다르기 때문에 매우 다양하다.
- 대조도, 해상도, 합성이 주는 제한점이 이런 특징들을 방사선영상으로 찾아내는 것을 어렵게 만든다. 그래서 이상적인 관찰조건 viewing condition 과 디지털이미지 개선 소프트웨어가 필요하다.

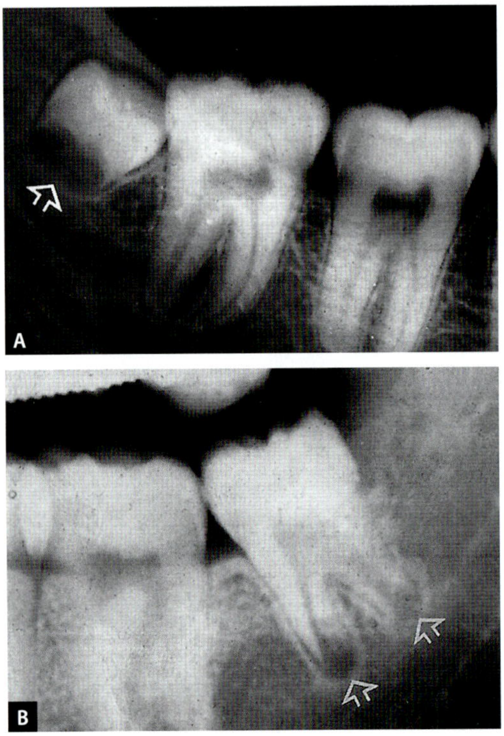

그림 19–4. 자라나는 치아의 정상 근단주위조직을 보여주는 뿌리끝 주위촬영상. A. 8⏌ B. ⎿7. 치아뿌리유두(radicular papillae)(화살표)와 깔때기모양치아뿌리의 주위 영역에 방사선투과성을 관찰할 수 있다.

젖니 deciduous teeth 의 뿌리끝주위조직(그림 19–3)

정상성(가는 치조경선 lamina dura 과 이틀 인대 음영)의 중요한 특징들은 영구치에서도 마찬가지이지만, 다음과 같은 이유로 복잡해질 수 있다.

- 영구치가 드러나지 않게 밑에 있어서 영구치의 음영이 유치의 끝에 가로놓일 수 있다.
- 정상적인 탈락 exfoliation 과정에서 젖니치아뿌리의 흡수

자라나는 치아의 근단주위조직(그림 19–4)

치아뿌리가 부분적으로 형성되어 있고 치아뿌리유두 radicular papilla 가 여전히 존재하는 정상적인 치아뿌리조직의 중요한 특징은 다음과 같다.

- 치아끝에 방사선투과성이 제한된 영역
- 치조경선 lamina dura 의 방사선불투과선이 유두 papilla 근처에서 손상되지 않았다.

- 자라나는 치아뿌리는 깔때기 모양이다.
- 치아뿌리 성장이 완전히 끝나고 나서야 가늘고 연속적인 방사선투과선이 분명하게 눈에 띈다.

겹쳐진 정상 음영의 효과

치아뿌리조직에 겹쳐진 정상적인 해부학적 음영은 관련된 구조에 따라 방사선투과성이거나 방사선비투과성일 수 있다.

방사선투과성음영

방사선투과성음영이 나타나는 부위는 다음과 같다.

- 윗턱굴 maxillary antra
- 코입천장구멍 nasopalatine foramen
- 턱끝구멍 mental foramina

이틀뼈 alveolar bone 에 있는 구멍들은 뼈의 총량을 줄이는데, 뼈의 총량은 보통 결정적인 방사선영상을 만들면서 다음과 같은 영향을 미친다.

- 이틀인대의 방사선투과선은 더 방사선투과성으로 보이거나 더 넓게 보여 연속적으로 보이며 경계가 잘 구분되어 보인다.
- 이틀경선 lamina dura 의 방사선비투과선은 덜 분명하게 나타나며 관찰되지 않을 수도 있다.
- 치아끝에 이틀뼈 alveolar bone 속에 방사선투과성 영역이 있을 것이다(그림 19-5, 6).

주목할 점

- 방사선비투과성 이틀경선 lamina dura 음영이 보이지 않을 수 있다는 사실은 이틀뼈 bony socket 의 가장자리가 임상적으로 존재하지 않는다는 의미가 아니다. 이는 단지 엑스선 빔의 경로에 전체 뼈가 충분하지 않지 않아서 눈에 보이는 불투과성 음영을 만들 수 없다는 것을 뜻한다. 이틀뼈 bony socket 가 사실 손상되지 않았기 때문에, 이틀뼈가 여전히 이틀 인대 공간을 정해 준다. 따라서, 이 공간을 나타내는 방사선투과선은 여전히 연속적으로 보이고 경계를 잘 표시한다.

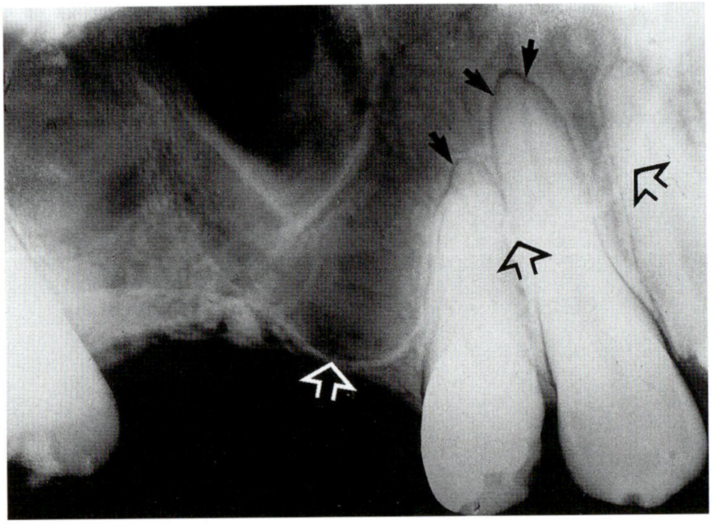

그림 19–5. Q]의 건강한 정상 뿌리끝조직을 보여주는 뿌리끝주위. 겹쳐진 빈공간(antrum)에 방사선투과성 음영이 있다(열린 화살표가 윗턱치아뿌리[antral floor]를 가리킨다). 결과적으로 이틀 인대의 방사성투과선이 송곳니와 작은어금니의 꼭대기 주위에 넓고 더 분명하게 보이지만, 여전히 경계가 잘 정해져 있다. 이틀경선의 방사선불투과선은 거의 보이지 않는다(채워진 화살표).

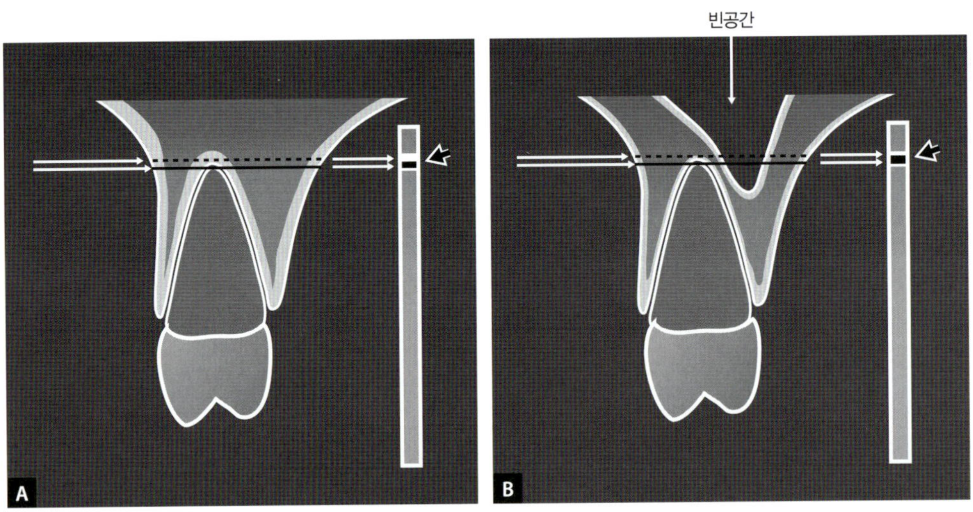

그림 19–6. 엑스선빔이 통과하여 영상수용기에 이르는 해부상의 조직을 보여주는 5]의 도해. A. 겹쳐진 해부상의 정상 와동(cavity)이 없다. B. 엑스선빔의 경로에 공동 부분(antral cavity)이 있다. 그런 다른 상황에 따라서 치조경선과 이틀인대의 방사성불투과선(하얀색)과 방사성투과선(검은색)이 영상수용기에 보인다(화살표).

- 비정상적인 병소의 끝에 있는 정상 방사선 투과성 영역으로 오해할 소지가 있기 때문에 음영을 정확히 구분짓는 일은 어렵지만 치아 뿌리조직에 있는 정상적인 해부학적 방사선 투과성 음영의 효과는 올바른 평가를 위해서 중요하다.

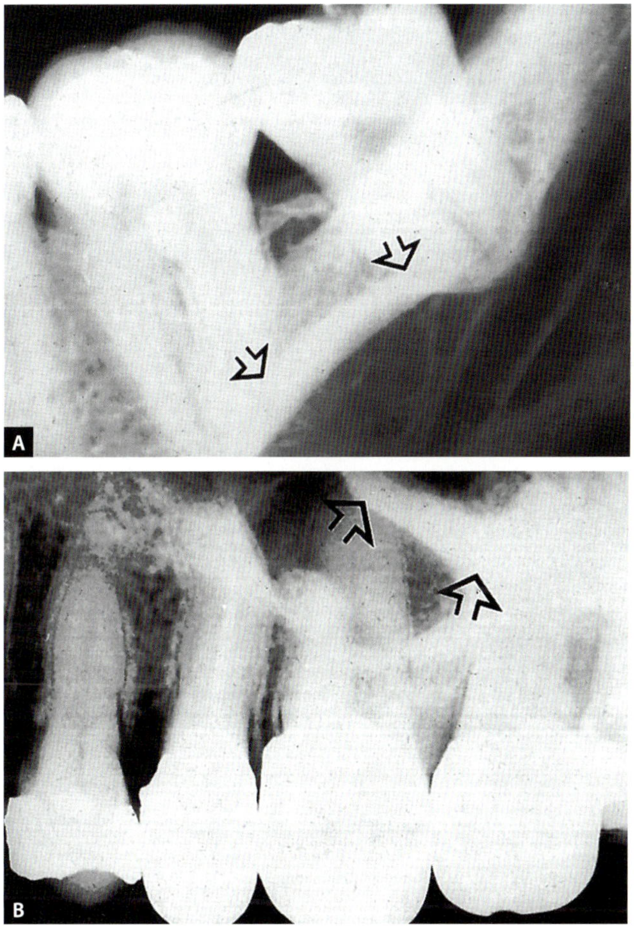

그림 19-7. A. 꼭대기(apex) 위로 겹쳐진 턱목뿔뼈 융선(mylohyoid ridge)의 방사선불투과선(화살표)을 보여주는 ⌈78 의 뿌리끝주위. B. 큰어금니와 뿌리끝조직의 위에 있어서 보기 어렵게 만드는 광대뼈 지지대(zygomatic buttress)의 방사선불투과성 음영을 보여주는 |4567 의 뿌리끝주위

방사선비투과성음영 radiopaque shadows

방사선비투과선음영이 나타나는 부위는 다음과 같다.

- 아래턱 목뿔뼈 융선 mylohyiod ridge
- 볼기뼈 몸통부위 body of the zygoma
- 경화된 뼈조직 sclerotic bone (이른바 치밀골섬 dense-bone islands)

그런 방사선비투과성 radiopacity 은 그림 19-7에 보이는 것처럼, 치아끝 조직의 세밀한 음영이 모호해지거나 지워지면서 치아뿌리끝 해석을 어렵게 만든다.

뿌리끝주위염증 변화에 대한 방사선영상의 형태

염증 변화의 유형

치수괴사에 이어서, 급성 또는 만성 감염성 반응이 치아뿌리조직에서 시작된다. 염증성 반응은 다른 유독성 자극으로 몸의 다른 곳에서 생기는 반응과 동일하고, 같은 징후와 증상을 보인다.

급성염증의 주요 징후

급성염증의 징후는 다음과 같다.

- 부기 swelling – 종창 tumour
- 빨갛게 됨 redness – 발적 rubor
- 열기 heat – 발열 calor
- 아픔 pain – 동통 dolor
- 기능 상실 – 기능장애 functio laesa

치아뿌리조직에서 염증성 삼출액 inflammatory exudate 이 치아뿌리이틀인대공간 안에 축적되면서(종창), 급성근첨성치아주위조직염 acute apical periodontitis 이 생긴다. 치아주위조직염증이 발생한 치아는 골막염 periostitic 이 되거나 압박을 주어서(통증), 환자는 치아로 씹지 않으려고 한다(기능상실). 발열과 발적은 임상적으로 발견되지 않는다. 발열과 발적은 치아뿌리농양 periapical abscess 이 발달해서 종종 치아뿌리나 뼈 주위가 파괴되고 흡수될 때 일어나고, 방사선사진상으로 치아뿌리끝의 방사선투과성 영역을 볼 수 있다.

만성염증의 특징

만성염증이 생기면 파괴와 치유의 과정이 동시에 진행되는데, 신체의 방어체계가 감염에 반응하고, 확산을 막으려고 하기 때문이다. 뿌리끝조직에서 치아뿌리끝 육아종 periapical granuloma 이 끝부분 apex 에 형성되고 치밀골이 흡수 영역 주위로 생긴다. 방사선사진상으로, 근첨 방사선투과성 영역은 치밀하게 경화된 뼈가 둘러싼다. 때때로, 만성염증이 이런 상태에 있을 때, 말라세즈 Malassez 의 상피세포 잔여물 epithelial cell rests 이 활발하게 확산하여 염증성근단주위치아뿌리물혹 periapical radicular cyst 을 형성하거나 급성으로 악화되어 다른 농양(이른바 피닉스농양 phoenix abscess)을 만들어낸다. 치아끝 apex 에서 염증 반응의 유형과 진행과정, 그리고 추후의 뿌리끝 감염의 확산은 다음과 관계된 여러 요소들에 달려 있다.

- 독성 virulence 을 가진 감염성 유기체
- 신체의 방어 체계

염증이 발생되면 매우 빠르게 번져나가는 급성뿌리끝주위농양에서부터 매우 느리게 진행하는 만성뿌리끝주위육아종이나 낭종까지 매우 광범위하다. 비록 방사선사진에서 농양인지, 육아종인지 낭종인지 구분할 수 없지만 근본적인 질병의 진행과정에서 이런 변화는 방사선사진상으로 반영된다. 여러 염증의 영향과 염증으로 생긴 방사선영상을 요약해놓은 것을 표 19-1에서 볼 수 있다. 그 영향들은 그림 19-8에 도해하였다. 그림 19-9~12에 그 예가 나와있다.

치료와 방사선촬영의 예후

염증이 있는 뿌리끝주위병소는 대부분 기존 방법의 뿌리끝치료법 endodontic treatment 으로 치료한다. 영국치과협회 the faculty of general dental practice 의 2004년 「치과용방사선촬영술의 선정기준, 2판 selection criteria in dental radiography」 책자에서 권고하는 사항은 다음과 같다.

- 화질이 좋은 수술 전 방사선영상
- 치료범위 working length 를 정할 1장 이상의 방사선영상
- 뿌리끝 apical constriction 을 관찰할 필요가 있을 경우, midfill 방사선사진
- 수술 후 방사선사진. 근관충전 obturation 이 성공되었는지 평가하고 치아뿌리의 질병이나 치료를 평가하기 위한 기준점으로 사용한다.
- 증상이 없는 치아의 경우라도 완치하고 1년 후 추후 방사선사진(그림 19–13참조)을 얻고, 큰치아뿌리끝 방사선투과성을 보이는 것을 관찰해야 한다.

표 19–1. 여러 염증 진행과정이 뿌리끝주위조직에 미친 영향과 그에 따른 방사선사진의 모양에 대한 요약

염증의 상태	근본적인 염증의 변화	방사선사진의 모양
• 초기 급성염증	• 염증 삼출액이 뿌리끝이틀인대 공간에 축적된다-급성 뿌리끝이틀염	• 이틀인대 공간의 방사선투과선이 넓어지거나 뚜렷한 변화가 보이지 않는다.
• 염증의 초기 확산	• 뿌리끝이틀뼈(bony socket)의 흡수와 파괴-근단주위농양	• 치아끝(apex)에 이틀경선의 방사선불투과선이 없어진다.
• 염증의 점진적 확산	• 뿌리끝치조골의 흡수와 파괴가 더 진행됨.	• 치아끝(tooth apex)에 뼈손실의 영역
• 초기 저급(low-grade) 만성염증	• 뿌리끝부분 뼈(apical bone)가 최소한으로파괴됨. 신체의 방어체계가 근첨 영역에 치밀골을 만든다.	• 뚜렷한 뼈파괴는 보이지 않지만 치아끝 주위로 치밀 경화성뼈(dense sclerotic bone)가 보인다(경화성 뼈염[sclerosing osteitis]).
• 만성염증의 말기	• 뿌리끝부분 뼈가 흡수되고 파괴된다. 흡수 영역 주위로 치밀뼈가 생긴다-치아뿌리끝육아종(periapical granuloma) 또는 치아뿌리물혹(radicular cyst)	• 치아끝에 뼈 결손이 된 곳 주위로 윤곽이 뚜렷한 방사선투과성 영역이 있다. 치밀 경화성 뼈(dense sclerotic bone)로 둘러싸인다.

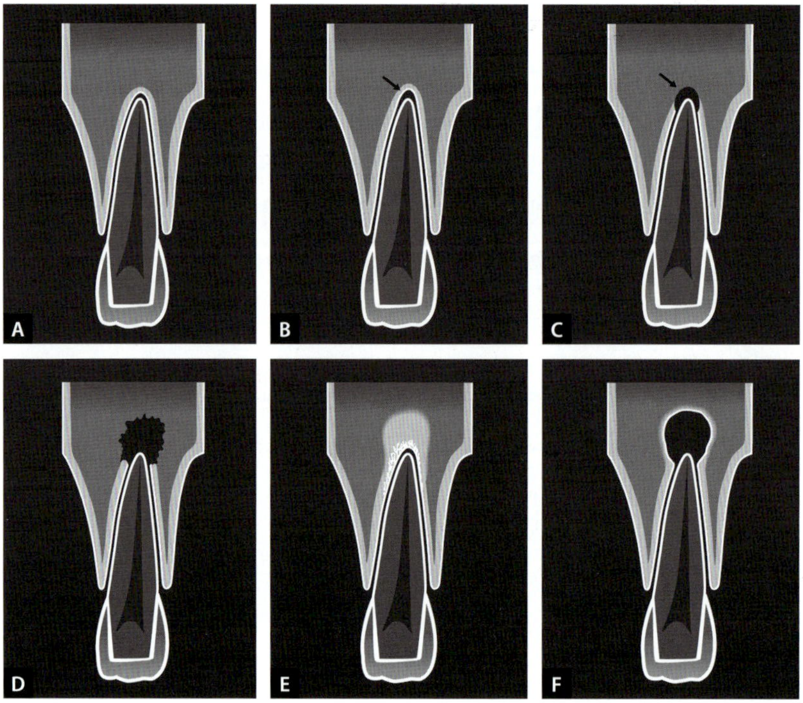

그림 19–8. **뿌리끝조직에서 발생한 다양한 감염과 염증의 방사선사진 모양을 보여주는 도해.** **A.** 정상. **B.** 초기 뿌리끝변화(early apical change) - 방사선투과성 이틀인대 공간이 넓어졌음(급성 근첨 이틀염)(화살표). **C.** 초기 뿌리끝변화 - 방사선불투과성 이틀경선이 없어졌음(초기 뿌리끝주위농양)(화살표). **D.** 광범위하게 파괴적인 급성염증 - 꼭대기의 방사선투과성 영역이 분산되어 있고 뚜렷하게 보이지 않는다(근단주위농양). **E.** 저급 만성염증 - 꼭대기에 분사된 방사선불투과성영역 (경화성골염[sclerosing osteitis]) . **F.** 다년간의 만성염증 - 치밀 경화성 뼈로 둘러싸인 방사선투과성영역이 뚜렷하게 보인다 (뿌리주위 육아종[periapical granuloma] 또는 치아뿌리물혹[radicular cyst])

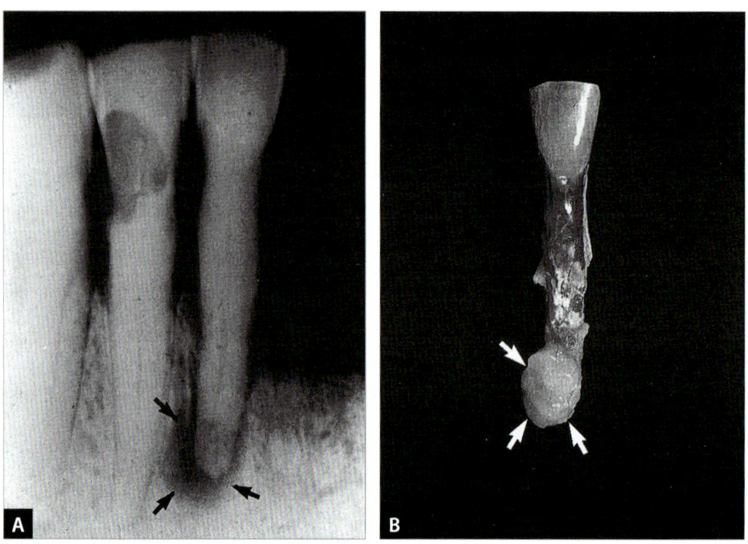

그림 19–9. **A. 1|의 꼭대기에 방사선투과성 영역이 뚜렷하게 보이는 뿌리끝주위(화살표).** 둘러싸고 있는 뼈가 상당히 치밀하고 불투명하다. 만성치아뿌리끝 육아종이나 치아뿌리물혹을 암시한다. **B. 1|를 발치했음.** 뿌리 꼭대기에 육아종(화살표)이 붙어 있는 것이 보인다.

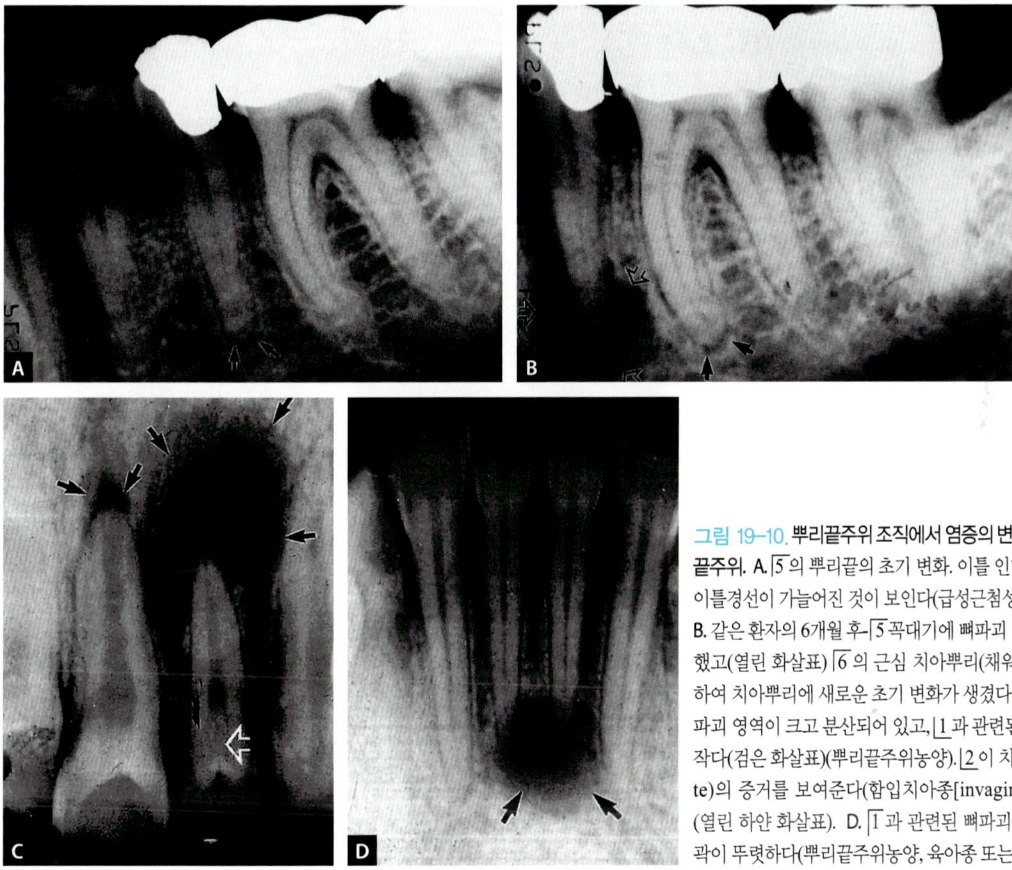

그림 19-10. **뿌리끝주위 조직에서 염증의 변화를 보여주는 뿌리끝주위.** A. 5의 뿌리끝의 초기 변화. 이틀 인대 공간이 넓어지고 이틀경선이 가늘어진 것이 보인다(급성근첨성이틀염증)(화살표). B. 같은 환자의 6개월 후-5꼭대기에 뼈파괴 영역이 상당히 증가했고(열린 화살표) 6의 근심 치아뿌리(채워진 화살표)와 관련하여 치아뿌리에 새로운 초기 변화가 생겼다. C. 2와 관련된 뼈파괴 영역이 크고 분산되어 있고, 1과 관련된 뼈파괴 영역이 더 작다(검은 화살표)(뿌리끝주위농양). 2이 치내치(dens-in-dente)의 증거를 보여준다(함입치아종[invaginated odontome]) (열린 하얀 화살표). D. 1과 관련된 뼈파괴(화살표) 영역의 윤곽이 뚜렷하다(뿌리끝주위농양, 육아종 또는 치아뿌리물혹)

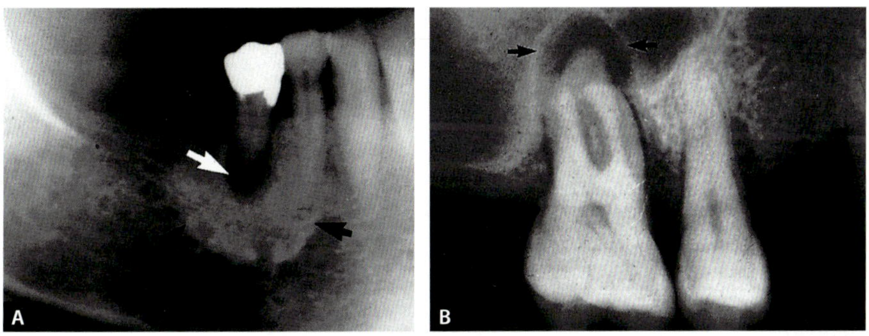

그림 19-11. **뿌리끝주위조직에 다른 만성염증 변화들의 방사선사진의 예들.** A. 5와 관련된 다년간의 저급 만성 감염. 방사선투과성 뿌리끝주위 육아종이나 치아뿌리물혹(하얀 화살표)이 생겼다. 주위로 불투명한 양성 경화성 골염(florid opaque sclerosing osteitis)이 둘러싸고 있다(검은 화살표). B. 6과 관련된 뼈 파괴 영역의 윤곽이 뚜렷하게 보인다. 윗턱치아뿌리(antral floor)를 다시 형성하고, 이른바 공동후광(antral halo) 모양을 만든다(검은 화살표).

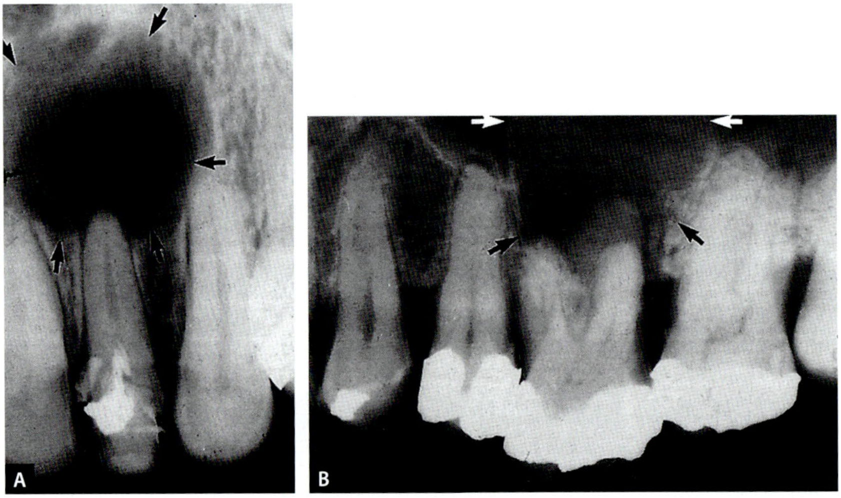

그림 19-12. 치아뿌리주위. A. 2⌋ 와 관련된 염증성 치아뿌리물혹(radicular cyst)(화살표). B. ⌊6 와 관련된 염증성 치아뿌리물혹(radicular cyst)(화살표). 빈공간(antrum)이 방사선사진에서 드러나지 않는 물혹의 위쪽 가장자리에 의해 대치되었다.

근관치료가 임상적으로 성공적이지 않다면, 추후 치료의 접근은 다음과 같다.

- 재래식 근관치료 endodontics 의 반복
- 수술적 진찰 surgical exploration, 감염된 영역의 제거와 낭종의 적출, 치아뿌리첨절제 apicectomy 와 치아뿌리역충전 retrograde rootfilling
- 발치 extraction of the tooth

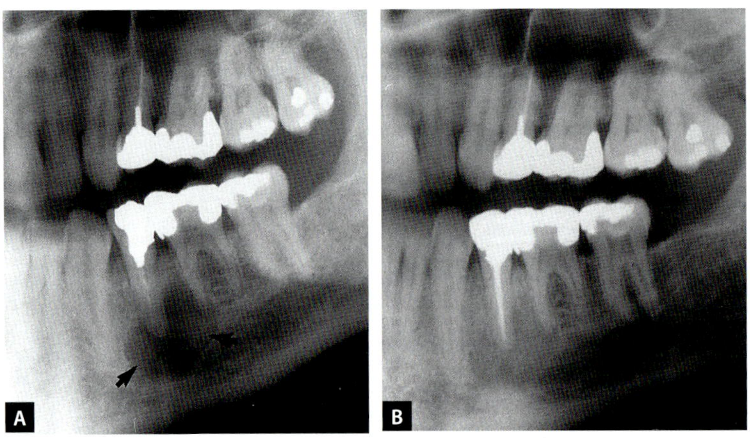

그림 19-13. A. 둥글고 윤곽이 잘 보이는 방사선투과성 영역을 보여주는 치과의 파노라마방사선사진의 일부. 치아뿌리물혹(화살표)처럼 보이고, 치아머리부위의 충진이 잘못된 ⌈5 와 관련되어 있다. B. 같은 환자가 ⌈5 를 성공적으로 치아머리 충진을 하고 6개월 후. 뿌리끝 영역의 뼈충전(bony fill-in)을 주목하라.

뿌리끝주위 방사선투과성 periapical radiolucency 의 다른 중요한 요인들

22장에서 도해한 치아 상태들 중에서 많은 경우 가끔 이틀뼈의 뿌리끝영역에 있을 수 있다. 어떤 것들은 위에서 설명한 단순한 염증변화처럼 보일 수 있고, 다음과 같은 것을 포함하고 있다.

- 이차전이성침전물 secondary metastatic deposits 을 포함한 양성골종양과 악성골종양(그림 19–14)
- 골의 림프세망종양 lymphoreticular tumours of bone
- 랑거한스세포질병 langerhans cell disease
- 섬유–골성변소 Fibro–osseous lesions

이는 흔하지 않지만 치아관리자 dental care professionals 는 겉으로 보기에 부분적으로 단순하게 감염된 것처럼 보인다. 하지만 악성 병소가 있을 수 있다는 가능성을 배제해서는 안된다. 다음과 같은 징후를 주의해야 한다.

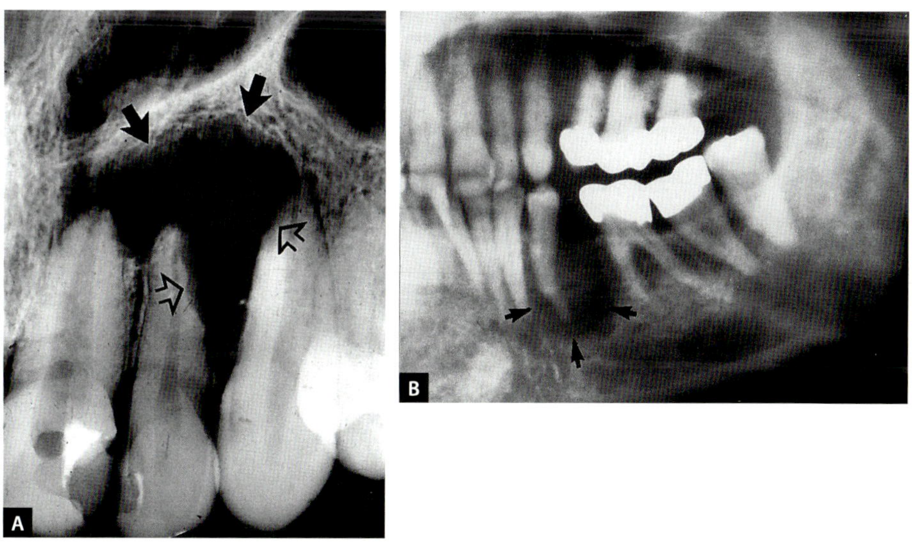

그림 19–14. A. ⌊123 의 뿌리끝영역에 방사선투과성 영역의 윤곽이 불분명함을 보여주는 뿌리끝주위. 중요한 특징들은 울퉁불퉁한 뼈 가장자리(채워진 화살표)와 ⌊2 와 ⌊3 의 광범위한 흡수(열린 화살표)이다. 초기치료에서 ⌊1 의 치아뿌리 치료가 성공적이지 않았다. 조직검사 결과 뼈육종(osteosarcoma)이다. B. ⌈45 영역(화살표)에 방사선투과성의 윤곽이 잘 보이지 않음을 나타내는 치과파노라마단층촬영의 일부. 두 큰어금니에 우식증이 없고 복구되지 않았지만 움직인다. ⌈5 를 발치하고 조직 검사 결과 유방에서 기원한 암세포가 이차적으로 해당부위에 감염되었음이 드러났다.

- 최소한의 우식증이 있는 생활치 vital tooth
- 치아뿌리흡수 spiking root resorption 윤곽이 고르지 못하고 분명하지 않으면서 불규칙하게 방사선이 투과되는 치아뿌리영역
- 일반적인 이틀 질환이 없는 상태에서 치아동요 tooth mobility
- 국부신경마취 regional nerve anaesthesia
- 뿌리끝치료가 성공했음에도 달라지지 않음.

뿌리끝주위 방사선사진 해석을 위한 권고 지침

체계적인 방식으로 방사선사진술의 해석하는 것이 중요함에도 불구하고 때때로 무시될 경우가 생기기 때문에 여기서 다시 설명하겠다.

전반적인 비판적 판단

8장에 설명되어 있는 「이상적인 품질기준 ideal quality criteria」을 바탕으로 치아뿌리 방사선촬영 영상의 질에 대하여 주로 제기하는 전형적인 질문들은 다음과 같다.

기술(필름 또는 디지털방식으로 얻은 영상)

- 필요한 치아가 보이는가?
- 치아뿌리이틀뼈가 보이는가?
- 등각 또는 평행촬영법 paralleling technique 을 사용하여 영상을 얻었는가?
- 얼마나 많은 왜곡 distortion 이 있는가?
- 영상이 축소 foreshortened 되었는가? 아니면 연장 elongated 되었는가?
- 치아머리가 겹쳐졌는가 overlapped ?
- Coning off나 cone cutting이 있는가?

피폭 요인들 exposure factors (필름으로 얻어낸 영상 film-captured images)

- 영상이 너무 어두운가? 혹시 과도한 조건으로 조사되었는가?
- 영상이 너무 밝은가? 혹시 조사조건이 부족했는가?
- 피폭 요인은 치아뿌리 조직의 형태에 어떤 영향을 주는가?

진행 과정(필름으로 얻어낸 영상)

- 방사선촬영이 올바르게 진행되었는가?
- 과도하게 현상했는가?
- 현상이 부족한가?
- 정착이 적절하였는가?
- 적절하게 세척했는가?

영상처리(디지털방식으로 얻는 영상)

- 대조도 contrast 가 최적인가?
- 밝기가 최적인가?
- 영상 개선 image enhancement 이 최적인가?
- 확대가 최적인가?

체계적인 관찰 systematic viewing

치아뿌리 방사선사진을 관찰하는 체계적인 방식은 그림 19-15에서 볼 수 있다. 이런 방식을 사용하면 영상의 모든 영역을 관찰할 수 있고 치아끝의 중요한 특징을 검진할 수 있다.

전체 방사선사진의 일반적인 개관

1. 환자의 생활연령과 발달연령을 주의깊게 살펴본다.
2. 자라나고 있는 치아를 포함하여 합성된 정상 해부학적 음영의 위치, 윤곽, 밀도를 주의깊게 살펴본다.

↓

방사선사진상의 각 치아를 관찰하고 평가한다.

3. 치아머리
   주의깊게 관찰할 요소
   * 우식증의 존재 여부
   * 현재 수복물의 상태

↓

4. 치아뿌리
   주의깊게 관찰할 요소
   * 치아뿌리의 길이
   * 치아뿌리의 수
   * 치아뿌리의 형태
   * 관(canals)의 크기와 모양
   * 다음의 존재 여부: a. 치수석 b. 치아뿌리충전(root fillings) c. 내흡수(internal resorption) d. 외흡수(external resorption) e. 치아뿌리골절(root fracture)

↓

5. 치아뿌리조직
   주의깊게 관찰할 요소
   * 상태가 온전한지, 지속적인지, 두께가 적당한지
     a. 이틀 인대 공간의 방사성투과선
     b. 이틀경선의 방사선불투과선
   * 연관된 방사선투과성 영역
   * 연관된 방사선불투과성 영역
   * 지주뼈의 패턴

↓

6. 이틀조직
   주의깊게 관찰할 요소
   * 이틀인대의 넓이
   * 능선뼈(crestal bone)의 높이와 질
   * 수직 또는 수평 뼈손실(bone loss)
   * 치석 형성(calculus deposits)
   * 치아뿌리이개부 병소(furcation involvement)

그림 19-15. 치아뿌리방사선사진 관찰의 체계적인 과정

20장. 치아주위조직과 치아주위질환

서문

치아주위조직 periodontal tissue 에 대한 전반적인 평가는 임상검사와 방사선영상 검사의 결과에 기초하며 이 두 가지 검사는 서로 보완적이다. 하지만, 치아주위질환 periodontal disease 을 나타내는 다른 많은 지표들처럼, 방사선사진은 질병 과정에 대하여 후향적인 증거만을 제시할 뿐이다. 그러나 방사선사진은 질병이 발생한 치아의 형태 morphology 와 치조뼈 alveolar bone 손실의 패턴과 정도를 평가하는 데 사용될 수 있다. 뼈 손실 bone loss 은 특정 환자의 현재 골성 코사이막 septal bone 의 높이와 정상으로 추정되는 뼈 높이 사이의 차이라고 정의되며 나이를 고려한다. 사실 방사선사진은 실제로 치아뿌리의 길이와 비교하여 남아 있는 치조뼈의 양을 보여준다. 그러나 이런 정보는 질병의 심각성, 치아의 예후, 치료 계획을 전반적으로 평가할 때에도 중요하다.
그래서 방사선사진은 다음과 같은 것에 사용된다.

- 뼈손실과 치아뿌리이개부병소 furcation involvement 의 정도를 측정한다.
- 다른 이차적 국부적인 병인들의 유무를 결정한다.
- 치아뿌리의 길이와 형태를 평가한다.
- 치료 계획을 돕는다.
- 특히 조직재생유도술 guided tissue regeneration, GTR 을 따라 치료 방법을 평가한다.

선정기준

여러 방사선촬영 radiographic projections 이 치아주위조직을 보여주기 위해 사용될 수 있다. 게다가 디지털감산법 subtraction 과 영상밀도분석 densitometric image analysis (5장 참조)을 포함하여, 디지털방사선사진과 영상조작 image manipulation 이 치조뼈 alvelor bone 와 능선뼈 crestal bone 의 패턴에서 미묘한 변화를 보여주고 측정하는 데 도움을 줄 수 있다. 그러나 이런 기술들은 유용하게 사용되려면, 밀도를 알고 있는 참조 대상

표 20-1. 「치과용방사선촬영술의 선정기준[Selection Criteria in Dental Radiography]」을 기준으로 한 치아주위 평가를 위한 방사선사진에 권고되는 방사선사진의 요약

임상적인 응용	방사선사진
균일한 pocketing < 6 mm	수평교익
균일한 pocketing > 6 mm	수직교익 + 선택적 평행촬영법 치아뿌리끝
비정상적인 pockeitng	교익-수평이나 수직 + 선택적 평행촬영법 치아뿌리끝
만연한 pocketing과 다른 치과적 문제들	파노라마 방사선사진 + 선택적 평행촬영법 치아뿌리끝
치아주위/치수 병소	평행촬영법 치아뿌리끝(paralleling technique periapicals)

reference object 과 다량으로 재생산할 수 있는 자리를 잡는 기술을 포함하는 것이 필요하다(표 20-1 참조).

주목해야 할 중요한 점

- 치아주위조직을 해석할 때, 매우 좋은 화질의 영상이 극히 중요하다. 이는 다른 치과의 특별사항들보다 더 중요할 수도 있다. 정교한 세부사항들이 필요하기 때문이다.
- 치아사이능선뼈의 burn–out을 피하려면 촬영 요인 exposure factors 들이 필름기판상의 기법들을 적절하게 사용하여야 한다.

건강한 치아주위조직 periodontium 의 방사선영상의 특징

건강한 치아주위조직은 아무런 질병의 증거를 보이지 않는 치아주위조직으로 간주될 수 있다. 애석하게도, 건강이란 방사선사진 하나만으로 확인될 수 없고, 임상적인 정보 또한 필요하다.

그러나, 방사선사진들을 성공적으로 해석하기 위해서 관찰자는 뼈손실이 전혀 없는 건강한 조직을 촬영한 보통 방사선사진의 특징들을 알아야 한다. 방사선사진에서는 능선뼈주변부 crestal bone margin 와 백악법랑경계 cemento-enamel junction, CEJ 사이의

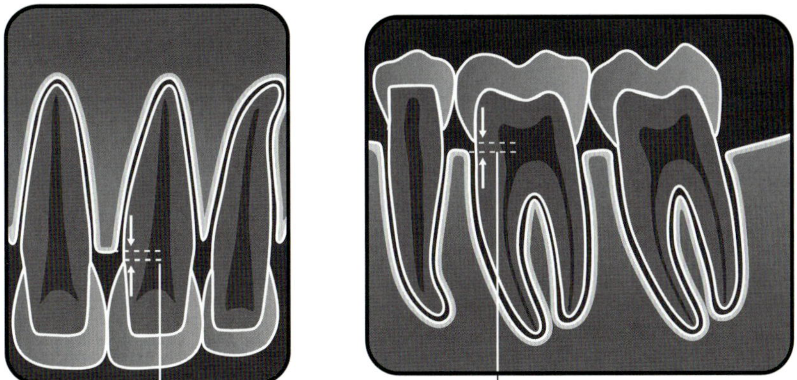

그림 20-1. 건강한 치아주위조직의 방사선사진 모양을 나타내는 도해. A. 위앞니 영역. B. 아래 큰어금니 영역. 능선뼈주변부(crestal margin)에서부터 백악법랑경계까지 2~3 mm의 정상거리를 보여준다.

관계이다. 만약 이 거리가 보통 한도(2~3 mm) 이내이고 부착상실 loss of attachment 에 대한 임상적인 징후가 없다면, 치아주위염 periodontitis 이 없다고 말해도 무방하다. 건강한 치조뼈의 방사선사진의 일반적인 특징들은 그림 20-1과 그림 20-2에서 볼 수 있고, 다음과 같은 내용을 포함한다.

- 뒷부분의 치아사이능선뼈의 주변부가 가늘고, 매끈하고, 고르게 껍질이 덮여 있다.
- 앞부분의 치아사이능선뼈의 주변부가 가늘고, 평평하고, 뾰족하다.
- 뼈마루의 꼭대기에 겉층이 형성되어 있는지 언제나 보이지 않는다. 주로 앞쪽의 치아 사이 뼈의 양이 적기 때문이다.

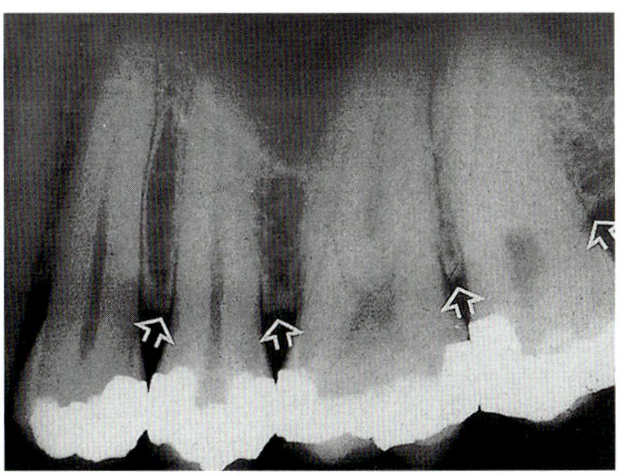

그림 20-2. |4567 의 평행촬영법 치아뿌리끝방사선사진(약간 피폭을 줄였다). 이환치아주위염이 생기기 전 건강한 치아주위조직(화살표)의 방사선사진의 특징을 보여준다.

- 치아사이능선뼈는 인접치의 치조경선 lamina dura 과 연관되어 있다. 둘의 연결은 예리한 각을 만든다.
- 중앙 치아주위인대 간격과 말단 치아주위인대 간격의 넓이가 가늘고 똑같다.

주목해야 할 점

- 이것들이 건강한 치아주위조직의 일반적인 특징들이지만, 그 특징들이 언제나 보이는 것은 아니다.
- 방사선사진에서 그런 특징이 없다고 반드시 치아주위질환이 있다는 의미는 아니다.
- 이런 특징들을 볼 수 없는 것은 다음과 같은 이유 때문이다.
  - 기술적인 오류
  - 노출과다
  - 치주뼈 모양과 밀도에서 정상적인 해부학적 변위
- 치료가 성공적이면 치아주위조직이 임상적으로 건강하게 보이는 것 같지만, 방사선사진은 질병이 활성화될 때 초기 뼈손실을 보일 수 있다. 그래서 방사선사진에서 관찰되는 뼈손실은 염증이 있다는 지표가 되지 않는다.

치아주위질환의 분류

수년 동안 치아주위질환에 대한 분류는 다양하게 제시되었다. 보편적으로 인정받고 있지 않지만, 가장 포괄적인 분류는 1999년 미국치아주위학과학회 American Academy of Periodontology 와 유럽치아주위연합 European Federation of Periodontology 에서 주최한 국제학회에서 만들어졌다. 간단한 요약본이 표 20-2에 있다.

표 20-2. 치아주위질환과 치아주위상태에 대한 간략한 분류

출처: 1999년 미국치주과학회(American Academy of Periodontology)와 유럽치주연합(European Federation of Periodontology)에서 주최한 국제 학회

등급	품질	근거
1	잇몸 질환	A. 치태가 유발한 잇몸 질환 1. 오로지 치태만 연관된 잇몸염 (a) 국소적인 요소들이 없음. (b) 국소적인 요소들이 있음. 2. 체계적인 요소들로 형성된 잇몸 질환 예, 흡연, 임신, 조절되지 않은 당뇨병 3. 약물로 형성된 잇몸 질환 예, 페니토인, 니페디핀 4. 영양부족으로 형성된 잇몸 질환 예, 비타민 C 부족 B. 비치태가 유발한 잇몸 질환
2	만성치아주위염	A. 국소적 B. 전반적
3	급성 치아주위염	A. 국소적 B. 전반적
4	전신질환을 나타내는 치아주위염	A. 혈액장애와 관련됨. 예, 백혈병, 호중성 백혈구감소증(neutropenia) B. 유전장애와 관련됨. 예, 다운증후군, 파피용-르페브르증후군(papillon-lefevre syndrome) 랑거한스 세포 질병(조직구 증식증[histiocytosis x]) C. 별도로 지정되지 않음. 예, 에이즈 바이러스(HIV)
5	괴사성 치아주위질환	A. 괴사성 궤양성 잇몸염(necrotizing ulcerative gingvitis, NUG) B. 괴사성 궤양성 치아주위염(NUP)
6	치아주위농양	A. 잇몸농양(gingival abscess) B. 치아주위농양(periodontal abscess) C. 치아머리주위농양(pericoronal abscess)
7	치아머리 병소(endodontic lesions)와 관련된 치아주위염	
8	발달성 또는 후천성 기형과 질환	

치아주위질환의 방사선영상의 특징 및 뼈손실과 치아뿌리 치근분기부관계 furcation involvement 에 대한 평가

표 20-2의 분류에서 보이는 모든 치아주위질환과 상태들은 그 범위가 방대하여 특징들을 자세히 설명하는 것은 불가능하다. 따라서 여기서는 대표적인 예 case 를 발췌하여 접근할 것이다.

- 잇몸병 gingival diseases
- 치아주위염증 periodontitis
  - 만성
  - 급진성
- 치아주위농양 abscesses of the periodontium

잇몸병

방사선영상으로 잇몸병에 연부조직이 관련되어 있다는 것을 알기 어렵다. 그러나 치아사이 유두 interdental papilla 에 심하게 녹는 현상 extensive cratering 이 있는 괴사성궤양성치은염 NUG 이나 급성궤양성치은염 acute ulcerative gingivitis, AUG 의 심한 사례에서, 염증에 의하여 아래에 있는 융기 골이 파괴되는 것이 관찰될 수 있다.

치아주위염증 periodontitis

치아주위염증은 치은조직 ginggival tissue 에 있는 표면의 염증이 밑에 있는 치조뼈 alveolar bone 로 번져 들어가고 부착상실 loss of attachment 이 있을 때 치아주위질환에 붙이는 이름이다. 뼈의 파괴는 입의 몇 부분에서 국부적으로, 또는 모든 영역에서 전반적으로 일어난다. 파괴의 진행율과 차후의 골 파괴는 보통 느리지만, 수년에 걸쳐서 간헐적으로 일어나거나 빠를 수도 있다. 여러 가지 형태의 치아주위염증의 방사선사진에서의 특징들은 비슷하다. 뼈파괴율과 뼈파괴가 일어난 분포에서만 차이가 날 뿐이다.

전문용어

뼈파괴의 다양한 양상들을 기술하기 위해 사용되는 단어들은 다음과 같다.

- 수평적 뼈손실
- 수직적 뼈손실
- 치아뿌리이개부병소 furcation involvement

수평과 수직이라는 단어는 전통적으로 두 인접치를 치아의 백악법랑경계 cemento-enamel junction 에서 이어주는 선을 참고하는 선으로 사용하여 뼈손실의 방향이나 패턴을 설명하는 데 사용되어 왔다. 이 때 뼈손실의 양은 그림 20-3에 도해하여 나타난 것처럼 가벼운, 중간, 심한 정도로 평가된다. 심한 수직 뼈손실은 치조뼈 alveolar bone 에서 번져 나와 치아 끝 tooth apex 을 포함하고(그 안에서 치수 조직의 괴사 또한 기여하는 요소로 알려 있고), 치수-치아주위 병소 perio-endo lesion 로 설명된다(그림 20-3E와 그림 20-5 참조).

치아뿌리이개부병소라는 용어는 치아뿌리의 분기 furcation 영역에 뼈손실에 대한 방사선사진의 모양을 말한다. 뼈손실은 이 영역에서 진행된 질병의 증거로서,

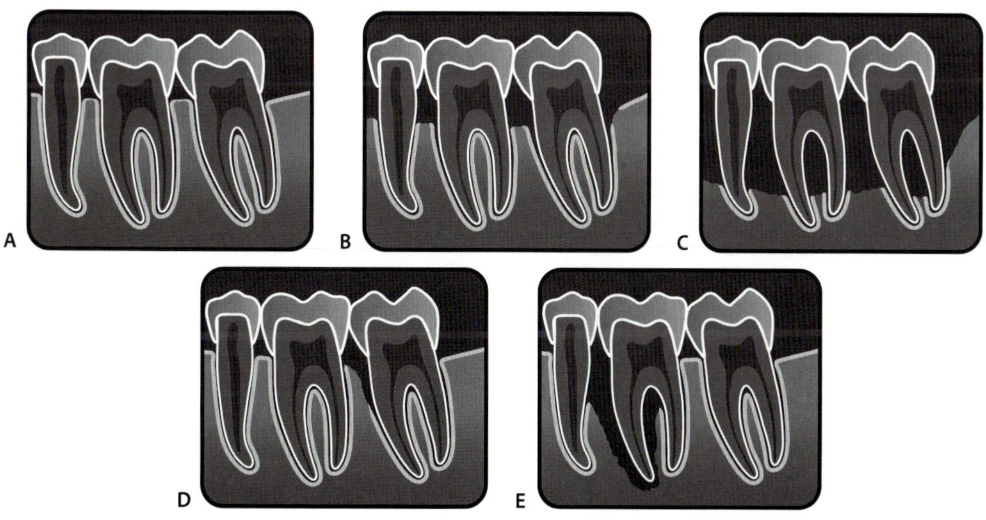

그림 20-3. **다양한 치아주위염의 방사선사진 모양을 보여주는 도해.** **A.** 피층이 있는 능선뼈의 초기 손실. 치아주위 인대의 간격이 넓어지고 능선뼈와 치조경선 사이의 정상적인 예리한 각이 없어졌다. **B.** 중증도 수평뼈 손실. **C.** 치아뿌리이개부병소(furcation involvement)가 있는 수평뼈의 광범위하고 일반적인 손실. **D.** ⌈7 에 발생한 국소적 수직 뼈손실. **E.** ⌈6 의 끝과 관련된 광범위하고 국소적인 뼈 손실- 치수-치아주위 병소라고 불린다.

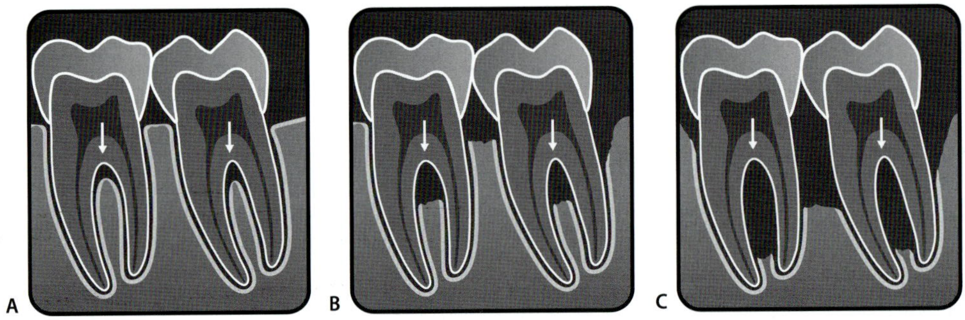

그림 20-4. 아래 큰어금니에 있는 치아뿌리이개부병소(furcation involvement)의 다양한 정도(화살표)를 보여주는 방사선사진을 그린 그림. A. 매우 초기 병소(very early involvement). 분기(furcation) 치아주위인대 음영이 넓어졌음을 보여준다. B. 적당한 정도의 병소(moderate involvement). C. 심한 병소(severe involvement)

그림 20-4의 도해에서 볼 수 있다. 중앙 치아뿌리이개부병소는 아래턱 큰어금니에서 더 쉽게 볼 수 있지만, 중앙 치아뿌리이개부병소는 위에 있는 입천장쪽치아뿌리 palatal root 에 겹쳐지는 음영에도 불구하고 윗턱큰어금니에서도 볼 수 있다. 게다가, 근심볼쪽치아뿌리 mesiobuccal roots 나 원심볼쪽치아뿌리 distobuccal roots 와 입천장쪽치아뿌리 사이에 있는 초기 윗턱큰어금니 치아뿌리이개부병소가 치아의 가장자리에서 독특한 삼각형 모양의 방사선투과성을 만들어낸다(그림 20-8C, 10A 참조).

만성치아주위염 chronic periodontitis (그림 20–5~11)

만성치아주위염은 치아주위질환에서 가장 흔하고 중요한 형태로서, 치아가 있는 사람들 대다수에게 일어난다. 만성치아주위염은 노년기에 치아 손실의 주원인이다. 이 질병의 주요한 병적 특징은 다음과 같다.

- 염증(보통 만성치은염 chronic gingivitis 에서 진행된다.)
- 치아주위인대섬유 periodontal ligament fibres 의 파괴
- 치조뼈의 흡수
- 상피부착 epithelial attachment 의 손실
- 치아 주위로 주머니 pocket 의 형성
- 치은 퇴축 gingival recession

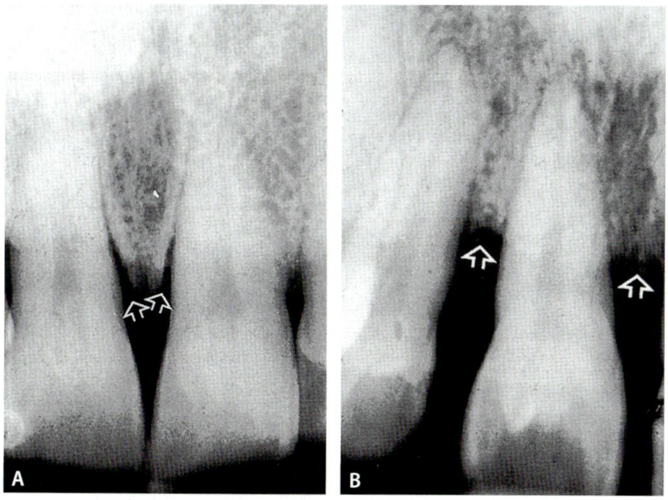

그림 20-5. 윗턱 앞니의 치아뿌리끝방사선사진. 치아주위염증 안에서 수평 뼈손실(화살표)이 일어나 전형적인 방사선사진의 특징을 보여준다. A. 중증도의 뼈손실. B. 심한 뼈손실

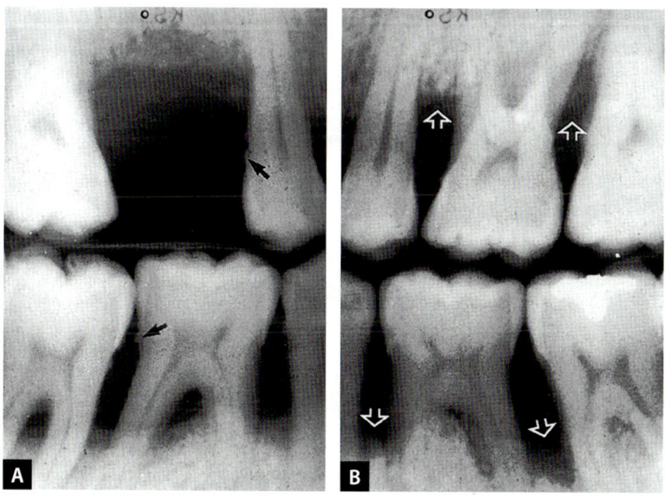

그림 20-6. A. 심한 뼈손실을 보여주는 오른쪽 수직교익. B. 심한 뼈손실(열린 화살표)을 보여주는 왼쪽 수직교익. 전형적인 만성치아주위염이다. 검은색 화살표는 치석침착물(calculus deposits)을 가리킨다.

만성치아주위염의 주요 방사선사진의 특징들을 보여주는 것은 치조뼈의 흡수이다. 그 내용은 다음과 같다.

- 외피가 있는 치간의 융기된 부분의 가장자리 crestal margin 가 손실된다 – 뼈의 가장자리가 울퉁불퉁해지거나 뭉툭해진다.
- 융기된 부분의 가장자리 crestal margin 에서 치아주위 인대 간격이 넓어진다.
- 능선뼈와 치조경선 사이의 정상적인 날카로운 각도가 사라진다 –뼈각이 둥글어지고 비정상적으로 된다.

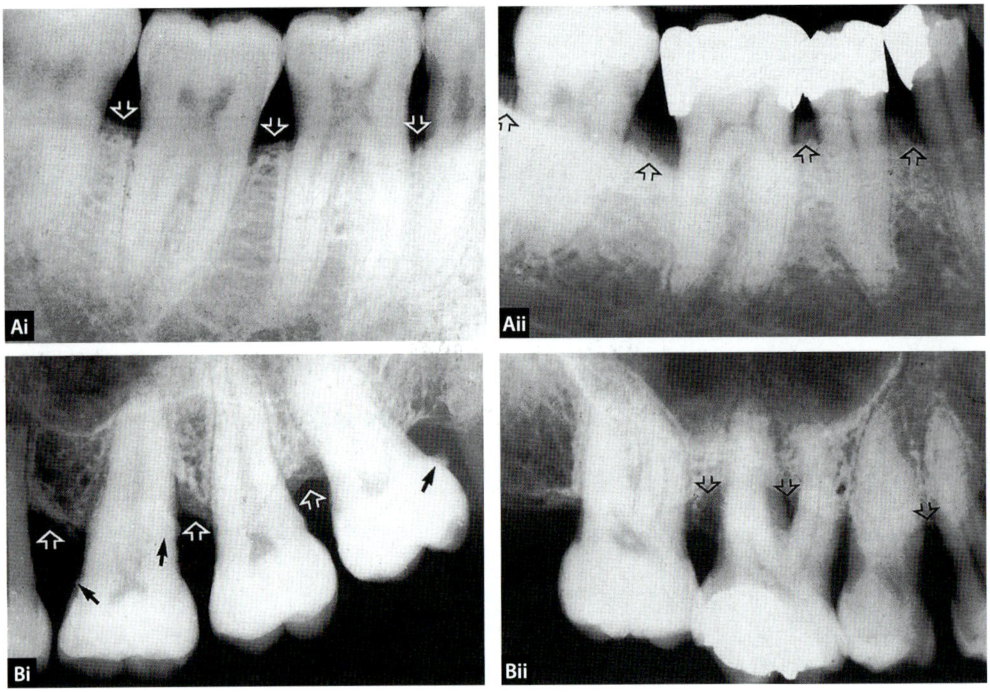

그림 20-7. Poster 치아에서 생긴 만성치아주위염에서 수평 뼈손실의 전형적인 방사선사진의 특징을 보여주는 치근단촬영상. A. 아래턱 큰어금니에서 발생한 (i) 초기 또는 경도 뼈손실 (ii) 일어난 중증도 뼈손실(화살표). B. 윗턱 큰어금니에서 발생한 (i) 중증도 뼈손실 (ii) 심한 뼈손실(화살표). 검은색 화살표는 치석 침착물(calculus deposits)을 가리킨다.

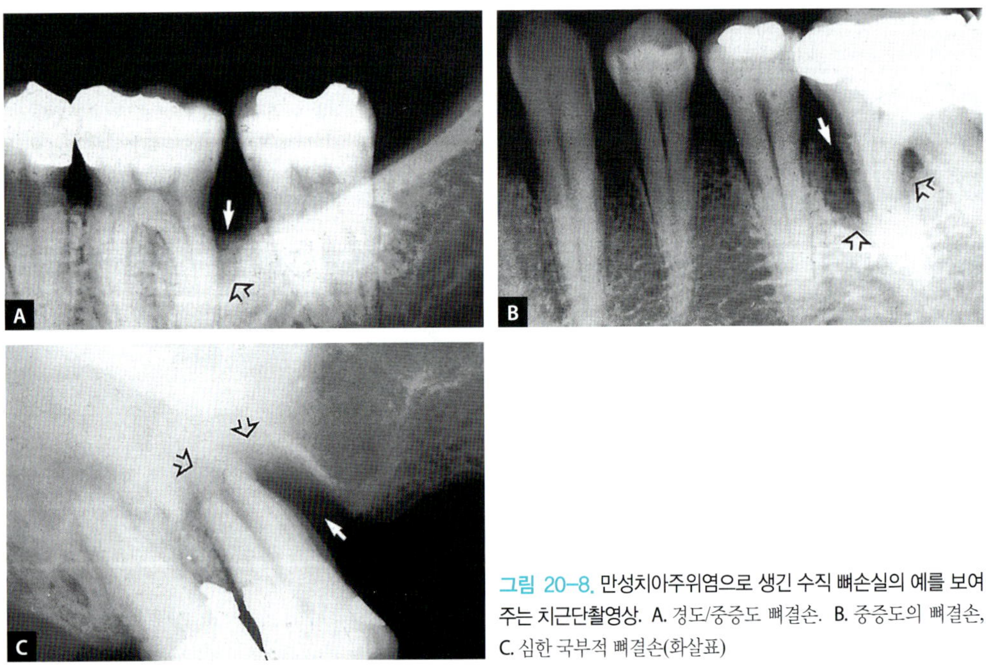

그림 20-8. 만성치아주위염으로 생긴 수직 뼈손실의 예를 보여주는 치근단촬영상. A. 경도/중증도 뼈결손. B. 중증도의 뼈결손, C. 심한 국부적 뼈결손(화살표)

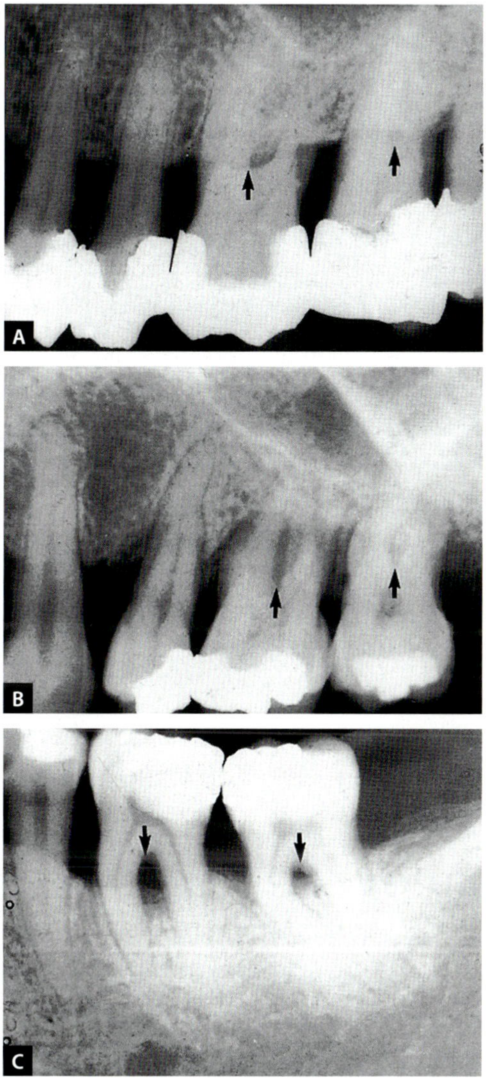

그림 20-9. **치근단촬영상.** A. 윗턱 큰어금니에 발생한 중증도의 치아뿌리이개부병소(furcation involvement)(검은 화살표). 중앙 치아목부와 원심치아목부의 삼각형 방사선투과성 음영을 주의깊게 관찰하면 근심볼쪽 입천장쪽 치아뿌리와 원심볼쪽 입천장쪽 치아뿌리사이의 치아뿌리이개부병소를 나타낸다. B. 윗턱 큰어금니에서 발생한 심한 정도의 분지(furcation) 뼈손실(화살표). C. 아래턱 큰어금니에서 발생한 중증도와 심한 정도의 분지(furcation) 뼈손실(화살표)

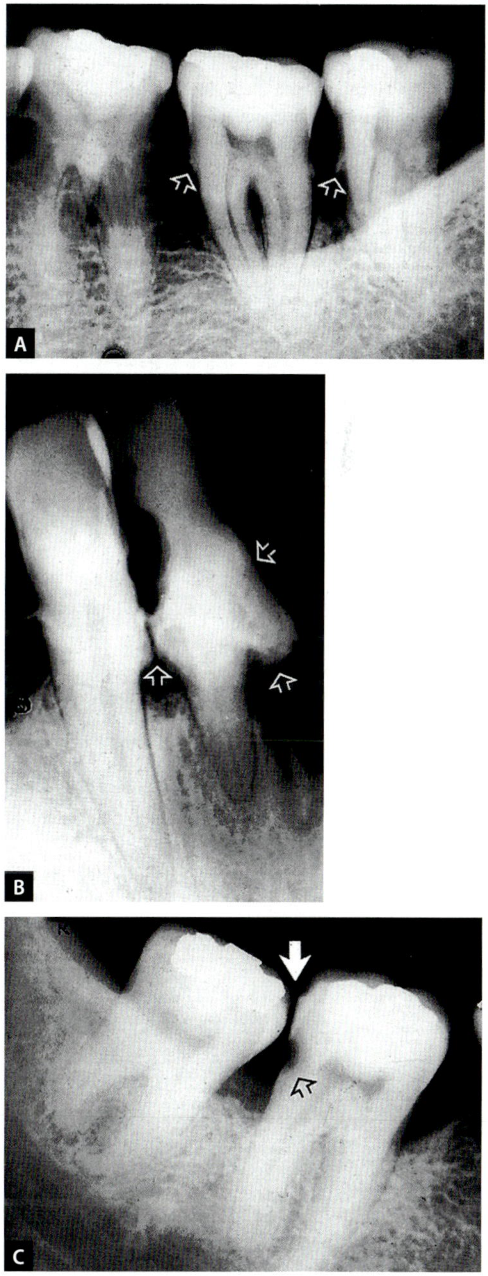

그림 20-10. **이차적이고 국부적으로 치아주위질환의 원인이 되는 요소(화살표)들의 방사선사진의 예들.** A. 작은 치석침착물. B. 큰 치석침착물. C. 결손이 있는 접촉면과 치아뿌리우식증

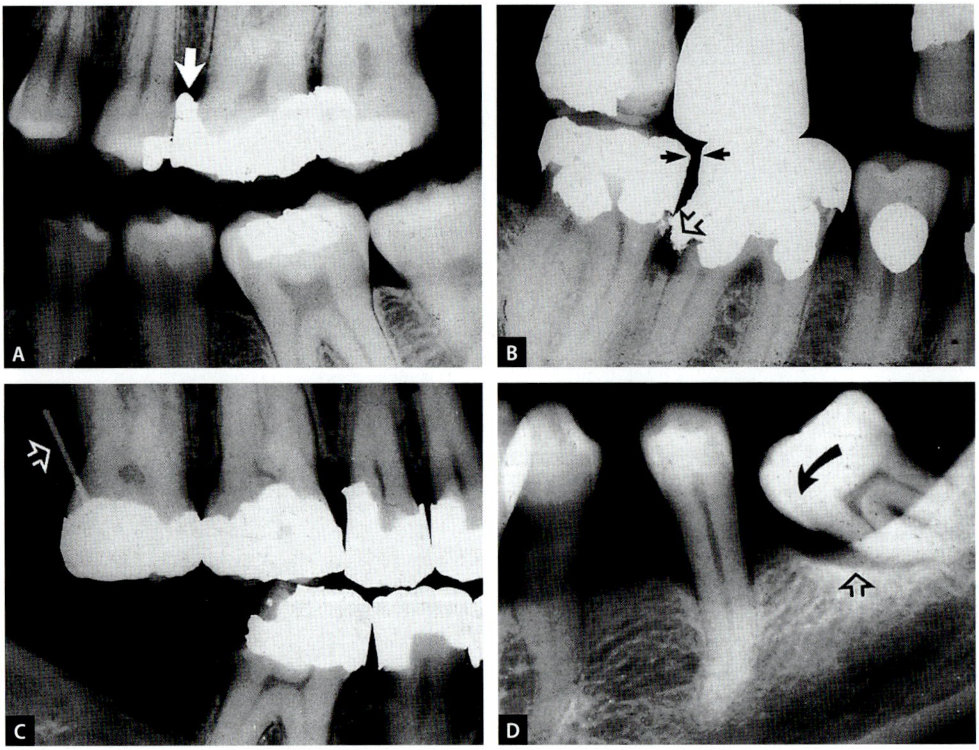

그림 20-11. 이차 국부 요소들에 대한 방사선사진의 예. A. 튀어나온 충전물 돌출부. B. 결손된 접촉점과 튀어나온 충전물 돌출부. C. 치아주위조직으로 관통한 핀. D. 비뚤어진 치아

- 지지치조뼈 alveolar supporting bone 가 국부적 또는 전반적으로 손실된다.
- 수평적 또는 수직적인 뼈손실의 패턴이 동일한 패턴의 뼈손실을 가져오거나 뼈내 복합적인 결손을 형성한다.
- 치아뿌리가 여럿인 치아 multirooted teeth 의 분기 영역에서의 뼈손실. 이것은 분기 치아주위인대가 넓어지는 것에서부터 커다란 영역의 뼈 파괴까지 다양할 수 있다.
- 치간치아주위인대 간격이 넓어진다.
- 이차 국부 요소들이 복잡하게 관련된다. 치아주위질환의 주원인이 치면세균막 bacterial plaque 이지만, 많은 복잡한 이차 국부 요소들이 관여할 수도 있다. 이런 요소들의 일부는 방사선사진(그림 20-11)에서 찾아볼 수 있고, 다음과 같은 것들을 포함한다.
  - 치석침착물 calculus deposits
  - Carious cavities
  - 치아뿌리흡수
  - 튀어나온 충전물 돌출부

- 좋지 않은 수복물의 가장자리 poor restoration margins
- 접촉점의 결핍 lack of contact points
- 폰틱 디자인 pontic design 을 포함한, 좋지 않은 수복물의 형태 poor restoration contour
- 핀 pin 이나 포스트 post 의 통과
- 치수-치아주위 병소 perio-endo lesion 와 관련된 치내요법 진행 상황
- 지나치게 나온 반대편 치아
- 비뚤어지게 나온 치아
- 치아뿌리와 비슷한 것
- 잇몸에 맞는 부분 틀니
- 발육구 developmental grooves
- 치내치 dens-in-dente

급진성치아주위염 aggressive periodontitis (그림 20–12, 13)

앞서 언급한 것처럼, 급진성치아주위염에서 질병의 진행 과정과 차후의 뼈파괴는 빠르고 전반적이거나 국부적일 수 있다. 일례로 조기이환 치아주위염 early onset periodontitis 을 들 수 있는데 이는 국소유년성치아주위염 localized juvenile periodontitis 과 사춘기 전치아주위염 prepubertal periodontitis 을 포함한다. 방사선사진의 특징은 다음과 같다.

- 첫 번째 큰어금니와 앞니에서 일어난 심한 수직 골 결손
- 아치형 또는 접시형 결손
- 가끔 뼈손실이 더 전반적으로 일어난다.
- 앞니가 이동하여 치아에 틈이 생긴다.
- 뼈손실의 속도가 빨라진다.

치아주위농양 abscesses of the periodontium

- 잇몸농양 gingival abscess
- 치아주위농양
  - 측방치아주위농양 lateral periodontal abscess
  - 치수: 치아주위 병소 perio-endo lesion
- 치아머리주위농양 pericoronal abscess

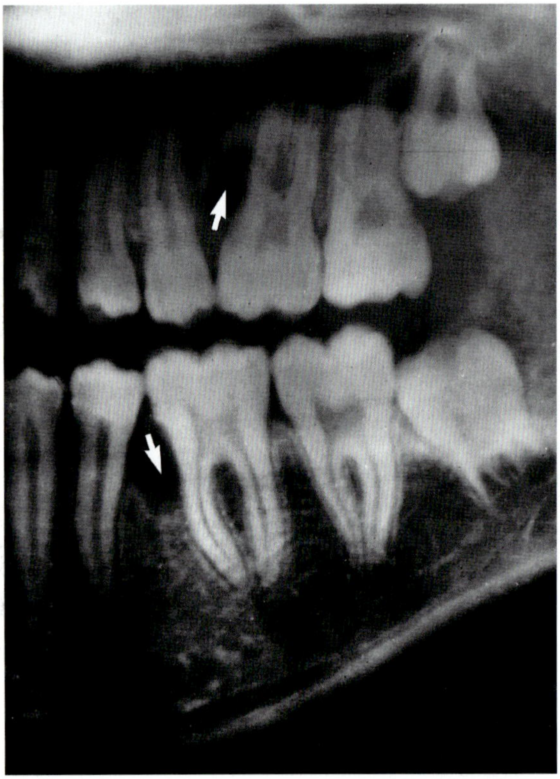

그림 20-12. 급진성 국소유년성치아주위염증이 있는 첫 번째 큰어금니에서 발생한 전형적인 국소 뼈결손(화살표)을 보여주는 파노라마 영상의 일부

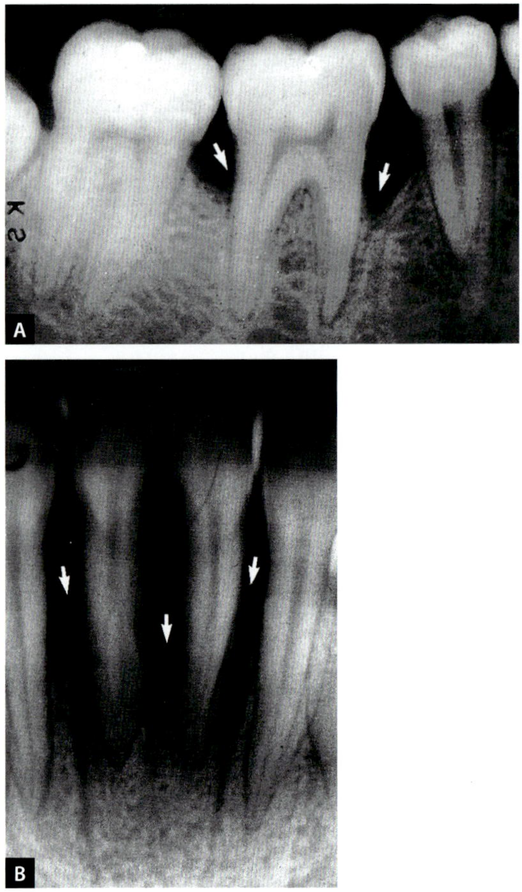

그림 20-13. A. 아래턱 큰어금니에서 발생한 급진성 국소유년성치아주위염증으로 인한 전형적인 국소 뼈손실을 보여주는 치아뿌리끝. B. 18세 환자의 아래턱 앞니에서 발생한 급진성 국소유년성치아주위염증으로 전형적인 국소 뼈손실을 보여주는 치아뿌리끝

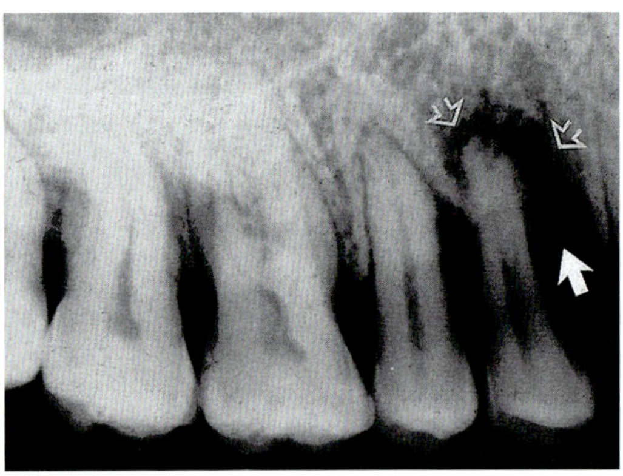

그림 20-14. 4┘ 치수-치아주위 병소와 관련된 광범위한 뼈손실(화살표)을 보여주는 치아뿌리끝방사선사진. 환자는 치아주위농양으로 진단받은 적이 있다.

전형적으로 환자는 아래에 있는 국소치주질환이 급속하게 악화되고, 그 질환은 대개 이미 폐쇄되었을지도 모르는 깊은 연부조직 주머니에서 비롯된다. 농양은 임상적으로 진단되는데 진단 시 급성 염증과 감염의 징후를 볼 수 있다. 활력검사 vitality testing 는 측방치아주위농양과 치수-치아주위 병소를 구분하는 데 도움이 된다. 언뜻 보아 알 수 없는 방사선사진의 뼈 변화는 그림 20-14에서 보이는 것처럼, 다른 치아주위뼈 파괴 periodontal bone destruction 형태들과 구분되지 않을 수 있다.

치료 방법의 평가 evaluation of treatment measures

전통적인 치아주위질환 치료는 입안 청결 개선하기, 치석 제거, 치아 표면의 연마 polishing 와 치아뿌리활택술 root planing, 다른 이차 국소 요인들의 제거를 포함하여 질병 진행 과정을 늦추거나 저지하고자 하였다. 최근에는 조직재생유도술 guided tissue regeneration 이라고 불리는 치료과정을 개발하여 소실된 조직의 재생을 궁극적인 치료의 목표로 삼는다. 이 치료술은 상처를 치료하는 동안 잇몸 조직이 치아뿌리와 접촉하고 있지 않을 때 치아주위인대 세포가 선택적으로 재성장하게 하여 벗겨진 치아 표면에 부착 복합체 attachment complex 가 재생되게 한다. 이것은 잇몸과 치아뿌리 표면 사이에 차폐막 barrier membrance 을 외과적으로 끼워 넣어서 하게 된다. 이 치료 방법이 성공했는지, 아니면 다르게 되었는지는 면밀히 살펴보고 probing, 부착상실을 측정하고 attachment loss measurement, 그림 20-15와 16에서 보는 것처럼 주기적으로 방사선 촬영을 하는 등 여러 가지 임상검사를 해야만 평가될 수 있다.

참고: 유용한 정보를 제공하기 위해 순차적인 방사선사진들이 기술요인 technique factor 과 피폭 요인 exposure factor 모두에서 비슷해야 한다.

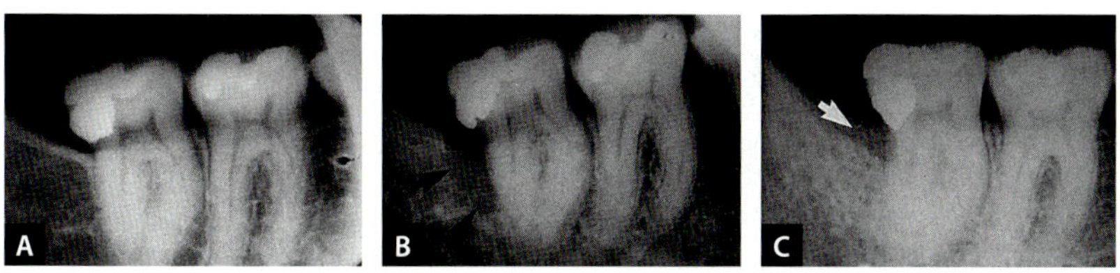

그림 20-15. 치료의 평가를 보여주는 치아뿌리끝. A. 초기 필름. B. 9년 후. 돌출된 충전재 가장자리와 7의 말단부 뼈결손(화살표)을 보여준다. C. 조직 재생유도술을 하고 나서 3년 후. 결손이 줄어든 것(화살표)과 채워진 뼈(bone in-fill)가 보인다(A. Sidi 박사가 제공한 자료).

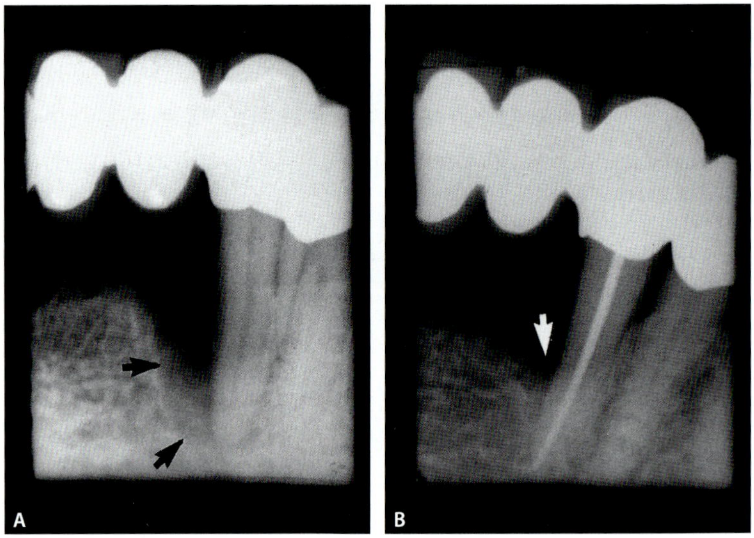

그림 20-16. **치료의 평가를 보여주는 치아뿌리끝.** A. ⌈3 에서 발생한 치수-치아주위 병소를 보여주는 수술 전 필름. 치아뿌리의 안쪽에 심각한 뼈결손이 있다(화살표). B. 성공적인 치아머리 치료(endodontic treatment)와 조직재생 유도술을 하고 2년이 지난 후의 필름. 뼈의 결손이 줄어든 것(화살표)을 알 수 있다(A. Sidi 박사가 제공한 자료).

방사선사진 진단의 한계

치아주위조직에 대한 방사선사진의 평가는 어느 정도 제한되어 있다. 주요 한계는 다음과 같다.

- 합성과 2차원 영상은 다음과 같은 문제들을 가져온다.
  - 볼쪽능선뼈 수준과 혀쪽능선뼈 수준 buccal and lingual crestal bone levels 을 차별화하기가 어렵다.
  - 복잡한 뼈손실의 일부만을 볼 수 있다.
  - 뼈손실의 벽이 나머지 결손을 모호하게 할 수 있다.
  - 밀도가 높은 치아나 수복물 음영이 볼쪽 뼈결손이나 혀쪽 뼈결손, 볼쪽 치석 침전물이나 혀쪽 치석 침전물을 모호하게 할 수 있다.
  - 분기 영역 furcation area 의 뼈흡수는 위에 가로놓인 치아뿌리나 뼈의 음영에 의해서 모호해질 수 있다.

- 정보는 치아주위조직의 경조직에서만 얻을 수 있다. 연부조직 치아목결손은 대개 감지할 수 없기 때문이다.
- 엑스선빔의 감쇠를 달라지게 할 만큼 석회화된 조직이 충분히 흡수되었을 때만 골 손실을 발견할 수 있다. 결과적으로 질병의 진행과정의 과거병력 상태는 방사선사진의 모양을 보아서는 결정할 수 없다.
- 영상수용기 image receptor 의 기술적인 변화와 엑스선빔의 위치는 치아주위조직의 모양에 상당히 영향을 줄 수 있다. 그래서 9장에서 설명한 대로 정확하고 재생산이 가능한 기술이 필요하다.
- 피폭 요인들 exposure factors 은 분명한 능선뼈 높이에 뚜렷한 영향을 미친다. 필름 영상 film-based imaging 을 사용할 때 과다피폭은 소환 burn-out 을 야기할 수 있다.
- 치과파노라마방사선사진이 대략적인 치아주위 상태를 상당히 잘 보여주지만, 치과파노라마방사선사진의 영상의 질이 원래 좋지 않기 때문에 완전히 의존할 수 없다 (그림 20–17과 13장 참조).
- 3차원 치아주위뼈 결손을 가시화할 때 재래식 2차원 방사선사진이 갖게 되는 몇 가지 한계들은 고해상도 콘빔형컴퓨터단층촬영 CBCT 을 사용하여 극복할 수 있다(16장 참조).

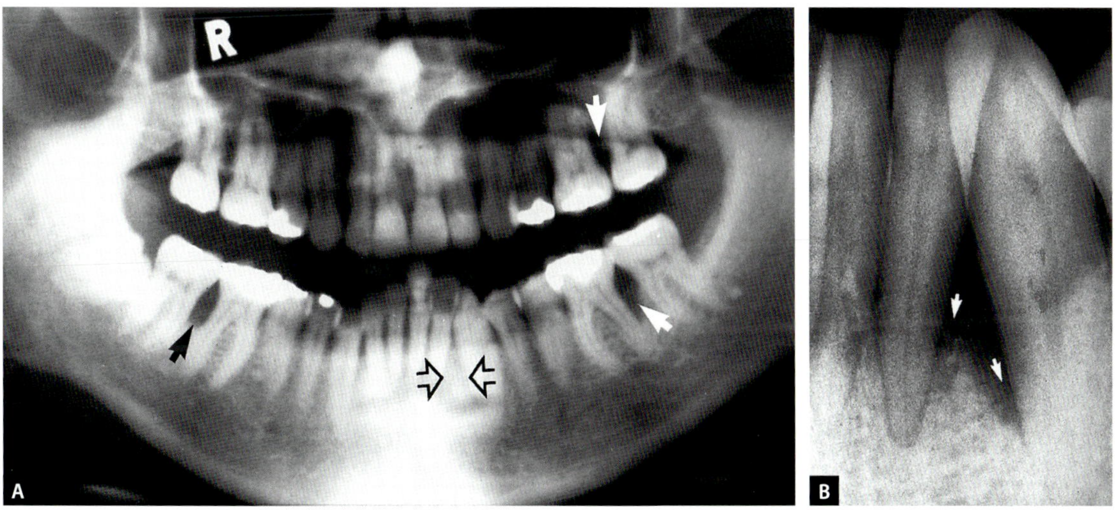

그림 20–17. A. 치과파노라마방사선사진. 큰어금니 영역에서 골결손(화살표)을 보여준다. 그러나 ⌈23영역(열린 화살표)에는 비슷한 결손이 보이지 않는다. 목뼈의 방사선불투과성 인공적 음영이 겹쳐져 있기 때문이다. B. 동시에 얻은 ⌈23의 치아뿌리영역. 실제로 존재하는 심한 뼈결손(화살표)을 보여준다.

21장. 임플란트에 대한 평가

서문

요즈음 치과에서 다양한 임플란트수복물 implant-retained prostheses 을 사용하여 부분무치악을 복구하는 것은 상당히 일반적인 임상 과정이 되어서 치과의사들이 자주 경험하게 되는 일이다. 이 장은 임플란트에 대한 개요와 임플란트 평가에서 방사선촬영 radiography 의 역할을 소개한다.

임플란트는 보통 티타늄으로 만들어지며 종류는 다음과 같다.

- **뼈내 임플란트** Endosteal | 턱뼈 안에 위치한다. 다양한 형태로 생산된다. 나사형, smooth-sided형, plate-form 형이 있고, 기본적으로 하나 이상의 치아를 대체한다.
- **뼈막밑 임플란트** Subperiosteal | 뼈 위와 뼈막 바로 아래에 위치하고, 나사로 고정한다.

이 장은 뼈내 임플란트에 대한 내용을 중점적으로 다룰 것이다. 뼈내 임플란트는 뼈막밑 임플란트보다 일반적으로 사용되고, 뼈유착 osseointegration 의 개념에 대한 브레네막 I.P. Brenemark 교수의 임상연구 이래로 더욱 빈번하게 시행되었다. 뼈유착의 브레네막은 살아 있는 뼈와 아주 미세한 정도로 하중을 전달하는 뼈내 endosseous 임플란트 사이를 직접적으로 연결하는 것으로 정의한다. 이용할 수 있는 뼈내 임플란트 시스템은 매우 다양하고, 모든 시스템과 그 시스템들의 장점과 단점을 다 논의하는 것은 광범위하여 여기에서 논의하기는 힘들다. 브레네막 시스템은 앞서 설명한 바와 같이, 널리 알려져 있고 20년간 인정받는 성공률을 입증하며 오랜 기간에 걸쳐 연구되었다. 하지만 어떤 시스템이 사용되든지, 방사선검사는 시술 전 치료 계획과 시술 후 조치, 치료 성공에 대한 평가에 필수적인 역할을 한다.

브레네막 임플란트 시스템 Branemark system

치료는 주로 2회 수술, 혹은 비함몰적인 non-submerged 1회 수술로 이루어지고 수술 후에 임프란트와 주위조직들이 서로 적응하며 안정화되는 시기를 갖는다. 본래

2단계로 수술하는 기법에서는 임플란트 픽스쳐 fixture 가 생체뼈 vital bone 안에서 정확하게 위치하도록 한다. 커버스크류 cover screw 를 픽스쳐의 맨 위에 돌려 넣고 나삿니의 상부 내부로 연부조직과 경조직이 자라 들어가지 못하게 한다. 그 다음 픽스쳐는 3~6개월 동안 점막 아래에 계속 묻혀 있게 된다(로딩 프로토콜은 특정한 임상 환경에서는 사용되고 있지만 초기 치료시기에는 픽스쳐에 하중을 가하지 않는 것이 중요하다). 그 다음 픽스쳐는 외과적으로 노출된 상태로 있고, 커버스크류는 제거되고, 어버트먼트 abutment (transmucosal 부분)가 어버트먼트 스크류 abutment screw 에 의해서 픽스쳐에 연결된다. 픽스쳐의 맨 윗부분에는 육각형의 자전 방지장치 hexagonal anti-rotation device 가 있다. 건강을 유지시켜 주는 마지막 수복물이면서 가장 중요한 부분인 골드실린더 gold cylinder 는 마지막으로 골드스크류 gold screw 로 어버트먼트 abutment 에 연결된다. 표준 브레네막 임플란트는 그림 21-1에 설명되어 있다.

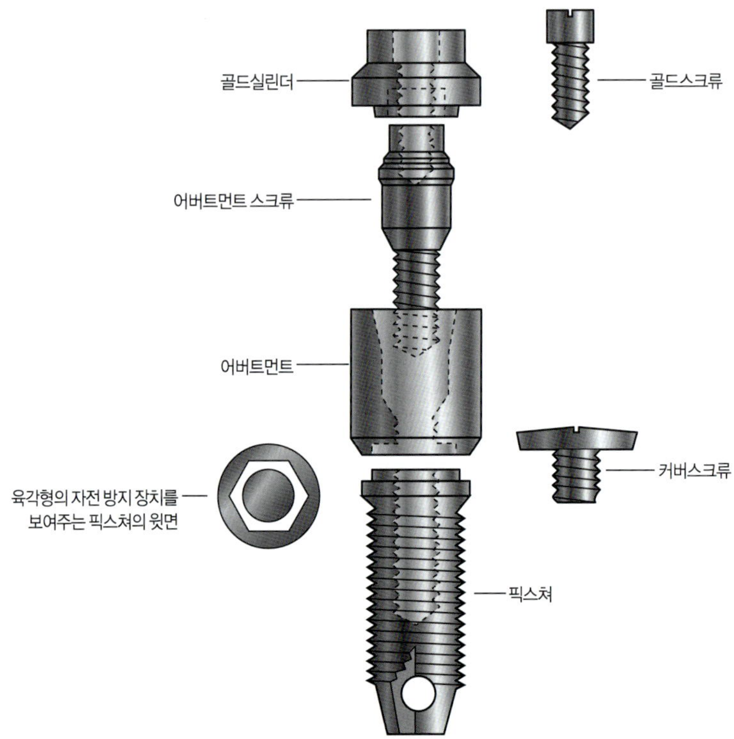

그림 21-1. 표준 뼈안(endosseous) 임플란트를 위한 브레네막 시스템 요소들을 보여주는 그림. 주: 어버트먼트들과 표준 픽스쳐의 육각형의 윗면에 붙는 restorative 부분은 다양하게 이용할 수 있다.

이런 기본적인 설계를 수정한 것으로 임플란트 표면을 약간 거칠게 하는 것이 있다. 그 결과 임플란트와 뼈의 접촉을 개선하고 내부 연결을 하는 어버트먼트/임플란트 연결 시스템이 위에서 설명한 기존의 육각형보다 더 안정되고 안전하게 만들 수 있다. 다양한 어버트먼트와 연결 restorative 부분들이 다양한 임상 현장에서 이용되고 있다.

주요 주의사항

다음과 같은 증상을 가지고 있는 환자의 경우 상실된 치아를 임플란트로 대체한다.

- 치아 상태는 건강하지만 외상으로 치아를 상실하게 된 경우
- 후방연장 결손부 free-end saddles
- 점진적으로 빠지는 치아
- 브릿지 어버트먼트로서 적합하지 않은 치아
- 틀니를 하기 어려울 정도로 심하게 흡수된 치조뼈
- 심한 구토반사 gag reflex
- 입천장 파열이면서 의치나 밀폐장치 obturator 를 지지할 만한 치아가 부족하게 남아 있는 경우
- 빠진 턱 수술 후 복구하는 경우
- 빠질 수 있는 보철을 착용하고 싶지 않은 경우

치료 계획에서 고려해야 할 점들

임상검사

좋은 사례를 선정하는 것이 임플란트가 오랜 기간 동안 성공적으로 유지되기 위해 반드시 필요하기 때문에 연구모형 study cast 을 사용하여 엄격하게 임상검사를 거쳐야 하며 환자에 대한 전반적인 평가가 필수적이다. 외과전문의, 보철전문가,

치기공사를 포함하는 다학제적 접근방법이 종종 취해지고 있는데, 이는 다음과 같이 많은 중요한 요소들을 고려해야 하기 때문이다.

- 환자의 나이, 전반적인 건강상태와 치료 동기
- 현재 남아 있는 치아의 상태와 위치, 남아 있는 치아의 교합 occlusion
- 치아주위조직의 상태와 입안 위생의 수준
- 이가 없는 윗, 아래턱 치조뼈의 질적 양적 상태
- 입안 연부조직의 상태

방사선검사

방사선검사의 지침은 2001년 미국입안악안면방사선학회 American Academy of Oral and Maxillofacial Radiology 와 2002년 유럽임플란트학회 European Association for Osseointegration 양 쪽에서 출간되었지만, 각 임상 현장에서 선택할지에 대한 기준에는 여전히 의견이 엇갈리는 부분이 있다. 게다가, 다른 변수들이 많기 때문에 일반적으로 권고하기에는 어려움이 있다. 예를 들어 다음과 같은 것이 있다.

- 수술집도의의 경험
- 융선 정합 ridge-mapping 기술의 사용을 비롯한 면밀한 임상검사
- 해부학적인 면

2004년 영국치과협회 Faculty of General Dental Practice, UK 에서 발행한 「치과용방사선촬영술의 선정기준 Selection Criteria in Dental Radiography」 책자에서는 임플란트 치과진료에서 방사선촬영을 사용에 필요한 지침을 만드는 근거가 되는 증거는 미미하다고 결론을 내렸다.
여러 임상 상황들에 적합한 진단은 매우 다양하다. 진단에 사용할 수 있는 장비에 따라 임상적 선택 여부가 좌우될 수 있다. 병변의 진단에 사용하는 영상기술은 다음과 같은 것들이 있다.

- 치근단촬영 periapical radiography
- 파노라마촬영 panoramic radiography

- 여러 현대 파노라마 기계들과 이용할 수 있는 협설선형단층촬영 cross-sectional linear tomography 프로그램
- 콘빔형컴퓨터단층촬영 CBCT: 이는 최근에 개발되었고 저선량이다. 16장에서 설명한 디지털3차원단층촬영술 digital volume tomographic technique 이 임플란트 평가에 이상적이고 선택할 수 있는 영상촬영 imaging modality 이 될 가능성이 크다(그림 21-2, 3 참조). 컴퓨터 조작으로 횡단면, 파노라마영상을 3차원으로 재구성하여 만들어낼 수 있다.
- 컴퓨터단층촬영 computed tomography, CT: 임플란트 계획을 위해 설계된 특별한 치과 컴퓨터 프로그램. 내과 CT와 호환가능하다. 이는 컴퓨터 조작을 거쳐 대개 턱 하나당 1.5 mm 두께로 가로면으로 약 30장 정도의 횡단면영상을 얻을 수 있다. 그림 21-4에서 보이는 것과 같이 재구성된 횡단면 파노라마영상을 3차원으로 재구성한 콘빔형컴퓨터단층촬영과 같다. 환자에게 가해지는 방사선량이 다른 기술들에 비하여 상당히 높다.
- 자기공명 magnetic resonance, MR : 그림 21-5에서 보는 것처럼 이미지재구성 없이 원하는 축에서 단면 영상을 얻을 수 있고 이온화방사선 ionizing radiation 을 사용하지 않는 장점이 있다.

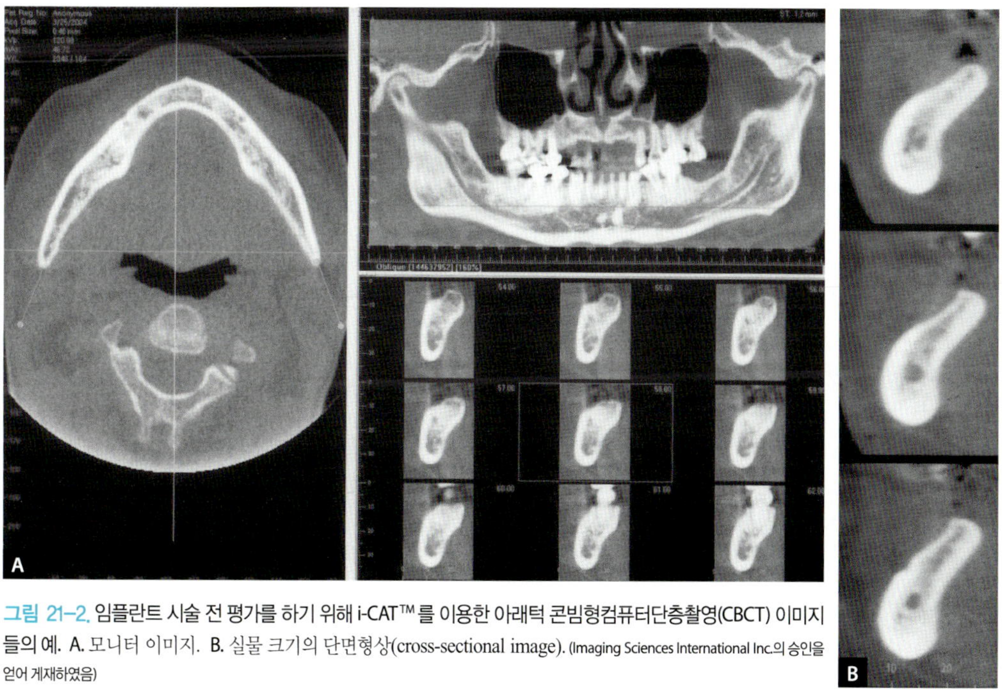

그림 21-2. 임플란트 시술 전 평가를 하기 위해 i-CAT™를 이용한 아래턱 콘빔형컴퓨터단층촬영(CBCT) 이미지들의 예. A. 모니터 이미지. B. 실물 크기의 단면형상(cross-sectional image). (Imaging Sciences International Inc.의 승인을 얻어 게재하였음)

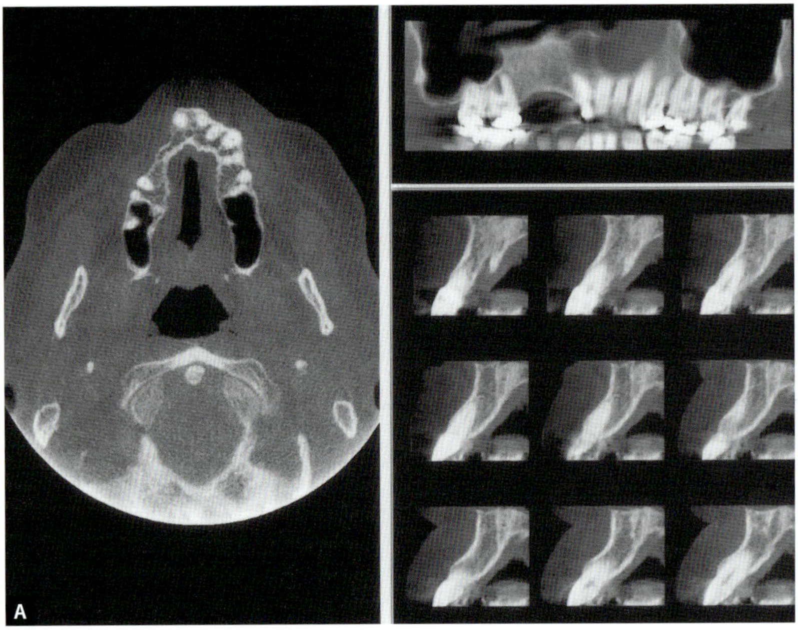

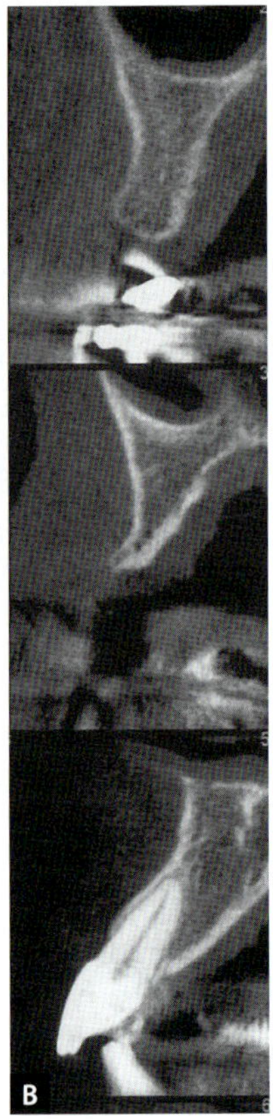

그림 21-3. 임플란트 시술 전 평가를 하기 위해 i-CAT™를 이용한 윗턱 콘빔형컴퓨터단층촬영(CBCT) 이미지들의 예. A. 세 가지 이미지 화면들은 모니터에서 동시에 볼 수 있다. 횡단면영상(axial image), 파노라마(panoramic) 이미지, 일련의 단층(cross-sectional 또는 transaxial) 이미지들. B. 실물 크기의 단면형상(cross-sectional image) (Imaging Sciences International Inc.의 승인을 얻어 게재하였음)

이 다양한 방사선촬영 검사는 다음을 알아보기 위해 사용된다.

- 관련이 있는 보통의 해부학적인 구조의 위치와 크기. 다음과 같은 것들을 포함한다.
  - 아래치아주위관 inferior dental canal
  - 이공 mental foramina
  - 앞니공 또는 비입천장공과 앞니관 또는 비입천장관 incisive or nasopalatine foramen and canal
  - 코안밑 nasal floor
- 공동 antra 의 모양과 크기. 윗턱치아뿌리 antral floor 의 위치와 윗턱치아뿌리의 인접치 adjacent teeth 와의 관계를 포함한다.
- 잠복질환 underlying disease 의 유무
- 남아 있는 치아뿌리 또는 파묻힌 치아의 유무
- 높이, 넓이, 모양을 직접적으로 측정할 수 있는 치조제 alveolar crest/기초뼈 basal bone 의 양

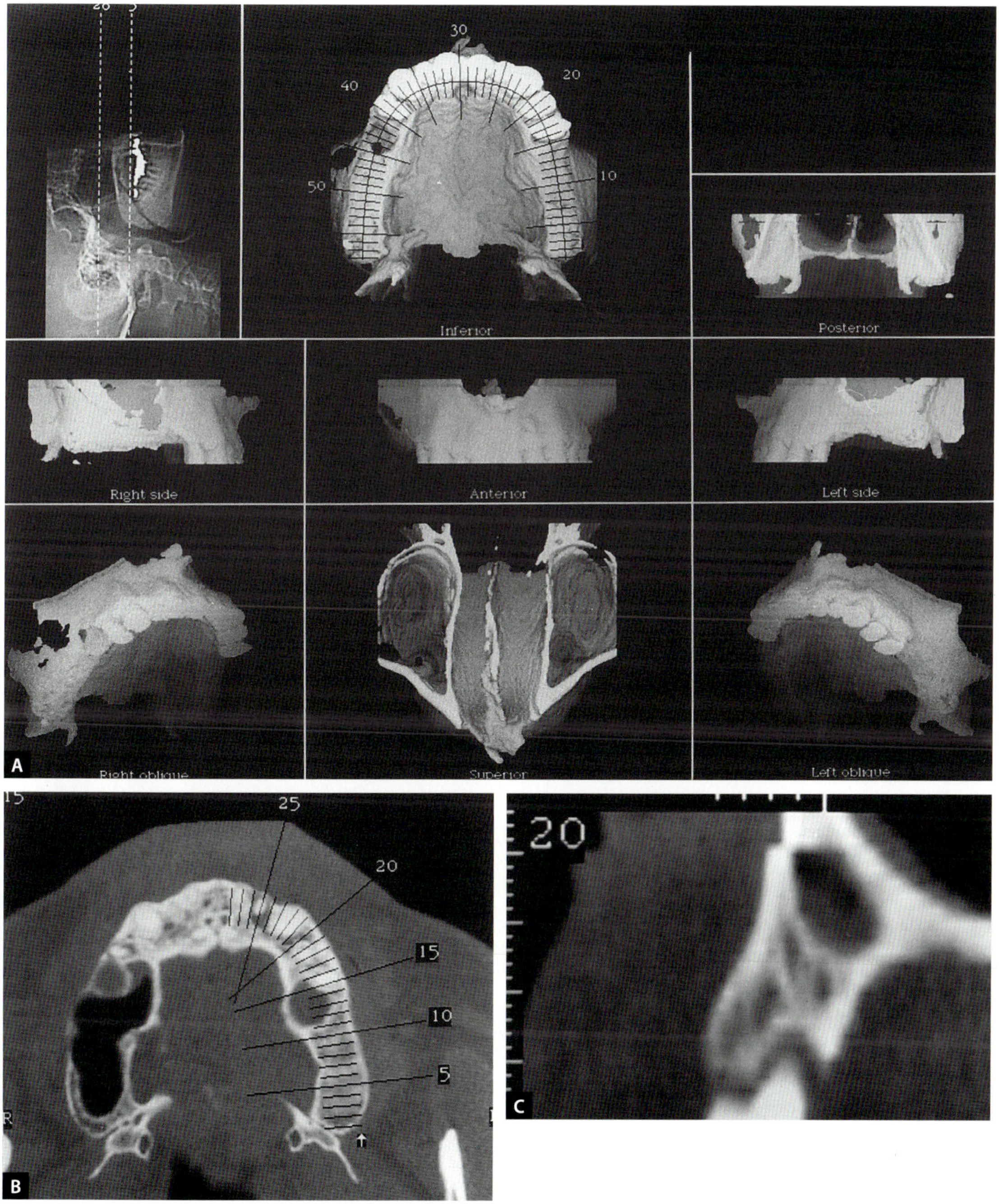

그림 21-4. 다방면에서 재구성하여 만들어진 CT 이미지의 예. 윗턱에 임플란트 시술을 하기 전 평가를 하기 위해 사용된다. A. 3차원으로 재구성된 영상들. B. 다양한 복원된(reconstructed) 횡단면 이미지들의 위치를 나타내는 축방향 슬라이스영상(A. Sidi 박사가 제공한 사진). C. 복원된(reconstructed) 횡단면 슬라이스 영상- B의 축방향 슬라이스에서 20번

- 뼈의 밀도는 다음과 같은 것을 나타낸다.
  - 현재 피조뼈 cortical bone 의 양
  - 해면뼈 cancellous bone 의 밀도
  - 지주 공간 trabecular spaces 의 크기

주목할 점

- 횡단면영상은 치조제 alveolar crest 의 넓이와 질, 그리고 해부학적 구조의 위치에 대한 정보를 제공하는 면에서 중요하다. 어떤 영상촬영 imaging modality 을 선택하느냐는 분명히 어떤 기계를 이용할 수 있느냐에 달려 있다. 임상 사례가 복잡할수록, 방사선검사가 더 종합적이어야 한다.
- 방사선비투과성 radio–opaque 표시장치를 가지고 있는 플라스틱 스텐트 stent 는 횡단면영상들의 정확한 위치 측정을 위해 필요하다. 가돌리늄 표시장치는 자기공명영상 MR 과 함께 사용된다(그림 21–5 참조).
- 내과 CT 영상에서 나오는 방사선량은 저선량 콘빔형컴퓨터단층촬영이나 다각적인 단층촬영에서 나오는 방사선량보다 몇 배 더 많다.
- CT와 콘빔형컴퓨터단층촬영 자료는 음영을 조절할 수 있고 재구성할 수 있어서 실물

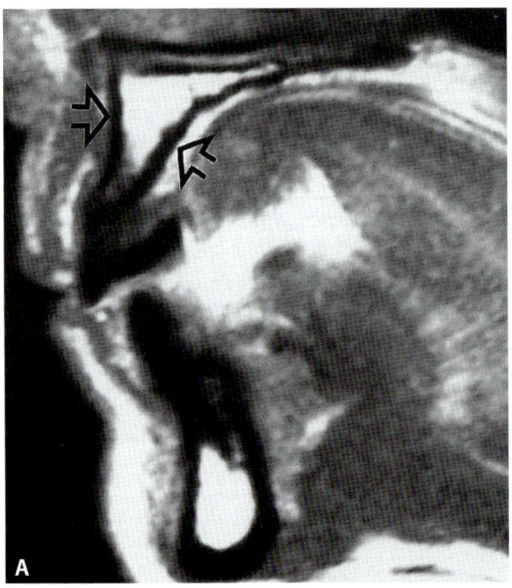

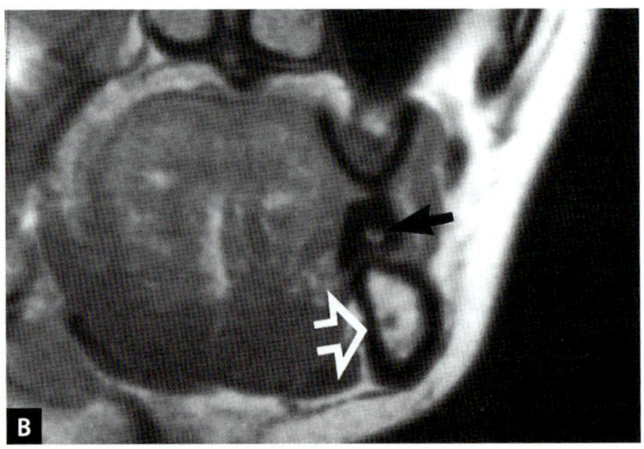

그림 21–5. **A. 시상단면 MRI 스캔.** 이가 없는 윗턱 앞쪽(화살표가 가리키는 곳)의 볼쪽-입천장쪽면(buccopalatal)의 넓이와 높이를 보여준다. **B. 횡단면 MRI 이미지.** 이가 없는 왼쪽 아래턱(열린 화살표)과 스텐트(stent)가 들어있는 가돌리늄(gadolinium) 표시(검은 화살표). 아래쪽 치과용 관이 분명하게 보인다 (Mr Crawford Gray가 제공한 사진).

크기의 횡단면영상, 3차원 영상들을 만들어내고, 겉질뼈 cortical bone 와 해면뼈 cancellous bone 의 방사선 밀도값을 제공할 수 있다. 두 시스템은 모두 SIM/Plant에 특정된 소프트웨어와 호환 가능하다.

수술 후 상태평가와 예후 판정

수술 후 상태평가는 수술 후 즉시 시행될 수 있고 대개 첫 4~6달 동안 치료 기간 이후에 행해진다. 방사선의 영상학적 평가를 포함하여, 임플란트의 성공 여부에 대한 심층적인 임상 평가는 첫 몇 년 동안은 1년에 한 번씩 행해지고 그 이후에는 연 2회 수행되어야 한다. 기하학적으로 정확하게 유사한 근단 주위 기술이(필름으로 또는 디지털로) 가장 일반적으로 사용된다.

참고: 그 정확성은 픽스쳐의 기하학적 나삿니 패턴을 검사해보면 확인할 수 있다.

성공기준

이상적으로, 임플란트는 다른 치료법과 같이 표준화된 성공기준과 달리 평가되어야 하고, 단순히 임플란트가 그대로 남아 있다는 것만으로 평가되어선 안 된다. 여러 가지 임플란트 시스템에 대하여 수년에 걸쳐 여러 가지 성공기준이 제시되었다. 필자가 선호하고, 문헌에서 빈번하게 인용되는 기준들은 알브렉슨 Albrektsson 이 1986년 제안한 것이다. 그 내용은 다음과 같다.

1. 임상적으로 실험했을 때 완전히 붙지 않은 unattached 개개의 임플란트가 움직임이 없다.
2. 방사선영상에서 임플란트 주변에 방사선투과성 radiolucency 음영이 보이지 않는다.
3. 수직뼈흡수 vertical bone loss 가 임플란트를 하고 처음 1년 이후에 연간 0.2 mm를 넘지 않는다.
4. 개인의 임플란트 성과는 통증, 감염, 신경질환 neuropathies, 이상감각 paraesthesia, 아래치아주위관 inferior dental canal 의 침해가 없어야 한다.
5. 위와 같은 기준에서, 10년이 되었을 때 85%의 성공률이 최소한의 성공기준이 되어야 한다.

방사선영상 평가 radiographic evaluation (그림 21-6~8 참조)

방사선영상은 2번과 3번 성공기준의 소견을 볼 수 있지만, 평가에도 사용된다.

- 뼈내 픽스쳐의 위치, 그리고 인접 해부학적 구조와 픽스쳐의 관계
- 뼈내 픽스쳐의 치료와 융화
- 임플란트 주위뼈 수준과 수술 후 수직뼈흡수 vertical bone loss – 방사선영상이 기하학적으로 정확하다면 나삿니가 있는 픽스쳐가 측정을 쉽게 해준다.
- 임플란트 주위염증 perimplantitis 같은 관련 질병의 발달
- 어버트먼트와 픽스쳐의 조화
- 어버트먼트와 치아머리 crown /보철 prosthesis 의 조화
- 임플란트/보철의 균열 가능성

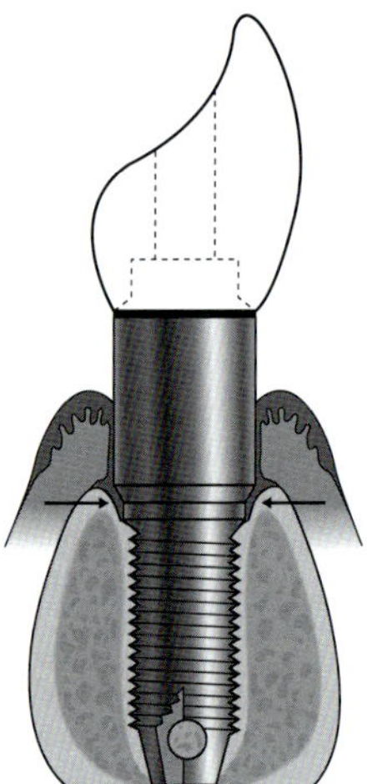

그림 21-6. (1) 성공적인 뼈유착(osseointegration). 뼈/임플란트의 접속이 잘 되어 섬유조직이 들어가지 않았다. 뼈와 금속 임플란트 표면이 직접 닿아 붙어 있다. (2) 임플란트 윗부분 주위의 뼈의 손실이 최소화되었다. (3) 임플란트 주위 염증(periimplantitis)이 보이지 않는다. (4) 어버트먼트가 픽스쳐에 꼭 맞는다(화살표 표시). 이 그림은 모든 이상적인 어버트먼트와 수복물(restorative element)의 결합을 나타낸다.

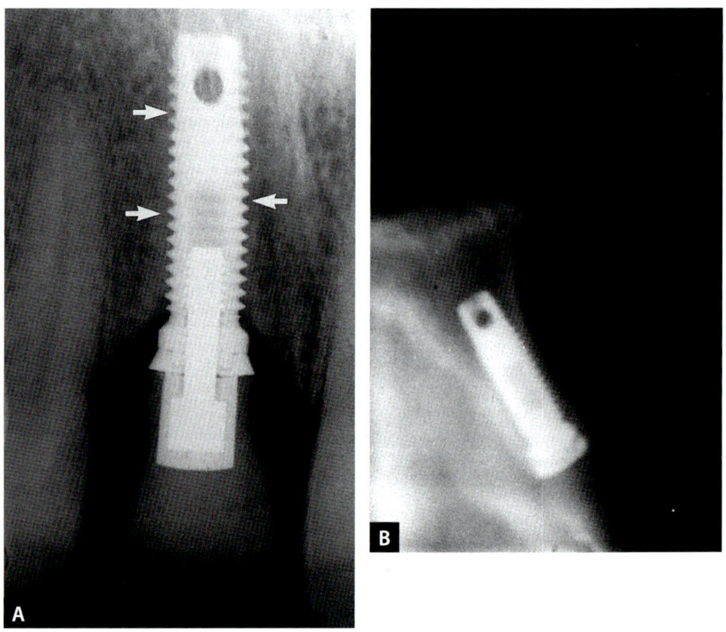

그림 21-7. **A. 임플란트 시술 후 2년이 지나 성공적인 뼈유착(osseointegration)을 보여주는 치아뿌리끝.** 뼈와 임플란트의 접속(화살표가 가리키는 곳)을 관찰해 보면 그 사이에 방사선투과성(radiolucency)음영이 없다(Mr L. Howe가 제공한 사진). **B. 수술 직후 |1 영역의 횡단면나선형단층촬영.** 임플란트의 볼쪽-입천장쪽면 위치와 각도(angulation)를 보여준다.

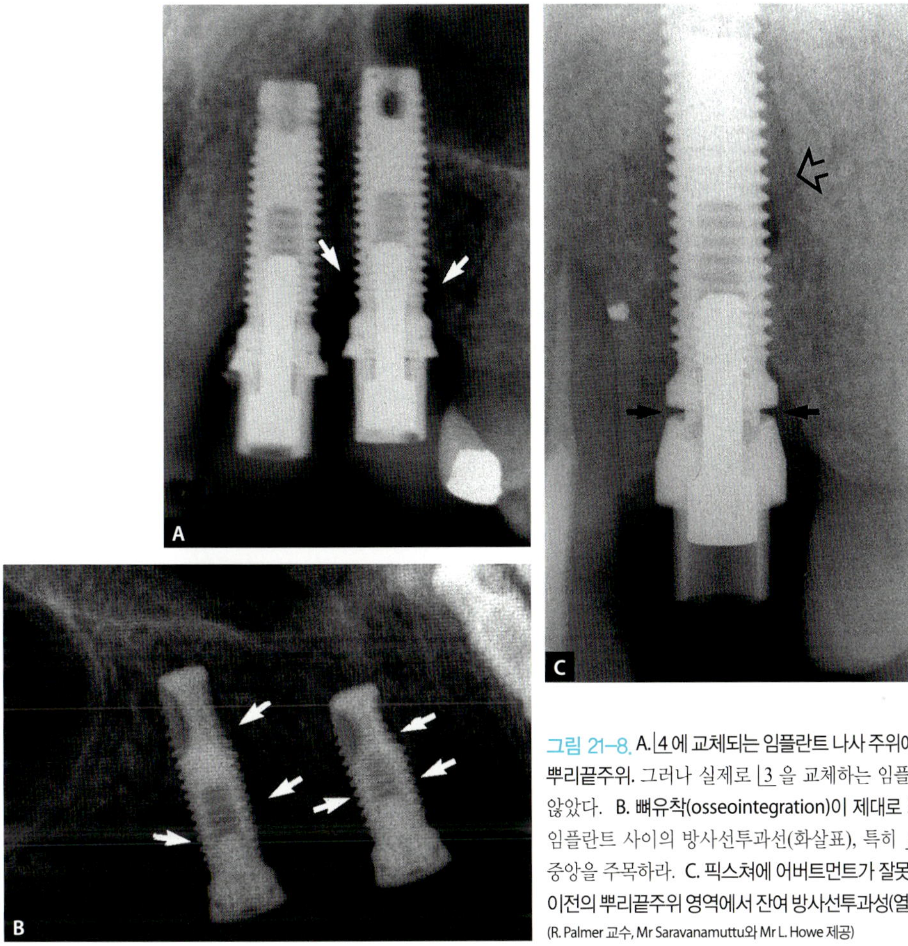

그림 21-8. A. |4 에 교체되는 임플란트 나사 주위에 수직 뼈손실(화살표)을 보여주는 뿌리끝주위. 그러나 실제로 |3 을 교체하는 임플란트 주위로 뼈손실이 일어나지 않았다. B. 뼈유착(osseointegration)이 제대로 되지 않은 뿌리끝주위. 주변 뼈와 임플란트 사이의 방사선투과선(화살표), 특히 5|를 교체한 수복된 임플란트의 중앙을 주목하라. C. 픽스쳐에 어버트먼트가 잘못 자리를 잡은 것(채워진 화살표)과 이전의 뿌리끝주위 영역에서 잔여 방사선투과성(열린 화살표)을 보여주는 뿌리끝주위 (R. Palmer 교수, Mr Saravanamuttu와 Mr L. Howe 제공)

주 註

치조뼈 alveolar bone 의 넓이나 두께가 2차원 방사선사진이 제공하는 정보의 한계로 인해 과대평가되어선 안된다. 임플란트 수술 전 치과의사가 임플란트가 가능한 부위에 대하여 부적절하게 임상 소견과 방사선사진 평가를 한다면 임플란트는 실패하게 되고 심할 경우 더 심각한 경우엔 일시적, 영구적 신경손상을 가져와 법적 문제까지 이를 수 있다.

22장. 턱에서 발생하는 질병과 기형의 도해

치아전문가 dental care professional 들은 턱에서 생기는 일반적인 질병과 중요한 기형에 대하여 누구보다 많은 지식을 가지고 있어야 한다. 자세하게 설명하는 기술은 필요하지 않으나 턱의 기형을 알아보는 능력은 필수적이다. 이 장은 턱에서 발생하는 질병과 기형의 특징을 나타내고 있는 방사선사진을 소개하며 몇 가지 상태들의 예를 보여주는 도해서처럼 만들었다. 이 장에서 볼 수 있는 병변들은 크게 다음과 같이 분류할 수 있다.

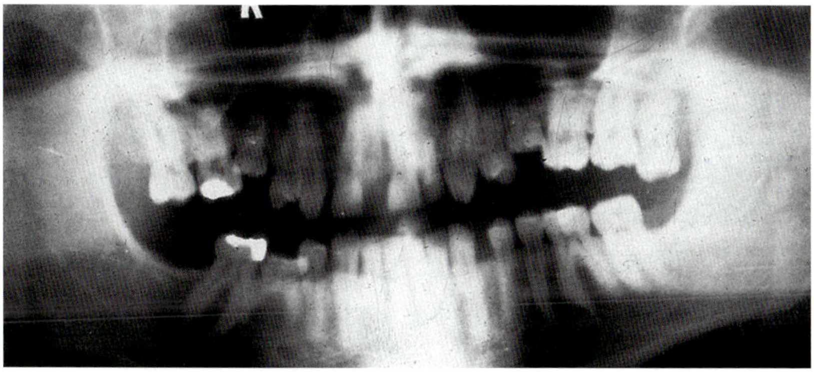

그림 22-1. 치아발육부전증(hypodontia)을 보여주는 치과용파노라마촬영상. 치아들은 선천적으로 결핍되어 있다. ⌊2 는 제대로 발달되지 못하고(rudimentary) 이미 형태가 정해져 있다(pre-shaped).

8 5 2	5
87 5	8

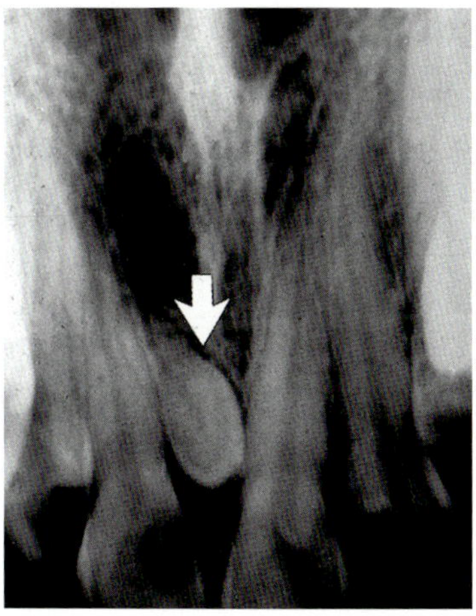

그림 22-2. 1|1 사이에 과잉치(supernumerary)나 정중과잉치(mesiodens)(화살표)를 보여주는 뿌리끝주위(Periapical)

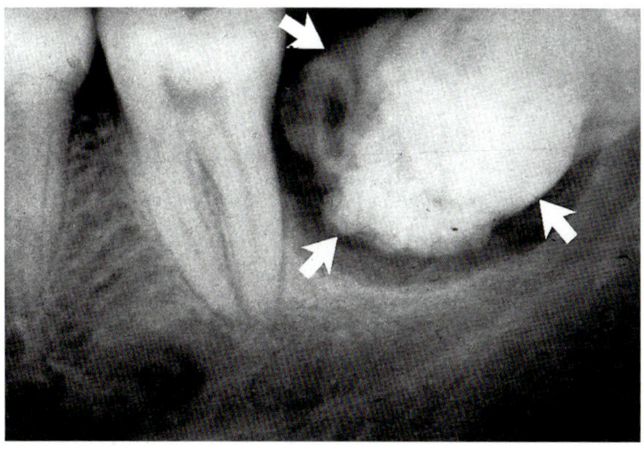

그림 22-3. 복잡한 치아종(odontome)을 보여주는 뿌리끝주위. ⌈7 영역에 치아 조직이 덩어리로 뭉쳐 있다.

- 발달 중인 기형
- 물혹 cysts
- 종양 tumours –치원성 odontogenic 과 비치원성 non-odontogenic
- 섬유-뼈성 병소 fibro-osseous lesions

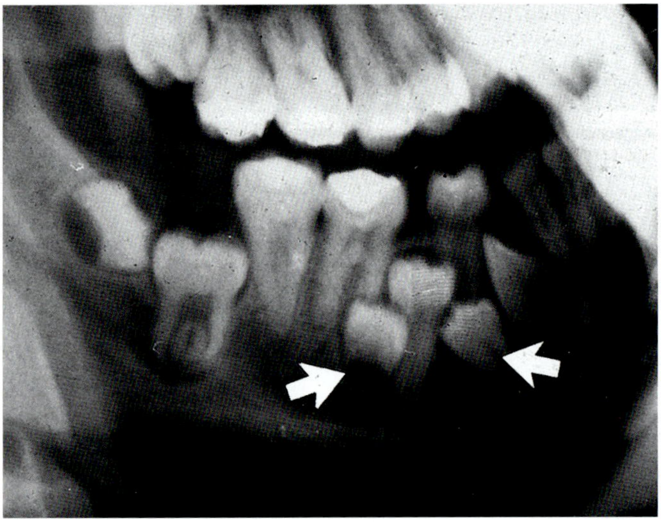

그림 22-4. 추가적으로 있는 아래 작은어금니(premolar) 두 개와 자라나고 있는 9|를 보여주는 측사위(oblique lateral)

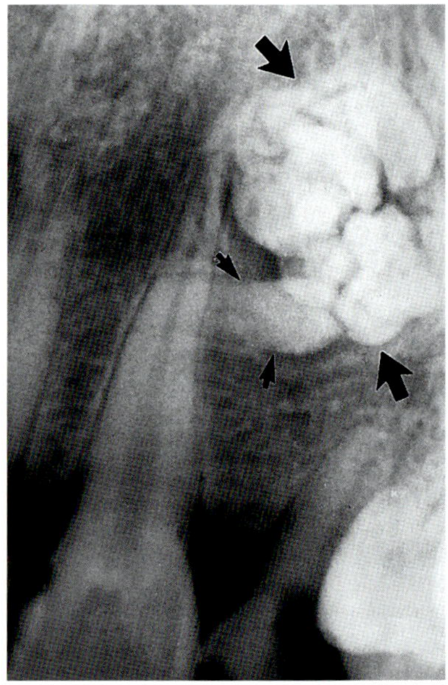

그림 22-5. 윗턱 앞니부위(anterior maxilla) 복합 치아종을 보여주는 치아뿌리끝(periapical). 별개의 작은 이 모양 돌기들이 여러 개 보인다(화살표)(오른쪽).

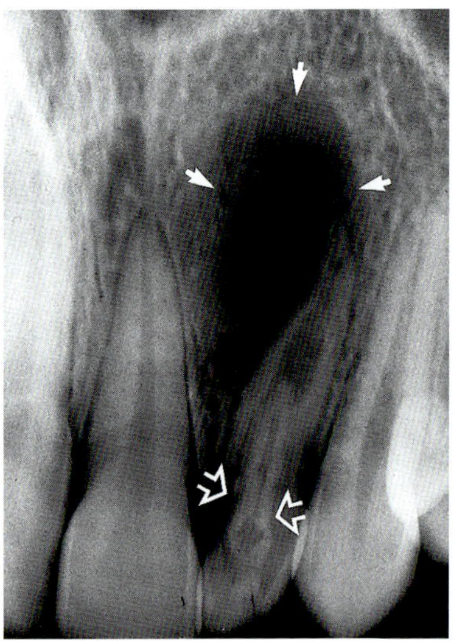

그림 22-6. 치내치(dens-in-dente) 또는 |2 (열린 화살표)와 관련하여 함입된 치아종(odontome)을 보여주는 치아뿌리끝(periapical). 감염된 치아뿌리끝 부분(채워진 화살표)이 있다 - 치근치(dens-in-dente)가 생기면 흔하게 발생한다.

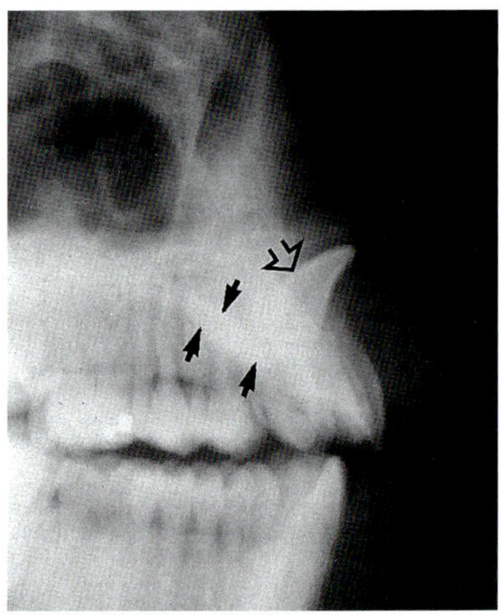

그림 22-7. 만곡된(dilacerated) |1 을 보여주는 측면 이미지. 뿌리 쪽으로 거의 직각으로 굽어져 있기 때문에 치아머리(crown)(열린 화살표)와 뿌리(채워진 화살표)는 다른 면에 있다.

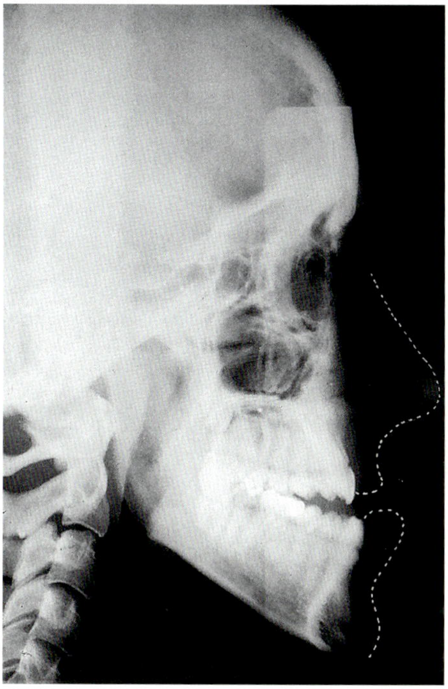

그림 22-8. 뼈대성 3급(skeletal Class Ⅲ) 큰턱증(macrognathia)(아래턱(mandible)이 과도하게 발달함)을 보여주는 가쪽면머리뼈(true cephalometric lateral skull). 연부조직 옆모습이 그려져 있다.

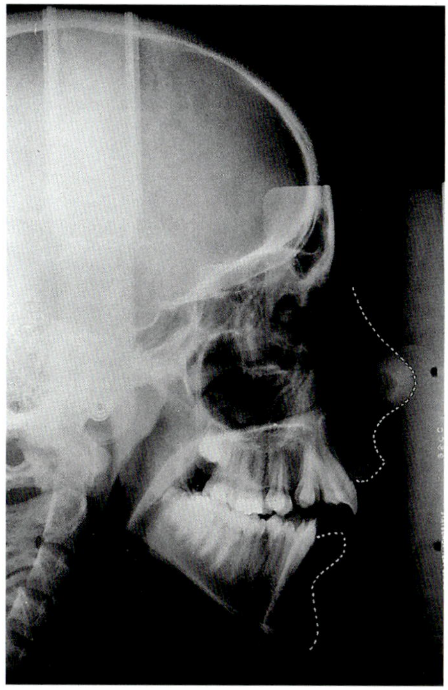

그림 22-9. 뼈대성 3급(skeletal Class Ⅲ) 작은턱증(micrognathia)(아래턱(mandible)이 충분히 발육되지 않음)을 보여주는 가쪽면머리뼈(true cephalometric lateral skull). 연부조직 옆모습이 그려져 있다.

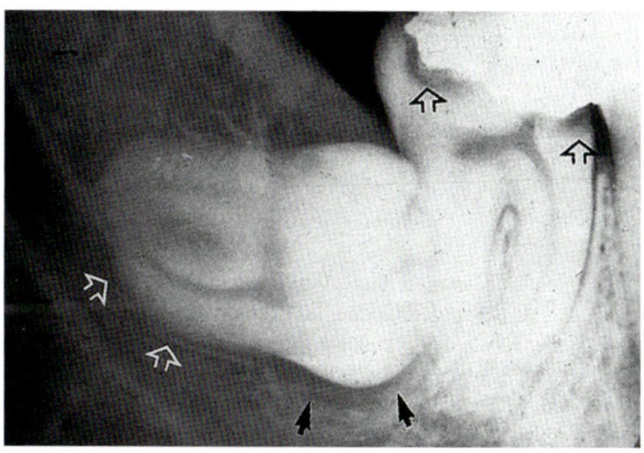

그림 22-10. 수평 매복된(horizontally impacted) 8⌉. 펜치 모양의 치아뿌리와 아랫니틀관(inferior dental canal)의 상연(upper margin)(열린 하얀 화살표)에 생긴 치아뿌리의 자국, 그리고 모낭으로 생긴 치아머리(crown) 아래 방사선투과성(radiolucency)(채워진 검은 화살표)과 7⌉(열린 검은 화살표)에 있는 충치를 관찰할 수 있다.

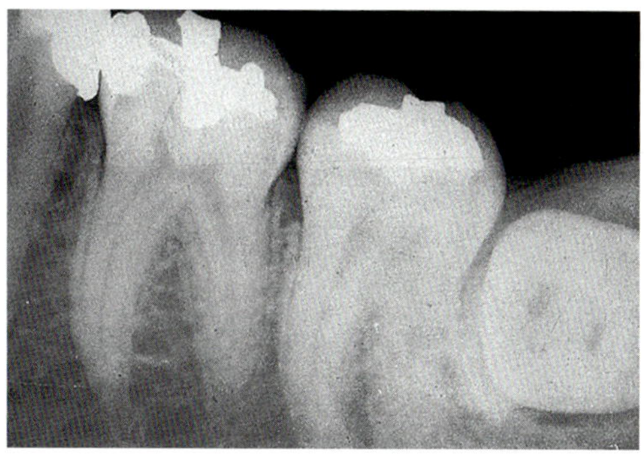

그림 22-11. 가로로 위치한 ⌈8. 치아머리(crown)이 끝을 앞으로 향하고 있다. 치아가 볼혀쪽으로 경사진 상태는 이 방사선사진으로 판정할 수 없다.

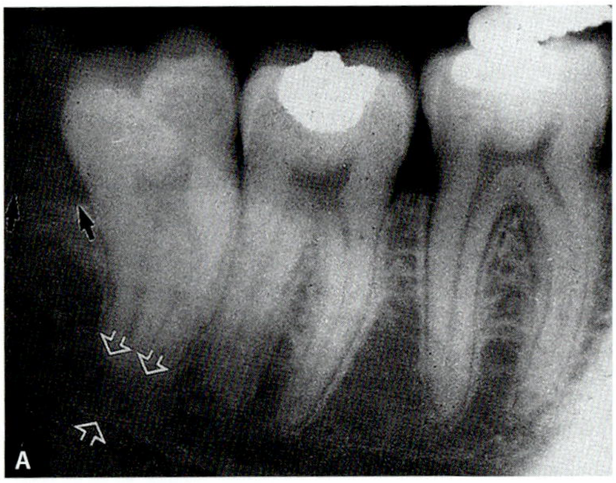

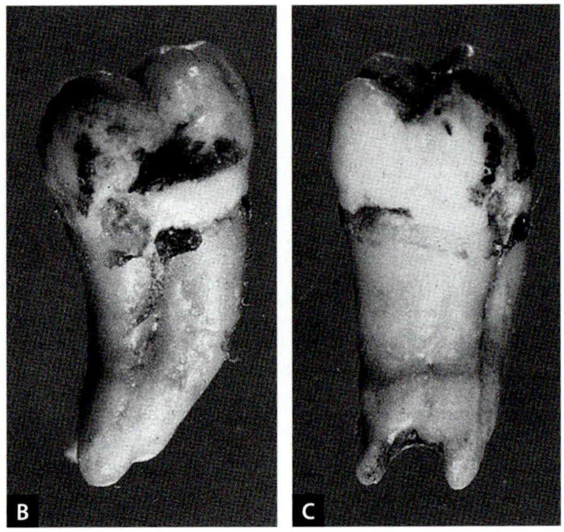

그림 22-12. A. 원심경사로(distoangularly) 치아주위에 박혀 있는(impacted) 8⌉. 치아머리 말단의 광범위한 뼈흡수(bone resorption) 영역을 관찰할 수 있다(채워진 화살표). 과거 치아머리주위(pericoronal)의 감염으로 비롯되었다. 윤곽이 흐릿한 치아 꼭대기를 가로질러 방사선투과성 선(radiolucent band)이 있다(열린 하얀 화살표). 친밀한 관계를 의미하는 아래 치아주위관(inferior dental canal)에 의해서 생겼다. **B. 발치된 8⌉.** 윗입술볼쪽(buccal aspect)에서 방사선사진을 촬영할 때도 이와 같이 보인다. **C. 말단면(distal aspect)에서 보이는 발치된 치아.** 아래 치아주위관에 의해 치아 꼭대기의 notching이 뚜렷하게 보인다. 이는 치아 꼭대기마다 있는 방사성투과성 선(radiolucent band)을 나타낸다. 즉, 아래 치아주위관의 위치 때문에 이 부근에 치아조직이 적다는 것이다 (Dr A. Sidi가 제공한 견본과 방사선사진).

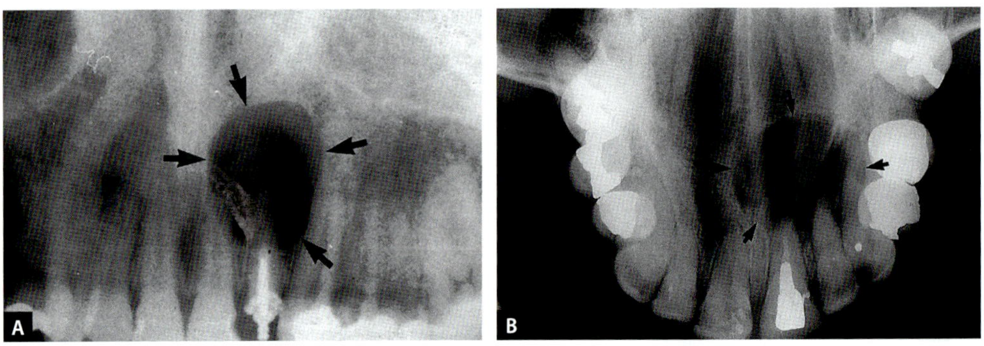

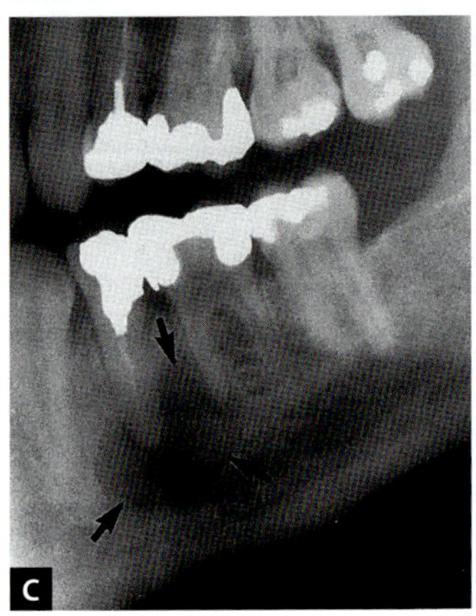

그림 22-13. A. 실활치(non-vital) ⌊2 와 관련된 전형적인 급성 낭종(화살표)을 보여주는 정지된 파노라마 사진. B. 치아뿌리가 충전된 ⌊1 와 관련된 큰 치아뿌리물혹(radicular cyst)을 보여주는 상부표준교합(occlusal). C. 실활치(non-vital) ⌈5 와 관련된 전형적인 단포성 치아뿌리물혹(monolocular radicular cyst)을 보여주는 파노라마 사진의 일부

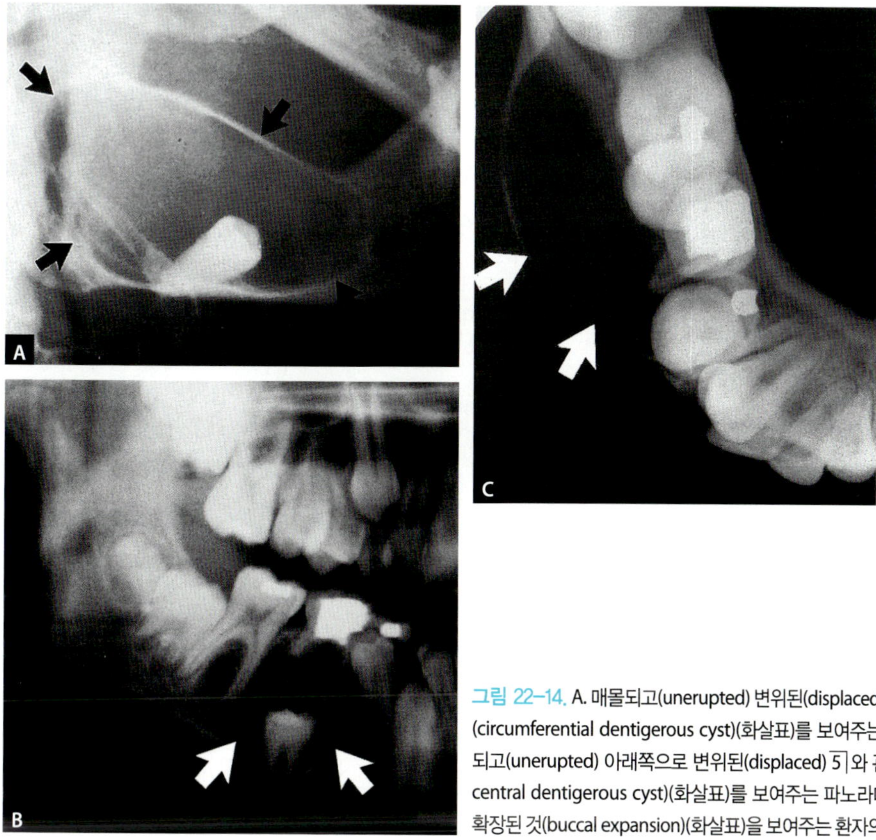

그림 22-14. A. 매몰되고(unerupted) 변위된(displaced) 8|와 관련된 전형적인 주변 치성낭포(circumferential dentigerous cyst)(화살표)를 보여주는 오른쪽 아래턱의 경사 측방. B. 매몰되고(unerupted) 아래쪽으로 변위된(displaced) 5|와 관련된 단방 중앙 치성낭포(unilocular central dentigerous cyst)(화살표)를 보여주는 파노라마촬영상의 일부. C. 전형적으로 볼이 확장된 것(buccal expansion)(화살표)을 보여주는 환자의 아래 90° 교합의 오른쪽

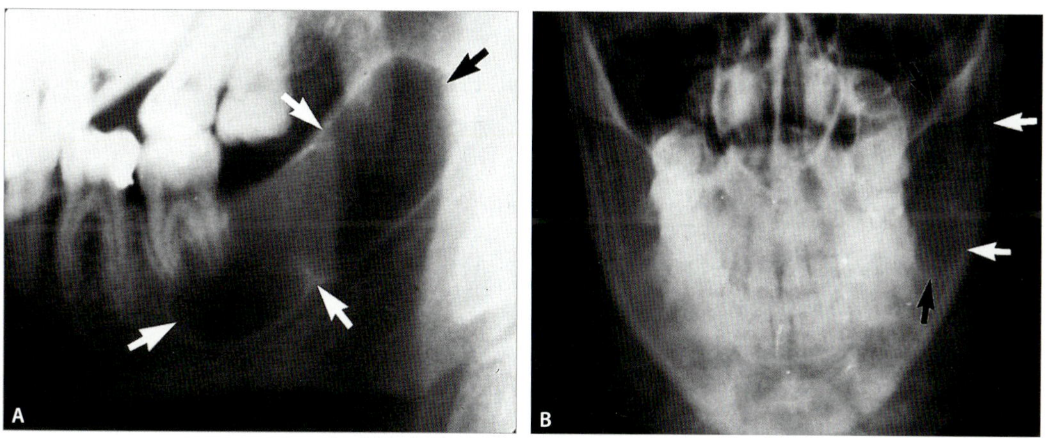

그림 22-15. A. 전형적인 광범위한 치성각화낭종(odontogenic keratocyst)(화살표)을 보여주는 왼쪽 아래턱의 경사면(oblique lateral). |8 대신 상당히 발달했다. B. 같은 환자의 턱의 후전방향 촬영(PA). 이 영상에서는 안쪽과 바깥쪽(mediolateral)으로 미미하게 확장된 것을 알 수 있다(화살표).

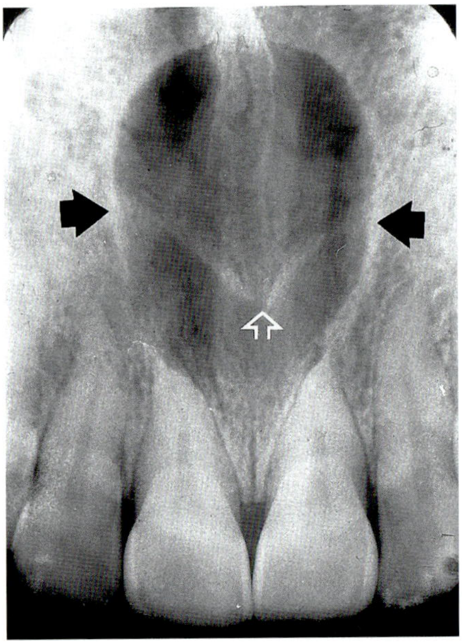

그림 22-16. 위의 중앙 앞니(incisors)사이의 중간선에 있는 전형적인 코입천장관 물혹(nasopalatine duct cyst)(채워진 화살표)을 보여주는 뿌리끝주위(periapical). 앞코가시(anterior nasal spine)(열린 흰색 화살표)의 겹쳐진(superimposed) 그림자를 주의깊게 관찰한다. 이 부위가 하트모양으로 보이는 낭종의 음영이다.

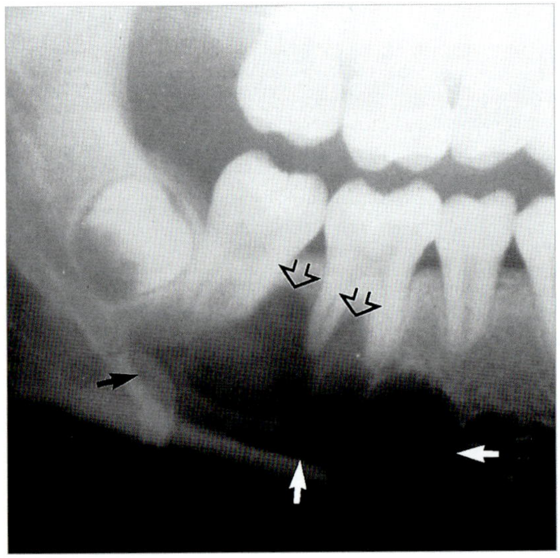

그림 22-17. 십대 청소년의 오른쪽 아래턱(mandible)의 가쪽면(oblique lateral). 아래턱 몸통(body of mandible)에 전형적인 뼈물혹(bone cyst)(채워진 화살표)을 보여준다. 어금니의 치아뿌리 사이에 아치를 이루는 윗선을 주목하라(열린 화살표).

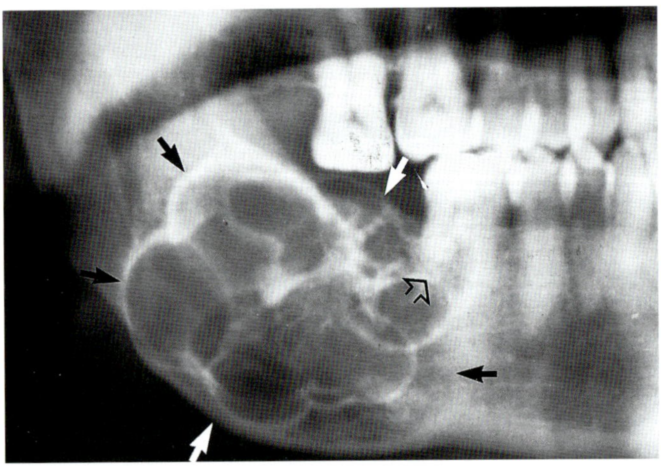

그림 22-18. 아래턱뼈(mandible)의 각에 큰 사기질모세포종(ameloblastoma)의 전형적인 다방성(multilocular) 소견(appearance)을 보이는 파노라마촬영상의 일부. 광범위하게 확대되고(채워진 화살표) 인접치(adjacent teeth)가 흡수되어 있다(열린 화살표).

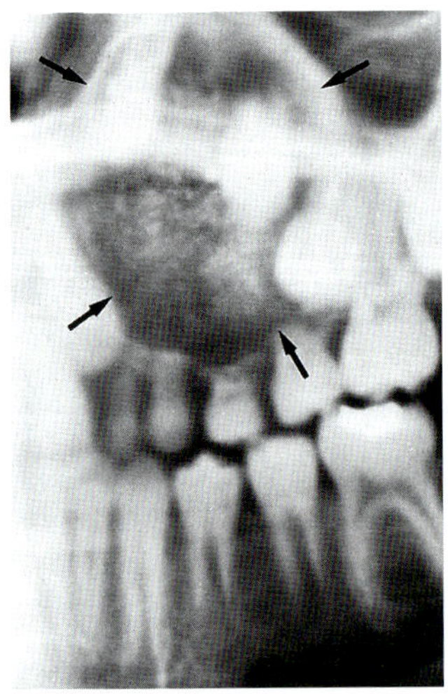

그림 22-19. 미맹출치(unerupted) |3 주위 윗턱앞니부(anterior maxilla)(화살표)에 발생한 단방성(uniolocular) 선양치성 종양(adenomatoid odontogenic tumour)을 보여주는 파노라마촬영상의 일부. 체내 석회화(calcification)가 관찰된다.

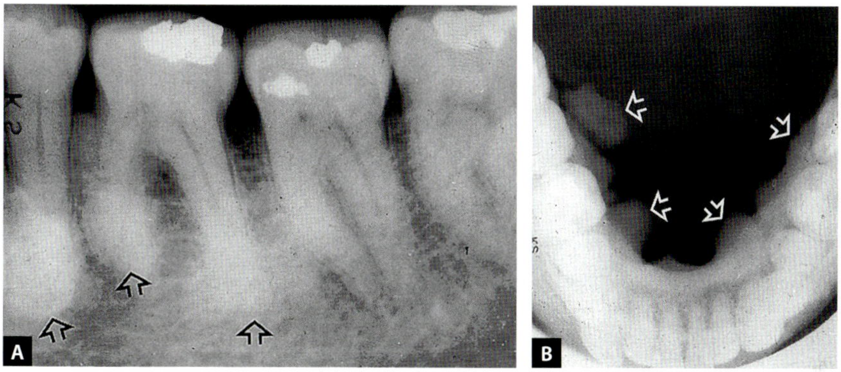

그림 22-20. A. 치아를 덮고 있는 불분명한 방사선비투과성 영역(화살표)을 보여주는 |5678 의 치아뿌리끝. B. 같은 환자의 아래 90° 교합. 아래턱뼈의 혀쪽(lingual)면에 커다란 불규칙적인 외골종(exostoses)(아래턱뼈 융기[mandible tori])이 보인다.

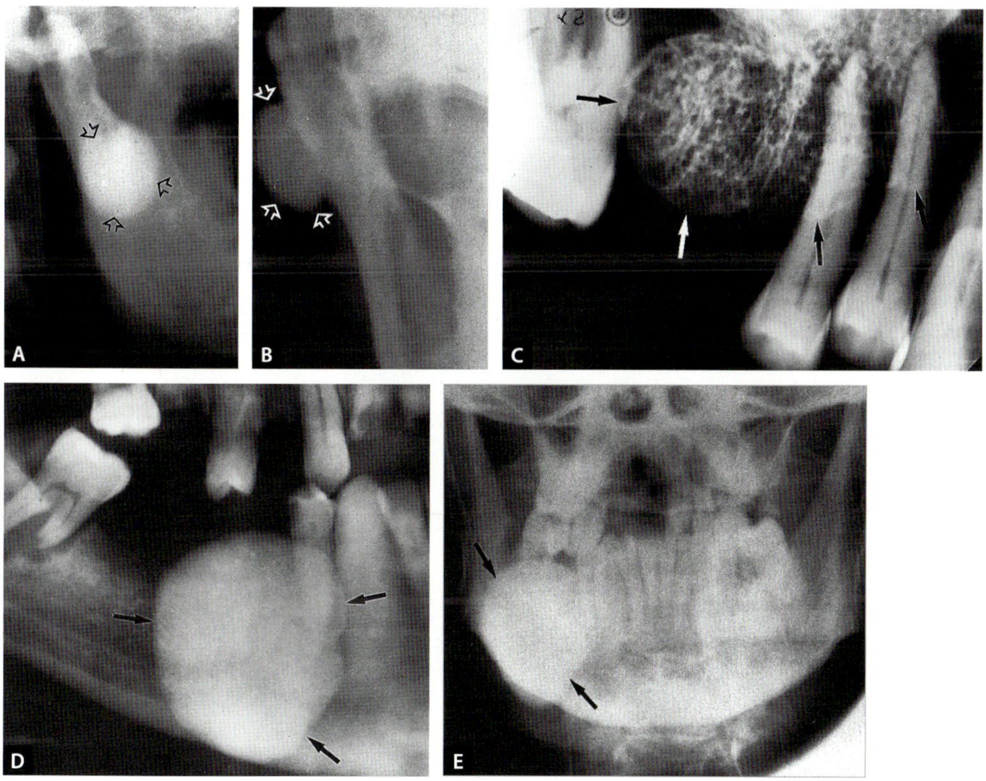

그림 22-21. A. 둥근방사선비투과성(radiopaque) 치밀뼈종(osteoma)(화살표)을 보여주는 아래턱의 오른쪽 가지(ramus)의 가쪽면(oblique lateral). B. 같은 환자의 턱의 후전방향 촬영(PA). 아래턱의 측면에서 발생한 병소(화살표)를 보여주며 뼈막종(periosteal osteoma)으로 진단된다. C. 뼈막해면종(periosteal cancellous osteoma)(화살표)을 보여주는 치아뿌리끝. D. 파노라마촬영상의 일부. E. 같은 환자의 턱의 후전방향 촬영(PA). 아래턱몸통(body of mandible)에 매우 큰 뼈내 치밀뼈종을 보여준다.

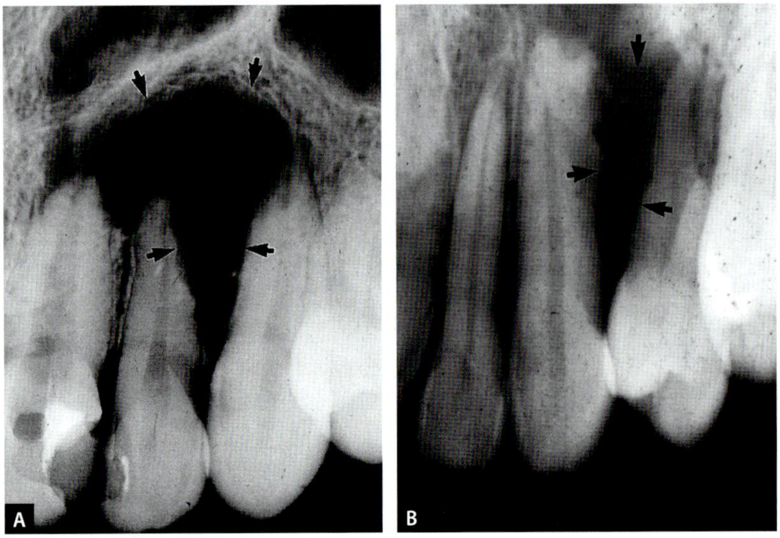

그림 22-22. A. |123 의 뿌리끝주위. |2 치아뿌리의 측면이 치아뿌리의 측면이 흡수되어 방사선이 투과된(radiolucency)(화살표) 영역을 보여준다. 생검법(biposy)은 뼈파괴를 동반한 뼈육종(osteolytic osteosarcoma)을 보여준다. B. |34 사이(화살표) 뼈의 파괴가 잘 보이지 않는 영역의 치아뿌리끝. 이 역시 뼈육종으로 보인다.

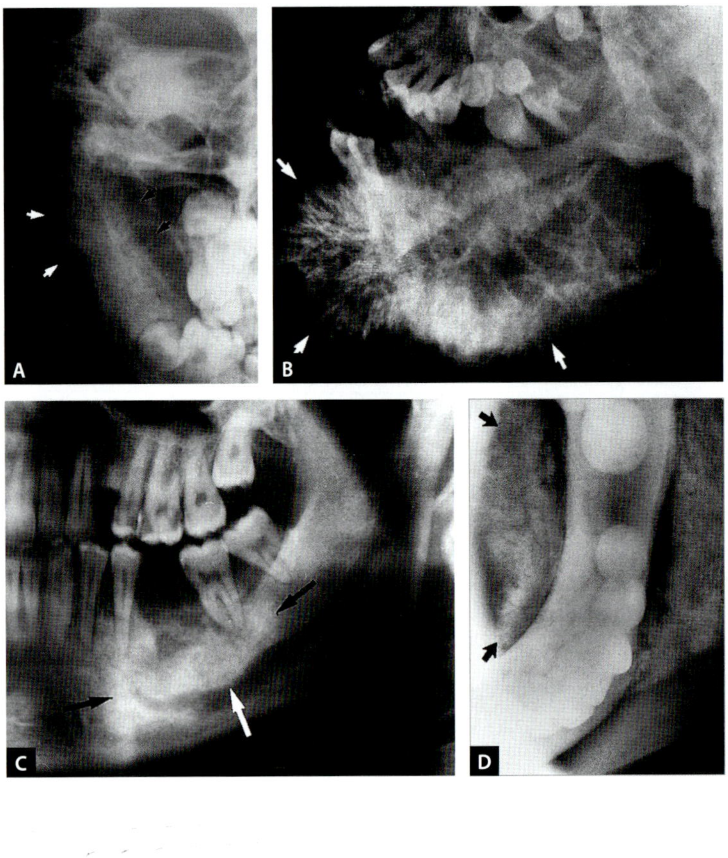

그림 22-23. A. 7세 환자의 턱의 후전방향 촬영(PA)의 오른쪽. 아래턱의 올라가는 신경가지(ramus)에서 뼈육종(osteosarcoma)이 보인다. 내측(medially)과 외측(laterally)으로 강한 햇빛 모양(sunray 또는 sunburst)이 보인다. B. 매우 광범위한 뼈생성을 자극하는(osteogenic) 아래턱의 뼈육종을 보여주는 사측면. 햇빛 모양(sunray 또는 sunburst) 뼈가 형성되는 것이 보인다. C. 아래턱 몸통(body of mandible)에서 방사선이 투과되지 않는(radiopacity) 불분명한 영역을 보여주는 파노라마 촬영상의 왼쪽. D. 같은 환자의 90° 아래 교합. 다른 뼈형성(osteogenic) 뼈육종(osteosarcoma)으로 광범위한 볼쪽(buccal)과 혀쪽의 비정상적 뼈가 형성(화살표)되는 것이 보인다.

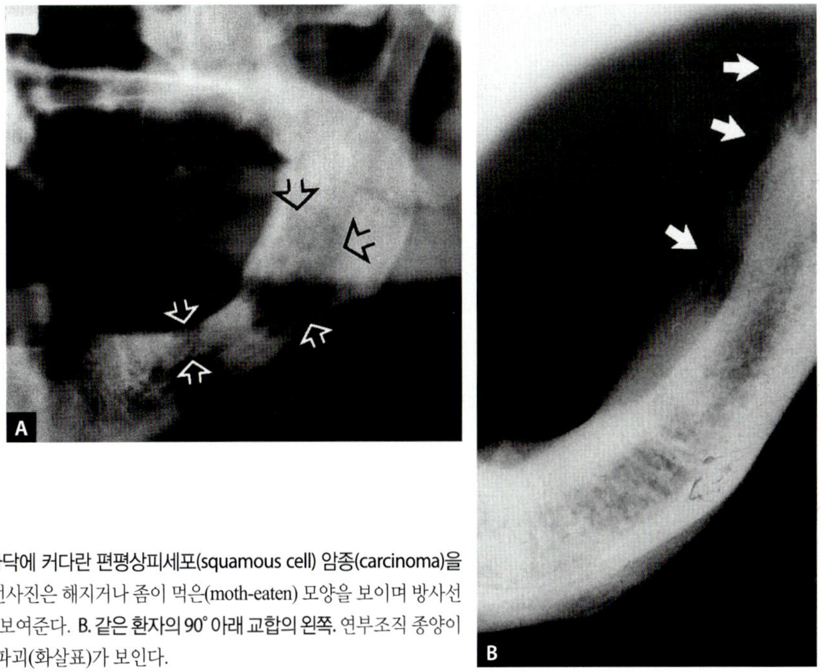

그림 22-24. **A. 혀의 왼쪽 복측면과 입의 바닥에 커다란 편평상피세포(squamous cell) 암종(carcinoma)을 보이는 환자의 파노라마촬영상의 일부.** 방사선사진은 해지거나 좀이 먹은(moth-eaten) 모양을 보이며 방사선 투과성이 잘 보이지 않는(화살표) 두 영역을 보여준다. **B. 같은 환자의 90° 아래 교합의 왼쪽.** 연부조직 종양이 뼈를 침입할 때 아래턱의 혀쪽 표면에서 뼈 파괴(화살표)가 보인다.

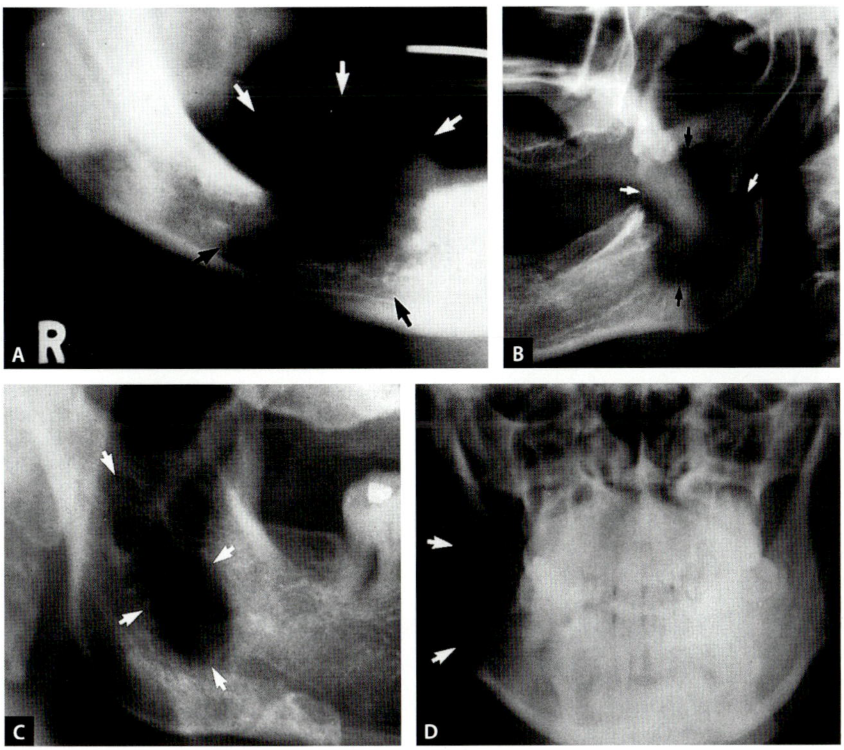

그림 22-25. **A. 악성 병소(검은 화살표)의 전형적인 파괴적이고 좀 먹은(moth-eaten) 모양의 방사선투과성을 보여주는 파노라마방사선사진의 오른쪽.** 위에 가로놓인 연부조직 침습(involvement)도 보인다(화살표). 추후 연구로 이것이 이차적으로 전이된 종양(metastatic tumour)이라는 것을 보여주었다. **B. 올라가는 신경가지(ramus)(화살표)에 생긴 비정상적이고 파괴적인 커다란 이차전이성종양(metastatic tumor)을 보여주는 파노라마촬영상의 왼쪽.** 병리성 골절(pathological fracture)(화살표)이 연관되어 있다. **C. 파노라마방사선사진의 오른쪽. D. 같은 환자의 턱부분 후전방향 촬영영상(PA jaws).** 신경가지(ramus)의 중앙에 나타나 폐에서부터 이차적으로 전이된 침착물이 방사선이 투과되어 정확하게 진단할 수 없다(화살표).

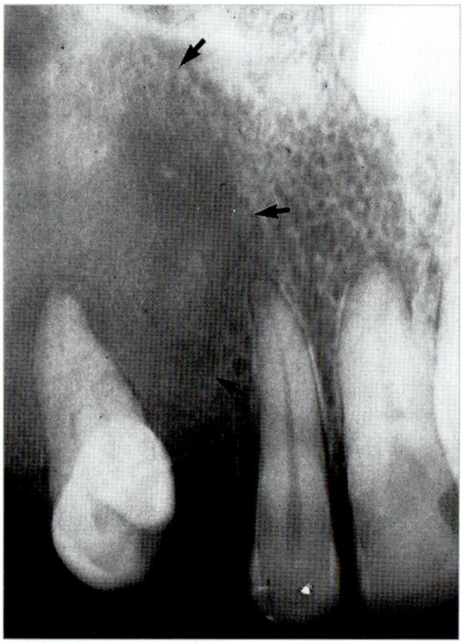

그림 22-26. 오른쪽 윗턱의 치아뿌리끝. 단골성섬유성이형성증(monostostic fibrous dysplasia)의 체내 육주형성(trabeculation)과 함께 일반적인 방사선투과성을 보여준다. 불투명한 유리(ground glass)처럼 보인다. 정상 뼈와 비정상 뼈 사이의 연결이 너무 작아서 거의 감지할 수 없다(화살표).

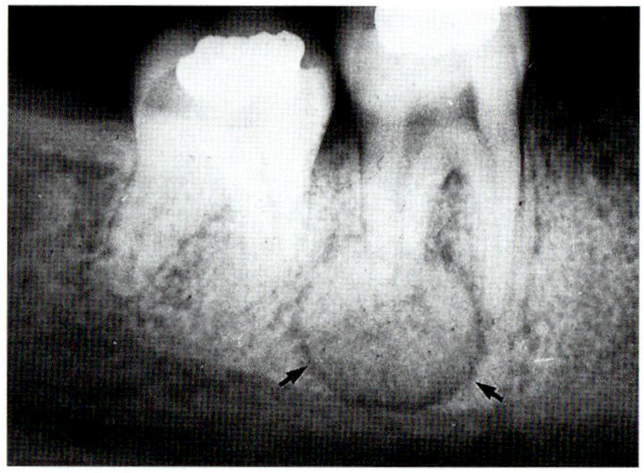

그림 22-27. 6|의 꼭대기에 소위 골프공(golf ball) 모양의 양성 백악모세포종(cementoblastoma)이라는 전형적인 방사선비투과체(radio-opaque) 덩어리를 보여주는 치아뿌리끝. 그 덩어리는 치아뿌리에 붙어 있고 그 주위로(화살표) 얇은 방사선투과선이 있다.

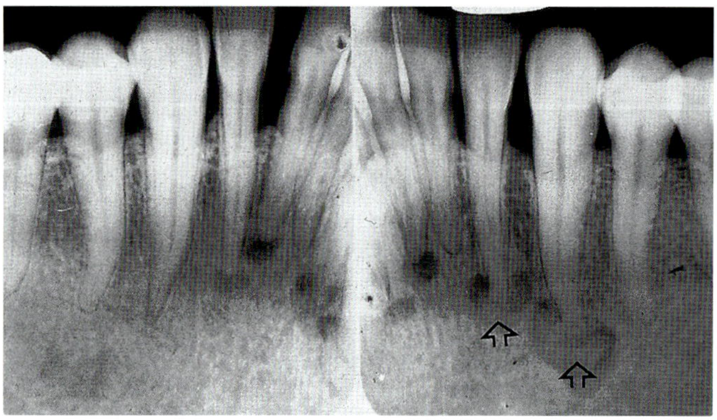

그림 22-28. 치아뿌리끝백악질-골성이형성증(cemento-osseous dysplasia)의 초기 단계와 중간 단계를 보여주는 아래턱 앞니의 치아뿌리끝. 여러 작은 별개의 방사선 투과체가 맨 위에 보인다. |23의 꼭대기에 더 발달된 병소가 체내 석회화(internal calcification)(열린 화살표)의 증거를 보여준다.

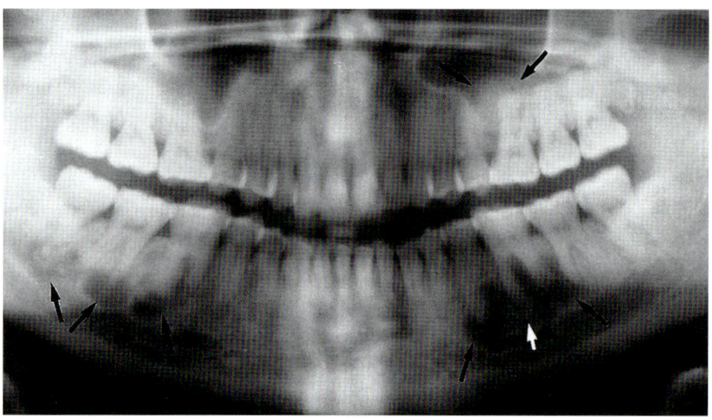

그림 22-29. 개화성백악질-골성이형성증(florid cemento-osseous dysplasia)의 다양한 영상의 농도(radiodensity)로 다중적인 병소(화살표)를 보여주는 파노라마촬영상

찾아보기
(Index)